国家卫生健康委员会"十四五"规划教材
全国高等学校教材

新形态教材

供医学影像技术专业用
本套理论教材均配有电子教材

医学影像成像理论

Theory of Medical Imaging

第 2 版

主　　编　李真林　雷子乔
副 主 编　邱建峰　李祥林　孙存杰　汪启东

数 字 主 编　雷子乔　李真林
数字副主编　邱建峰　李祥林　孙存杰　汪启东

U0208177

人民卫生出版社
·北京·

图书在版编目（CIP）数据

医学影像成像理论 / 李真林，雷子乔主编 . — 2 版
. —北京：人民卫生出版社，2024.5
全国高等学校医学影像技术专业第二轮规划教材
ISBN 978–7–117–36127–9

Ⅰ. ①医…　Ⅱ. ①李…②雷…　Ⅲ. ①医学摄影 – 高
等学校 – 教材　Ⅳ. ①R445

中国国家版本馆 CIP 数据核字（2024）第 059047 号

人卫智网	www.ipmph.com	医学教育、学术、考试、健康，购书智慧智能综合服务平台
人卫官网	www.pmph.com	人卫官方资讯发布平台

医学影像成像理论

Yixue Yingxiang Chengxiang Lilun

第 2 版

主　　编：李真林　雷子乔
出版发行：人民卫生出版社（中继线 010-59780011）
地　　址：北京市朝阳区潘家园南里 19 号
邮　　编：100021
E - mail：pmph @ pmph.com
购书热线：010-59787592　010-59787584　010-65264830
印　　刷：人卫印务（北京）有限公司
经　　销：新华书店
开　　本：850 × 1168　1/16　印张：22
字　　数：621 千字
版　　次：2016 年 8 月第 1 版　　2024 年 5 月第 2 版
印　　次：2024 年 6 月第 1 次印刷
标准书号：ISBN 978-7-117-36127-9
定　　价：78.00 元
打击盗版举报电话：010-59787491　E-mail：WQ @ pmph.com
质量问题联系电话：010-59787234　E-mail：zhiliang @ pmph.com
数字融合服务电话：4001118166　E-mail：zengzhi @ pmph.com

编 委

数字编委

（数字编委详见二维码）

数字编委名单

全国高等学校医学影像技术专业
第二轮规划教材修订说明

2012年，教育部更新《普通高等学校本科专业目录》，医学影像技术成为医学技术类下的二级学科。为了推动我国医学影像技术专业的发展和学科建设，规范医学影像技术专业的教学模式，适应新时期医学影像技术专业人才的培养和医学影像技术专业高等教育的需要，2015年，人民卫生出版社联合中华医学会影像技术分会、中国高等教育学会医学教育专业委员会医学影像学教育学组共同组织编写全国高等学校医学影像技术专业第一轮规划教材。第一轮规划教材于2016年秋季顺利出版，是一套共有19个品种的立体化教材，包括专业核心课程理论教材8种、配套学习指导与习题集8种，以及实验课程教材3种。本套教材出版以后，在全国院校中广泛使用，深受好评。

2018年至2020年，人民卫生出版社对全国开设了四年制本科医学影像技术专业的高等医学院校进行了调研。2021年成立了全国高等学校医学影像技术专业规划教材第二届评审委员会。在广泛听取本专业课程设置和教材编写意见的基础上，对医学影像技术专业第二轮规划教材编写原则与特色、拟新增品种等进行了科学规划和论证，启动第二轮规划教材的修订工作。通过全国范围的编者遴选，最终有来自全国80多所院校的近300名专家、教授及优秀的中青年教师参与到本轮教材的编写中，他们以严谨治学的科学态度和无私奉献的敬业精神，积极参与本套教材的编写工作，并紧密结合专业培养目标、高等医学教育教学改革的需要，借鉴国内外医学教育的经验和成果，努力实现将每一部教材打造成精品的追求，以达到为专业人才的培养贡献力量的目的。

本轮教材的编写特点如下：

（1）**体现党和国家意志，落实立德树人根本任务。**根据国家教材委员会印发的《习近平新时代中国特色社会主义思想进课程教材指南》要求，本轮教材将结合本学科专业特点，阐释人民至上、生命至上思想；培养学生爱国、创新、求实、奉献精神；建立学生科技自立自强信念；引导学生全面认识医学影像技术在保障人类健康方面的社会责任，提升学生的社会责任感与职业道德。

（2）**坚持编写原则，建设高质量教材。**坚持教材编写二基（基本理论、基本知识、基本技能）、五性（思想性、科学性、先进性、启发性、适用性）、三特定（特定对象、特定目标、特定限制）的原则。党的二十大报告强调要加快建设高质量教育体系，而建设高质量教材体系，对于建设高质量教育体系而言，既是应有之义，也是重要基础和保障。本轮教材加强对教材编写的质量要求，严把政治关、学术关、质量关。

（3）**明确培养目标，完善教材体系。**以本专业的培养目标为基础，实现本套教材的顶层设计，科学整合课程，实现整体优化。本轮修订新增了5种理论教材：新增《医学影像技术学导论》，使医学影像技术专业学生能够更加全面了解本专业发展概况，落实立德树人的育人要求；新增《核医学影像技术学》，满足核医学相关影像技术的教学；新增《医学影像图像处理学》，提升学生对医学影像技术人员必须具备的医学影像图像处理专业技能的学习；新增《口腔影像技术学》，满足了口腔相关特殊影像技术的教学；新增《医学影像人工智能》，推动"医学+X"多学科交叉融合，体现人工智能在医学影像技术领域中的应用。

（4）**精练教材文字，内容汰旧更新。**内容的深度和广度严格控制在教学大纲要求的范畴，精练文字，压缩字数，力求更适合广大学校的教学要求，减轻学生的负担。根据医学影像技术的最新发展趋势进行内容删减、更新，涵盖了传统医学影像技术（如X线、CT、MRI等）以及新兴技术（如超声、核医学、人工智能等）的基本原理、临床应用和技术进展。做到厚通识，宽视野。

（5）**实现医工融合，注重理论与实践相结合。**编写过程中注重将医学影像技术与医学工程学科有机结合，深入探讨医学影像仪器设计与制造、影像质量评价与优化、图像处理与分析等方面的内容，培养学生的综合素质和跨学科能力。教材编写注重理论与实践相结合，增加临床实例和案例分析，帮助学生将理论知识应用于实际问题解决，培养他们的实践能力和创新思维。

（6）**推进教育数字化，做好纸数融合的新形态教材。**为响应党的二十大提出的"加强教材建设和管理""推进教育数字化"，本轮教材是利用现代信息技术及二维码，将纸书内容与数字资源进行深度融合的新形态教材。特色数字资源包括虚拟仿真、AR 模型、PPT 课件、动画、图片、微课以及电子教材。本套教材首次同步推出电子教材，其内容及排版与纸质教材保持一致，支持手机、平板及电脑等多终端浏览，具有目录导航、全文检索等功能，方便与纸质教材配合使用，进行随时随地阅读。

第二轮规划教材将于 2024 年陆续出版发行。希望全国广大院校在使用过程中，多提宝贵意见，反馈使用信息，为下一轮教材的修订工作建言献策。

主编简介

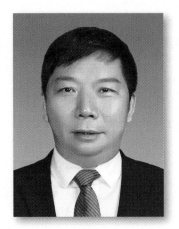

李真林

李真林，男，1966年10月生于四川邛崃。现任四川大学华西医学技术学院执行院长兼放射科副主任，博士生导师，主任技师。现任中华医学会影像技术分会主任委员、中国医师协会医学技师专业委员会第二届委员会主任委员、中华医学会第二十六届理事会理事、全国高等学校医学影像技术专业第二届教材评审委员会主任委员、国家卫生健康委人才交流服务中心人才评价资深专家、四川省医学会第七届医学影像技术专业委员会主任委员、四川省普通本科高等学校医学技术类专业教学指导委员会副主任委员、四川省学术和技术带头人等。

从事教学工作至今35年。目前主要研究方向为CT、MRI成像技术及分子影像学。近五年来，参与发表专家共识8篇；以第一作者及通信作者发表文章76篇。承担国家自然科学基金、国家重点研发计划等各类课题30余项，主编教材专著10余部。担任《临床放射学杂志》副主编，《中华放射学杂志》副总编辑，《中国医学影像技术》《中华放射医学与防护杂志》等编委。获宝钢优秀教师奖、教育部"高等学校科学研究优秀成果奖"科学技术进步奖一等奖、华夏医学科技奖二等奖、四川省科学技术进步奖一等奖、2016年四川省卫生计生系统先进个人、2020年四川大学先进个人、2023年四川省学术和技术带头人等多项荣誉。

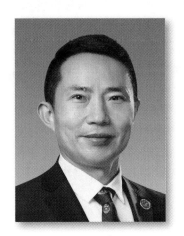

雷子乔

雷子乔，男，1974年8月生于湖北孝感。华中科技大学同济医学院附属协和医院放射科总技帅长，放射科党总支委员兼三支部书记，医学博士，主任技师，三级教授，博士生导师，哈佛大学医学院Brigham and Women's Hospital 高级研究学者。现任中华医学会医学影像技术分会副主任委员、中国医师协会医学技师专业委员会副主任委员、湖北省医学会放射技术分会主任委员、湖北省放射医学质量控制中心专家委员会副主任委员、武汉医学会放射技术分会主任委员，《中华放射学杂志》审稿专家、《中华放射医学与防护杂志》通信编委、《临床放射学杂志》编委，全国高等学校放射诊断与治疗学专业研究生规划教材评审委员会委员，全国高等学校医学影像技术专业第二届教材评审委员会委员。

从事教学工作至今30余年，在国内外权威期刊及核心期刊发表论文40余篇，其中SCI收录论文10余篇，主编全国高校教材及专著8部，作为副主编编写及参与编写高校教材及专著20余部，主持湖北省自然科学基金等10余项课题，先后获得湖北省科学技术奖励科技进步奖二等奖和武汉市科学技术奖励科技进步奖三等奖两项。在医学影像技术基础与临床应用，医工结合方面有深入研究。

副主编简介

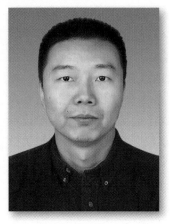

邱建峰

邱建峰,男,1977年6月生于山东泰安,山东第一医科大学(山东省医学科学院)放射学院院长、二级教授、博士生导师,国家重点研发计划首席科学家。

从事教学工作至今20年,一直从事医学成像和医学工程相关领域研究工作。发表SCI收录科研论文120余篇,获得中国、美国、英国专利20余项。先后主持两项国家重点研发计划项目,主持和参与国家自然科学基金、省重大项目等科研项目20余项。

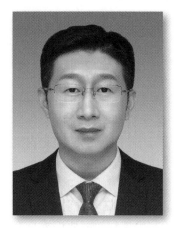

李祥林

李祥林,男,1974年4月生于山东禹城。教授,滨州医学院教务处处长、医学影像学院院长,山东省虚拟仿真实验教学一流课程负责人。现任全国高等学校医学影像技术专业第二届教材评审委员会委员、中华医学会医学影像技术分会教育学组副组长、第十届中华医学会教育技术分会技术学组副组长、中华医学会放射学分会分子影像学组委员,《磁共振成像》《实用放射学杂志》等审稿专家。

从事医学影像技术、医学影像学教学与研究26年。研究领域为分子影像及脑功能MRI技术应用研究,主持省级教学、科研项目6项;发表教学、科研论文30余篇,其中SCI收录9篇;获得山东省高等教育教学成果奖一等奖、山东省科学技术奖三等奖;获授权软件著作权10项;作为副主编编写国家级规划教材4部。

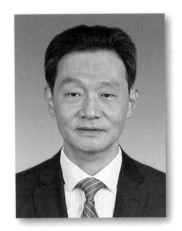

孙存杰

孙存杰,男,1965 年 9 月出生于江苏省徐州市,主任技师,硕士生导师,徐州医科大学影像技术教研室主任、国家级一流本科专业建设点(医学影像技术)负责人、医学技术硕士点医学影像技术学科带头人。现任江苏省医学会影像技术分会主任委员、中国医师协会医学技师专业委员会委员、中华医学会影像技术分会教育学组副组长、江苏省医师协会医学技师分会副会长。

从事高校教学工作 30 余年。主要研究方向为医学成像新技术、医学影像质量控制、医学图像处理。主编教材 2 部、副主编教材 2 部、参编国家级规划教材 8 部。

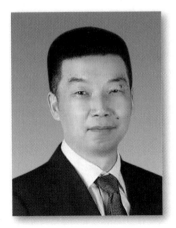

汪启东

汪启东,男,1970 年 12 月生于浙江省建德市。浙江大学医学院附属第一医院放射科副主任。中华医学会医学影像技术分会常务委员、中国医师协会医学技师专业委员会常务委员、浙江省医学会影像技术学分会第二届委员会主任委员、浙江省医学会放射学分会常务委员。学习经历涵盖临床医学、计算机和影像医学,从事影像技术工作三十余年。对 DR、CT 和 MR 有扎实的理论基础和丰富的实践经验,在影像技术规范的推广、新技术的临床应用等方面做了大量工作。

前　言

　　《医学影像成像理论》(第 2 版)是在第 1 版的基础上,以面向未来医学影像技术人才培养进行修订。医学影像技术是现代医疗诊疗的关键组成部分,它通过不同的成像技术,如 X 线、计算机断层扫描(CT)、磁共振成像(MRI)等,提供了非侵入性的方式来获取关于人体内部结构和功能的信息,帮助医生做出精准的诊断、制订治疗计划及康复监测。作为全国高等学校医学影像技术专业第二轮规划教材/国家卫生健康委员会"十四五"规划教材,本教材的修订经历了一系列严格而周密的流程,得到了全国本专业师生的积极参与和大力支持。

　　在修订过程中,我们充分倾听了全国各地开办本专业高校教师和学生的声音,并进行了广泛的调研和意见收集。经过多次大纲修改、交叉互审、集中定稿,以及同行通读等环节,我们最终完成了这一新版教材。我们在修订过程中坚持"易学易教"和"临床需要"的原则和特色。首先,我们遵循了"由浅入深、层层递进"的设计思路,让成像原理变得通俗易懂,并能够指导临床实践。我们精心设计了每一章节的结构和内容,使得知识的学习过程更加系统化。其次,本教材以临床需求为导向,注重将理论与实践相结合。我们增加了可视化与智能化成像基础等内容,紧跟前沿新技术的发展趋势,让读者能够更加直观地理解医学影像技术理论的拓展与应用。同时,我们还融入了课程思政元素,希望通过对本教材的学习,培养学生的社会责任感和职业道德,成为具有良好职业素养的医学影像技术人才。

　　全书一共 12 章,旨在深入探讨医学影像的理论和应用。内容涵盖 X 线成像、CT 成像、CT 特殊成像、磁共振成像、磁共振特殊成像以及核医学成像的有关理论、医学影像成像基础、图像质量评价及影响因素等。在第 1 版的基础上将模拟 X 线成像内容融入 X 线成像理论中,新增加了 CT 光子计数成像、代谢磁共振成像、超极化 ^{13}C 成像等内容。希望通过这本书,读者能够更好地理解医学影像的复杂性,并将这些知识应用于临床实践中,以提高影像检查的精准性。本书为融合教材,配有数字资源,数字资源提供了临床案例和影像示例,以帮助学生将理论知识应用于实际。

　　最后,我们对每一位参与修订的专家及教师表示衷心的感谢,正是由于你们的贡献和付出,才使得本教材能够更加符合实际需求和时代要求。也感谢所有参与调研并提供宝贵意见和建议的高校教师和同学。正是你们的反馈,使得本教材得以不断完善和提升。我们对于能够为广大医学影像技术专业学生和从业人员提供一本优秀教材感到自豪,也深信本教材将成为大家学习、研究和实践的重要基石。衷心祝愿每一位读者在学习本书的过程中取得优异的成绩,也期待你们能够将所学知识运用到实际工作中,为医学影像技术的发展和人类健康事业的进步贡献自己的力量。由于作者水平有限,书中一定存在不足之处,请读者指正,以便改进。

　　感谢您的支持!

2023 年 8 月 8 日

目　　录

第一章 绪 论

第一节 医学影像成像理论概述

医学影像成像是借助于某种能量（如 X 线、电磁场、超声波、放射性核素、红外线、微波等）与人体的相互作用，把人体内部组织和器官的结构、密度和功能等信息以影像的方式表现出来的一门科学技术。由于影像含有丰富的人体信息，能直观地展示人体内部组织结构、形态、脏器功能等信息，因此，它已成为临床诊断、治疗及医学研究中最为活跃的领域之一。

医学影像成像包括 X 线摄影（屏-片 X 线摄影与数字 X 线摄影）、X 线计算机体层成像（computed tomography，CT）、磁共振成像（magnetic resonance imaging，MRI）、超声成像（ultrasound imaging，USI）、放射性核素显像（radionuclide imaging，RNI）等。

一、X 线成像理论概述

普通 X 线成像分为模拟 X 线成像与数字 X 线成像。传统模拟 X 线放射学始于 1895 年德国物理学家伦琴（W. C. Röntgen）对 X 线的伟大发现。借助 X 线，人们第一次透过皮肤看到体内的骨骼，开创了对人体进行影像学诊断的先例。1896 年，英国伦敦一位外科医生通过 X 线透视，成功地从受检者手中取出一枚钢针。在之后的一百多年时间里，随着相关学科及设备的发展，X 线图像在灵敏度、分辨力，以及解决影像重叠问题等方面都得到了显著改善。

模拟 X 线成像的过程是：X 线管发射出一束强度大致均匀，具有一定穿透能力的 X 线束，它通过人体的吸收和散射发生不等量的衰减，最终形成强度分布不均匀的 X 线束，即载有人体信息的 X 线；人眼无法识别 X 线，必须传递到某种能量转换器（如屏-片系统），由能量转换器中的 X 线接收介质对 X 线进行采集后，再转换为可见的二维光场强度分布，从而使胶片感光；由胶片自动冲洗机按预设的冲洗程序，将含有人体信息的 X 线胶片经过显影、定影等化学处理过程，将潜影转变成为可见的密度影像，并以照片的形式固定下来。即采用化学成像的方法把记录在胶片上的 X 线影像信息转换成光学密度影像，形成一幅黑白对比的 X 线影像。

由于计算机的应用、普及和影像的数字化，给医学影像成像带来日新月异的进展。1983 年，计算机 X 线摄影（computed radiography，CR）进入临床使用，开启了 X 线摄影数字化时代。数字 X 线成像包括 CR、数字 X 线摄影（digital radiography，DR）、数字减影血管造影（digital subtraction angiography，DSA）和数字 X 线透视等。

CR 是一种间接数字 X 线成像，X 线的发生过程同模拟 X 线成像相同，其成像过程是 X 线携带通过被检体后的信息入射到影像板（imaging plate，IP），X 线光子被 IP 成像层内的荧光颗粒吸收，释放出电子，其中一部分电子散布在成像层内呈半稳定状态，形成潜影（信息采集）；当用激光照射潜影时，发生光激励发光（photo stimulated luminescence，PSL）现象；光量子随即由光电倍增管检测到并被转化为电信号；代表模拟信息的电信号再经模/数（A/D）转换器转换为数字信号（信息读出）；数字信号被传送到存储与显示元件中做进一步处理（信息的处理与记录），形成 X 线照片影像。数字化图像可直接由激光相机打印成胶片或由临床医生直接通过显示器进行诊断，淘汰了常规手洗胶片的过程。其中，IP 是 CR 成像的重要组成部分，也是 CR 和模拟 X 线影像最大的区别所在。

CR 首先实现了 X 线摄影信息的数字化。将 X 线摄影的模拟信息转换为数字信息,提高图像的分辨和显示能力,突破了 X 线摄影技术的固有局限;采用计算机技术进行图像后处理,增加显示信息的层次;线性化处理模式传送稳定且高质量的影像,可实现 PACS 存储并满足远程会诊等应用需求。

1997 年以后,DR 设备相继问世,为医学影像成像全面实现数字化奠定了基础。DR 是现代医学诊断领域中新型的数字化成像技术,利用计算机数字化处理,使模拟视频信号经过采样、模/数转换后直接进入计算机进行存储、分析和保存。DR 系统与传统 X 线成像系统最大的区别在于用平板探测器(flat panel detector,FPD)替代传统 X 线信息存储介质,有效减少了数据链上诸多影响图像质量的环节,提升图像对比度与分辨力,扩展了影像的动态范围。此外,DR 的辐射剂量较低,可降低对人体的辐射伤害。DR 的探测效率较高,在 10ms 内可完成全部检测和采集工作,并在 5ms 内成像,然后传送至工作站。同时,DR 技术具有噪声低、分辨力高等特点,可直接把数字信号转换成为电信号,从而获得高清晰度影像图像,提高了影像诊断符合率。

DR 技术发展的焦点是 FPD 的动态显示能力。目前,DR 可直接进行透视和动态采集图像。在全数字成像和医学信息网络化时代,这种探测器逐渐应用于普通 X 线摄影、胃肠道、心脏和血管的对比研究。近年来,可插拔移动式平板、自动曝光、全脊柱拼接摄影、组织均衡技术、多频滤过技术、同步辐射相位对比成像技术、体层技术、双能量成像等相继应用于临床,DR 的功能得到了进一步扩展。

DSA 技术是 20 世纪 80 年代兴起的一项新的医学影像技术,是数字 X 线成像的重要组成部分。DSA 是建立在图像相减基础上的成像,先分别采集注入对比剂前后的图像,经 A/D 转换后进行数字减影。在减影图像中,消除了骨骼和软组织结构,使对比剂充盈的血管在减影图中被显示,具有很强的对比度。DSA 具有微创、实时成像、密度及空间分辨力高、安全、简便等特点,对多种疾病的确诊和介入性治疗起着无法替代的作用。DSA 被广泛应用于心脑血管等全身血管的检查,可以清楚地显示病变的部位、性质、范围及严重程度。目前,平板探测器技术、旋转采集技术、实时平滑蒙片技术、三维重建技术、软组织成像技术等逐渐应用于 DSA 技术中。

为了满足临床诊断的需要,X 线成像中还有一些特殊的摄影方式。40kV 以下管电压产生的 X 线,其能量低,波长较长,穿透力较弱,被称为软射线。用软射线进行的 X 线成像称为 X 线软组织摄影,如乳腺 X 线摄影。乳腺 X 线摄影同时要求极好的图像质量(对小尺寸物体和低对比度结构均可见)和很低的放射剂量(需要筛查大量无症状人群)。目前数字乳腺 X 线成像系统已经取代传统的屏-片系统,最优光谱的选择已经从 Mo/Mo、Mo/Rh、Rh/Rh 等靶滤过材料组合发展到基于钨靶的光谱。由于平板探测器对 X 线的能量响应度高,使用钨靶结合现代平板技术可以避免传统乳腺成像中钨靶对比度不高的不足,同时钨靶的使用极大降低乳腺的吸收剂量。随着感应智能压迫技术、融合优化曝光技术、高级均衡处理技术、空间能动控速技术等的使用,数字乳腺摄影技术有着明显的优势,并可实现数字体层合成成像、双能量减影等高级成像技术。一些新的数字乳腺摄影技术也开始用于临床,如相位对比乳腺摄影(phase contrast mammography,PCM)等。此外,乳腺微小病灶 360° 定位穿刺技术的应用改变了过去二维、三维定位只能从上方及侧方两个方向的穿刺方法,经过测量找到病灶与皮肤最近点,实现了最佳角度、最近距离的穿刺新技术。

数字 X 线成像的优点是获得数字化信息,通过计算机对图像信息进行各种处理,改善影像的细节,降低图像噪声,增加图像信噪比,进行灰阶、对比度调整与影像放大、数字减影等,显示出在未经处理的影像中所见不到的特征信息;可借助人工智能、人工神经网络等技术对影像做定量分析和特征提取,进行计算机辅助诊断;可将数字化图像信息传输给网络储存与通信系统,实现远程诊断和远程教学。

二、CT 成像理论概述

CT 成像无论从成像装置、成像原理和图像重建,还是从图像处理和图像诊断上都与传统的 X 线成像有所不同。CT 成像的基本过程是从 X 线管发出 X 线,经过准直器形成很窄的射线束,X 线束对人体一定厚度的被检部位进行扫描,探测器接受透过该层面带有人体信息的 X 线,转变为可见光之后,由光电转换器变为电信号,再经模拟/数字转换器转为数字信号,输入计算机处理。图像数据的处理是将选定层面分成若干个体积相同的长方体,即体素。扫描所得的信息经计算机处理获得每个体素的 X 线衰减系数或吸收系数,再排列成矩阵,即数字矩阵。经数字/模拟转换器把数字矩阵中的每个数字转换为不等灰度的小方块,即像素,并按矩阵排列构成 CT 图像,故 CT 图像是数字化图像,是重建的断层图像。

近几十年来,CT 的发展一直围绕着扫描速度、图像清晰度、扫描范围及辐射剂量等展开。从 1972 年英国工程师 G. N. Housfield 发明头颅 CT 到 20 世纪 80 年代,CT 技术的发展主要在于扫描部位的延伸,从头部拓展到体部;从 20 世纪 80 年代到 90 年代,是扫描速度的发展,滑环技术使 CT 的步进扫描变成可以连续扫描的螺旋扫描,并且突破了亚秒扫描;20 世纪 90 年代至今,多层螺旋 CT 的临床应用,极大地拓展了 CT 的临床使用价值,X 线管旋转一周可以达到 4、16、32、64、128、320、640 层。CT 的硬件、软件技术经历了几次大的革命性进步。第一次是 1989 年,在 CT 传统旋转扫描的基础上采用了滑环技术和连续进床技术,从而实现了螺旋扫描。第二次是 1998 年,多层螺旋 CT 问世,使机架和 X 线管围绕人体旋转一周能同时获得多幅断面图像,较单层螺旋 CT 极大提高了扫描速度。第三次是 2004 年推出的 64 层螺旋 CT,开创了容积数据成像的新纪元,以 1 秒单器官、5 秒心脏、10 秒全身的检查,几乎对所有器官真正同时实现了扫描速度、覆盖范围和层厚的改善。第四次是 2005 年后,各厂家相继推出的双源 CT(dual source computed tomography,DSCT),能量/能谱 CT 和宽探测器 CT,也称后 64 排 CT。DSCT 通过两套 X 线管系统和两套探测器采集数据,突破了常规 CT 的局限性,提高了时间分辨力。能量/能谱 CT 可对部分物质成分进行区分,宽探测器 CT 可实现单部位动态灌注成像。后 64 排 CT 时代,CT 技术发展趋势出现了横向、纵向两个发展理念。横向主要针对扫描速度和临床应用的开发,体现在时间分辨力的不断提升和覆盖范围的增宽;纵向主要体现在能量成像的发展,更充分地挖掘病灶的性质。Force、Revolution 等 CT 的发布,被视为自滑环时代以来最大的技术飞跃,降低了诸如散射线、锥形束伪影、辐射剂量、系统欠稳定等因素的影响,实现了更高质量的 CT 图像。

第五次是 2016 年推出的双层探测器光谱 CT,通过空间上对等的上、下两层探测器分别接收高、低能量的 X 线光子,实现探测器端的能量解析和光谱成像。2021 年推出新一代光子计数 CT,该技术采用 100kVp 光谱成像、80cm 大孔径及新型球面宽体探测器,提高了探测器端计算解析 X 线能量的能力,精准区分高低能级,具有低噪声、低辐射剂量、心血管形态功能一站式成像等优势。基于半导体探测器的光子计数 CT 具有低噪声、高空间分辨力的特点,且在分子影像领域具有探索价值,但目前该技术在临床上的推广应用还有很长的路要走。

三、MR 成像理论概述

磁共振成像是随着计算机、电子电路、超导体等技术的发展而快速发展的一种生物磁学核自旋成像技术。MRI 是利用主磁场与射频脉冲使人体组织内进动的氢核(即 ^1H)发生章动从而产生射频信号,再经计算机处理后成像。原子核在进动中,吸收进动频率相同的射频脉冲(即外加交变磁场的频率等于拉莫尔频率),跃迁到更高能级,发生共振吸收;射频脉冲结束后,处于较高能级的原子核又把所吸收的能量中的一部分以电磁波的形式发射出来,称为共振发射。共振吸收和共振发射的过程叫作"磁共振(核磁共振)"。"核磁共振"成像的"核"指的是氢原子核,由于人体约 70% 是由水组成的,因此 MRI 依赖水中氢原子。当物体放置在磁场中,用适当的电磁波激发,使之共振,然后分析它释放的电磁波,就可以得知构成这一物体的原子核的位置和种类,据此可以绘制成物体内部的精确立体图像。

1973年,科学家罗伯·洛赫尔和他的同事开始了最初的磁共振研究,并得到了著名的磁共振图像"诺丁汉的橙子"。1980年,获得了第一幅人类头部磁共振图像。1983年第一台超导磁共振问世。1984年,推出了世界上第一个表面线圈,得到的图像可以显示非常小的细节。早期的磁共振系统大且笨重,业界迫切需要轻巧紧凑型磁体的问世。1988年第一款紧凑型超导磁体展出,并在1989年投入商用。而后第一款紧凑型3.0T磁体Intera,160cm宽开口的Panorama 1.0T,以及70cm孔径的Ingenia 3.0T问世,2008年多源发射技术开始临床应用。近年来,超高场MRI系统发展十分迅速。3.0T系统已广泛应用于临床;4.0T系统已得到美国食品药品监督管理局(FDA)无明显危险的许可;7.0T系统已对数百例健康志愿者完成无事故和无明显安全危险记录的测试;9.4T系统在成年兔及其后代的成像实验中未观察到不良的生物效应;12.0T超高场磁体用于人体成像的基本技术问题已有解决办法。

MRI自20世纪80年代中期应用于临床后,已成为现代影像学的重要成像手段之一。早期MR成像基本依靠自旋回波的T_1加权像(T_1 weighted image,T_1WI)和T_2加权像(T_2 weighted image,T_2WI)对各种病变进行判断。近十几年来,MR成像技术飞速发展,改变了过去成像时间长、图像质量不稳定、无法进行动态扫描的局面,可进行多参数、多方位成像,并由当初单纯的形态学成像发展成包括形态学和功能成像、分子成像在内的综合性影像学检查手段。

四、放射性核素成像理论概述

放射性核素成像是目前核医学研究和临床诊断采用的主要手段。主要是利用人体内不同组织、器官对放射性核素的吸收差异,通过示踪剂在体内和细胞内转移速度与数量的变化产生特征性的图像,提供脏器的形状、大小、功能和血流量的动态测定指标,以及测量病变部位的范围,反映机体内生理、生化和病理过程,显示出组织、器官的功能状态等。放射性核素成像中使用的γ射线的能量范围一般在25keV~1.0MeV之间,其能量与X线成像时应用的能量相近,但平均能量相对较高。尽管图像的分辨力较低(约为1cm),但放射性核素成像仍是临床诊断中的重要手段。

放射性核素成像最早采用的仪器是1951年的放射性核素扫描仪。1958年,美国人Anger研制的γ闪烁照相机(gamma scinticamera)具有快速显像能力,使放射性核素影像诊断从静态进入到动态观察,能够指示组织、器官的生理代谢功能。

20世纪80年代初,放射性核素扫描与CT技术相结合,研制出发射型计算机断层成像(emission computed tomography,ECT)。ECT技术不仅可对各种脏器及其病变进行体层、立体显像,而且能动态观察各种脏器的形态、功能和代谢变化。ECT可分为单光子发射型计算机断层成像(single photon emission computed tomography,SPECT)与正电子发射型断层成像(positron emission tomography,PET)两类,两者的数据采集原理不同。ECT作为继γ照相机后重要的脏器核素显像仪器,将放射活性化学物质注射到体内,从体外不同角度采集体内器官组织的放射性核素分布信息,经计算机数据处理并重建为三维图像。ECT可获得组织器官的水平位、矢状位、冠状位或某一角度的断层图像,在保证图像质量的同时,更易发现病灶,提供定量信息。PET是利用发射正电子的核素标记或合成相应显像剂,引入机体后定位于靶器官。核素在衰变过程中发射正电子,而这种正电子在组织中运行很短距离后,即与周围物质中的负电子相互作用,发生湮灭辐射,发射出方向相反、能量相等的两个光子。采用一系列成对且互成180°排列的探测器来探测湮灭辐射光子,从而获得机体正电子核素的断层分布图。PET采用正电子放射性药物测定活体组织细胞各种代谢的变化、受体分布、体内抗原抗体的结合、乏氧、血流灌注及基因表达等状况,并以图像形式直观显示出来,一次检查就可获得全身断层影像。因此,PET显像又被称为活体生化代谢图像。

PET/CT 融合了 PET 和 CT 的功能,使用同一个检查床和同一个图像处理工作站,实现一站式功能代谢和解剖形态成像,克服了二者显像分离时图像数据融合难以匹配的固有缺陷。PET/CT 技术目前在临床上主要应用在肿瘤疾病、心血管系统疾病和神经系统疾病三个方面。在肿瘤疾病方面,主要用于肿瘤的定性与定位诊断、良恶性鉴别诊断、临床分期、恶性程度的判断、疗效的评价、转移灶的寻找与复发的监测等方面。在心血管系统疾病方面,可实现心脏结构、功能、代谢的同步显示和评估,具有无创性,拥有潜在的临床应用前景。在神经系统疾病方面,可获得许多具有诊断价值的参数,诸如局部脑血流测定、局部脑氧代谢率、局部脑氧摄取分数及局部脑血流容积等,能够提供对诊断与鉴别诊断有用的客观信息。随着新放射性药物的开发研制,PET/CT 技术在癫痫、阿尔茨海默病及帕金森病的诊断、治疗决策和疗效评价等方面具有重要的临床意义。

PET/MR 一体机实现了在同一个设备上同时进行 PET 和 MR 信号采集,并且通过一次扫描得到融合 PET 和 MR 信息的全身图像,达到最大意义上的优势互补。2018 年,国产首台一体化 PET/MR 获国家药品监督管理局认证,正式推向市场。PET/MR 检查同时具备了 PET 和 MRI 的特点,与其他手段相比,它的灵敏度高、准确性好、无 X 线辐射伤害,对许多疾病尤其是肿瘤和心脑疾病具有早期发现、早期诊断和准确评估的价值。

(李真林　刘念)

第二节　医学影像成像评价

随着医学影像设备和技术的快速发展,医学影像成像技术对临床疾病的精准诊断具有非常重要的价值,如 DR、CT、MRI 和 RNI 等成像方式各具优势,了解各类影像成像方式的原理、特点和新技术,有助于合理地选择检查方式。

一、各类成像方式的特点

学习各种医学成像技术,应全面了解其成像机制、能量与人体相互作用时的物理过程、图像的分辨力、成像速度、临床适用的范围,以及对人体的安全性等各种因素。下面逐一介绍各成像技术的优势与特点。

(一) CR 的成像特点

1. 以 IP 代替传统的屏-片系统　可取消暗室,实现全明室化操作,彻底改善了工作环境。

2. 灵敏度较高　即使是采集较弱的信号,也不会被噪声所掩盖,能获得较好的图像。

3. 动态范围较大　系统能够同时检测到极强和极弱的信号。CR 另一个显著特点是能把一定光强度的图像信号分得更细,使图像显示出更丰富的层次。

4. 识别性能优越　其系统装有曝光数据识别技术和直方图分析,能更加准确地扫描出图像信息,显示高质量图像。

5. 曝光宽容度较大　传统屏-片系统因曝光宽容度较小,图像质量很大程度上取决于摄影条件。CR 系统可在成像板获取的信息基础上自动调节光激励发光的量及放大增益。在一定的范围内,可对摄影的物体以任何 X 线曝光量获取稳定的、最适宜的图像密度及高质量的图像,这样可以最大限度地减少受检者重拍率。

6. X 线曝光量　比常规 X 线摄影有一定程度的降低,降低受检者的辐射损伤。

7. IP 可重复使用　且 IP 潜影存储时间比较长(高达 8 小时),适合野外与床旁 X 线摄影。可与原有的 X 线摄影设备匹配使用,实现普通 X 线摄影数字化,其成本低,便于普及和推广应用。

8. 图像阅读器 具有登记受检者姓名、性别、年龄等基本信息,选择检查部位、图像扫描方式、图像预览、图像预处理、打印等功能。

9. 具有多种后处理技术 如谐调处理、空间频率处理、时间减影、体层伪影抑制、动态范围控制等。具有多种后处理功能,如测量(大小、面积、密度)、局部放大、对比度转换和反转、影像边缘增强及减影等。

10. 数字化储存 可进入网络系统,节省胶片及胶片库占有的空间及经费,实现数据库管理,有利于查询、统计和比较,实现图像资料共享。

11. CR 系统的缺点

(1)IP 价格贵、使用时间有限。IP 在每天的摄影中曝光次数过多,其荧光物质性能将衰减,使用到一定程度,再进行摄影曝光,其影像噪声会增加。前一幅影像可能残留信息影响下次摄影效果,形成伪影。

(2)CR 摄影为间接成像,它通过 IP 产生潜影,再通过读取装置产生图像。由于为二次成像,降低了图像的信噪比。

(3)CR 图像的空间分辨力比普通胶片低。

(4)操作程序烦琐,比传统屏-片系统步骤多,技术人员工作量大。

(5)时间分辨力较差,不能满足动态器官和结构的显示。

(二)DR 的成像特点

1. 成像速度快 与其他 X 线摄影方法比较,DR 成像速度最快,几乎实时的图像预览保证了摄影成功,减少了重拍率。

2. 图像动态范围大 图像动态范围由两个因素决定:探测器信号采集的动态范围和图像显示的动态范围。目前,各类 DR 分别具有 12~16 比特(bit)的 A/D 转换能力。这种能力决定了 DR 的动态响应范围很大,体现为摄影曝光条件的宽容度很大,线性响应能力能正确记录到 X 线强度的微小变化。DR 图像具有 4 096~65 536 级连续灰度级变换范围,可以有效地反映出人体组织细微的密度变化。

3. 图像后处理功能丰富 强大的后处理功能可以满足不同诊断要求,例如窗口技术、测量、缩放、移动、镜像、反像、旋转、滤波、锐化、伪彩、播放以及标注、注释功能等。另外,DR 图像后处理还具有:①自动处理能力:能运用 DR 预设的专用特性曲线,自动获得符合诊断需要的图像;②提取特征性信息的能力:能通过诊断工作站修改图像显示参数,从而显示出规定的图像效果;③某些图像后处理高级软件还可以进行能量减影、时间减影、图像均衡处理、骨密度测量、融合体层、计算机辅助检测等。

4. 图像存储与传输能力强 DR 图像可以进行图像压缩,图像格式变换,各种网络通信方式传输、发布,多种存储介质存储等。

5. 辐射剂量低 DR 与 CR 相比辐射剂量更低;能覆盖更大的对比度范围,使图像层次更丰富;操作快捷方便、省时省力,提高工作效率。

(三)CT 的成像特点

1. 具有较高的 X 线利用率 CT 成像中,由于采用窄束 X 线,绝大部分散射线被排除掉,并由检测器前端的准直器进一步滤去窄束 X 线的散射线,提高了 X 线的检测能力和利用率。

2. 获得真正的断面图像 由于 CT 成像中消除了人体内器官或组织结构间的相互重叠影像,能准确地反映体层平面上器官或组织的解剖结构,为观察人体内器官或组织形态变化和诊断疑难病灶提供一种新的检查手段。

3. 能分辨人体内组织密度细小的变化 CT 克服了人体内器官或组织影像重叠现象和散射线的干扰,又经过高精度的图像重建,从而提高了器官或组织密度分辨力,使传统 X 线摄影难以区分的低对比度的软组织结构清晰可见,并能反映出器官或组织内密度分布上的细小差异,提高了对病灶的诊断能力。

4. 强大的图像后处理功能 图像后处理可以将 CT 原始薄层轴位图像以二维或三维的形式再现,包括多平面重组、曲面重组、表面阴影显示、最大密度投影、最小密度投影、容积再现、仿真内镜等。

5. CT 在硬件技术和成像的软件方法上发展日新月异 如:宽体薄层各向同性探测器、大热容量高散热率长寿命球管;重建方法的改进(Z-Sharp 技术)、器官功能成像检查、双能量和能谱分析、操作平台和后处理功能进一步完善等。

6. 局限性和不足 虽然 CT 成像技术具有很多优点,但 CT 图像是经过数据采集、量化、图像重建和图像显示等多个环节形成的,受各种因素影响,也有其局限性和不足。

(1)空间分辨力低于模拟 X 线检查。

(2)CT 虽然有很广的应用范围,但也不是所有脏器都适合。如乳腺的 CT 扫描,就不如乳腺钼靶摄影和超声成像。

(3)CT 的定位、定性诊断是相对的,其准确性受各种因素的影响。在定位方面,对于体内小于 1mm 的病灶,常常容易漏诊。在定性方面,也常受病变的部位、大小、性质、配合检查等诸多因素的影响。

(四)MRI 的成像特点

1. 以射频脉冲作为成像能源,无电离辐射,对人体安全、无创。

2. 图像具有较高的软组织对比度和分辨力,能清楚地显示脑灰质、脑白质、髓鞘、肌肉、软骨、肌腱、韧带等软组织,对软骨结构的组织形态、解剖结构和病理改变等显示有较高的敏感性。

3. 多方位成像 能对被检查部位横轴位、冠状位、矢状位以及任何倾斜方位的层面直接采集成像,便于体现解剖结构和病变的空间位置与关系。

4. 多参数、多序列成像 可获取的图像有 T_1WI、T_2WI、质子密度加权像(proton density weighted image)以及 T_2^* 加权像(T_2^* weighted image,T_2^*WI)、重 T_1WI、重 T_2WI 等。影像上可获取组织之间、组织与病变之间在 T_1、T_2、T_2^* 和 PD 上的信号对比,可以提高感兴趣区组织结构显示及病变显示的敏感性。

5. 除了进行形态学成像外,还能提供代谢、功能方面的信息,如磁共振波谱成像(magnetic resonance spectroscopy,MRS)、功能磁共振成像(functional magnetic resonance imaging,fMRI)等;多种特殊成像,如各种磁共振血管成像(magnetic resonance angiography,MRA)、水成像、脂肪抑制成像等。

6. 全景成像矩阵(total imaging matrix,TIM)技术,又称全景化一体线圈技术,可采用全身同时覆盖多个表面线圈的设计,将无缝集成的多个表面线圈中的线圈单元与多个独立射频通道组合起来,以便于灵活组合线圈,实现局部高分辨力成像和大范围覆盖成像。不需要多次更换线圈和调整受检者位置,检查床步进式移动就能获得全身 MR 图像。应用 76 个线圈和 32 个通道,采集速度和图像质量明显增加。

7. MRI 的局限性

(1)MRI 与 CT 等成像方式相比,空间分辨力较低。

(2)成像速度较慢,不利于危重受检者及不合作受检者的检查。但是随着 MR 新技术的发展,MR 的成像速度将越来越快。

(3)具有较严格的禁忌证,如幽闭恐惧症、装有 MR 不兼容的心脏起搏器、固定金属假肢等受检者不适宜进行 MRI 检查。监护仪器、抢救器材不能带入 MR 检查室。

(4)对于不含或含少量氢质子的组织结构显示不佳,如骨骼、钙化灶在 MR 影像上呈低或无信号,不利于这些结构与相应病变的显示。

（5）MRA对小血管的显示有一定的限度,而且血管的显示也受血管的走行、血流速度、血流方向及血流状态(如层流、涡流、湍流等)的干扰,可以产生伪影,造成假阳性、假阴性结果。

（6）图像易受多种伪影影响。

（7）设备价格相对昂贵,检查费用高。

（五）RNI的成像特点

1. 显示器官与组织的功能和结构变化 放射性核素显像是以组织、脏器和病变内外显像剂分布差别为基础的显像方法;而其显像剂分布的高低取决于显像剂的聚集量,聚集量又与血流量、细胞功能、细胞数量、代谢活性和排泄引流速度等因素有关。因此,放射性核素显像不仅显示病变的位置、形态、大小等信息,还提供有关脏器、组织和病变的血流、功能、代谢等方面的信息,有助于疾病的早期诊断。

2. 对功能参数行定量分析 放射性核素显像能使脏器、组织及病变的血流和功能等情况得以动态显示和定量分析,可与静态显像配合为疾病提供更早期的表现,有利于疾病的随访和疗效的观察。

3. 显像的特异性 放射性核素显像可根据显像的目的和要求,选择某些器官、组织和病变特异性聚集的显像剂,所获得的影像常具备较高的特异性,可显示如原发性肿瘤、炎症、异位组织及转移性病变等组织影像,而这些组织单靠形态学检查难以确定,放射性核素显像可进一步提高病变的检出率。

4. 具有安全无创的优势 放射性核素显像基本上采用静脉注射显像剂,属于非侵入性无创性检查;显像剂化学量极少,过敏反应和其他不良反应均罕见。因此是一种安全、符合生理要求的检查项目。

几种医学影像学技术及成像原理比较见表1-1。

表1-1 现代医学影像学检查技术及成像原理

影像学检查技术	成像原理	性质
X线	衰减系数	形态、解剖
CT	衰减系数（CT值）	形态、解剖
MRI	质子密度（T_1/T_2）	解剖、功能
SPECT	放射性浓度（半定量）	血流、代谢、功能
PET	放射性浓度（定量）	血流、代谢、功能

几种主要影像成像方式比较见表1-2。

表1-2 几种主要成像方式的比较

成像技术	成像方式	成像基础	观察目的	信息量	成像效果
普通X线	各组织对X线吸收不同	吸收系数	组织形态	小	二维重叠影像
CT	各种组织对X线吸收差异;计算机图像重建与处理	吸收系数	组织形态	中	断面影像;空间分辨力较屏-片差;密度分辨力高
MRI	利用生物组织中 ^{1}H 的MR现象;重建图像	质子密度、T_1、T_2	组织形态、器官代谢功能	大	多平面影像;空间分辨力较CT差;软组织对比度较大
核素成像（ECT、PET、γ相机等）	自发射;重建成像	核素(放射活性)分布	组织形态、器官代谢功能	中	获得脏器和组织的形态图像;观测器官功能;观测组织的生理、生化现象

二、医学影像成像理论新进展

现代医学影像技术的应用与发展,印证了100多年来医学、生物、物理、电子工程、计算机和网络通信技术的诞生与沿革。数字医学影像新技术、新设备为医学影像诊断和数字影像治疗带来许多根本的改变。目前现代医学技术的提升与现代影像技术的发展相互融合、相互推动、相互依存、相互交叉的趋势已经成为共识。随着科学技术的进步,医学影像技术将取得广泛、深入的发展。

(一) 提高 DR 影像设备的性能

影像质量是影像设备的核心,一切设计都是围绕着提高图像的分辨力。DR 系统主要包括 X线管、X 线发生器、控制台、平板探测器、采集工作站和图像后处理工作站等,其核心在于平板探测器和图像处理器(含图像处理软件),这也是影响 DR 性能和图像质量的重要因素。图像质量的优劣,则取决于影像链的优劣,包括 3 种关键硬件——数字平板探测器、X 线管和高频逆变高压发生器。

1. 平板探测器 平板探测器作为整个系统最关键的部分,对于系统的分辨力具有重要意义。发展更大、更高端、更成熟的非晶硅平板探测器,提升影像空间分辨力,才能满足骨骼和细小组织结构检查的要求。

2. X 线管 X 线管的性能主要取决于转速、热容量、散热率、焦点尺寸等参数。为了获得清晰的影像,要求诊断用 X 线管应具有小焦点和大功率。但受阳极靶面所能承受的最大热容量的限制,同时满足焦点小、功率大的要求较为困难,而旋转阳极 X 线管则较好地解决了这一矛盾,因而得以广泛应用。发展高速旋转阳极及高效的散热率,可充分确保 X 线管在高强度工作环境下始终保持在安全的工作温度之内。

3. 高频逆变高压发生器 为解决 X 线峰值状态下曝光易导致 X 线系统零部件损坏和电子元器件被峰值电压或峰值电流击穿等问题。研发更高端的高频发生器,可根据成像区衰减状态调整管电压、管电流等参数,使 X 线管保持最佳负荷状态,在安全辐射剂量范围内获取最佳图像质量。

此外,探测器的性能决定了采集信息量的大小,但仅有优质的探测器还远远不够,DR 图像质量的提高还需致力开发和完善各种图像处理软件。

(二) 提高 CT 影像设备的性能

近年来,CT 技术主要分为三个发展方向:能谱、宽体和时间分辨力。具备这些技术的 CT 称之为超高端 CT。这些超高端设备将前沿的物理学、材料学领域的技术完美统一,淋漓尽致地实现 CT "宽、快、能、低、静、光" 成像。

1. 宽 CT 设备的演变过程一直遵循着探测器排数不断扩宽的路线。"排" 指机器硬件上包含有多少排探测器, "层" 是指机器每旋转一周,同时扫描(或采集数据)的层面数。从 4 排、16排、64 排、128 排到现在的 256 排、320 排,均是不断地扩大单位时间内的覆盖范围,以求获得更快的 CT 扫描速度。随着探测器排数的不断增加,扫描速度的不断加快,CT 在心脏检查中受到心脏搏动的限制得以克服,从 16 排开始,多排探测器 CT(multi-row detector CT,MDCT)冠脉成像逐步成为非创伤冠脉检查的重要手段。具备 16cm 宽体探测器的 CT 通过一次旋转即可完成单器官(如心脏、大脑、腹部单器官)成像。

2. 快 人体器官存在搏动性运动和非搏动性运动。对其成像时,需要很高的机架旋转速度才可能减少运动影响。而机架转速的提高必然导致高速旋转下离心力的加大,增加设备负荷,对CT 的安全性带来很大的挑战。另外,机架转速的提高还会导致机械振动的增加和噪声的增加,对图像质量和受检者的舒适性也带来挑战。

双源 CT 通过两套 X 线管-探测器系统同时工作,相当于将扫描速度提高了一倍,从而使 "等效旋转速度"提高到 0.165 秒或 0.15 秒(视不同机型设计而定)。Revolution CT 对新的机架在振动管理、克服 g-force、减小噪声和降低设备维护成本等方面有了更完善的设计,实现了 0.28 秒机架转速和 29ms 单扇区时间分辨力。而 Force 开源 CT 系统,整合了两套数据采集系统,采用 Vectron X 线管和 Stellar Infinity 探测器,基于 ADMIRE 迭代的实时成像过程;大螺距螺旋扫描模式,扫描速度可达 737 毫米/秒,机架旋转时间为 0.25 秒/圈,可"冻结"呼吸、心跳、血流,可在几秒钟之内完成心脏检查。

3. 能量 CT 能量技术使 CT 对宏观水平的结构性观察深入到微观水平的物质成分的定性识别和定量分析。

双源 CT 两套 X 线发生装置和两套探测器系统呈一定角度安装在同一平面,进行同步扫描。两套 X 线管可以发射不同的射线,不同的两组数据对同一器官组织的分辨能力不一致。通过两组不同能量的数据可以分离普通 CT 所不能分离或显示的组织结构,即能量成像。双能量成像,管电压可选择 80kV、100kV、140kV。Force CT 可提供 70kV/150SnkV、80kV/150SnkV、90kV/150SnkV 和 100kV/150SnkV 等 4 种能量组合,满足不同的受检者和检查需要。

Revolution CT 能谱成像采用极速单源瞬时 kVp 切换技术,在极短时间内(<0.25ms)完成高低能量的曝光和切换,在投影数据空间进行能谱物质解析,实现 CT 的能谱成像。在 Revolution CT 中,可以选择任何物质作为基物质,实现多物质能谱。对于一些特定的临床应用,更灵活的基物质对可以更直观、更精确地定量反映未知物的组织成分。

4. 低剂量 随着 CT 软硬件技术的不断进步,降低辐射剂量、提高检查安全成为 CT 技术的重要发展趋势。降低辐射剂量可通过调节扫描参数、探测器的宽度及迭代重建算法等实现,其中迭代重建算法是目前 CT 降低辐射剂量的重要方法。

CT 诞生时,迭代重建算法是用来完成原始数据的重建,最早是代数重建算法(algebraic reconstruction technique, ART),这种算法很快就被解析重建算法取代。在过去的 40 年中,CT 广泛应用的解析重建算法为滤波反投影(filtered back projection, FBP)重建算法。以 FBP 为代表的解析重建算法是基于投影数据反映 X 线衰减和像素值数学关系的一种算法。FBP 重建算法需要选择滤波函数或重建算法(卷积核)以平衡重建后图像的空间分辨力和噪声。空间分辨力的提高就会增加噪声,在保证图像质量的前提下,降低辐射剂量受到很大程度的限制。

目前迭代重建算法的发展速度很快,包括新一代自适应统计迭代重建(adaptive statistical iterative reconstruction, ASIR)技术、图像空间迭代重建(iterative reconstruction in image space, IRIS)算法、第四代迭代算法(iDose4)、多模型迭代重建技术(model-based iterative reconstruction, MBIR)等。迭代重建算法的应用不仅能降低图像噪声,还能在保证图像质量的前提下降低辐射剂量。

5. 静态 CT 2020 年,世界第一台静态 CT 问世。静态 CT 技术与顶级螺旋 CT 相比,其时间分辨力提高了 10 倍、空间分辨力提高了 64 倍;并且可以实现多能谱成像。与螺旋 CT 结构相比,静态 CT 创新性地采用了与之完全不同的双环结构,包括一个射线源环和一个探测器环。射线源环由上百个独立的射线源环状排列,每个射线源均可独立曝光,可支持最多 6 个射线源同时曝光轮流切换。此外,每个射线源的曝光时间、曝光能量都可以根据具体临床需求进行设置,这意味着该 CT 将不只适用于某一部位成像。

静态 CT 是国际上第一次将光子流概念引入到 CT 领域,其探测器环是独有的、模块化的光子流探测器,与传统螺旋 CT 的积分探测器不同。双环结构以静止成像创新性地解决了以往螺旋 CT 设备机械旋转速度和器件所能承受离心力的限制问题,可以轻松实现每秒数十圈的高速旋转,并在扫描过程中避免了产生类似于螺旋 CT 高速旋转带来的拖尾效应,信息捕捉更清晰,辐射量也大幅度降低。

6. 光子计数探测器 CT 不再需要像传统的探测器对 X 线展开繁复的处理步骤,可以直接得到光子的能级和相应的光子数量,真正意义上实现多能域成像,扩宽了 CT 在功能学领域的前景和发展。这些技术优势完美地匹配了未来医学影像设备的高性能需求,在数字牙科、乳腺、CT、核医学、分子影像学、超低辐射剂量介入影像等设备中大有用武之地。特别是在肿瘤学、心脏病学和神经病学等领域具有诊断优势,能够实现器官结构细微细节的可视化,改善组织特征,提供更精确的物质密度测量(或量化)。同时光子计数探测器 CT 具有很高的空间分辨力和对比度,有助于对小血管和血管病变进行成像,并能够在早期阶段监测肿瘤变化,辐射剂量大幅降低。

(三) 提高 MR 影像设备的性能

磁共振成像系统目前在设备硬件上正向着三个方向发展:一是向高场方向,不断完善 1.5T、3.0T 系统,研发推出 4.0T、7.0T、9.4T 等系统;二是向性价比更高、应用灵活、实用方便的低场永磁开放式系统发展;三是向高性能磁体、多源射频系统、多通道相控阵线圈以及并行采集技术等方向发展。随着磁共振设备硬件的发展,在成像技术方面,磁共振具有进一步探索功能变化和微观结构变化的可能性。功能磁共振成像、DTI、MRS 等进一步发展完善。降低扫描噪声、继续缩短磁共振的数据采集和成像时间,也仍是 MR 发展的一个目标。

MRI 进展主要包括扫描及成像速度的提高,场强、梯度场强及梯度切换率的提高,新扫描序列、对比剂的开发和新技术的应用,以及功能成像的发展等。

1. 扫描及成像速度的提高 20 世纪 90 年代中后期,随着快速自旋回波序列的应用,同时通过呼吸门控、心脏门控、脂肪抑制等技术大大减少了因呼吸、心跳和血管搏动引起的伪影。快速梯度回波序列可在数秒到几十秒内完成多平面的扫描,有利于对多个层面的病变同时进行有效的观察,尤其是在动态扫描时更有意义。图像采集技术的发展明显提高了成像速度,如并行采集技术和压缩感知技术,应用在腹部、心脏、脑功能、弥散加权成像等要求快速扫描的序列中。为了提高图像的空间和时间分辨力,并能在尽可能短的时间内处理大量的图像及高级临床科研数据,开发了多通道的射频线圈。在射频系统方面,通过对受检部位生理特点的靶线圈设计,使接收线圈单元、射频通道及阵列处理等成像全过程形成了一对一的数据传输,极大提高了成像数据的处理过程。在梯度系统中,通过有效提高梯度的使用效率,利用可扩展的阵列处理器系统,使重建速度可达到 1 700 幅/秒(256 矩阵)。可使复杂的功能成像、肝脏等部位的多层动态增强容积成像的成像时间得到极为有效的缩短。TIM 技术能大大缩短扫描及图像采集时间,可同时提高信噪比、空间分辨力和时间分辨力。

2. 场强、梯度场强及梯度切换率的提高 随着梯度场强的改进,全身各组织器官成像与高级的临床应用(如脑弥散张量成像、脑或前列腺波谱成像及心脏 MR 成像等)在空间分辨力和时间分辨力上存在的问题得到了解决。长梯度线圈扫描范围大,可基本实现全腹部的扫描;短梯度线圈的梯度性能高,在神经、心脏等检查领域有突破性进展。在高场强或超高场强 MR 成像设备上,由于空间分辨力和时间分辨力的大幅提高,对乳腺病变的检查也有了很大发展。

3. 新扫描序列、对比剂的开发和新技术的应用 多种 MR 扫描序列的应用可提供更多有利于病变分析的信息。快速梯度回波序列可将血管与肿大淋巴结加以鉴别,脂肪抑制技术使出血和脂肪的鉴别成为可能。MRA 不仅能观察肿瘤是否侵犯重要的血管、了解肿瘤血供是否丰富,还能确定其是否为血管来源性肿瘤。在胆道系统及胰腺肿瘤方面,磁共振胰胆管成像(magnetic resonance cholangiopancreatography,MRCP)的应用较 CT 和超声成像,更直观地反映肿瘤的梗阻部位;MR 尿路造影不仅能显示扩张的输尿管,还能了解梗阻的部位和原因,对梗阻性质做出诊断。

MR 对比剂通过缩短组织的弛豫时间影响图像的信号强度。如主要缩短组织 T_1 弛豫时间的对比剂可使组织的信号强度在 T_1WI 增高。T_2 对比剂,则使 T_1WI 或 T_2WI 的信号强度减低。目前临床上最常用的 MR 对比剂是细胞外对比剂,能明显缩短组织的 T_1 弛豫时间,使部分正常组织和大部分病变组织信号增高。可用于脑、脊髓、肝、脾、胰、肾、盆腔及肌肉骨骼系统病变。

磁共振扫描序列的发展,高速成像链的问世,拓展了 MRI 的使用范围。MRI 除常规的成像检查外,还可进行 MRA 和心脏成像。

磁共振血管成像分对比增强磁共振血管成像(contrast-enhanced magnetic resonance angiography,CE-MRA)和非对比剂血管成像。CE-MRA 是指从静脉注入顺磁性对比剂后,采用快速成像技术行血管增强扫描成像。此技术包括时间分辨对比剂动态成像技术(TRICKS 技术)、多层薄层块重叠采集技术、动态对比增强 MRA、对比增强 MRA 伴磁化传递技术和螺旋 MRA 等。这类新技术应用对比剂团注跟踪,可做动态及全身 MRA,已应用于腹主动脉、肾动脉、四肢动脉及肺动脉等。

心脏成像技术不仅对传统的心脏结构和心肌功能进行成像,还能对心肌的 T_1、T_2 等相关参数提供精确定量化的测量。心肌 T_1 值的精确定量化测量(T_1 mapping),提高了漫溢性间质性心肌纤维化的诊断效率。心肌 T_2 值的精确测量(T_2 mapping)是定量评估心肌水肿和铁过载的有效手段。

此外,MRI 还可用于对伴铁沉积肝脏脂肪的评估、脂肪定量分析、磁敏感定量成像评估等。

4. 功能成像的发展　功能成像包括弥散加权成像(diffusion weighted imaging,DWI)、灌注加权成像(perfusion weighted imaging,PWI)和脑皮层功能定位及 MRS 等。1986 年 DWI 应用于临床,随着磁共振软、硬件水平的不断提高,已成为临床检查的常规序列之一,应用范围也从初期的中枢神经系统扩展到体部各脏器。表观弥散系数(apparent diffusion coefficient,ADC)的测量,使 DWI 成为一种定量诊断的方法。DWI 的局限性是成像过程中对各种运动敏感,易引起相关扩散信号的衰减,故目前多采用快速成像方式如回波平面成像(echo planar imaging,EPI)技术。

PWI 的方法包括扩散性示踪剂技术、血管内对比剂技术和内源性磁性示踪剂技术。其中第 2 种较为常用,通过静脉内快速团注对比剂,获得单位体素的信号强度-时间曲线,从而计算出局部血容积、血流量、平均通过时间及达峰时间等血流动力学参数,反映病变的功能性改变。研究表明 PWI 对早期脑缺血有高度敏感性,异常改变先于 DWI 出现,缺血灶及周围脑组织显示为低灌注区。

血氧水平依赖(blood oxygenation level dependent,BOLD)fMRI 可直接显示脑皮层功能激活区的大小、形态、范围及确切位置,图像的空间及时间分辨力高,重复性好。对脑肿瘤手术方案的制订、预后的估计、减少手术造成的功能性损害和术后并发症、提高受检者治疗后的生存质量,以及术后神经功能恢复等具有重要意义。

MRS 是目前唯一能提供组织及病变内生化信息的无创性检测方法。MRS 能提供组织代谢信息,可测量细胞内、外一系列重要生物物质的浓度;分为单一区域的波谱和多方位的波谱成像。可用于区分良恶性肿瘤,鉴别肿瘤类型,观测肿瘤的治疗反应及监测药物的吸收和代谢等。目前应用较为广泛的是头部 MRS、前列腺 MRS、乳腺 MRS。

5. 其他 MR 成像技术

(1)超极化 MRI:传统 MRI 以氢质子(^1H)为观测对象,而肺部主要由气体组成,^1H 密度低,因此肺部是传统 MRI 的"盲区"。与传统 MRI 相比,超极化 MRI 的主要特点就是在成像过程中消耗的纵向磁化不能通过弛豫重新获得。超极化气体 MRI 为肺部的结构和功能评估提供了一种独特策略,在肺部疾病的早发现、早诊断方面具有巨大潜力。

(2)肺氦气成像:^3He 气体是无毒无害的惰性气体,美国 FDA 认证批准 ^3He 气体可以作为成像媒介吸入肺部。使用超极化 ^3He 对健康人和多种肺疾病患者进行研究,发现超极化气体均匀分布于健康者肺部轮廓之内,而肺气肿患者、吸烟者与哮喘患者肺部均有不同程度通气缺陷,但该技术目前尚未应用于临床。

（3）^{13}C 成像:可注射的超极化 ^{13}C 的应用开辟了 MRI 的新领域。当射频线圈核接收器调至 ^{13}C 共振频率,检测的信号仅来自注射的物质。弛豫时间更长的液态超极化混合物可进行实时的血管成像,联合 ^{13}C 超极化对比剂的 MRI 提供了获得活体血流、灌注及分子信息的可能性,这种新的检查技术可为医学诊断及治疗提供新的重要信息。

（4）代谢 MR:代谢 MR 主要是利用生物体液的 MR 谱图提供生物体内小分子代谢物信息,通过对这些信息的多元统计分析和模式识别处理,了解相关生物体在功能基因组学、病理生理学、药理毒理学等方面的状况及动态变化,以及它们所揭示的生物学意义,并从分子水平来认识生命运动的规律。

（5）精神影像 MR:精神影像学采用以 MRI 技术为主的成像手段探索脑结构和功能,揭示神经精神疾病发生及发展的神经生物学机制,为疾病的临床诊疗提供客观的辅助评估技术,是一个集医学、神经科学、认知科学、心理学、计算机科学、人工智能等多学科交叉的新学科领域。

随着 MR 成像理论研究的不断深入和软硬件技术的快速发展,以 MRI 图像质量、成像速度和临床功能为一体化的影像模式迈上新的台阶,可提供更清晰的图像和先进的功能成像。总之,MRI 是医学影像中具有开发价值的领域。

（四）提高 PET 影像设备的性能

PET 通过与 CT 结合,提高病灶定位的准确性,同时缩短检查时间,提高对病灶的定性诊断能力。PET 通过与 MRI 的结合,有助于提高图像质量和空间分辨力,展现最完美的解剖、功能、代谢、血流成像,鉴别软组织中疾病细胞或癌细胞,提高 CT 在脑、骨髓病变检出率,也正是由于 PET 和 MRI 的这种互补特性,一体化的 PET/MR 扫描仪已进入临床应用阶段,并取得了重大进展。但 PET/MR 检查时间明显长于 PET/CT,价格昂贵,对场地要求较高。2006 年 11 月底,美国田纳西州 Krroxvivle 医学中心进行了全球首例 PET/MR 同步采集的图像融合图像,其结果具有里程碑意义。目前临床 PET/MR 显像的关键技术问题已经得以克服,一体化 PET/MR 同时显像的独特优势可更好应用于疾病的诊断。

（五）分子影像

随着科技发展,影像医学发展至今逐渐形成了三个主要的方向:以 X 线、CT、MR、USI 等为主的经典医学影像学;以介入放射学为主体的放射治疗学;以 MRI、PET、光学成像及小动物成像设备等为主的分子影像学(molecular imaging)。三个方向紧密联系、相互印证、相互协作。

分子影像学是运用影像学的手段观察和显示组织分子水平、细胞和亚细胞水平的特定分子,反映活体状态下分子水平变化,对其生物学行为在影像方面进行定性和定量研究的科学,分子影像技术是医学影像技术和分子生物学、化学、物理学、放射医学、核医学以及计算机科学相结合的一门新的技术。它将遗传基因信息、生物化学与新的成像探针进行综合,由精密的成像技术来检测,再通过一系列的图像后处理技术,达到显示活体组织在分子和细胞水平上的生物学过程的目的。分子影像学是影像学的最新、最重要的研究方向,被誉为 21 世纪的医学影像学。

目前在分子影像研究中应用较多的是磁共振技术,具有分辨力高、可同时获得多项理化指标等优点,已应用于早期发现癌细胞和早期肿瘤的新生血管。分子影像技术具有“看得早”的特点,能够探查疾病过程中细胞和分子水平的异常,在疾病尚无解剖改变前检出异常,为探索疾病的发生、发展和转归、评价药物疗效等提供重要信息,并起到连接分子生物学与临床医学之间的桥梁作用。

另外,分子影像主要关注光学分子影像(optical molecular imaging)的相关问题。光学分子影像是传统医学影像技术与现代分子生物学相结合的产物,具有传统成像手段所没有的无创伤、实时、活体、特异、精细显像等优点;与其他分子影像技术相比,光学分子影像具有较高的时间/空间分辨力以及价格适中等特点。目前光学分子影像的研究目标是:①理论创新,是指算法的创新,主要包括光学分子影像正向问题和逆向问题算法的开发和完善;②技术突破,是指技术平台的设计与开发,主要包括 MOSE 和光学分子影像设备控制及图像处理软件的开发与完善;③应用典型,是指多模态融合的分子影像系统的搭建以及相关生物学实验的开展,包括光学分子影像子系统和 CT 子系统的搭建以及小动物光学成像实验的开展。

(李真林　刘念)

第二章 X线成像基本理论

X线（X-ray）是波长极短的电磁波，波长在0.001~10nm（10^{-12}~10^{-8}m）之间。X线的物理和化学效应是探测和成像的基础，X线的生物效应是放射治疗及辐射防护的依据。在X线被发现后的一百多年时间里，它被广泛应用到医学诊断和治疗方面，为临床医学的发展做出了重要贡献，成为现代医学不可缺少的工具。本章主要介绍医用X线成像基本理论。

第一节 X线成像基础

X线是德国物理学家伦琴在研究阴极射线管中气体放电现象的实验中偶然发现的，又称伦琴射线。1895年11月8日，伦琴在暗室内研究阴极射线管中的气体放电现象时，意外发现距离放电管不到一米的小桌子上有一块亚铂氰化钡的荧光屏发出了荧光，附近被黑纸包裹的胶片也感光了。因为阴极射线在空气中传播距离只有几厘米，也不能穿透黑纸，所以荧光屏发光和胶片感光的现象不是阴极射线所导致，必然是受到某种神秘的射线照射所致。他猜测这是一种新的射线，随后他测试不同物品对该射线的阻挡作用。发现这种射线穿透能力很强，除了铅板，一般的书本、木板、薄的金属板都很难阻挡它。当伦琴用手去拿那块荧光屏时，竟在荧光屏上看到了自己手的骨骼轮廓。1895年12月12日，伦琴应用这种射线得到了世界上第一张X线照片-伦琴夫人手指骨的影像。伦琴把这种未知射线命名为X射线（简称X线）。1895年12月28日，伦琴向维尔茨堡物理医学学会递交了第一篇关于X线的论文《一种新射线——初步报告》，报告中叙述了实验的装置、做法、初步发现的X线性质等。

一、X线的发现与产生

（一）X线的产生条件

在高真空管内高速行进成束的电子流撞击阳极靶（钨、钼等）时与其原子核或内层轨道电子相互作用而产生X线，即高速电子流和靶物质相互作用的结果产生了X线。

产生X线需具备以下三个条件：①电子源：阴极灯丝提供足够数量的电子；②高速电子流：在高真空管的阳极和阴极端施加高电压，电场加速使电子获得足够的动能；③靶物质：特定材料制成的、能经受高速电子流撞击的阳极靶面。如用原子序数较高的钨作为靶物质，由于其原子内层电子结合能大，当高速电子流撞击时，便可产生波长短、能量大的X线，钨是最常用的靶物质；如用原子序数较低的钼作为靶物质，由于其原子内层电子结合能小，当高速电子流撞击时，便产生波长较长、能量较小的X线，又称软X线，主要用于乳腺摄影。

（二）X线的产生装置

X线的产生装置（X线机）主要由X线管（X-ray tube）、高压发生器、控制台、机械装置和辅助设备等组成。

1. X线管 X线管是X线机的核心部件，先后出现了气体电离式、固定阳极式、旋转阳极式及各种特殊的X线管，目前广泛应用的是旋转阳极X线管。X线管由内部抽成高度真空的硬质玻璃管以及封装在内的阴极和阳极两个电极构成。

阴极主要由阴极灯丝和聚焦槽组成。阴极灯丝由卷绕成螺旋管状的钨丝做成,由低压电源(2~18V)供电,能通过2~10A的可调电流,使灯丝灼热而发射电子。灯丝电流越大,温度越高,单位时间内所发射的热电子数就越多,热电子在强大的电场作用下加速奔向阳极,形成的管电流(tube current)就越大。聚焦槽由镍或铁镍合金制成,可使阴极灯丝发射的电子聚焦到阳极靶面上。

阳极通常是铜制成的圆柱体,在柱端斜面上嵌有一小块钨板,称其为阳极靶面。阴、阳两极间所加的高直流电压称为管电压(tube voltage)。这些高速电子流突然被阳极靶阻止时,就会辐射出X线。

从阴极灯丝射向阳极的高速电子,经聚焦后撞击在阳极靶面上的面积称为实际焦点(actual focal spot)(图2-1)。实际焦点的大小取决于聚焦槽的形状、宽度和深度。聚焦槽与灯丝的位置及其电位分布影响阴极电子流的分布,形成主焦点与副焦点。从灯丝正面发射的电子撞击在靶面上形成主焦点,从灯丝侧面发射的电子撞击在靶面上形成副焦点,主焦点和副焦点共同形成实际焦点,理想的实际焦点在靶面上近似矩形。

实际焦点在X线投射方向上的投影称为有效焦点(effective focal spot),一般为长方形。阳极面与X线投射方向之间的夹角称为阳极角,X线管的阳极角一般在10°~20°之间,旋转阳极X线管的阳极角一般为12°。

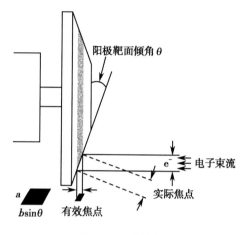

图2-1 X线管焦点

2. 高压发生器 高压发生器提供的低压电源为阴极灯丝供电,使灯丝发热放出热电子。高压电源提供一定峰值电压(kVp)的单向脉动直流高压,加在阳极与阴极之间,使灯丝附近的热电子脱离灯丝,高速撞击阳极靶面产生X线。

3. 控制台 控制台是X线机的控制中心,主要控制电源开关、工作方式、管电流调节、管电压调节、曝光时间选择等。

4. 机械装置和辅助设备 主要包括检查床、立柱、导轨、支架、吊架及各种配套的辅助设备,如影像增强系统、X线电视等。

(三)连续放射与特征放射

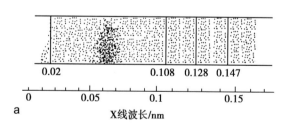

X线是混合射线,它包含不同的波长成分。将其强度按照X线波长的次序排列开来的图谱,称为X线谱(图2-2)。

从图2-2b中可以看出,X线谱包含两部分:①曲线平滑线的部分对应于图2-2a上的背景,它包含各种不同波长的射线,称为连续放射(continuous radiation),即连续X线;②曲线上凸出的尖峰,具有较大的强度,对应于图2-2a上明显黑色谱线,这相当于可见光中的明线光谱,称为特征放射(characteristic radiation),即特征X线。连续放射和特征放射产生的机制不同。

1. 连续放射 连续放射的发生原理是轫致辐射(bremsstrahlung)过程。X线管中,当高速电子流撞击到阳极靶面上受到制动时,电子在原子核的强电场作用下,速度的大小和方向都

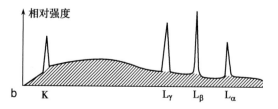

图2-2 钨靶X线管发射的射线谱
a. 照在底片上的射线谱;b. 谱线强度与波长关系曲线。

发生急剧变化。电子的一部分动能 ΔE 转化为光子的能量 hv 并以电磁辐射的形式发射出 X 线，$hv=\Delta E$，射线的频率 v 由 ΔE 确定。电子的这种能量辐射称为韧致辐射（图 2-3）。

由于每个电子与靶原子作用时的相对位置不同，速度变化不一致，所以损失的动能会有不同的数值，因此，发射的光子的频率不相同，这样就形成了在一定范围内频率连续分布的 X 线谱。实验表明，当 X 线管管电压较低时，只发射连续 X 线。图 2-4 为钨靶在较低管电压下的连续 X 线谱，由图可见，在不同管电压作用下，连续 X 线峰值的位置也不同，谱线相对强度随波长的变化而连续变化，具有以下特点：每条曲线都有一个相对强度的最大值，曲线在波长增加的方向上都无限延展，但是强度越来越弱。曲线在波长减小方向上都存在一个波长极限，称为最短波长（λ_{min}）。随着管电压的增大，辐射强度均相应地增强，同时，各曲线的峰值波长和最短波长均向短波方向移动。

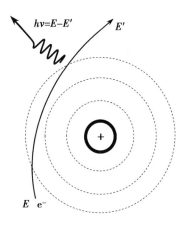

图 2-3　韧致辐射示意图

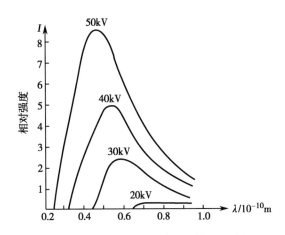

图 2-4　钨靶在较低管电压下的 X 线谱

设管电压为 U，电子电量为 e，则电子在管电压加速下获得的动能为 eU，如果将动能全部转化时得到的 X 线光子能量最大 hv_{max}，v_{max} 是与 λ_{min} 对应的最高频率，由此得到

$$hv_{max}=h\frac{c}{\lambda_{min}}=eU \tag{2-1}$$

$$\lambda_{min}=\frac{hc}{eU} \tag{2-2}$$

上式中，将 h、c、e 的常量值代入，并取电压单位为 kV，则上式可以改写成：

$$\lambda_{min}=\frac{1.24}{U(kV)}nm \tag{2-3}$$

式（2-3）是式（2-2）等效的表示，但是使用时要注意单位。式（2-2）和式（2-3）表明，连续 X 线的最短波长与管电压成反比，管电压愈高，则最短波长愈短，而与其他因素（如靶的材料）无关，这个结论与图 2-4 的实验结果完全一致。

光子能量常用电子伏特（electron volt，eV）作为单位，代表一个电子 e（带电量为 1.60×10^{-19}C）经过 1V 的电势差加速后所获得的能量，$1eV=1.60\times10^{-19}J$。

连续 X 线的最短波长对应光子最大能量；最大能量光子的 keV 值，对应管电压的 kV 值。

连续 X 线的强度同时受到靶原子序数、管电流及管电压影响。在管电流、管电压一定的情况下，靶原子序数愈高，连续 X 线谱强度愈大，这是因为原子序数大的原子核电场对电子作用强，电子损失能量多，辐射出来的光子能量大，X 线的强度就大。

2. 特征放射　也称标识放射，是由于靶原子内层电子受到激发被电离，外层电子向内层跃迁过程中辐射出的 X 线。

图 2-5 显示钨靶在管电压 65kV 以下时,波长在 0.1nm 的范围内,只出现连续 X 线。当管电压增高到 65kV 以上时,连续谱在 0.02nm 附近叠加了 4 条谱线,在曲线上出现了 4 个尖锐高峰(图 2-5)。当管电压继续增高时,只能引起辐射强度增加和整个连续谱向短波方向移动,而 4 条谱线的位置始终不变,即它们的波长不变。图 2-5 中四条谱线就是图 2-2 中未曾分开的 K 系线。

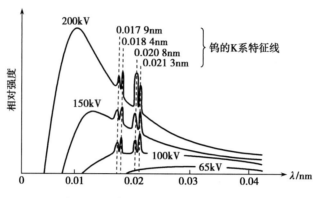

图 2-5 钨靶在较高管电压下的 X 线谱

特征放射的产生与原子光谱的产生相似,区别在于原子光谱是原子外层电子受到激发跃迁后所产生的辐射,而特征 X 线是内层电子受到激发跃迁的结果。当高速电子进入阳极靶物质后,有可能与某个原子的内层电子发生强烈相互作用,把一部分动能传递给这个电子,使内层电子获得能量而从原子中脱出(离开原子),在原子的内层电子中出现一个电子空位。此时较外层的电子就会跃迁到这一层来填补空位,而处于高能态的外层电子必然会向内层跃迁内层电子空位,便释放出能量($h\nu$)等于电子跃迁前后能级之差 ΔE 的特征 X 线(图 2-6),即:

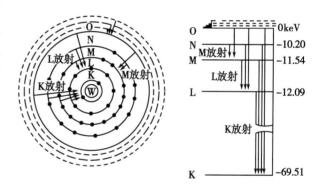

图 2-6 钨原子的特征放射示意图

$$h\nu = \Delta E \qquad (2-4)$$

若钨原子的 K 层出现空位,L 层电子得到跃迁机会,则释放的光子能量 $\Delta E=(-12.09\text{keV})-(-69.51\text{keV})=57.42\text{keV}=9.187\times10^{-15}\text{J}$,产生的光子波长为 $\lambda=0.021\ 3\text{nm}$,是一条钨 K 系特征线。

为了激发对应的特征放射线,入射的电子能量必须超过某一特定值,也就是激发电压必须超过特定值,表 2-1 列出了几种靶材料产生 K、L 系特征辐射的激发电压。例如,只有当激发电压大于 69.51kV 时,入射的电子才能使 K 层电子获得能量脱出钨靶原子,k 层电子出现空位,空出来的位置就会被 L、M 或更外层电子填补,并在跃迁过程中发出一个光子,这样发出的几条谱线,通常以符号 K_α、K_β、K_γ… 表示,这就是 K 线系。如果空位出现在 L 层(这个空位可能是由高速电子直接使一个 L 层电子激发脱出,也可能由 L 层电子跃迁到了 K 层留下的空位),那么这个空位就可能由 M、N、O 层的电子来补充,并在跃迁过程中发出一个光子,形成 L 线系,以符号 L_α、L_β… 表示。由于距离原子核越远的电子,能级差越小,所以 L 系各谱线比 K 系的光子能量小,波长较长。同理,M 系的波长更长。图 2-6 为钨原子轨道电子的能级和特征 X 线示意图,当然,这些跃迁并不是同时在同一个原子中发生。

表 2-1　几种靶材料产生 K、L 系特征放射的激发电压

靶材料	原子序数	K 系激发电压/kV	L 系激发电压/kV
铝（Al）	13	1.56	0.09
铜（Cu）	29	8.98	0.95
钼（Mo）	42	20.00	2.87
银（Ag）	47	25.50	3.97
锡（Sn）	50	29.18	4.14
钨（W）	74	69.51	12.09
铅（Pb）	82	88.00	15.86

因为特征 X 线是伴随原子内层电子跃迁所发射出来的,而各种元素的原子内层电子具有相同的结构,但能级差彼此不同。因此,特征 X 线谱为线状谱,波长分布不连续。在特征 X 线谱中,电子由不同能级跃迁到同一壳层的空位时辐射出的 X 线组成了特征谱的一个线系,每个线系都有一个最短波长边界,这就是一个自由电子(或近似地认为最外层价电子)跃迁到这个空位时辐射出的光子的波长。此外,原子内层轨道的能级差随着原子序数的增大而增大,因此,原子序数越高的元素,它的各特征 X 线系的波长也越短。特征谱线的另一个特性表现在波长仅取决于阳极靶原子两个电子层能级的能量差,而与管电压的大小无关。因此,不同原子序数的阳极靶材料,具有不同的特征 X 线系,这就是"标识 X 线谱"或"特征 X 线谱"名称的由来。此外,X 线管需要加几十千伏的电压才能激发出某些特征 X 线系。

特征 X 谱中,K 系最重要。影响 K 系特征 X 线强度（X-ray intensity）I_K 的因素有管电流 i、管电压 U、靶原子的 K 系激发电压 U_K:

$$I_K = K_2 i (U - U_K)^n \tag{2-5}$$

式中 K_2 和 n 为常数。表明 K 系特征 X 线的强度与管电流成正比,并随管电压的升高迅速增大。

医用 X 线管中发出的 X 线,主要是连续 X 线,对钨靶 X 线管来说,管电压在 80~150kV 时,特征 X 线只占 10%~28%。

二、X 线产生的效率

转变成 X 线的辐射功率(即 X 线的总强度)与高速电子流功率之比,称为 X 线的产生效率。X 线管产生 X 线的效率极低,因为同时也产生大量的热能。表 2-2 列出了钨靶 X 线管在不同管电压下射线的产生效率。

表 2-2　钨靶不同管电压的射线产生效率

管电压	能量百分数/%	
	X 线能量	热能
40kV	0.4	99.6
70kV	0.6	99.4
100kV	0.8	99.2
150kV	1.3	98.7
4MV	36	64
20MV	70	30

从表 2-2 中所列数据可以看出，X 线的产生效率随着管电压的升高而增高；医用诊断的 X 线管工作时，仅有约 1% 的电子动能转变为 X 线，其余的电子动能都转变成了热能，从而使阳极靶面温度急剧升高。为了避免阳极靶面因高温而熔化，通常采用熔点高达 3 370℃的钨板作为阳极靶面，并把它嵌在导热性能好的铜制圆柱体中。为了防止电子流总是轰击靶面上某一固定区域，便出现了旋转阳极 X 线管，使高速电子流的轰击区域为环形。尽管如此，阳极仍不能连续工作太久，工作一段时间需冷却后方可再次使用。

三、X 线的本质

1912 年，德国物理学家劳厄等利用晶体做衍射光栅实验时成功地观察到 X 线的衍射现象，证实了 X 线的本质是一种电磁波。X 线波长范围在 $10^{-12} \sim 10^{-8}$m，具有波粒二象性。

（一）波动性

X 线具有光的波动特性，如反射、折射、衍射等现象。其波动性表现在以一定的波长和频率在空间传播。若波长 λ，频率 ν，周期 T，波速 c，则

$$c = \frac{\lambda}{T} = \lambda \nu \tag{2-6}$$

（二）粒子性

X 线具有光电效应（photoelectric effect）、康普顿效应（Compton effect）、荧光效应、电离作用等特性，这些现象不能使用波动性来解释，只能使用爱因斯坦的光量子理论（把 X 线束看作是一个个光量子组成的粒子流）来解释。一个 X 线光量子（简称为光子）具有能量、质量和动量，在辐射、吸收、散射作用时能发生能量、动量的交换。X 线光子的能量 E、波长 λ、频率 ν、波速 c 存在如下关系：

$$E = \frac{hc}{\lambda} = h\nu \tag{2-7}$$

式中 h 为普朗克常数，$h = 6.626 \times 10^{-34}$J·s。

根据质能方程 $E = mc^2$，能量为 E 的光子质量 m、动量 p 为

$$m = \frac{E}{c^2} = \frac{h\nu}{c^2} \tag{2-8}$$

$$p = mc = \frac{h\nu}{c} = \frac{h}{\lambda} \tag{2-9}$$

式（2-7）、式（2-8）、式（2-9）中，等号左边的 E、m、p 是粒子特征的表述，右边的 ν、λ、c 是波动特征的表述，两种特征的表述以普朗克常量 h 相关联，所以，这三个表达式就是光子波粒二象性的表述。

四、X 线的特性

X 线除具有电磁波的一系列性质外，由于光子频率高、波长短、能量大，因此还具有如下特性。

（一）穿透特性

X 线波长短、能量较大且不带电，具有很强的穿透能力，在穿透过程中会不同程度地被吸收。X 线穿透能力与 X 线光子的能量成正比，与管电压密切相关，管电压高，产生的 X 线波长短，穿透能力强。同一 X 线，对于原子序数低、密度小的物质，如空气、水、纤维、肌肉等，被吸收的较少，穿透的较多；对原子序数高、密度大的物质，如铅、铜、骨骼等，被吸收的较多，穿透的较少。常用"硬度"来表示 X 线的穿透能力，穿透能力越强，说明这种 X 线越硬。

人体不同组织的原子序数和密度存在差别，因而 X 线的穿透能力不同。X 线对人体组织穿透能力的差别是 X 线透视、摄影和 CT 检查的基础。X 线对不同物质穿透能力的差别也是选择屏蔽材料和滤过板材料的依据。

(二) 荧光效应

X线能使被照射物质的原子和分子处于激发态,当它们回到基态时发出荧光。有些激发态是亚稳态,在停止照射后,能在一段时间内继续发出荧光。如磷、硫化锌、钨酸钙(CaWO$_4$)等荧光物质,当受到X线照射时,其原子被激发,在原子跃迁回基态时,发出可见荧光。透视用的荧光屏及摄影用的增感屏都利用了X线的荧光效应。

(三) 化学特性

主要包括感光作用和着色作用。X线照射涂有溴化银的胶片,可以使其感光,产生潜影,经显影、定影处理,得到X线照片,显然,感光作用是传统X线摄影的基础。X线长时间照射某些物质(如铂氰化钡)可以使其结晶体脱水而改变颜色,即为着色作用。

(四) 电离作用

物体受X线照射时,核外电子脱离原子轨道离开原子,即为电离作用。具有足够能量的X线光子撞击物质原子中的轨道电子,使电子脱离原子而产生第一次电离,脱离原子的电子获得较大的能量后与其他原子碰撞产生第二次电离。自动曝光控制系统中的电离室、X线放射治疗等就利用了电离作用。

(五) 生物效应

生物效应指的是生物细胞经一定剂量X线的照射后会发生生长抑制、损伤、坏死的现象。不同的组织细胞对X线的敏感程度不同,会出现不同的反应。生物效应可用于进行放射治疗,但也可能使放射工作者和受检者受到辐射损伤。

如前所述,在X线诊断和治疗中,主要利用了X线的穿透特性、荧光效应、电离作用、感光作用和生物效应等。

五、X线强度

(一) X线强度的定义

X线在空间某一点的强度是指单位时间内垂直于X线束的单位面积上通过的光子数量与能量乘积的总和。X线强度的SI单位是$J \cdot m^{-2} \cdot s^{-1}$或$W \cdot m^{-2}$,符号为$I$,它是由光子的数目和光子的能量两个因素决定的,通常将光子的数目称为X线的量(X-ray quantity),光子的能量称为X线的质(X-ray quality)。

连续X线的强度(I_e)与管电压(U)、管电流(i)、靶物质的原子序数(Z)有关,其强度为

$$I_e = kiZU^n \tag{2-10}$$

式中常数$k = 1.1 \times 10^{-9} \sim 1.4 \times 10^{-9}$。对于医用诊断X线机,$n \approx 2$。

特征X线的强度见式2-5。

X线依据其能量分布特征可以分成单能X线、线状谱X线、连续X线、混合X线等。

1. 单能X线的强度　单能X线由能量相同的X线光子组成。设在单位时间内通过单位横截面积上的X线光子数目为N,若每个光子的能量为hv,其X线强度I为

$$I = N \cdot hv \tag{2-11}$$

单能X线的强度与X线光子的数目及单个光子的能量成正比。

2. 线状谱X线的强度　线状谱X线是由能量不同但各个能量确定的有限种单能X线光子组成。假设线状谱X线由n种能量不同的光子组成,单位时间内通过单位横截面积上的X线光子能量为hv_1、$hv_2 \cdots hv_n$,各单能X线光子对应的数目为N_1、$N_2 \cdots N_n$,其X线的强度I为

$$I = \sum_{i=1}^{n} N_i \cdot hv_i \tag{2-12}$$

线状谱X线的强度为各个单能X线强度之和。

3. 连续X线强度　连续X线由波长连续变化的X线光子构成,是多种波长的混合体。连

续 X 线是由 0 至某一最大值 $E_{\max}$ 的一切可能能量的光子组成的连续谱,其 X 线强度 I 为

$$I = \int_0^{E_{\max}} E \cdot N(E) \mathrm{d}E \qquad (2\text{-}13)$$

式中,$N(E)$ 为每秒通过单位面积的能量为 E 的 X 线光子数。

每秒通过面积 S 的辐射能 E 为

$$E = I \cdot S \qquad (2\text{-}14)$$

连续 X 线谱中,强度最大值一般在 $1.5\lambda_{\min}$ 处,$\lambda_{\min}$ 为最短波长,即能量最强光子对应的波长。它是电子一次碰撞就耗尽能量所产生的 X 线,由管电压峰值决定。

4. 混合 X 线的强度　混合 X 线既包含连续 X 线又包含特征 X 线。由于 X 线管产生的特征 X 线的波长要小于其连续波长的最短波长,可以将混合 X 线看作是一种特殊的连续 X 线,其强度计算等同于连续 X 线强度。

（二）X 线的量与质

X 线强度可以用 X 线的量与质来综合描述,其受靶物质、阳极靶倾斜角、管电压、管电流、高压整流方式等因素影响。

1. X 线的量　垂直于 X 线束的单位面积上、单位时间内通过的光子数称为 X 线的量。X 线的量与光子的能量无关,只与光子的数量有关。由于 X 线光子能量大,穿透能力强,不容易直接测量 X 线的量,通常利用 X 线的一些基本特性(如电离作用)来间接测量。目前较好的方法是用 X 线在空气中产生电离电荷的多少来间接测量。管电压一定时,管电流的大小反映了灯丝发射电子的多少。管电流大,撞击阳极靶面的电子数目多,产生的 X 线光子数目正比增加;曝光时间长,X 线的量也正比增加。在实际工作中,通常用一定管电压下的管电流与曝光时间的乘积来间接反映 X 线的量,单位为毫安秒(mA·s)。

2. X 线的质　又称线质,表示 X 线光子能量的大小,即穿透物质能力的大小(即 X 线的硬度)。通常将低能量 X 线称为软射线,高能量 X 线称为硬射线。X 线的质与入射电子的能量有关,而入射电子的能量又由管电压决定,因此常用管电压(kV)来近似描述 X 线的质。管电压愈高,电子从电场中得到的能量愈大,撞击阳极靶的动能愈强,产生的 X 线的穿透能力愈强。X 线的质与附加滤过材料及其厚度也有关系,滤过材料越厚,X 线束中低能量光子成分越容易被吸收,从而使透过物质后不同能量射线所占的强度分布发生变化,低能量射线所占百分比减少,更多地保留了 X 线束中高能量光子,X 线的质变硬。

在实际工作中,X 线的质常用半价层(half value layer,HVL)来描述。HVL 是使一束 X 线的强度衰减到其初始值一半时所需要的标准物质的厚度,HVL 愈大表示 X 线的质愈硬。医学 X 线常用铝板的厚度表示 HVL 的大小,单位为 mmAl。在用半价层表示 X 线的质时,需要注明管电压及滤过情况。

（三）X 线强度的空间分布

X 线管产生的 X 线,在空间各方向上的分布是不均匀的,即在不同方位上辐射强度不同。这种不均匀分布称为辐射强度的空间分布或称辐射场的角分布。X 线强度的空间分布主要取决于管电压、靶物质、靶厚度、焦点大小等因素。

1. 厚靶周围 X 线强度的空间分布　医用诊断 X 线管的阳极靶较厚,当高能电子轰击靶面时,入射的高速电子流不仅与靶面原子作用辐射 X 线,还会穿透至靶物质内部的一定深度,不断与原子作用直至将电子的能量耗尽为止。因此,除了靶表面辐射 X 线外,在靶的深层,在靶面内 O 点产生的 X 线向各个方向辐射,愈靠近 OE 方向,穿过靶的厚度愈厚,靶本身对它的吸收也愈多;愈靠近 OA 方向,靶对它吸收愈少(图 2-7)。

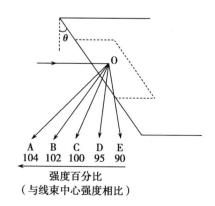

A	B	C	D	E
104	102	100	95	90

强度百分比
（与线束中心强度相比）

图 2-7　厚靶阳极效应(足跟效应)示意图

而且靶角 θ 愈小,下降的程度愈大。这种愈靠近阳极,X线强度下降得愈多的现象称为阳极效应(anode effect),也称足跟效应。由于诊断用X线管靶角 θ 较小,足跟效应较显著。

由厚靶周围X线强度的空间分布情况(图2-8)可知,其强度分布不均匀。由图2-8a可见,X线强度的纵向空间分布非对称,在通过X线管长轴且垂直于有效焦点平面内,近阳极端X线强度弱,近阴极端X线强度强,大约在110°处X线强度达到最大值。由图2-8b可见,X线强度的横向空间分布对称,在通过X线管短轴且垂直于有效焦点平面内,在90°时X线强度最大,向0°及180°方向对称减小。

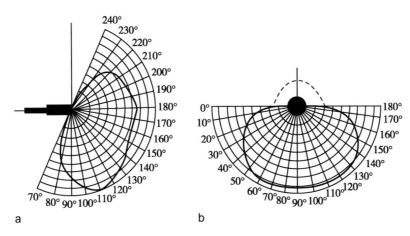

图 2-8　厚靶 X 线强度的空间分布
a. X 线强度的纵向空间分布;b. X 线强度的横向空间分布。

在X线管长轴方向上,阳极效应使得阳极侧、阴极侧的X线强度存在差异(图2-9),给影像质量带来了影响。如使用的焦-片距(a)较小,受检部位横跨中心线左右各20%,其两端的强度差为95%-31%=64%。若焦-片距(b)增大,则受检部位仅横跨中心线左右各8°,其两端的强度差为104%-85%=19%,显然,后者阳极效应不显著。在实际工作中,应尽量利用中心线附近强度较均匀的X线束。此外,还可以利用阳极效应来弥补由于受检部位密度和厚度的不同而造成的影像不均,如腰椎正位摄影,由于第五腰椎的厚度明显大于第一腰椎,可以利用阳极效应将第五腰椎放在阴极侧、将第一腰椎放在阳极侧,会使所得影像的密度相对均匀。

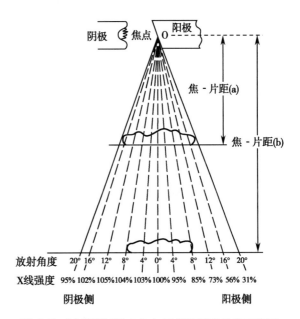

图 2-9　X 线管长轴方向上 X 线强度的分布示意图

2. 薄靶周围X线强度的空间分布　高速电子流轰击薄靶,产生的X线在空间各个方向上分布也不均匀(图2-10)。薄靶周围X线强度的空间分布主要取决于电子的能量、靶物质及靶的厚度等因素。工作电压在100kV左右时,X线在各方向上强度基本相等。当管电压升高时,X线最大强度方向逐渐趋向电子束的入射方向,其他方向的强度相对减弱,X线的强度分布趋于集中。

根据薄靶产生X线的空间分布特点,在管电压较低时,利用反射式靶在技术上很有好处;但使用超高压X线管时,考虑能量分布因素,需采用透射式靶,电子从靶的一面射入,X线从另一面射出。医用电子直线加速器产生的高能 X 线,使用的就是透射式薄靶。

(四)影响 X 线强度的因素

1. 管电压 管电压越高,X 线的强度越大。X 线的强度与管电压的平方成正比。

2. 毫安秒 X 线的量与毫安秒成正比。

3. 靶物质 连续 X 线的强度与靶物质的原子序数成正比,在管电压和管电流都相同的情况下,靶物质的原子序数越高,X 线的强度也正比增大;特征 X 线完全由靶物质

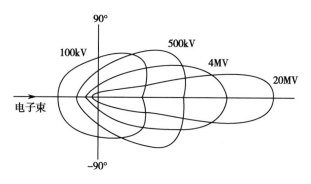

图 2-10 薄靶周围 X 线强度的角分布

的原子结构特征决定,靶物质的原子序数越高,轨道电子的结合能就越大,特征 X 线的能量也就越大。

4. 高压波形 X 线管的高压整流方式有多种,它们产生的高压波形脉动率不同,由于 X 线光子的最大能量取决于最短波长,即管电压的峰值,因此,整流后的脉动电压越接近管电压峰值,X 线强度越大。

5. 距离 X 线的强度与距离的平方成反比。

6. 滤过 滤过板可以滤掉低能 X 线,减少受检者的辐射剂量。

(胡贵祥)

第二节　X 线与物质的相互作用

X 线照射物体,X 线光子与物质原子发生相互作用,辐射能量在物质中传递与转移,这是一个复杂的过程。

一、X 线与物质相互作用的五种形式

(一)X 线与物质相互作用系数

X 线与物质相互作用过程,实质上是 X 线光子的能量在物质中的转移和吸收的过程,为此引入线性衰减系数和质量衰减系数。

1. 线性衰减系数 当 X 线通过物质时,X 线光子与单位厚度物质发生相互作用的概率,称为线性衰减系数(linear attenuation coefficient),用符号 "μ" 表示,SI 单位为 m^{-1}。

$$\mu = \frac{-dN}{N} \cdot \frac{1}{dx} \tag{2-15}$$

式中,N 为单位面积上的光子数,$-dN$ 为测量到的光子数目的变化。

式(2-15)也表示 X 线光子束穿过单位厚度靶物质时入射 X 线光子数减少的百分数。线性衰减系数越小,X 线光子的穿透能力越强。式(2-15)说明了光子数的变化服从指数衰减规律,但必须满足单能窄束的前提条件。单能是指由能量相同的光子组成的 X 线束,它具有单一的波长或频率;窄束是指只有射线源发出的射线,不含有其他作用后的散射线。单能窄束 X 线光子束水平入射到物质中,将被物质吸收、衰减并产生用于成像的剩余射线(图 2-11)。

对于每一种相互作用形式,可以定义相应的线性衰减系数,总线性衰减系数等于各种相互作用的线性衰减系数之和。

$$\mu = \sum_i \mu_i \tag{2-16}$$

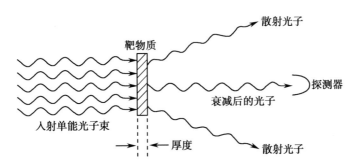

图 2-11 单能窄束 X 线光子束被物质衰减的示意图

2. 质量衰减系数 由于线性衰减系数近似正比于吸收物质的密度,而物质的密度随材料的物理状态(气态、液态、固态)而变化。为了避开与吸收物质密度的相关性,将线性衰减系数除以物质密度,称为质量衰减系数(mass attenuation coefficient),用符号"μ_m"表示,SI 单位为 m^2/kg。

$$\mu_m = \frac{\mu}{\rho} \tag{2-17}$$

μ_m 表示 X 线光子与单位质量厚度物质发生相互作用的概率,其与吸收物质密度无关。无论物质的热力学状态(温度和气压)如何,其质量衰减系数都相同。因此,在多数情况下,使用质量衰减系数比线性衰减系数更方便,更能反映物质对 X 线的衰减能力。

(二) X 线与物质相互作用的形式

X 线与物质相互作用的过程是辐射能量在物质中传递与吸收的过程,通过电离和激发把能量传递给其他物质,其能量被不同程度地吸收。X 线与物质的相互作用有相干散射(coherent scattering)、光电效应、康普顿效应、电子对效应(electric pair effect)和光核反应(photonuclear reaction)五种形式,在医用诊断 X 线的范围内主要有相干散射、光电效应和康普顿效应三种。

1. 相干散射 又称为瑞利散射、弹性散射,其过程为能量较低的入射光子和束缚较牢固的内层轨道电子发生弹性散射(也称电子的共振),一个束缚电子吸收入射光子而跃迁到高能级,随即又放出一个能量约等于入射光子能量的散射光子而返回原来的能级状态。由于束缚电子未脱离原子,因此光子的能量损失可忽略不计。相干散射是 X 线光子与物质相互作用中唯一不产生电离作用的形式。在诊断用 X 线的能量范围内都有相干散射产生,但比例很小,它会使 X 线胶片产生一定灰雾。

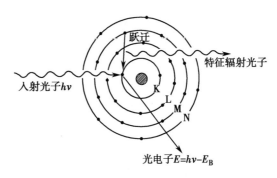

图 2-12 光电效应示意图

2. 光电效应 能量为 $h\nu$ 的 X 线光子通过物质时,与物质原子的内层轨道电子发生相互作用,把全部能量传递给这个电子,光子本身被电子吸收,获得能量的电子摆脱原子核束缚成为自由电子(称为光电子),这个过程称为光电效应(图 2-12),也称光电吸收。

由能量守恒定律可知,入射 X 线光子的能量 $h\nu$ 和光电子的动能 E 满足关系:

$$E = h\nu - E_B \tag{2-18}$$

式中,E_B 为原子某壳层电子的结合能,与原子序数和壳层数有关。

释放出光电子的原子变为正离子,原子处于不稳定的激发态,内层电子的空位立即被外层电子填充,随即发出特征 X 线,其能量等于两能级之差。特征 X 线在离开原子前,又击出外层的轨道电子,即"俄歇电子"。俄歇电子的动能等于特征 X 线的能量减去该电子在原子中的结合能。

在人体组织中,特征 X 线和俄歇电子的能量低于 0.5keV 时,低能光子和电子很快被周围组织吸收。光电效应的实质是物质吸收 X 线使其产生电离的过程,此过程中产生的次级粒子有:①负离子(光电子、俄歇电子);②正离子(失去电子的原子);③特征放射。

(1)光电效应发生的概率:主要受以下三个方面因素的影响。

1)物质原子序数:光电效应发生的概率与被照物质的原子序数 Z 的 4 次方成正比。

$$光电效应概率 \propto Z^4 \qquad (2-19)$$

式(2-19)表明,随着原子序数的增大,光电效应发生的概率迅速增加。光电效应能扩大不同元素所构成组织间吸收 X 线的差别,增强组织的对比度。原子序数越大,电子在原子中被束缚越紧,参与光电效应的概率就越大。对于原子序数较高的物质,其轨道电子的结合能较大,不仅 K 壳层而且其他壳层上的电子也较容易发生光电效应。但对于原子序数较低的物质,只有 K 壳层电子结合能较大,所以光电效应几乎都发生在 K 壳层。原子的内层逸出光电子的概率较外层逸出光电子的概率大。入射光子的能量大于 K 壳层电子结合能,光电效应发生在 K 壳层的概率占80%,比外层高出 4~5 倍。

2)入射光子能量:光电效应发生的条件是入射光子能量必须大于或等于轨道电子结合能,但光子能量愈大光电效应的发生概率反而迅速减小。光电效应的发生概率与光子能量的 3 次方成反比。随着入射光子能量的增大,光电效应发生的概率迅速减小。

$$光电效应概率 \propto \frac{1}{(h\nu)^3} \qquad (2-20)$$

3)原子边缘吸收限:如果测出某一种物质对不同波长射线的光电质量衰减系数,就可以绘出 μ_m 与入射光子能量 $h\nu$ 变化的关系图。用水代表类似于组织的低原子序数物质,铅代表高原子序数物质,可以绘出水和铅的光电质量衰减系数与 X 线光子能量的变化曲线(图 2-13)。质量衰减系数一般随 X 线光子能量的增大而降低,即波长短的射线穿透能力强。当 X 线光子能量增加到某一数值恰好等于某壳层电子的结合能时,此壳层电子才参与光电效应,使 μ_m 发生突升,吸收突然增加处称为边缘吸收限(edge absorption effect),然后随能量增加而下降。当光子能量等于 K 壳层结合能时,发生 K 壳层边缘吸收;等于 L 壳层结合能时,发生 L 壳层边缘吸收。光电效应主要发生在 K 壳层,以 K 壳层边缘吸收为主。

从图 2-13 中可知,铅的能量大约在 14keV 和 88keV 处出现突变转折点,在 88keV

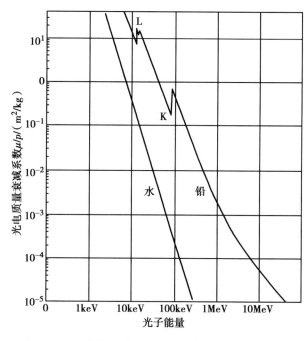

图 2-13 水和铅的光电质量衰减系数与 X 线光子能量的关系

处,μ_m 由 $0.097\text{m}^2/\text{kg}$ 突然增加到 $0.731\text{m}^2/\text{kg}$,这种增加是由于 2 个 K 壳层电子突然参加所致。K 壳层边缘吸收限光电效应的发生概率增大了 7 倍。由于水分子中的氢原子和氧原子的 K 壳层电子结合能均小于 1keV,因而图中水的光电质量衰减系数曲线未观察到突变现象。

物质原子的边缘吸收限特性有很大的实用价值,可应用于防护材料的选取、复合防护材料配方及阳性对比剂的制备等。

(2)光电子出射的角分布:相对于 X 线光子的入射方向,光电子出射的角分布与光子的能量有关,即沿不同角度方向运动概率不同,形成光电子出射的角分布(图2-14),在0°和180°方向没有光电子,当入射光子能量很低时,光电子与入射方向成90°角射出的概率最大;随着入射光子能量的增加,光电子的分布逐渐倾向沿光子入射方向。图2-14是平面图,如果以X线的入射方向为轴旋转一周就成为光电子出射的空间分布图。

(3)放射诊断学中的光电效应:在医用X线诊断中,光电效应现象既有利亦有弊,利在于可以产生对比较好的影像,原因为:①光电效应发生过程中不产生散射线,减少了图像的灰雾;②可增加人体不同组织和对比剂对射线的吸收差别,产生高对比度的X线图像。钼靶乳腺X线摄影就利用了低能X线与软组织作用时光电效应发生的概率较高这个特点。

光电效应的弊端在于:入射光子因为光电效应全部被人体吸收,增加了受检者的辐射损伤。在不影响影像诊断的前提下应尽量减少每次X线检查的曝光剂量。

3. 康普顿效应 能量为$h\nu$的X线光子通过物质时,与物质原子核外的电子(多为外层电子)发生非弹性碰撞,光子损失一部分能量,并改变运动方向,电子获得能量而脱离原子,这个过程称为康普顿效应,也称康普顿散射。损失能量后的X线光子称为散射光子,与入射X线光子方向成φ角射出;获得能量的轨道电子称为反冲电子,其脱离原子束缚与入射X线光子方向成θ角射出(图2-15)。在入射X线光子能量一定的情况下,散射光子能量随散射角增大而减小,相应地反冲电子动能将增大;在散射角一定的情况下,散射光子能量随入射X线光子能量增大而增大,但增大的速度逐渐减慢;反冲电子动能随入射X线光子能量增大而同速增大。

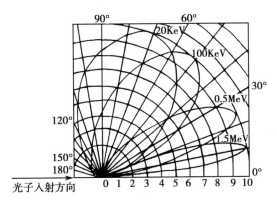

图2-14 光电子出射的角分布

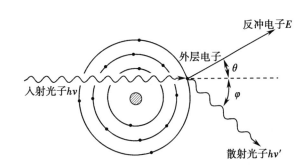

图2-15 康普顿效应示意图

只有光子能量远远超过轨道电子的结合能时,才发生康普顿效应,因此在推导有关的计算公式时,往往忽略结合能的作用,把康普顿效应看成是入射光子与静止的"自由"电子之间的弹性碰撞。由能量守恒定律,发生康普顿效应时,入射X线光子的能量$h\nu$和反冲电子动能E满足关系为:

$$h\nu \approx E + h\nu' \qquad (2-21)$$

式中,$h\nu'$为散射光子的能量。康普顿效应是X线光子能量被部分吸收而产生散射线的过程。

(1)康普顿效应发生概率:主要受以下两个方面的影响。

1)物质的原子序数:康普顿效应是入射X线光子和吸收物质中的"自由"电子之间的相互作用,其发生的概率与原子序数Z无关;所有物质的每克电子数接近(氢元素除外),物质的康普顿质量衰减系数几乎相同。

2)入射光子能量:康普顿效应的发生概率随着入射光子能量的增加而加大。当入射X线光子的能量等于或大于电子的结合能时,光电效应发生的概率较大;随着入射光子能量的增加,康普顿效应发生的概率相对提高,散射线相应增多,在图像上表现为对比度下降。

(2)散射光子和反冲电子的角分布:康普顿效应光子的角分布依赖于入射光子的能量。散射光子可在 0°~180° 的整个空间范围内散射,如 0.1MeV 的低能光子产生的散射光子对称于 90°角分布,随着光子能量的增加,散射光子趋于前方(图 2-16)。反冲电子飞出的角度在 0°~90° 的范围内(图 2-17),图中从曲线上任何一点到作用点 0 的距离表示在该方向上散射线或反冲电子的强度。图 2-16 和图 2-17 都是平面图,如果以 X 线的入射方向为轴旋转一周就成为散射线强度和反冲电子出射强度的空间分布图。

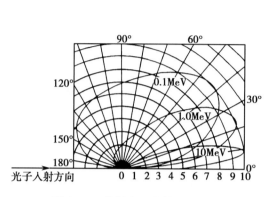

图 2-16　散射光子出射的角分布　　　　图 2-17　反冲电子出射的角分布

在康普顿效应中,小角度偏转的散射光子保留了大部分的能量,传递给反冲电子的能量较少。因此,小角度的散射线不可避免地会被探测器吸收,从而降低图像的质量。散射线的能量较大且方向不定,滤过板不能将它滤除,即使使用滤线栅也不能全部去除。

(3)放射诊断学中的康普顿效应:在 X 线诊断中,康普顿效应中产生的散射线会降低图像的对比度。散射线对图像质量的影响主要与管电压、肢体厚度、照射野和滤线栅的使用等因素有关。

管电压增加,入射光子的能量增大,散射光子的能量也增大且散射角变小,与直进的、形成影像的有用剩余射线就越接近,对图像质量的影响就越大。

受检部位越厚,产生的散射线越多,当受检部位厚度超过 15cm 时,一般需要使用滤线栅来减少散射线的影响。

照射野增大时,照射野内接收的散射线增多,使得受检体接受的辐射量增加,因此,要选择合适的照射野。

为了减小散射线对图像质量的影响,常用的方法是使用 X 线束限制器和滤线栅。

4. 电子对效应　一个具有足够能量的 X 线光子从原子核旁经过时,在原子核电场的作用下,光子突然消失,同时形成一对正负电子,这个过程称为电子对效应(图 2-18)。

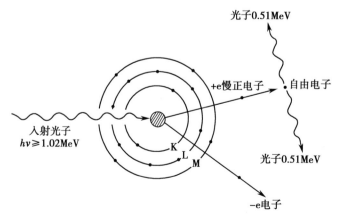

图 2-18　电子对效应示意图

正电子是负电子的反物质粒子,与负电子的静止能量相等,所带电量一致,性质相反。一对正负电子的静止能量为 $2m_ec^2=2\times0.51\text{MeV}=1.02\text{MeV}$。根据能量守恒定律,发生电子对效应,入射光子的能量必须等于或大于 1.02MeV,光子的另一部分能量转变为正、负电子的动能 E_+、E_-。

$$hv=2m_ec^2+E_++E_-\qquad(2\text{-}22)$$

式中正、负电子的动能并不一定相等,其能量是从 0 到最大值为 $E=hv-2m_ec^2$ 的连续能谱。

获得动能的正负电子在物质中通过电离或辐射的方式不断损失能量,当正电子停止下来时,它与物质中的一个自由电子结合,转变为两个飞行方向相反、能量各为 0.51MeV 的光子,此过程称为电子对湮灭(annihilation of electron pair)。虽然正负电子在耗尽其动能之前也会发生湮灭辐射,但发生的概率很小。电子对效应和湮灭辐射是质量与能量相互转换的最好例证之一,同时也是核医学显像的物理基础。

正负电子的角分布与 X 线光子能量的关系近似于光电子与能量的关系,随着入射 X 线光子能量的增加,正负电子的角分布趋向于光子的入射方向。

电子对效应的发生概率与物质的原子序数和光子能量的关系为:

当 $hv>2m_ec^2$ 时　　　　　　　电子对效应概率 $\propto Z^2hv$

当 $hv\gg2m_ec^2$ 时　　　　　　电子对效应概率 $\propto Z^2\ln(hv)$

电子对效应的发生概率与物质原子序数的平方成正比;当光子能量较低时,随光子能量的变化线性增加;当光子能量较高时,随光子能量的变化增加逐渐变缓。

只有当入射 X 线光子能量大于 $2m_ec^2$(1.02MeV)时,才可能发生电子对效应,而这超出了诊断用 X 线能量的范围。

5. 光核反应　10MeV 以上的 X 线光子与原子核作用时,一个光子从原子核内击出数量不等的中子、质子和 γ 光子的过程称为光核反应。某些核素在进行光核反应时,不但产生中子并且产生放射性核素。光核反应超出了医学诊断用 X 线能量的范围。

二、诊断放射学中各种作用发生的概率

X 线光子同物质相互作用的形式,与 X 线光子能量 hv、吸收物质原子序数 Z 的关系各不相同。在 20~100keV 医用诊断 X 线能量范围内,只有相干散射、光电效应和康普顿效应三种作用形式,而且相干散射的占比很小。X 线在水、骨和碘化钠三种物质中发生的光电效应和康普顿效应的概率见表 2-3。

表 2-3　放射诊断学中两种作用概率与 $\overline{Z}$ 和 hv 的关系

X线能量/keV	水($\overline{Z}=7.4$)		骨($\overline{Z}=13.8$)		碘化钠($\overline{Z}=49.8$)	
	光电/%	康普顿/%	光电/%	康普顿/%	光电/%	康普顿/%
20	70	30	89	11	94	6
60	7	93	31	69	95	5
100	1	99	9	91	88	12

表中水代表低 Z 物质,如肌肉、脂肪、体液和空气;骨代表人体中的中等 Z 物质;碘化钠代表高 Z 物质。表中数据说明,随 hv 增大,光电效应概率下降。对低 Z 物质的水呈迅速下降趋势,对高 Z 物质的碘化钠呈缓慢下降趋势,对中等 Z 物质的骨介于两者之间。20keV 低能 X 线,各种物质均以光电效应为主。在整个诊断 X 线能量范围内,引入体内的对比剂(如碘剂和钡剂),光电效应占绝对优势。

(胡贵祥)

第三节　X 线在物质中的衰减

X 线在原入射方向上强度减弱的现象称为 X 线衰减（X-ray attenuation）。由于人体各种组织、器官在密度、厚度等方面的差异,对 X 线衰减能力各异,使得透过人体的 X 线强度分布发生变化,从而形成 X 线影像信息。

一、X 线与物质相互作用的衰减

X 线在传播过程中强度的衰减包括扩散衰减和吸收衰减。

（一）扩散衰减

X 线点源在向空间各方向辐射时,若忽略物质吸收,与普通点光源一样,在半径不同的球面上,X 线强度与距离（即半径）的平方成反比,这一规律称为 X 线强度衰减的平方反比规律。该定律只在真空中成立,在空气中由于气体吸收的影响,严格来说不成立,但由于空气引起的衰减很少,在实际工作中可以忽略不计。

（二）吸收衰减

当 X 线通过物质时,由于 X 线光子与物质中的原子发生相互作用而产生相干散射、光电效应和康普顿效应,在此过程中,由于散射和吸收使入射方向上的 X 线强度衰减,称为吸收衰减。X 线通过物质时的衰减规律不但与吸收物质的性质和厚度有关,还取决于 X 线自身的性质。

二、单能 X 线在物质中的衰减规律

（一）单能窄束 X 线的衰减

为了测定 X 线与物质相互作用的概率,必须测定 X 线穿过物质后的衰减程度。一束经过准直的单能窄束 X 线（图 2-19）,沿 X 轴正向进入均匀介质,在 $x=0$ 处强度为 I_0,通过 x 距离后,由于吸收和散射强度变为 I,在一薄层 dx 内,强度的改变量用 dI 表示,即 $I'-I=-dI$。用不同的吸收体,以及不同能量的射线进行测量时得出: $-dI=\mu I dx$。

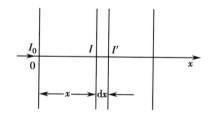

图 2-19　X 线衰减示意图

积分后将 $x=0$ 处的 $I=I_0$ 代入,即得到单能窄束 X 线的衰减规律:

$$I=I_0 e^{-\mu x} \tag{2-23}$$

式中,μ 为线性衰减系数,x 为吸收物质的厚度,I_0、I 分别为 X 线入射到物体表面时的强度和透过厚度为 x 的物体后的强度。

半价层是指 X 线强度衰减到其初始值一半时所需介质的厚度,用符号 "HVL" 表示。

$$HVL = \frac{\ln 2}{\mu} \tag{2-24}$$

X 线衰减规律的另一表达式为:

$$I = I_0 2^{-\frac{x}{HVL}} \tag{2-25}$$

与线性衰减系数的意义相同,HVL 也是 X 线光子能量和衰减物质原子序数的函数。当指明衰减材料后,它表示该种物质对 X 线光子的衰减能力。

（二）单能宽束 X 线的衰减

宽束 X 线是指含有散射线成分的 X 线束。实际使用的 X 线均为宽束,真正的窄束为理想状

态。若把图2-11中的窄束改为宽束,探测器记录的X线光子不但有未经相互作用的原射线光子,而且还有散射线光子。宽束与窄束的主要区别就在于散射线的影响。宽束X线的衰减规律可在窄束衰减规律的基础上加以修正。

$$I = BI_0 e^{-\mu x} \tag{2-26}$$

式中,B是积累因子,描述散射光子对辐射衰减的影响。积累因子表示在物质中所考虑的光子计数率与未经相互作用原射线光子计数率之比。宽束X线B大于1,在理想的窄束条件下,B等于1。

三、连续 X 线在物质中的衰减规律

(一) 连续 X 线的衰减

窄束和宽束X线的指数衰减规律只是对单能X线而言。一般情况下,X线束是由能量连续分布的光子组成,当穿过一定厚度的物质时,各能量成分的衰减情况并不相同,它不遵守单一的指数衰减规律。因此,连续X线束的衰减规律比单能射线复杂得多。理论上,连续能谱窄束X线的衰减规律为:

$$
\begin{aligned}
I &= I_1 + I_2 + \cdots + I_n \\
&= I_{01} e^{-\mu_1 x} + I_{02} e^{-\mu_2 x} + \cdots + I_{0n} e^{-\mu_n x}
\end{aligned}
\tag{2-27}
$$

式中,I_{01}、$I_{02}\cdots I_{0n}$表示各种能量的X线束的入射强度;μ_1、$\mu_2\cdots \mu_n$表示各种能量的X线的线性衰减系数;x为吸收物质层的厚度;I_1、$I_2\cdots I_n$表示各种能量的X线束的透过强度。

连续能谱的X线束是从某一最小值到最大值之间的各种能量的光子组成的混合射线,当连续X线通过物质层时,其量和质都有变化(图2-20)。随着吸收物质厚度的增加,低能成分减弱很快,高能成分的比率不断增加,X线的能谱宽度(光子能量范围)逐渐变窄,硬度变大(质提高)。这是由于低能光子容易被吸收,致使X线束通过物质后高能光子在射线中的相对比率变大。特征X线的位置和最大能量位置不变,可以利用X线的这种衰减特点来调节X线的量与质。X线管电压的峰值(kVp)决定X线束光子的最大能量。

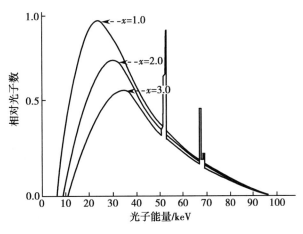

图 2-20　连续能谱 X 线随吸收物质厚度变化的示意图

(二) X 线滤过

为了获得最佳的影像质量,同时尽量减少无用的低能光子对受检者的伤害,根据连续X线在物质中的衰减规律,采用恰当的滤过措施非常必要。在X线管出口处放置一定均匀厚度的金属薄板,可吸收X线束中的低能成分,提高X线的平均能量,这种过程称为滤过(filtration),所用的金属薄板称为滤过板。X线的滤过包括固有滤过(inherent filtration)和附加滤过(additional filtration),其总和称为总滤过。

固有滤过是指X线管组件本身的滤过。即从X线管阳极靶面到不可拆卸的滤过板之间滤过的总和,它包括X线管的管壁、绝缘油、管套上的窗口和不可拆卸的滤过板等。固有滤过一般用铝当量(mmAl)表示。诊断用X线机的固有滤过在0.5~2mmAl之间。滤过能提高X线的平均能量,但会降低组织的对比度。

附加滤过是指X线离开窗口后,从不可拆卸的滤过板到被检部位之间滤过的总和,包括用工具可拆卸的滤过板、选择滤过板、缩光器等滤过。诊断用X线机通常用铝或铜作为滤过板,铝可

滤过低能射线,铜可滤过稍高能量的射线,如高千伏摄影 X 线机就采用铜滤过板。附加滤过可使 X 线的强度减小,提高了 X 线的有效能量,线质变硬。

实验证明,滤过板对受检者有明显的防护作用。使用 60kV、100mA 的 X 线,对 18cm 厚的骨盆模型摄影,从零开始依次增加滤过板的厚度,用调节曝光时间的方法得到相同的照片密度。在每次摄影时,测定骨盆上的皮肤照射量,得到表 2-4。用 3mm 的铝滤过板,可使受检者的照射量减少 80%。这一实验结果说明滤过技术在防护上所起的重要作用。采用高千伏、厚滤过摄影虽然增加了曝光时间,但受检者的受照剂量大幅度减少,起到了保护作用。

表 2-4　滤过板（Al）厚度对照射量的影响（60kV、100mA）

滤过板厚度/mm	皮肤照射量/(C·kg^{-1})	照射量下降百分数/%
0	6.14×10^{-4}（2 380mR）	0
0.5	4.78×10^{-4}（1 850mR）	22
1.0	3.28×10^{-4}（1 270mR）	47
3.0	1.20×10^{-4}（465mR）	80

我国 1987 年制定的《医用诊断 X 线卫生防护标准》中指出,X 线管窗口处应装有铝滤过板,以使管电压为 60kV 时固有滤过不小于 1.5mmAl。同时,还规定 200mA 以上的 X 线机缩光器应设有更换附加滤过板的装置。在透视和摄影时,须根据不同管电压随时更换不同厚度的滤过板,同时应严格按所需的摄影部位调节照射野,以达到最好的防护效果。国家标准建议诊断 X 线的总滤过为:工作电压 50kVp 以下,总滤过 0.5mmAl;工作电压 50~70kVp,总滤过 1.5mmAl;工作电压 70kVp 以上,总滤过大于 2.0mmAl。

国家职业卫生标准 GBZ 130—2020《放射诊断放射防护要求》推荐胸部、腰椎和腹部等体厚较大部位摄影时使用复合滤过板,总滤过不低于 3.0mmAl。

四、X 线在人体内的衰减

X 线影像是人体的不同组织对射线衰减的结果。研究 X 线在人体中的衰减规律,应首先了解人体各组织器官的成分和衰减系数等基本情况。

（一）X 线与人体成像的特点

X 线入射人体,主要通过光电效应和康普顿效应两种作用形式使其衰减。X 线的穿透性不但与入射 X 线的波长 λ 有关,还与物质的性质有关。物质的原子序数 Z 高、密度 ρ 大,吸收 X 线多,则穿透人体的剩余 X 线强度就弱。人体组织中,骨骼的密度最大,骨骼中钙约占 50%~60%,钙的原子序数（Z=20）较高,所以骨骼吸收 X 线最多,属于不易透过性组织。各种软组织占人体组织的大部分,包括肌肉、脂肪和碳水化合物等,软组织内的水约 75%,属于中等透过性组织。肺部、胃肠道等均含有气体,气体是由氢、氮、氧等组成,密度很小,透过性能最好,属于易透过性组织。人体各组织对 X 线的衰减系数按骨、肌肉、脂肪、空气的顺序由大变小。不同组织对 X 线衰减的程度不同,这种差别的大小就形成了 X 线影像的对比度。为了增加组织间的对比度,常用各种人工造影检查来扩大 X 线的诊断范围。

（二）X 线在人体内的衰减

人体各种组织器官的密度、有效原子序数、厚度不同,对 X 线的吸收程度各异。当 X 线穿过人体组织,由于透过量不同,从而形成带有信息的 X 线影像。

手部 X 线摄影时,可以只考虑骨和软组织的对比,用水代表软组织。20keV 的低能 X 线在不同组织中均以光电效应为主,骨的线性衰减系数大约是水的 6 倍。在 X 线照片上,组织之间的差别呈现出强烈的黑白对比。如果用 100keV 的 X 线照射,虽然骨骼对 X 线的衰减仍然比水大,但差别仅为 0.6 倍,组织间影像的对比明显下降。射线能量从 20keV 升高到 100keV,康普顿衰减系数仅减少 20%,而光电效应衰减系数却减少了 99% 以上。这是因为 X 线的衰减在低 kV(较低管电压)时以光电效应为主,在高 kV 时以康普顿效应为主。随着射线能量的增加,光电效应发生的概率较小,骨和水对 X 线衰减的差别几乎都是散射作用不同所导致。对密度差异较小的软组织进行 X 线摄影,宜采用低 kV 技术,通过光电效应概率的增加来增强图像的对比度。

五、影响 X 线衰减的因素

影响 X 线衰减程度的因素有:X 线能量、物质密度、原子序数和每立方米电子数等。

(一) X 线能量

诊断用 X 线在 20~100keV 的能量范围内,X 线与物质间的相互作用随着入射光子能量的增加而减少,线性衰减系数随入射光子的能量增大而减小;穿过相同的吸收体,射线束的高能成分透过率更大。对低能光子,绝大部分通过光电效应而被衰减,只有极少数光子透过。随着射线能量的增加,康普顿散射占优势,但就总体效应而言,不管哪一种作用占优势,都是射线的能量愈高,通过光子的百分数愈大。唯一的例外,就是对高原子序数的吸收物质并不完全遵守这个规律。

(二) 物质密度

在 X 线通过人体的衰减中,X 线衰减与物质的密度 ρ 成正比。对于一定厚度的受检部位,组织密度决定着电子数量,也就决定了组织阻止射线的能力,即组织密度对 X 线的衰减有直接关系。人体内除骨以外,其他组织的有效原子序数相差甚微,但由于组织密度的不同,因而产生了 X 线影像。

(三) 原子序数

光电衰减系数与原子序数 Z 的四次方成正比,因此,Z 越高的物质吸收 X 线也越多。透射量随入射 X 线的能量增加而增加的规律,适合于低 Z 物质,但对高 Z 物质则不然,当射线能量增加时,透过量还可能下降。这是因为当射线能量等于或稍大于吸收物质原子的 K 电子结合能时,光电效应发生突变,即发生边缘吸收。在 X 线造影检查中,通常使用的碘剂和钡剂,是因为它们有着理想的 K 结合能(碘 33.2keV,钡 37.4keV),这些能量正是诊断 X 线的平均能量。所以,有更多的光电效应发生在 K 层,能比高 Z 物质吸收更多的射线,可产生高对比度的 X 线影像。

(四) 每立方米电子数

X 线在物质中的衰减,主要是 X 线光子与物质中的电子相互作用。电子数多的物质比电子数少的更容易衰减射线,一定厚度的电子数取决于密度,也就是取决于每立方米的电子数。表 2-5 给出人体部分组织的物理性能。

表 2-5 人体部分组织的物理性能

物质	密度/($kg \cdot m^{-3}$)	有效原子序数	每立方米电子数
空气	1.29	7.64	$0.003\ 9 \times 10^{29}$
水	1×10^{3}	7.42	3.34×10^{29}
肌肉	1×10^{3}	7.42	3.36×10^{29}
脂肪	0.91×10^{3}	5.92~6.46	$(3.04 \sim 3.17) \times 10^{29}$
骨	$(1.65 \sim 1.85) \times 10^{3}$	11.6~13.8	$(5.25 \sim 5.43) \times 10^{29}$

(胡贵祥)

第四节　照射野与散射线

照射野(中心线、斜射线等)和散射线影响着图像质量,了解其概念、影响因素有助于提高 X 线摄影水平。

一、照射野

(一) 照射野

从 X 线管阳极靶发出的 X 线束(X-ray beam)入射受检体体表面积的大小称为照射野(radiation field)。照射野的大小影响着图像的对比度。

照射野越大、受检部位越厚,X 线与人体作用时产生的散射线(scattered ray)就越多。同时,随着管电压的增高,这个现象也越加明显。为了减少受检者和工作人员的辐射损伤,需要选择恰当的照射野,一般选择略大于受检部位。

(二) 中心线

中心线(central line)是 X 线束中心部分的 X 线,它代表了 X 线摄影的方向,决定了 X 线的入射点和入射角度。

一般情况下,中心线应尽量通过受检部位的中心且与探测器垂直,这样可以减小影像的失真与变形。但在某些情况下,可以利用倾斜中心线的方法来避免对侧或相邻组织的影像重叠,突出显示特定的组织或器官结构,如乳突、颞颌关节的摄影。

(三) 斜射线

X 线束中,中心线以外的 X 线称为斜射线(oblique ray)。斜射线与中心线成一定的角度,离开中心线越远,倾斜角度越大。

X 线摄影中,常利用斜射线以减少影像重叠,如颈椎正位摄影时,中心线可垂直通过颈静脉切迹,而不是通过被摄颈椎椎体的中点,这就利用了斜射线将下颌骨上推,尽量多地显示上部颈椎。

二、散射线的形成与控制

散射线的存在影响着图像质量,实际工作中需要了解散射线的产生机制、影响散射线的因素及限制散射线的方法等,尽量减少散射线对图像质量的影响。

(一) 散射线的形成

从 X 线管发出的原发射线,作用于人体的某个部位时,将发生相干散射、光电效应和康普顿效应,其中光电效应和康普顿效应占比约为 95%,其中康普顿效应会产生散射光子和反冲电子,这些散射光子就是散射线(图2-21)。

散射光子保留了 X 线光子的大部分能量,但能量的损失使得散射光子的波长较长、散射方向不定,这些散射光子又称为二次射线。作用于探测器的 X 线由两部分组成:一部分是衰减后的原发射线即剩余射线,另一部分就是散射线。显然,后者会影响图像质量,也增加了周围环境的辐射。

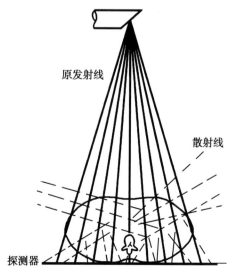

图 2-21　散射线产生示意图

（二）影响散射线的因素

作用于探测器的散射线量通常用散射线占有率 η 来表示,它被定义为:作用于探测器上的散射线量占全部射线量的百分比。影响散射线占有率的因素主要有管电压、受检部位厚度、照射野的大小和滤线栅(grid)的性能等。

1. 管电压 η 值随着管电压的增加而变大,在 80kV 以下时,η 升高明显,在 80kV 以上时,升高的幅度相对变缓。管电压的增加使得原发射线的能量加大,散射光子的能量也增加且散射角变小,与直进的、形成影像的剩余射线越接近,对图像质量的影响就越大。

2. 受检部位厚度 η 值随着受检部位厚度的增加而变大,由于受检部位厚度引起的散射线对图像质量的影响比管电压增加产生的散射线的影响要大得多,因此,在 X 线摄影中,当受检部位厚度超过 15cm 时,一般需要使用滤线栅。

3. 照射野大小 照射野增大时散射线增多,但到达探测器的散射线增加得并不多,因为从照射野边缘产生的散射光子没有足够的能量通过较厚的受检部位到达探测器,此时 η 值增加并不明显,但人体接受的辐射量增加,所以,实际工作中,要尽量采用小照射野。

4. 滤线栅性能 使用滤线栅可以大大降低 η 值,滤线栅的栅比(grid ratio)越大,吸收散射线的能力就越强,可以显著提高图像质量。

（三）散射线的限制与消除

为了减小散射线对图像质量的影响,最常用的方法是采用 X 线束限制器和滤线栅,另外还有通过增加肢体与探测器之间的距离来减少到达探测器的散射线,但这种方法增加了图像半影(penumbra)和影像的放大失真,一般不采用。

1. X 线束限制器 早期采用开孔遮线板,后来采用圆锥形或直筒形遮线筒,目前大都采用缩光器(多叶遮线器),一般由两组四片铅板组成,带有中心线和照射野指示灯。

2. 滤线栅 使用滤线栅是减少散射线对图像质量影响的最有效手段。

（1）滤线栅的结构:一般采用宽 0.05~0.1mm、高 2.5~4mm 的铅条,夹持在间隔 0.15~0.35mm 的纸板或木板中,按一定倾斜角度或平行固定而成。

（2）滤线栅的类型:根据其构造分为聚焦式滤线栅和平行式滤线栅;根据其运动性能分为活动式滤线栅和固定式滤线栅。

（3）滤线栅的工作原理:将滤线栅置于受检体和探测器之间,穿透人体的剩余射线与滤线栅的铅条方向平行,从而使得大部分剩余射线可以穿过铅条间隙到达探测器,而散射线的方向是散乱无章的,大部分的散射线会被铅条吸收(图 2-22)。

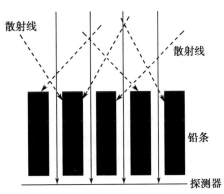

图 2-22 滤线栅工作原理示意图

（4）滤线栅的性能参数:滤线栅的栅比、栅密度(grid density)、栅焦距(focus to grid distance)等是影响滤线栅吸收散射线性能的主要参数。

1）栅比:铅条高度 h 与两铅条之间间隔 D 的比值称为栅比,用 R 表示,即 R=h/D(图 2-23)。栅比有 5∶1、6∶1、8∶1、10∶1、12∶1、16∶1、34∶1 等多种,栅比越大吸收散射线的能力越强,管电压较高时应选用栅比较大的滤线栅。管电压在 90kV 以下时,栅比一般选 8∶1,在 90kV 以上时,一般选用 10∶1 或 12∶1 栅比的滤线栅。

2）栅密度:滤线栅单位距离内的铅条数称为栅密

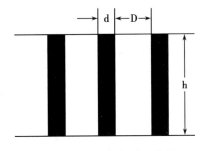

图 2-23 滤线栅栅比示意图

度,单位为 L/cm,常用的栅密度为 40~80L/cm。栅密度越大,滤线栅吸收散射线的能力越强。

3）栅焦距:聚焦式滤线栅的铅条会聚线至栅板的垂直距离称为栅焦距,用 f_0 表示。X 线管的焦点至滤线栅的距离应与栅焦距相等或接近。

（5）滤线栅使用注意事项:滤线栅在吸收散射线的同时也会吸收部分透过受检体的有用剩余射线,由于铅条的阻隔作用需要适当加大曝光剂量。使用滤线栅时要注意以下几点:①X 线中心线应尽量对准滤线栅的中线,左右偏移不可超过 3cm（图 2-24）;②X 线管的焦点到滤线栅的距离要在栅焦距 f_0 允许的范围内（聚焦式滤线栅）,一般在 ±20% 范围内（图 2-25）;③不要将滤线栅反置（聚焦式滤线栅）（图 2-26）;④X 线管倾斜角度时,应尽量使倾斜方向与铅条排列方向平行。

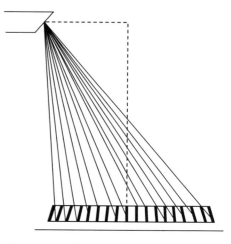

图 2-24　X 线中心线偏移滤线栅中线示意图

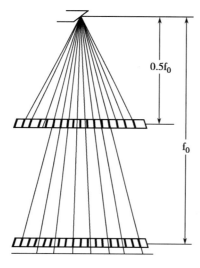

图 2-25　超出栅焦距允许范围示意图

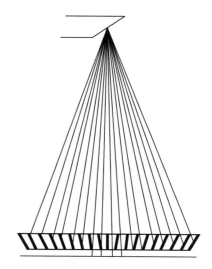

图 2-26　滤线栅反置示意图

（6）虚拟滤线栅技术:近年来,随着数字 X 线成像技术的发展,虚拟滤线栅技术（virtual grid technology）已应用于数字 X 线摄影中,它是通过对平板探测器成像单元采集的数据进行处理并区分焦点射线和散射射线成分,并对后者加以抑制的影像处理技术。

(孙存杰)

第五节　X 线影像形成与显示

X 线之所以能使人体在胶片上或通过其他影像接收装置成像,一方面是基于 X 线本身的特性（如穿透性、荧光特性、感光特性）,尤其是 X 线具有较强的穿透能力,另一方面是因为人体本身存在着密度和厚度的差异,当 X 线照射人体时,由于人体各种组织、器官存在密度和厚度的差异,对 X 线的吸收、衰减各异,使得透过人体的剩余 X 线的强度分布发生变化,被影像探测器装置接收后,经过处理形成 X 线灰度影像。X 线影像的形成是利用 X 线的特性把人体三维空间分布的信息以二维光学影像的形式表现出来。

对于早期的屏-片组合方式和透视方式X线成像,前者称为X线摄影(radiography),后者称为X线透视(fluoroscopy),统称为传统X线成像或模拟X线成像,X线从能量转换到影像显示的全过程均采用连续信号转换方式,特点是X线信号是连续变化的。

一、X线屏-片摄影成像原理

(一) 成像原理

屏-片组合式X线摄影时将受检部位置于X线管和暗盒(增感屏-胶片)之间,使X线透过人体后在胶片(film)上形成潜影,经过显影、定影、漂洗等过程(或自动洗片机)获得用于影像诊断的X线照片,也称X线平片。目前,随着DR系统的普及使用,此方式已经被淘汰。

由于人体组织密度、厚度的不同,X线摄影时要注意选择合适的曝光条件,如颅骨的管电压比肺部的明显要高,因为颅骨密度较高,而肺部含有较多的气体、密度较低。对于同一部位,正常结构和病理改变时的曝光条件也有所不同,如正常骨骼和骨质疏松的受检者,后者的曝光条件要低一些。

(二) 增感屏

X线激发增感屏的荧光体可大大减少X线的曝光剂量,利用增感屏进行X线摄影时,对胶片的感光作用95%以上由增感屏发出的荧光产生。

1. 结构　由基层、反射层或吸收层、荧光体层和保护层组成(图2-27)。

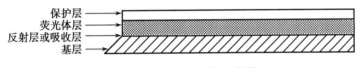

　　保护层 →
　　荧光体层 →
　反射层或吸收层 →
　　基层 →

图2-27　增感屏结构示意图

(1)基层:为荧光物质的支持体,由经树脂加工处理的硬纸板或聚酯板制成。

(2)反射层或吸收层:高感度增感屏采用反射层,高清晰型增感屏采用吸收层。

(3)荧光体层:荧光体是增感屏的核心物质,分为单纯型(如钨酸钙荧光体)和赋活型(如稀土类荧光体)。

(4)保护层:由纤维化合物组成,可防止静电,对荧光体层起到保护作用。

2. 种类　按荧光物质分类有钨酸钙增感屏和稀土增感屏,按增感率分类有低速增感屏、中速增感屏和高速增感屏。

(三) 特点

X线摄影的优点包括:①影像质量较好,尤其是影像空间分辨力较高;②X线辐射剂量较小;③照片可以长期保存,便于复查和会诊。

缺点有:①缺乏动态信息,不能了解组织或器官的动态变化;②费用比X线透视稍高。

二、X线透视成像原理

(一) 成像原理

X线透视技术主要利用了X线的穿透作用与荧光作用,将受检部位置于X线管和荧光屏(或影像增强器)之间,使X线穿过人体后在荧光屏(或影像增强器)上形成可见影像并进行视读的检查方法。

X线透视最常用于胸部以观察肺、心脏和大血管;在诊断急腹症时,可观察肠梗阻及膈下游离气体;在骨骼系统中,可对骨折和关节脱位手法复位进行实时观察;各种造影检查(如消化道钡剂造影)和介入诊疗也需要在透视下进行。X线透视分为荧光屏透视和影像增强器透视。

荧光屏透视是基于X线的荧光效应,但因其荧光亮度非常低,故传统透视操作必须在暗室中进行,现已不再使用。

影像增强器透视是指借助影像增强器将图像的亮度输出增强,操作在明室中进行,显著降低了曝光剂量,同时提高了影像的亮度、空间分辨力和密度分辨力。

(二)特点

X线透视的优点包括:①操作简单、费用低、省时;②可动态观察及转动体位多方位观察组织或器官,如观察呼吸运动、心脏和大血管搏动、膈肌运动、胃肠道蠕动和排空等。

缺点有:①X线辐射时间较长、辐射损伤较大;②适用范围较小;③图像质量相对较差;④不能保存图像资料。

三、特殊X线成像原理

特殊的X线摄影包括软X线摄影和高千伏X线摄影。

(一)软X线摄影

软X线摄影是指应用25~40kV管电压进行的摄影,此方式所产生的X线能量较低,穿透力较弱,故称软X线。

目前常用的软X线摄影设备为钼靶X线机,使用单色性较强的特征X线,主要用于乳腺X线摄影(mammography)。

软X线与物质相互作用时,物质对X线的吸收衰减以光电效应为主。光电效应的发生概率与入射光子能量的三次方成反比,与吸收物质的有效原子序数的四次方成正比。对于密度相差不大,有效原子序数存在微小差别的物质,因光电效应发生概率不同,对X线的吸收衰减有明显差异,这样便可形成对比良好的X线影像。

(二)高千伏摄影

高千伏摄影(high kilovoltage radio-graphy)是指使用120kV以上(常用120~150kV)的管电压产生较高能量的X线,以获得层次丰富X线照片的摄影方法,常用于胸部摄影。

对于较高能量X线,物质的吸收衰减以康普顿效应为主。由于康普顿效应发生的概率与有效原子序数无关,骨骼与软组织和气体的影像密度相差不大,即使相互重叠也不易被骨骼影像遮盖,从而使与骨骼相重叠的软组织或骨骼本身的细小结构及含气体的管腔等影像易于观察。

高千伏X线摄影的优点包括:①影像层次丰富、信息量大,扩大了诊断范围;②改善了因组织器官密度、厚薄不均导致的影像密度差别过大的不足;③由于采用高管电压、低管电流、短曝光时间,可以减少由于呼吸运动、胃肠蠕动、心脏搏动等造成的运动伪影,同时还相应减少了受检者的辐射损伤。

高千伏X线摄影也存在不足之处,由于散射线显著增加,影像的对比度下降,这时需要使用高栅比的滤线器装置。

四、X线照片的图像质量评价及影响因素

对于屏-片组合方式的X线照片,其图像质量评价指标主要有密度(density)、对比度(contrast)、锐利度(sharpness)和失真度(distortion factor)等,主要受X线管焦点、摄影条件、影像探测系统性能、受检者及图像处理等诸多因素的影响。

(一)X线照片密度

1. 定义 胶片乳剂膜的卤化银在X线(穿透人体的剩余射线)的作用下,经冲洗还原为银原子后,照片的黑化程度称为X线照片密度,也称黑化度。银原子沉积得越多,照片越黑,照片密度值越大。

适合于影像诊断的照片密度值范围在0.25~2.0之间,其中密度值在0.7~1.5时信息最丰富,直接接受X线照射的区域其密度值约为3.0,胶片本底灰雾的密度值一般小于0.2。

2. 影响照片密度的因素　主要包括毫安秒、管电压、摄影距离、屏-片组合性能、滤过、胶片冲洗处理等,受检部位的厚度、密度及病理因素也影响着照片密度。

（1）毫安秒:在曝光条件适当的情况下,毫安秒与照片密度值成线性关系。毫安秒越大,照片密度值越大。

（2）管电压:照片密度值与管电压的 n 次方成正比,n 的值在 2.0~4.5 之间,n 值的大小由管电压的大小、胶片的类型、受检部位厚度等因素决定。毫安秒主要影响照片密度,管电压主要影响照片对比度。

（3）摄影距离:X线强度与摄影距离的平方成反比,减小摄影距离虽然可以增加感光效应,但却增大了影像模糊和放大失真,所以,摄影距离的选择要综合考虑各方面因素。

（4）屏-片组合性能:使用增感屏可以大大提高照片密度值,而且增感屏的增感率越高,照片密度值越大。使用感光度大的胶片得到的照片密度值高。

（5）滤过:滤过物质厚度增加或采用原子序数较大的物质时,照片密度会下降。

（6）照片冲洗因素:显影液配方、显影时间、显影液温度、显影液的老化程度、胶片的本底灰雾等都会对照片密度产生一定影响。

（7）被照部位厚度、密度:被照部位体越厚、组织密度越高,照片密度值越小。

（二）X线照片对比度

1. 定义　X线照片上相邻组织的密度差异称为照片对比度。

2. 影响照片对比度的因素　主要受射线、被照部位、屏-片组合等因素影响。

（1）射线因素:①管电压:低千伏摄影时,骨、肌肉、脂肪等组织的吸收差异较大,获得的X线照片对比度较高,高千伏时对比度较低;②毫安秒:理论上毫安秒对照片对比度没有直接影响,但是由于增加了毫安秒势必使照片密度加大,照片上原来密度较低的影像就会显示在胶片特性曲线的直线部分,从而改变对比;③散射线:散射线会使胶片产生灰雾,它必然降低照片对比。

（2）被照部位因素:①原子序数:原子序数较低的肌肉和脂肪发生光电效应较少,以康普顿效应为主,其对比度较差。对比剂的原子序数较高,以光电效应为主,其对比度较高,胃肠道钡剂造影和血管造影正是利用了这一特点;②密度:相邻的人体组织密度相差越大,获得的照片对比度相对较高;③厚度:较厚部位的照片对比度比较薄部位低。

（3）屏-片因素:主要与增感屏、胶片 γ 值、胶片对比度、胶片的本底灰雾、照片冲洗因素等有关。

（三）X线照片锐利度

1. 定义　锐利度是指照片上相邻组织密度的变化是逐渐的还是明确的程度,锐利度的反义词即为模糊度。

2. 影响照片锐利度的因素　主要有几何模糊（H_f）、运动模糊（H_m）和检测器模糊（H_r）等。

（1）几何模糊:X线管的焦点不是理想的一个点,因此产生的X线照片就存在半影,降低了照片的锐利度。焦点越大,半影越大（图 2-28、图 2-29）,照片的锐利度越低。

图 2-29 中,F 表示焦点的大小,a 表示焦-体距,b 表示体-片距,P 表示半影大小,P=F×（b/a）。从几何投影的原理可知,焦-片距越大、体-片距越小,半影越小,照片锐利度越高。为了减小半影,要尽量选择小焦点,增加焦-体距,减小体-片距。根据诊断学要求,半影的模糊阈值应不大于 0.2mm。

（2）运动模糊:X线曝光过程中,如果X线管、被照部位或探测器三者中有一个发生移动,照片就会产生模糊。对于心脏搏动、胃肠蠕动、痉挛等生理性运动,意识不清的受检者、儿童的呼吸运动或躁动,需采用尽量短的曝光时间来弥补。

（3）检测器模糊:①增感屏的增感率、胶片的感光度越高,锐利度越差;②增感屏和胶片之间接触不紧密,中间有空隙时照片产生模糊;③胶片乳剂膜的颗粒大会降低锐利度;④X线中心线

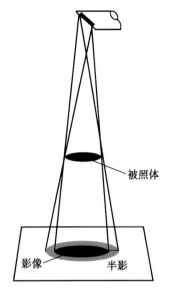

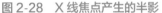

图 2-28　X 线焦点产生的半影

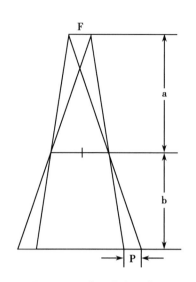

图 2-29　半影大小示意图

倾斜入射暗盒(增感屏)时产生模糊。

由于上述三种模糊源均可造成图像模糊,一幅图像的总模糊度(H)是这三种模糊度的复合。

$$H = \sqrt{H_f^2 + H_m^2 + H_r^2} \tag{2-28}$$

（四）X 线照片失真度

1. 定义　物体影像与实际物体在几何尺寸和形状上的改变程度称为 X 线照片失真度。若形态相同,几何尺寸改变时称为放大,若同时又有形态上的改变时称为变形。

2. 影响照片失真度的因素　包括:①焦-体距越大,放大越小;②体-片距越小,放大越小;③被照部位的长轴应尽量与胶片平面平行,以减小变形;④将被照部位置于焦点的正下方,可以减小歪斜失真。

（五）X 线照片伪影

X 线照片中的伪影(artifact)也称伪像,是指图像中出现的成像物体本身所不存在的虚假信息。几乎所有的医学影像的形成过程都会产生伪影,伪影会导致误诊或漏诊。X 线照片伪影主要有异物伪影、运动伪影和成像设备伪影等。

（六）X 线照片噪声

照片密度或影像亮度的随机变化称为图像噪声(noise)。在图像上表现为斑点、细粒、网纹或雪花等,也是各种医学图像的一个重要特征。X 线照片噪声主要有量子噪声、增感屏噪声和胶片噪声等。

（孙存杰）

第三章　数字 X 线成像基本理论

传统 X 线成像方式采用的是模拟技术,影像一旦产生,其图像质量就不能再进一步改善,不能进行计算机处理,也不便于图像的储存、传输和管理。数字 X 线成像是指以数字图像的形式呈现 X 线影像信息。其在后处理、存储、传输方面具有数字图像的独特优势,方便资源共享、远程会诊,得到了广泛应用和迅速发展。

数字 X 线成像技术主要包括:计算机 X 线摄影(computed radiography,CR)、数字 X 线摄影(digital radiography,DR)、数字减影血管造影(digital subtraction angiography,DSA)以及计算机体层成像(computed tomography,CT)等。

第一节　数字图像基础知识

一、数字图像的基本概念

(一) 基本概念

1. **像素(pixel)** 又称像元,是组成数字图像的基本单元,为二维形式,是三维体素在二维成像平面的表现,其大小可用像素尺寸表示。像素的灰度值或强度值称为像素值,一个像素只有一个灰度值。

2. **体素(voxel)** 构成某一层面影像的成像组织的最小体积单元,为三维形式,其长、宽、高可以等长或不等长。

3. **矩阵(matrix)** 由像素组成的数字方阵。

4. **采集矩阵(acquisition matrix)** 数字成像时所选择的矩阵,即每幅影像观察视野中所包含的像素数目。

5. **显示矩阵(display matrix)** 显示器上显示的影像像素数目。对于 CT 图像,通常为 512×512 或 1 024×1 024。

6. **视野(field of view,FOV)** 数字 X 线成像时感兴趣解剖结构的成像或显示范围。

7. **模-数转换(analog to digital conversion,ADC)** 将连续的模拟量分解为离散的信息并赋予相应数字量的过程。完成这种转换的电子元器件称为模-数转换器。

8. **原始数据(raw data)** 探测器接收的信号经放大和模-数转换后形成的数据。

9. **灰阶(gray scale)** 将重建矩阵中的每一个像素经 D/A 转换成相应的亮、暗信号在显示器上显示,这些亮暗信号的等级差别称为灰阶,一般将灰阶分为 16 阶,每阶又有 4 个连续变化的灰度等级,共有 64 个连续的灰度等级。

10. **位深(bit depth)** 又称分辨力(bit resolution),代表一幅图像中包含灰度的二进制位的数量。8 位深(2^8)表示有 256 种灰度或彩色组合。

11. **空间分辨力(spatial resolution)** 又称高对比度分辨力(high contrast resolution),是在高对比度情况下,图像对物体空间大小(几何尺寸)的鉴别能力,常以线对/厘米(LP/cm)或可分辨最小物体的直径毫米(mm)表示,每厘米线对的数值越大或可分辨最小的物体直径越小,表示空间分辨力越高。

12. 密度分辨力（density resolution） 又称低对比度分辨力或者灰度分辨力，是在低对比度情况下，图像对两种组织之间最小密度差异的分辨能力，常以百分数表示。

13. 时间分辨力（temporal resolution） 获取影像重建所需要数据的最快采样时间，一般以毫秒计。

14. 动态范围（dynamic range） 亮度最大值与最小值之间的范围。对影像而言，表示所包含的"最暗"至"最亮"的光学密度或亮度范围。动态范围越大，所显示的影像层次越丰富。

15. 噪声 影像中观察到的亮度水平随机出现的波动称为"噪声"。表现为图像中可见的斑点、细粒、网纹或雪花状的异常结构，会掩盖或降低影像细节的可见度。

16. 信噪比（signal-to-noise ratio，SNR） 描述信号质量的参数，即信息信号与噪声之比。其值越高，信息的检出率越高，信噪比的量值和曝光使用的量值密切相关。

17. 调制传递函数（modulation transfer function，MTF） 是以空间频率 ω 为变量的函数。各个 ω 值都有自己的调制传递值和相位传递值。用于评价成像系统对物体成像的再现能力。

18. 噪声功率谱（noise power spectrum，NPS） 又称维纳频谱，表示图像中单位长度上噪声能量随空间频率变化的分布情况，其值是噪声自相关函数的傅里叶变换，能量是指影像的微小密度差。

19. 量子检出效率（detective quantum efficiency，DQE） 为成像系统的有效量子的利用率。

（二）数字图像

数字图像将一幅原始图像分成有限个大小相同的像素，每个像素中的灰度平均值用一个整数来表示。

1. 像素数与数字图像质量的关系 由于数字系统的二进制特性，图像矩阵中行与列的数目都是 2 的倍数。一幅图像中包含的像素数目等于图像矩阵行与列数目的乘积。如果图像的像素总体数量少，则每个像素的尺寸就大，可观察到的原始图像细节较少，其图像的空间分辨力低；反之，像素总体数量多，图像的空间分辨力高（图 3-1）。因此，描述一幅图像需要的像素数量是由每个像素的大小和整幅图像的尺寸决定的。像素总体数量与每个像素大小的乘积决定视野。像素数与数字图像质量之间的关系如图 3-1 所示。

2. 灰度级数与数字图像质量的关系 数字图像量化后灰度级的数量由 2^N 决定，N 是二进制数的位数，称为位（bit），用来表示像素的灰度值。各个灰度值的黑白程度称为灰标（mark of gray scale）。ADC 能够将连续变化的灰度值转化为一系列离散的整数灰度值，经过 ADC 量化后的整数灰度值又称为灰阶或灰度级（gray level）（图 3-2）。图像灰度值的范围为图像的密度分辨力。灰度级数与数字图像质量的关系如图 3-2 所示。

二、数字图像的形成

（一）数字 X 线成像系统

影像接收装置一直是 X 线数字成像技术的主要研制对象。只有将模拟影像的信息离散量化（即数字化），转换为数字图像，才能进行进一步的信息处理（图 3-3）。X 线图像信息的数字化有多种方式，如数字透视（digital fluoroscopy，DF）、CR 和 DR 等。

（二）数字图像的形成

1. 图像数据采集 数字图像必须经过一个将图像的模拟信号转换成数字信号的过程才能形成。ADC 首先将视频图像的每条线都分成一行像素，这一过程称为图像抽样（image sampling）。经过图像抽样后，图像被分解成在时间和空间上离散的像素，但此时像素的灰度值

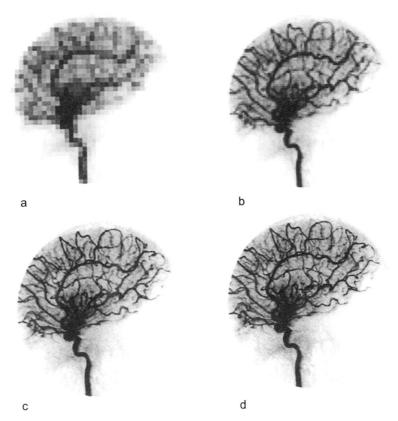

图 3-1　像素数与数字图像质量的关系

a. 32×32 像素；b. 64×64 像素；c. 128×128 像素；d. 256×256 像素。

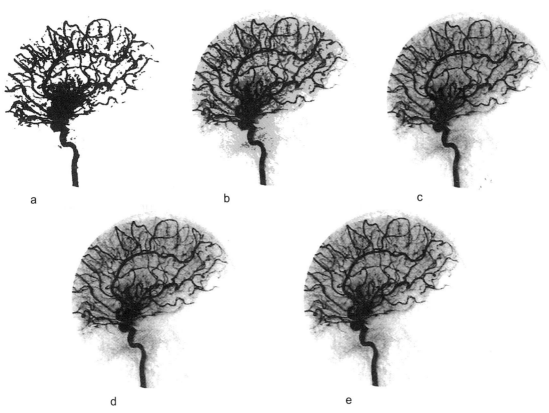

图 3-2　灰度级数与数字图像质量的关系

a. 2（=2^1）级；b. 4（=2^2）级；c. 16（=2^4）级；d. 64（=2^6）级；e. 256（=2^8）级。

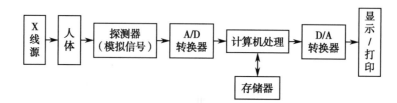

图 3-3　数字 X 线成像系统框图

仍是连续值,还需把每个像素连续的灰度值分成有限个灰度级,这个过程称为图像灰度的量化（quantization）。

图像抽样的空间像素和矩阵的大小必须保证图像抽样后的数字图像能不失真地反映原始图像信息。为了获得更多的图像细节和更高的分辨力,可以使用较小的像素值和较大的矩阵。

图像数据采集过程就是使用各种接收器(如平板探测器、CCD 摄像机、IP 等),通过曝光或扫描等将模拟信号转换成数字信号。一般经过以下三个步骤。

（1）分割:第一步是将图像分割成若干个小单元,称为空间取样。扫描或曝光过程中把这幅图像分割成许多像素,是图像行和列格栅化的过程,格栅大小通常决定了像素的分辨力和数量（图 3-4）。图中格栅大小为 10×10=100 个像素。行和列起到识别和寻址作用。

（2）采样:第二步是采样(图 3-5)。对一幅图像采样时,光子通过光电倍增管转换成电子信号(模拟信号)。如果是反射图像,则由光电倍增管在图像前接收采样信号;如果是透射图像,光电倍增管则在图像后采样。

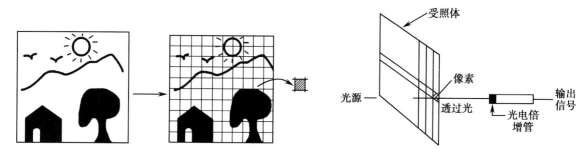

图 3-4　模拟图像的数字化分割　　　　　图 3-5　模拟图像的数字化采样

（3）量化:第三步是量化。量化是把原来连续变化的灰度值变成量值上离散的有限个等级的数字量。量化过程中,每一个像素的亮度值都取整数,其数值决定了数字图像的灰度值,并且精确地对应于像素的原点,灰度值的总和即为灰阶。一幅图像可以由任何一个灰度值组成。整个量化过程,以整数表示的电子信号完全取决于原始信号的强度,并且与原始信号的强度成正比。

在进行 A/D 转换时,希望用尽可能多的量化级数来精确表示原来的灰度,以保持图像不失真。但在实际工作中不可能无限量地增加灰度级数,这是因为模拟信号电路中存在电子噪声,X 线影像中存在量子噪声,两者加在一起,使模拟信号本身包含了一定的随机误差。只有用适当的、有限的灰度级去量化模拟信号才不会明显增加其误差,片面地追求过高的灰度级数是一种浪费。目前常用的灰度级数有 8 位 256 个灰度级、10 位 1 024 个灰度级。

2. 图像重建　计算机接收数据采集系统的数字信号后进行数据处理,重建出一幅图像,再经计算机输出,在显示器上显示,还可以将图像数据存储。

三、数字图像的基本处理

数字图像处理(digital image processing)是通过计算机对图像进行去除噪声、增强、复原、分割、提取特征等处理的技术。这里仅介绍医学影像中常用的数字图像处理技术,主要包括图像增强、图像运算、图像变换、图像分割及图像重建等。

1. 图像增强　目的是增强图像中某些有用信息,削弱或去除无用信息。如:增强图像对比度、提高信噪比、锐化(sharpening)等。

(1)增强图像对比度:通过使用灰阶变换曲线修改图像原始灰阶,放大或压缩原有对比度。常用的方法包括线性转换、非线性转换、窗口技术、矫正和灰度反转等。这些方法也称之为空间域处理。空间域处理有直方图调整和直方图均衡化等方式。

(2)提高信噪比:图像平滑技术是常用提高信噪比的降噪方法,它可以针对噪声灰度突变,通过邻域平均、低通滤波或平滑模板,平滑噪声区域的像素灰度值。邻域平均法属于空间域处理方法,将噪声点灰度值用周围像素点灰度的平均值代替。低通滤波法属于频率域处理方法,需要将图像进行傅里叶变换,在频率域内进行滤波处理。由于图像噪声属于高频信息,所以对图像进行低通滤波后,变换回空间域,就会有效滤除部分噪声信息,提高 SNR。平滑模板则是设计一个小的蒙片图像(如 3×3 的模板),将模板与原始图像进行卷积运算,得到的卷积值进行阈值筛选,符合要求则替代原始像素值。需要注意的是,图像中的组织边缘也存在灰度突变,同时在频率域中也属于高频信息。因此,无论在空间域或频率域降噪均会降低图像边缘的锐利度。

(3)锐化:即强调组织边缘,能增强组织器官的轮廓,使图像中边缘清晰锐利。其基本处理方式及所得图像效果与平滑正好相反。常用的方法有高通滤波、带通滤波等。

2. 数字图像运算　分为图像代数运算和图像几何运算。图像代数运算是指对两幅或两幅以上的数字图像进行加、减、乘、除运算,其处理的基本单位是像素,特点是通过运算改变像素灰度值,但不改变像素之间的相对位置关系。数字图像相加常用于图像相加后平均降噪;数字图像相减则可以去除某些组织的影像而突出其他组织的影像。医学图像运算还通常针对一幅图像进行图像感兴趣区(region of interest,ROI)的像素值代数计算。

数字图像几何运算是指对图像进行缩放、平移、旋转、错切、镜像等改变像素相对位置的处理,也常应用于 ROI,如对 ROI 进行放大、镜像观察等。

3. 图像变换　是指将空间域的图像转换到频率域或其他非空间域的变换域中进行处理的方法。这些变换域能体现出数字图像在空间域中表现不出来的信息。

4. 图像分割　是将图像分成若干个有意义的部分,使每一部分都符合某种一致性要求,常用于医学图像分析。如:通过软件自动提取 ROI,需要使用图像分割技术;计算机辅助诊断(computer aided diagnosis,CAD)中进行病灶的自动识别与检测,需要软件准确地分割出病灶区域;此外,对多幅断层图像进行感兴趣组织的三维重组时,每层断面图像必须先进行二维的 ROI 分割。图像分割的方法很多,常用的有灰度阈值分割法、微分算子边缘检测、区域生长等。

5. 三维重组　可以从接近真实视角的三维角度观察组织形态和相互空间关系,有利于临床诊断和手术计划制定。三维重组是利用连续二维断层图像信息,按照体绘制、面绘制等运算方法,重组出反映组织三维信息的影像。三维重组目前常用的方法有面绘制和体绘制。

面绘制适于重组单个脏器组织,重在显示组织外观形态和空间结构,但不描述组织内部信息。常用的面绘制有表面阴影显示(shaded surface display,SSD)。体绘制适于多个脏器组织的重组,尤其对于相互包含的多重组织显示效果较好。常用的体绘制有最大密度投影(maximum intensity projection,MIP)、容积再现(volume rendering,VR)等。

(高智贤)

第二节 计算机 X 线摄影原理

利用计算机技术和原有的 X 线机相结合,便出现了 CR。CR 是采用成像板(imaging plate, IP)作为载体接受 X 线并形成模拟信息,通过模/数转换实现图像数字化,形成的数字图像能够进行后处理、存储和传输(图 3-6)。

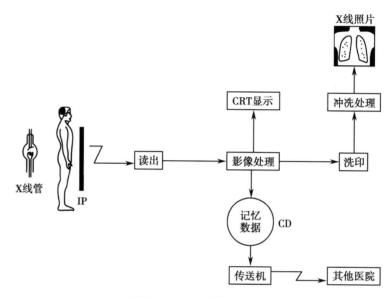

图 3-6　CR 系统示意图

一、CR 成像基础

(一) 成像板及光激励发光物质

1. IP 的基本结构　IP 是 CR 成像系统的关键部件,作为采集(记录)影像信息的载体,有记录人体影像信息及实现 A/D 转换的功能。IP 由表面保护层、成像层、基板和背面保护层四部分组成(图 3-7)。

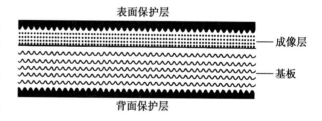

图 3-7　IP 结构示意图

(1)表面保护层:是一层极薄的聚酯树脂类纤维,保护光激励发光(photo stimulated luminescence,PSL)物质层不受损伤。其物理性质稳定,不随外界温度、湿度的变化而发生改变,能弯曲,耐磨损,透光率高。

(2)成像层:又称 PSL 物质层,是实现影像信息采集的基础。有些物质在受到第一次激励光(X 线)照射时,能将其所携带的信息储存下来,当受到第二次激励光(激光)照射时能发出与第一次激励光所携带信息相关的荧光,这种现象称为"光激励发光现象"。

成像层是将 PSL 物质混于多聚体溶液中涂在基板上干燥而成。多聚体材料一般为硝化纤维素、聚酯树脂、丙烯及聚氯酸酯等。PSL 物质晶体颗粒的平均直径在 $4\sim7\mu m$,随着晶体颗粒的直径增大,发光量亦增强,但影像的清晰度降低。

掺入 2 价铕离子(Eu^{2+})的氟卤化钡($BaFBr:Eu^{2+}$,$X=Cl,Br,I$)的晶体,在已知的 PSL 物质中光激励发光作用最强,因此作为 IP 的荧光材料。其发光原理是当掺杂 Eu^{2+} 的氟卤化钡晶体被

X 线照射后,形成 F 心,F 心能吸收特定波长的可见光,而 Eu^{2+} 能置换氟卤化钡晶体的钡离子而形成发光中心。当受到 X 线照射时,掺杂 Eu^{2+} 的 $BaFBr:Eu^{2+}$ 晶体会产生电离,形成电子空穴对,空穴被 PSL 络合体俘获,电子则被 F 心捕获,形成亚稳态的 F 心,该过程储存了 X 线的能量(即记录了影像信息,形成潜影)。此后,采用特定波长的激光(二次激发光)照射激活的亚稳态 F 心,F 心吸收二次激发光能量,将捕获的电子释放,并把能量转移给 Eu^{2+},Eu^{2+} 向低能态跃迁发出荧光(释放储存的 X 线能量,读出影像信息)。

(3)基板:又称支持板,作用是保护 PSL 物质层不受外力的损伤。要求具有很好的平面性、适度的柔软性及机械强度,基板材料是一层聚酯树脂纤维胶膜,厚度在 200~350μm。为了避免激光在 PSL 物质层和基板之间发生界面反射,提高影像清晰度,将基板制成黑色。此外,可以在基板上加一个吸光层,防止光透过基板而影响到下一张 IP。

(4)背面保护层:即背衬层,可防止使用过程中 IP 之间的摩擦损伤,材料通常也是一层极薄的聚酯树脂类纤维。

此外还有导电层,作用是防止在输运过程中产生静电干扰。

2. IP 特性 IP 主要由储存 X 线能量的荧光物质(含磷)构成,对放射线和紫外线的敏感度高。受到光的照射,摄影后的 IP 的潜影会消退,所以避光不良或漏光会导致 IP 上的图像因储存的影像信息量减少而发白。IP 具有以下特性。

(1)发射光谱与激发光谱:因晶体中钡原子 K 缘的原因,当 X 线初次照射掺杂 Eu^{2+} 的 $BaFX:Eu^{2+}$ 晶体时,在 37keV 处吸收光谱存在一锐利、锯齿形不连续吸收。被 X 线激活的 $BaFX:Eu^{2+}$ 晶体在受到二次激发光照射时,二价铕离子(Eu^{2+})作为发光中心,可发出波长峰值约为 390~400nm 的紫色荧光,荧光的强度主要取决于作为第一次激发光的 X 线的照射量。IP 第二次读出的最佳光线是波长为 600nm 左右的红光,它可最有效地激发 PSL,称为激发光谱。发射光谱与激发光谱波长的峰值间须有一定的差别,以保证二者在光学上的不一致,从而得到最佳的影像 SNR。但是,PSL 的光谱与 X 线激发 IP 后在荧光体内产生的色彩中心的吸收光谱是一致的(图 3-8)。

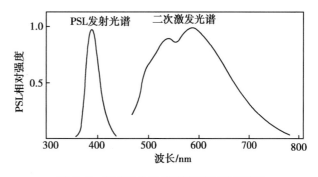

图 3-8 氟卤化钡的发射光谱与激发光谱

(2)IP 时间响应特性:PSL 的强度还与二次激发光的功率有关,在一定的范围内,二次激发光的功率增大,PSL 的强度随之增大。荧光体被第二次激发后,其发射荧光的强度达到初始值的 1/e 的时间称为光发射寿命期,IP 光发射寿命期为 0.8 微秒。由于这个时间极短,导致光电倍增管吸收 IP 上不同位置产生的可见光信息不发生重叠。最理想的发光时间是当被 X 线激活的 PSL 物质受到二次激发光照射时,能立即产生 PSL;一旦停止照射,PSL 立即消失。IP 具有极好的时间响应特征。

(3)IP 的动态范围:当 X 线第一次激发 IP 时,其吸收光谱中于 37keV 处可见一陡峭的快速吸收峰,是由成像层荧光体中的钡原子的 K 缘所致,此吸收特征与激光二次激发时发射荧光的特征无关(图 3-9)。

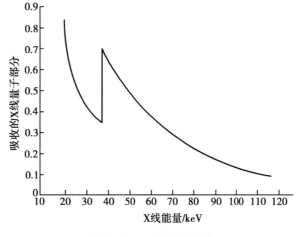

图 3-9 IP 的吸收光谱

IP 发射荧光的量依赖于第一次激发时的 X 线量,在 1∶10⁴ 的范围内具有良好的线性,故 IP 用于 X 线摄影时,具有良好的动态范围,可精确检测组织结构间极小的 X 线吸收差别。

(4) IP 存储信息消退:储存在 PSL 物质中的影像信息随储存时间(读取前的时间)的延长而衰减。一部分被 F 心俘获的电子会在读取信号前逃逸,从而使第二次激发时荧光体发射出的 PSL 强度减少,这种现象称为消退。随时间的推移,俘获的信号会通过自发荧光呈现指数规律递减而消退。IP 的消退现象很轻微,读出前储存 8 小时,其荧光体的 PSL 量减少约 25%。随时间的延长及存储温度的升高消退速度变快。由于 CR 系统对光电倍增管增益的电子补偿和自身补偿,用标准条件曝光的 IP 在额定的存储时间内几乎不会受到消退影响。若 IP 的曝光不足或存储过久(大于 8 小时),则会由于检测到的 X 线量子不足和天然辐射的影响而发生颗粒衰减,以致影像噪声加大。所以,最好在第一次激发(曝光)后的 8 小时内读出 IP 的信息。

(5) IP 使用的重复性:IP 可重复多次使用。其原因为 PSL 物质中 Eu^{2+} 形成的发光中心发挥作用。当 IP 第一次被激励时,由于 X 线而发生电离形成电子-空穴对,一个电子-空穴对将一个 Eu^{2+} 跃迁到激发态 Eu^{3+},以俘获电子的形式存储能量形成潜影。当 IP 被第二次激励时,激发态 Eu^{3+} 再返回到基态 Eu^{2+},同时俘获的能量以可见光的形式释放出来。IP 在正常的条件下可重复使用 10 000 多次或更多。IP 在下一次重复使用之前,需要用高强度的光源进行擦除,以去除残存的潜影信号。

(6) 天然辐射对 IP 的影响:IP 除了对 X 线敏感,对其他形式的电磁波也敏感,如紫外线、α射线、β 射线、γ 射线以及电子等,因而会受到自然界放射性物质的照射而储存能量,在读取影像时出现一些微小的黑点,对影像造成干扰。IP 长期存放后再次使用前,应先用强激发光线(来自激光阅读器)照射,以消除 IP 上可能存在的潜影。

(二) CR 成像过程

IP 中的 PSL 物质经 X 线照射后,将 X 线的能量以潜影(模拟信息)的方式存储下来。用激光扫描带有潜影的 IP,IP 中的 PSL 被激励而释放存储的 X 线能量,发出的荧光被集光器收集送入光电倍增管进行放大、并转换成电信号,再经 ADC 转换成数字信号。数字信号经计算机和图像处理系统处理后,形成最终的 CR 数字图像被显示和存储。CR 系统成像过程可以用"四象限"理论进行解释(图 3-10)。

1. 影像信息采集(第一象限) 第一象限表示 IP 的固有特征,即 X 线辐射剂量与激光束激

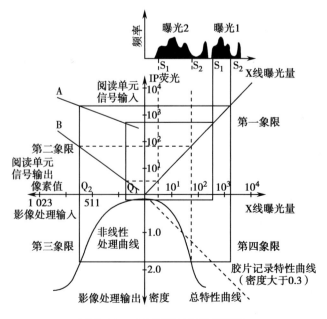

图 3-10　CR 系统的四象限理论

发的光激励发光(PSL)强度之间的关系。横坐标表示入射到 IP 的 X 线曝光量,纵坐标表示 IP 被第二次激励释放可见光的强度。二者在 1∶10⁴ 范围内为线性关系,即 IP 具有较大的动态范围和较好的线性。

2. 影像信息读取(第二象限) 储存在 PSL 物质中的影像信息是模拟信号,要将其读出并转换成数字信号,需使用激光扫描仪(图 3-11)。

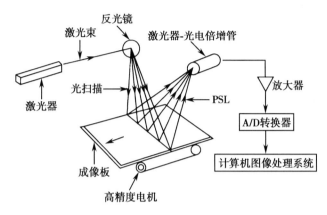

图 3-11 CR 系统影像读取原理示意图

IP 在高精度电机带动下匀速移动,激光束(二次激发光)经摆动式反光镜或回旋式多面体反光镜反射在与 IP 垂直的方向上,依次对 IP 进行精确而均匀地扫描。随着激光束的扫描,IP 上释放出的 PSL 被自动跟踪的集光器收集,经光电倍增管转换成相应强度的电信号并被放大,再由 ADC 转换成数字化的影像信号。

第二象限表示 IP 释放可见光的强度与 CR 影像的像素灰度值之间的转换关系,即由模拟信息转换到数字信息的关系。该过程描述了输入到图像阅读装置(image reading device,IRD)的光激励发光强度与阅读条件由曝光数据识别(exposure data recognition,EDR)决定的数字输出信号之间的关系。图像阅读装置的作用如图 3-10 所示,例 1 的读出条件由 A 线指示,使用了较高的 X 线剂量和较窄的动态范围;例 2 的读出条件由 B 线指示,使用了较低的 X 线剂量和较宽的动态范围。由于第二象限的自动设定机制,显示的特征为独立控制。读出的影像信息被馈送到第三象限的影像处理装置中。

3. 影像信息处理(第三象限) 该象限描述了 CR 系统的输出信号与胶片光学密度之间的关系。通过图像处理(谐调处理、空间频率处理和减影处理),输出信号与胶片特性曲线的直线部分最终匹配,使被处理图像能够达到最佳的显示,馈送到第三象限的影像信息经影像处理装置(image processor controller,IPC)处理。

4. 影像再现(第四象限) 表示 CR 成像系统总体的再现能力,或结果输出图像的特性曲线。横坐标表示入射的 X 线曝光量,纵坐标表示数字图像的影像密度。馈入影像记录装置(image recorder controller,IRC)的影像信号重新被转为光学信号以获得 X 线照片。

"四象限"理论中,由于涉及 IP 的固有特性,第一象限在系统运行中是不能调节的,第二、三、四象限则可充分调节,实现各种图像处理功能。

二、CR 图像处理

CR 图像处理分为三个环节(图 3-12)。第一与系统的检测功能有关,即第二象限功能,该环节基于适当的影像读出技术,保证整个系统在一个很宽的动态范围内自动获得最佳密度和对比度的影像,即采用最佳阅读条件,并使之数字化,这个处理环节称为曝光数据识别(exposure data recognition,EDR)。第二与显示的影像特征有关,即第三象限功能,该环节通过各种特定处理(如

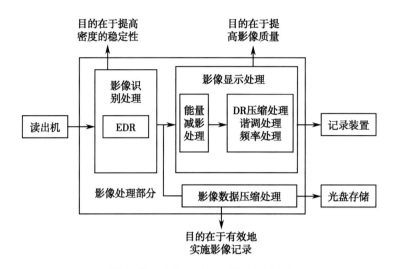

图 3-12　CR 系统的图像处理功能

谐调处理、频率处理、减影处理等)提供可满足不同诊断要求的影像。第三与影像信息的存储和传输功能有关,即第四象限功能,该环节获得质量优良的照片,并在不降低影像质量的前提下实施影像数据的压缩,以达到高效率的存储与传输。

下面主要介绍影像信息检测和影像信息显示的处理环节,即第二象限和第三象限环节。

(一) 与检测功能有关的处理

本环节通过 EDR 检测到 IP 上所携带的信息并以最佳的阅读条件读出该信息,形成最佳密度与对比度的数字影像。EDR 采用了曝光区识别、分割标记范围和直方图分析等方法控制影像的质量。

为了克服由于曝光过度或曝光不足产生的影像密度的不稳定性,影像读出装置建立一个自动设定每幅影像敏感性范围的机制。这个机制利用了 X 线影像密度的直方图,根据摄影部位(如胸、腹、骨骼等)和摄影技术(如平片、造影检查等)的不同分别具有特定的形状。把受检者的 X 线摄影信息(部位、摄影方法等)输入 CR 系统后,在 IRD 正式读出影像之前,进行曝光区域识别。先用一束微弱的激光光束读出一次激发(X 线曝光)后的 IP,得到一组抽样数据,形成一个预读出影像的直方图;然后用输入的 X 线摄影信息和自动检测到的每幅影像的敏感性范围来调整直方图的特征。为了得到更大的特异性,首先检测出对于诊断有用的影像信号的最大和最小剂量值(见图 3-10 中的 S_1、S_2),再根据 S_1、S_2 相应地标识出预先设定的摄影参数中 Q_1、Q_2 的值,从而决定 A、B 的读出条件。

EDR 处理流程(图 3-13)包括:①分割标识范围的识别处理;②曝光区域的识别处理,从受检部位的某一点起,向外侧顺序进行积分处理,把积分值的最大点作为照射野的边缘;③直方图分析,在最后修正的曝光区域内,基于影像数据制成直方图。使用摄影程序中设定的直方图分析参数(界限值、探测参数等),可测得有用的影像信号最大剂量值 S_1 和最小剂量值 S_2。

直方图分析中,主要有五种类型用于不同的诊断目的:①用于骨骼-皮肤的显示;②用于骨骼-软组织的显示;③用于胃肠道钡剂造影检查的显示;④着重突出软组织信息的显示;⑤着重突出骨骼信息的显示。

EDR 有三种工作模式:①固定模式:阅读宽容度 L 和敏感度 S 都固定。S 值与 IP 的光激励发光强度有关;L 值是最终显示在胶片上影像的宽容度,表示 IP 上光激励发光数值的对数范围;②半自动模式:阅读宽容度 L 固定,阅读敏感度 S 自动调整;③自动模式:自动调整阅读宽容度 L 和敏感度 S。

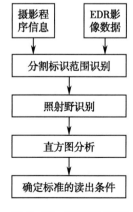

图 3-13　曝光数据识别流程

（二）与显示功能有关的处理

为提高诊断的准确性及扩展诊断范围,其显示功能处理包括:动态范围压缩处理、谐调处理、空间频率处理(spatial frequency processing)、能量减影(energy subtraction,ES)和多灰阶对比度增强等。

1. 动态范围压缩处理 可将曝光不足或曝光过度的影像置于最适宜处显示,获得优质的影像照片,主要用于胸部和四肢关节,须在谐调处理与空间频率处理之前施行。公式为:

$$SD=Sorg+f(Sus) \tag{3-1}$$

式中,SD 为动态范围压缩处理后的信号,$f(Sus)$ 为处理函数,Sorg 为原始影像信号。

$$Sus=\sum Sorg/M^2 \tag{3-2}$$

式中,Sus 为平滑处理后的信号,M^2 为动态范围压缩的表面尺寸。

图 3-14a 中,阶梯状分布的信号是模拟肺野、心脏、纵隔等胸部的主要结构。各阶梯内细小的信号变化是模拟肺血管与纵隔重叠的骨骼。如果首先进行平滑处理,得到图 3-14b 那样的阶梯,其内部的细小信号变化被平滑而消失。用图 3-14c 中的函数代入原始影像信号 Sorg,得到图 3-14e 中表示的信号,低密度区域信号密度提高,影像的动态范围变窄。此外,存在于各个阶梯上的细小信号变化涉及各个密度区,可作为原始信号保存下来,这样就不会出现影像信号对比度下降的情况。函数 $f(Sus)$ 的形状是可以自由设定的。若使用图 3-14d 中的函数,则可使原始图像以高密度区域为中心进行压缩,处理结果如图 3-14f。

通过 CR 动态范围压缩处理,在胸部影像中可清楚地显示纵隔内的细微结构。在胃肠道双重对比造影检查中,对高密度区域的动态范围控制处理有利于显示充满空气部位组织结构的细节。在乳腺摄影中,对高密度区域的动态范围压缩处理可以良好显示邻近皮肤边缘部分的结构。

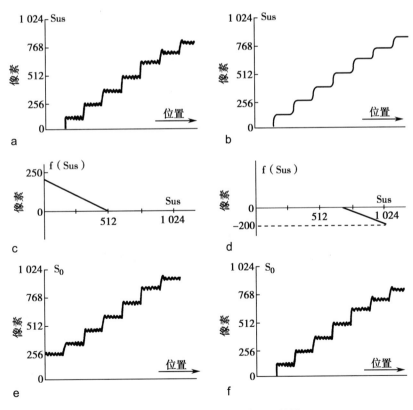

图 3-14 CR 系统的动态范围压缩处理

a. 横轴表示各坐标的位置,纵轴表示各坐标点的像素;b. 平滑处理后的曲线;
c. 图中函数代入原始影像信号,得到 e 的结果,低密度区信号的密度提高;
d. 图中函数代入原始影像信号,以高密度区为中心进行压缩,得到 f 结果。

2. 谐调处理 主要用来改变影像的对比度。FCR系统中,以16种谐调曲线类型(gradation type,GT)作为基础,以旋转量(gradation amount,GA)、旋转中心(gradation center,GC)、移动量(gradation shift,GS)作为调节参数,来实现对比度和光学密度的调节,从而达到影像的最佳显示。

(1)谐调曲线类型(GT):谐调曲线是一组非线性转换曲线,其作用是显示灰阶范围内各段被压缩和放大的程度。针对不同影像部位的密度和对比度差异,在CR系统中匹配不同的转换曲线,以获得最佳的影像。

(2)旋转中心(GC):为谐调曲线的中心密度,其值设定为0.3~2.6。改变GC即改变了曲线的密度中心,甚至可由正像变成负像。实际应用中,要选择好GC,若ROI在激光阅读完后已经达到了诊断的要求,就没有必要再调整GC值。

(3)旋转量(GA):曲线旋转主要用来改变影像的对比度,GA的值为-4~4(不包括0)。当GA=1时,表示所选择的谐调曲线上无对比度的变化;GA大,对比度大;GA小,对比度小,GA总是围绕GC进行调节。

(4)谐调曲线移动量(GS):用于改变整幅影像的密度,GS=-1.44~1.44。降低GS值,曲线向右移,影像密度减小;增加GS值,曲线向左移,影像密度增加。

借助这四个参数可以获得适用于诊断目的的影像对比度、总体光学密度及黑白反转效果等(图3-15)。在进行图像处理时,一般GT不作改变,其他3个参数依ROI的密度、对比度特性做相应的调整。调整过程中,先确定GC,然后再调整GA和GS。谐调处理在频率处理之后施行,可独立控制影像的显示特征,决定影像再现的密度。

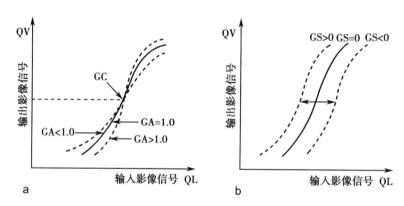

图 3-15 影响谐调处理的非线性转换曲线
a. 旋转中心(GC)、旋转量(GA);b. 谐调移动量(GS)。

CR系统设有针对不同成像目的的各种谐调处理程序。图3-16所示,实线为胸部摄影的谐调处理曲线,图中进行的谐调处理提高了肺野的对比度,抑制了纵隔区域的对比度。

3. 空间频率处理 是指系统对空间频率响应的调节,影响着图像的锐利度。CR系统中使用的空间频率处理称为非锐化屏蔽(unsharp masking)处理,处理中使用一个不鲜明的影像 Qus 作为蒙片,以增加空间频率响应。图3-17长虚线表示不鲜明影像 Qus 的频率响应,虚线表示原始影像 Q 与不鲜明影像之间的差别,即 Q-Qus 的频率响应;点画曲线 QL 表示最终经过处理的影像频率响应。一幅影像中,主要增强成分的频率是由非锐化屏蔽的大小决定的。即如果使用了一个大的蒙片,不鲜明影像在较低频率上的响应将变得较少,这样 Q-Qus 和 QL 的响应峰值将移向低频侧,低频成分将被增强。相反,若使用一个小的蒙片,则将增强高频成分。这样可通过调节蒙片的尺寸,选择性地增强低频或高频成分的频带,得到适于诊断的影像。

同时,决定增强程度的加权因素不是一个常数,而是原始影像 Q 的函数。如果把它确定为一常数,在施行强的频率处理时,有时会在密度变化陡峭的区域出现伪影,如胃肠道造影检查时充钡的胃、肠壁边缘处。在影像中低密度部分(Q值小的部分)施行显著的增强时,也会在局部加大

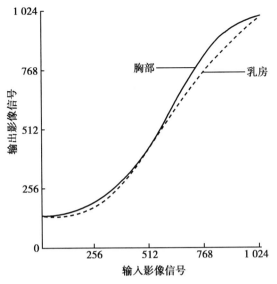

图 3-16 CR 影像谐调处理中的谐调曲线（GT）

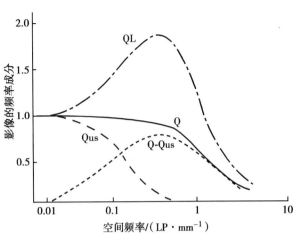

图 3-17 CR 影像的空间频率处理

Q：原始影像；QL：经过处理的影像（量子强度）；Qus：不鲜明影像；Q-Qus：原始影像与不鲜明影像间的差别。

X 线量子噪声,降低影像质量。在低密度区加权因素减少,在高密度区加权因素增加,此类处理称"非线性不鲜明蒙片处理",若为常数则为线性处理。

决定频率处理的频率响应方式有三个参数：频率等级（frequency rank,RN）、频率类型（frequency type,RT）、频率增强程度（frequency degree of enhancement,RE）。

（1）频率等级：即对空间频率范围的分级。涉及由频率处理所增强的影像频率成分的频带。RN=0~9,可按结构尺寸设置：①低频等级（0~3）：用于增强大结构,如软组织、肾脏和其他内部器官的轮廓；②中频等级（4~5）：用于增强普通结构,如肺部脉管和骨骼轮廓；③高频等级（6~9）：用于增强细小结构,比如微细骨结构等。

（2）频率类型：用于调整增强系数,控制每一种组织密度的增强程度。在 FCR 系统中,共设有 O、P、Q、R、S、T、U、V、W、X、Y 和 Z 12 个类型。

（3）频率增强程度：指增强程度的最大值,用以控制频率的增强程度。在 FCR 系统中,RE 值为 0~16。

在某些影像处理中,为充分显示正常组织或病变结构,往往谐调处理和空间频率处理结合起来应用。如较低的 GA 与大的 RE 结合产生的影像可覆盖较宽的信息范围,使组织器官的边缘增强,用于显示软组织；若较大的 GA 与较小的 RE 结合,可产生类似于屏-片系统的影像。

4. 减影处理 CR 系统可完成血管造影与非造影影像的减影处理（subtraction processing）功能。CR 系统主要有两种减影方式：时间减影和能量减影。时间减影通常不具备较高的时间分辨力。能量减影方式又分为两次曝光法和一次曝光法,两次曝光法是在曝光中切换 X 线管输出能量,得到两幅不同能量的照片进行减影（图 3-18）；一次曝光法是在暗盒中放置两块 IP,

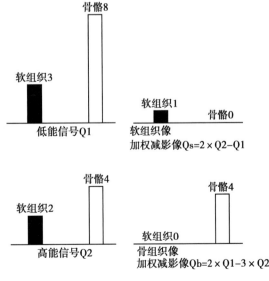

图 3-18 两次曝光能量减影原理

中间放一块铜板,两块 IP 在同一时间曝光,但两幅影像的曝光能量不同,两块 IP 的影像加权相减实现能量减影(图 3-19)。

5. 灰阶处理 CR 系统中,读取影像时将影像信号在需要的范围内变成数字信号,从而可以调整某一数字信号以黑白密度再现,这一过程即为灰阶处理。灰阶处理即为窗口调节技术,通过对窗宽(window width,WW)、窗位(window level,WL)的调节,使影像符合诊断需要。

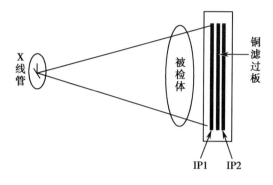

图 3-19　一次曝光能量减影原理

三、影响 CR 图像质量的因素

影响 CR 图像质量因素有很多,主要与信息采集、信息读出、图像处理与图像显示等有关。

(一) CR 系统噪声

CR 成像中,主要有 X 线量子噪声(X 线量依赖性噪声)、光量子噪声和固有噪声(非 X 线量依赖性噪声)等。

1. X 线量子噪声 在 X 线被 IP 吸收的过程中产生。噪声与 IP 检测到的 X 线量成反比,即入射的 X 线剂量越大,噪声越小,噪声量通常以 RMS 表示。

2. 光量子噪声 是光电倍增管把 PSL 转换为电信号时产生的,它与入射的 X 线剂量、IP 的 X 线吸收效率、PSL、PSL 光导器的集光效率以及光电倍增管的光电转换效率成反比。在激光阅读器中,增加激光束输出功率,可以增加 IP 的 PSL,使用集光效率更高的光导系统及光电转换效率更高的光电倍增管,都是降低光量子噪声的有效措施。

3. 固有噪声 包括 IP 的结构噪声、激光噪声、模拟电路噪声和 A/D 转换过程中的噪声。其中,IP 的结构噪声由 PSL 物质中荧光体分布的随机性产生,是最重要的噪声。

CR 成像中,在低剂量区 RMS 值对 X 线辐射量响应呈直线样递减,该区域主要是量子噪声。在高剂量区,RMS 近似为一定值,几乎不依赖于 X 线剂量,该区域的噪声主要是固有噪声。因此,当入射 X 线剂量恒定时,CR 影像噪声主要由 IP 的吸收特性决定,提高 IP 对 X 线量子的检测能力,可提高 CR 的影像质量。

(二) 空间分辨力

CR 影像的空间分辨力主要取决于 PSL 物质晶体的颗粒大小和影像读出系统的电、光学特性。由于二次激发的激光是以点扫描的方式来激发荧光,因此,激光光点的直径、激光及 PSL 在 IP 中的散射程度会对 CR 影像的模糊度产生影响,进而影响其对比度和空间分辨力。散射程度越大,空间分辨力越差(表 3-1)。

表 3-1　IP 的信息容量和空间分辨力

IP 尺寸/英寸	分辨力/(LP·mm^{-1})	像素尺寸/mm	像素数	位	容量/MB
14×17	2.5	0.2	1 760×2 140	10	4.5
14×14	2.5	0.2	1 760×1 760	10	3.8
10×12	3.3	0.15	1 670×2 010	10	4.0
8×10	6.0	0.10	2 000×2 510	10	6.0

(三) CR 系统的质量控制检测

CR 系统的质量控制检测是保证 CR 图像质量的重要因素,一般采用非介入检测方法。按国家卫生行业标准(WS 76—2020《医用 X 射线诊断设备质量控制检测规范》)质量控制检测要求,分为验收检测、状态检测和稳定性检测。检测项目包括通用检测项目和专用检测项目。专用检测项目包括：IP暗噪声、探测器剂量指示、IP响应均匀性、IP响应一致性、IP响应线性、测距误差、IP擦除完全性、高对比度分辨力、低对比度分辨力。

（四）决定CR系统响应性的因素

1. 进入IP的散射线　IP的荧光层在吸收入射X线的同时，吸收了部分散射线，降低了影像的对比度。

2. 激光束在IP荧光层上的散射　在IP的阅读器中，CR的响应特征很大程度上是由激光粒子的扩散决定的。其扩散依赖于IP的响应特征（激光在荧光层的散射特征）和激光束的直径。根据CR系统响应特征的需要，阅读器使用了两种类型的IP：ST型（标准型，抑制X线量子的噪声）和HR型（高分辨力型，增进响应特征）。

3. 电子系统的响应特征　从光电倍增管输出的信号经滤过后传送到ADC，这些电路的响应特征一定要设计为高效率，以便不降低整个系统的响应性。

（陈夏玲）

第三节　数字X线摄影原理

数字X线摄影（DR）是采用一维或二维的X线探测器把X线影像信息转换为数字信号的技术。DR的动态范围广，X线量子检出效率（DQE）高，具有较宽的曝光宽容度。与CR相比，DR具有如下优势：①曝光剂量进一步降低；②时间分辨力明显提高；③具有更高的动态范围，DQE和MTF性能好；④对比度范围更大，图像层次更丰富；⑤操作快捷方便，工作效率高。

一、DR探测器的类型与成像基础

DR包括直接成像和间接成像两大类。DR成像的探测器主要有：直接型平板探测器（flat panel detector，FPD）、间接型FPD、多丝正比室（multiwire proportional chamber，MWPC）和电荷耦合器件（charge coupled device，CCD）摄像机型探测器等。

（一）直接型平板探测器

直接型平板探测器也称电子暗盒（electronic cassette）（图3-20），其外形类似于X线胶片暗盒，能把入射的X线能量直接转换为数字信号。

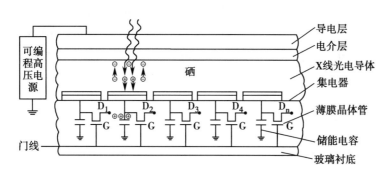

图3-20　数字矩阵截面结构示意图

1. 基本结构　直接型FPD由X线转换单元、探测元阵列单元、高速信号处理单元和数字影像传输单元四个部分组成。

（1）X线转换单元：应用光电材料非晶硒（amorphous selenium，α-Se）将X线转换成电子信号。当X线照射非晶硒光电材料层时，由于光电导性产生一定比例的正负电荷。通过几千伏的高电压,使电荷以光电流的形式沿电场移动,探测元阵列把电荷全部聚集起来,使电荷无丢失、无散落。

（2）探测元阵列单元:用薄膜晶体管（thin film transistor,TFT）在一玻璃基层上组装几百万个探测元的阵列,每个探测元包括一个电容和一个TFT（图3-21）。每个探测元对应数字图像的一个像素,众多的像素按二维矩阵排列,按行设门控线,按列设图像电荷输出线。TFT的几何尺寸直接决定探测器的空间分辨力。

（3）高速信号处理单元:首先产生地址信号,并随后激活探测元阵列单元中探测元的TFT。作为对这些地址信号的响应而读出的电子信号被放大后送到ADC。

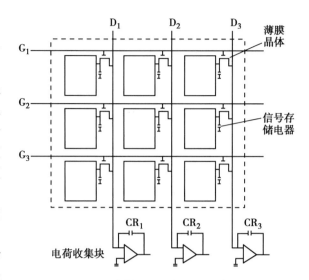

图 3-21　直接型平板探测器像素矩阵

（4）数字影像传输单元:主要是对数字信号的固有特性进行补偿,并将数字信号传送到主计算机。在X线透视中,动态影像的采集达到30幅/秒,数据传输速度应超过每秒10^9bit。

2. 成像原理　直接转换FPD是直接将X线光子通过非晶硒层的电子转换为数字图像。当X线照射α-Se层时,由于光电导性产生一定比例的电子-空穴对,在顶层电极和集电矩阵间外加高压电场的作用下,电子与空穴朝相反的方向移动形成电流,TFT的极间电容将空穴（正电荷）无丢失或散落地聚集起来形成贮存电荷,其电荷量与入射光子的能量成正比。在扫描控制电路的触发下,每个像素区域内起"开关"作用的场效应管（field effect transistor,FET）把每个像素的贮存电荷按顺序逐一传送到外电路,实现像素中信号的读出。

像素信号经读出放大器放大后被同步地转换成数字信号,在系统控制台内完成数字图像信息的贮存与处理,并在影像显示器上显示。

（二）间接型平板探测器

间接型FPD是一种以非晶硅（amorphous silicon,α-Si）光电二极管阵列为核心的X线影像间接转换探测器。在X线照射下,FPD的闪烁体或荧光体层先将X线光子转换为可见光,然后再由具有光电二极管作用的α-Si阵列转变为电信号,最后通过外围电路检出及A/D转换获得数字图像。由于其经历了X线-可见光-电荷-数字图像的成像过程,因此,称为间接转换型FPD。

1. 基本结构　非晶硅FPD基本结构由荧光材料CsI闪烁体层、α-Si光电二极管阵列、行驱动电路以及图像信号读取电路四部分构成（图3-22）。

（1）荧光材料层:即CsI闪烁体层。闪烁体通常为高原子序数的物质,吸收X线能量并转换为可见光的化合物,具有较高的X线接收能力。闪烁体吸收一个X线光子可以产生许多个可见光光子,每1keV能量的X线可以输出20~50个可见光光子。

FPD所采用的碘化铯闪烁体（cesium iodide scintillator）材料是由连续排列的针状CsI晶体构成。针柱的直径约6μm,外表面由重元素铊包裹,减少漫反射。出于防潮的需要,闪烁体层生长在薄铝板上,应用时铝板位于X线的入射方向,同时还可起到反射光波的作用。闪烁体层的厚度

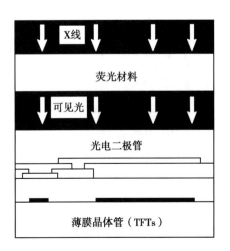

图 3-22　间接型平板探测器结构示意图

为 500~600μm。

1）CsI 晶体的 X 线吸收特性：CsI 的 X 线吸收系数是 X 线能量的函数。随着 X 线能量的增加，CsI 材料的吸收系数逐渐降低；材料厚度增加，吸收系数升高。增加材料的厚度可提高材料的吸收系数，但增加材料的厚度会导致图像分辨力的降低。CsI 材料具有优于 Se 材料及其他 X 线荧光体材料的吸收性能（图 3-23）。

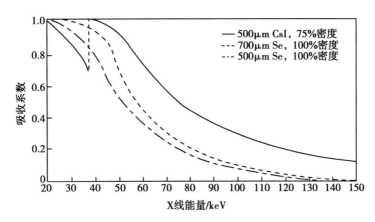

图 3-23　不同能量 X 线的 CsI 与 Se 吸收系数对比

2）碘化铯晶体的发射光谱特性：CsI 发射光谱与 α-Si 光电二极管波长峰值为 550nm，且具有很好的匹配关系和 CsI 晶体具有良好的 X 线-电荷转换特性（图 3-24）。

3）结构化掺铊碘化铯晶体（CsI：TI）的空间频率响应：线性系统的空间频率响应通常采用系统的 MTF 表示，在系统应用的空间频率范围内 MTF 值越高，则空间频率特性越好，对于影像系统来说可以获得更好的图像对比度。为了提高 MTF 的需要，应尽量采用薄的 X 线转换层；但降低转换层的厚度又会带来 X 线吸收效率的降低。这是在转换材料的选择和设计上需要平衡的一对矛盾，因此通常选用稀有重元素的化合物作为制备 X 线闪烁体的材料。另一方面还从改变晶体结构着手来改善空间频率响应特性。结构化（似光纤结构）CsI：TI 晶体正是在这一指导思想下提出的一个较好的解决方案。与粉末状闪烁体相比，此种结构对于层厚的依赖大为降低，具有较好的空间频率响应特性。

结构化 CsI：TI 晶体的光波导特性并不意味着可以无限制地增加闪烁体的厚度，其他的限制性因素也需要加以考虑，如视差效应（X 线入射角应小于由像素大小、转换层厚度决定的角度）等。

（2）探测元阵列层：每个探测元包括一个 α-Si 光电二极管和起开关作用的 TFT（图 3-25），

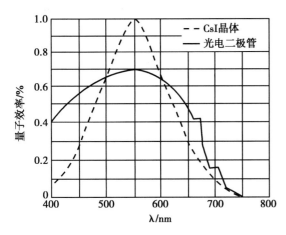

图 3-24　CsI 发射光谱与 α-Si 光电二极管匹配特性

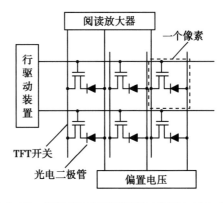

图 3-25　间接型平板探测器像素矩阵与读出方式

在运行时,TFT 关闭,给光电二极管一个外部反向偏置电压,通过闪烁体的可见光产生的电荷聚集在二极管上。读取时,给 TFT 一电压使其打开,电荷就会由二极管沿数据线流出,以电信号的形式"读"到信号处理单元。α-Si 光电二极管阵列完成可见光图像向电荷图像转换的过程,同时还实现了连续图像的点阵化采样。作为 FPD 的核心部件,其性能特征是决定 FPD 成像质量的关键因素。

1）α-Si 光电二极管阵列:典型的 FPD 阵列由间距为 143μm 的 α-Si 光电二极管按行列矩阵式排列,17″×17″(1″=2.54cm)的 FPD 阵列由 3 000 行×3 000 列共 900 万个像素构成,根据临床应用的不同要求也可采用不同的像素尺寸以及不同的阵列大小。每一像素由 α-Si 光电二极管、不能感光的开关二极管、行驱动线和列读出线构成。位于同一行所有像素的行驱动线相连,位于同一列所有像素的列读出线相连,则构成了 FPD 矩阵的总线系统。

2）探测器像素:每一像素由负极相连的一个光电二极管和一个开关二极管对构成,通常将这种结构称作双二极管结构,作 TFD 阵列。也有采用光电二极管-晶体管对构成 FPD 像素的结构形式,称为 TFT 阵列。双二极管结构 FPD 是通过检出每一像素的充电电荷量而获取图像信息。

（3）探测器外围电路:由时序控制器、行驱动电路、读出电路、A/D 转换电路、通信及控制电路组成。行驱动电路将像素的电荷逐行检出,由低功耗 CMOS 模拟集成电路构成的读出电路将并行的列脉冲信号转换为串行脉冲信号,A/D 转换电路再将脉冲信号转换为数字信号,并通过数字接口发送到图像处理器。

（4）探测器系统接口:包括:①图像数据光纤接口:图像数据被编码为 160Mbit/s 串行数据流,通过光电转换器发送给数据光纤,900 万像素图像矩阵的读出时间为 1.2 秒,图像采集循环的典型时间间隔为 5 秒;②双向通信接口:用于控制及状态信息的传输。

2. 成像原理　位于间接型 FPD 顶层的 CsI 闪烁晶体先将入射的 X 线图像转换为可见光图像。而位于 CsI 层下的 α-Si 光电二极管阵列再将可见光图像转换为电荷图像,每一个像素的电荷量变化与入射 X 线的强度成正比。同时该阵列还将空间上连续的 X 线图像转换为一定数量的行和列构成的点阵式图像,点阵的密度决定了图像的空间分辨力。在中央时序控制器的统一控制下,居于行方向的行驱动电路与居于列方向的读取电路将电荷信号逐行取出,转换为串行脉冲序列并量化为数字信号。获取的数字信号经通信接口电路传送至图像处理器,从而最终形成 X 线数字图像。这是较为典型的 α-Si FPD 工作过程,实际应用中还有其他形式的探测器。如用硫氧化钆荧光体取代 CsI,以 α-Si 薄膜晶体管阵列取代二极管阵列来构造 FPD,但其基本结构及成像过程与上述典型 FPD 相似。

（三）多丝正比室

多丝正比室(MWPC)探测器由许多单元组成阵列。每个单元构成一个像素,大小为 0.5mm×0.5mm。探测器阵列的高压极板与收集极平面平行,相距 1cm,其间充以特定成分的惰性气体。收集极是一组蚀刻在印刷电路板上的金属丝,沿 X 线入射方向排列分布,线宽 0.4mm、间隔 0.1mm、长度为 10cm,每个收集电极丝都与一个放大器相连。

MWPC 探测器是唯一获得诺贝尔物理学奖的高性能探测器。这种探测器对应的扫描剂量低、动态范围宽、重建图像快、具有当今数字化 X 线摄影装置中最大的探测面积(120cm×40cm),实现了实质上的直接数字化成像。

1. 基本结构　由扫描机构、探测系统、控制系统和主机四部分组成(图 3-26)。

（1）扫描机构:直接安装在垂直运动机构的水平支架上,同时装有 X 线管、前准直器、后准直器和探测系统,准直器狭缝为 1mm。机架上装有激光对位器,以方便摆体位时使用。

（2）探测系统:是由 MWPC 和数据采集系统(data acquisition system,DAS)组成的一个整体。MWPC 是一个铝质密封腔体,其尺寸为 450mm×200mm×50mm,一侧为入射窗,腔内装有漂移电极、阴极和阳极。漂移电极电位约为 −6kV,阴极电位约为 −3kV,阳极电位为零。阳极丝共有

320 个通道,间距为 1.2mm。腔内充以 Xe 和 CO_2 的混合气体,压力约为 2.0 大气压。DAS 由一块控制电路板和具有 640 个独立采集计数通道的计数电路板组成,每块计数板独立对通道输入的信号选通、放大整形和计数,并用逻辑电路采集两个独立通道之间的中间通道计数,使每块板输出变为 32 个计数通道。每个计数器长度为 16bit,每个通道的最高采集频率为 2MHz。

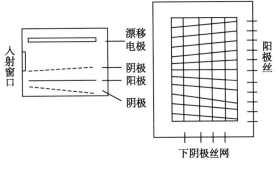

图 3-26 多丝正比室结构示意图

（3）控制系统与主机:装配有图像处理和诊断需要的各种处理软件,同时也作为控制台来操纵 X 线机的其他工作。如曝光条件选择、数据采集、图像重建、机械和电气控制、图像后处理及储存、检索和控制打印输出等。此外,还可以用于工作状态的检测和故障报警等。主机主要包括高压发生器和 X 线管等。

2. 成像原理 MWPC 是一个矩形密封腔体,腔体内充填惰性气体,并设有漂移电极、阴极和阳极。阳极为水平排列的数百条金属丝,其方向指向 X 线管的焦点,每一根金属丝均作为一个独立的采集通道。在阳极丝上下方各有一个垂直于阳极的网状阴极,而在阴极网上方还有一个板状的漂移电极。因此,在 MWPC 内有一个漂移电场和一个加速电场。

当 X 线射入漂移电场时,X 线光子能量将使漂移电场内惰性气体分子电离,负离子移向相对高电位的阴极。当负离子进入加速电场时,将进一步引起"雪崩反应",产生大量的离子形成离子云,其数量和直径与电场强度和气压有关。选择适当的参数,可以使放大系数高达数千倍。离子云将高速飞向阳极丝,每碰到一次就产生一个高速脉冲信号。将这些脉冲加以计数,就可以得到正比于入射光子的计数值。将水平排列的通道计数按位置对应排列,就可得到数字图像的一行记录。在扫描机构的帮助下将这一行行的数字图像读出,就可得到一幅二维平面数字图像。

MWPC 采用线扫描成像方式,探测器为条形线阵探测器,像素阵列仅有数排,X 线连续曝光时间长,需要按照时间顺序,分时和逐行扫描并接收 X 线信号。

3. 成像特点 包括:①无本底干扰的线扫描成像技术;②低剂量成像技术,采用高效的探测器和线扫描成像方式,以 1~3mR 的剂量即可得到清晰的图像,特别适合于孕妇和儿童的 X 线检查;③动态对比度强,可清晰地在一次摄影中同时再现密度相差很大的软组织和骨组织。

（四）CCD 摄像机型探测器

1. 基本结构 CCD 是一种半导体器件,CCD 型探测器分多块和单块两种。

（1）多块 CCD 型探测器:该探测器主要是使用四个 $2cm^2$ 的 CCD 芯片作为探测器元件。当 X 线照射时,透过人体的 X 线投射到大面积的 CsI 平板上,立即转换成为可见荧光,四个不同位置上的高质量反射镜将荧光图像分割为四个等分的区域,按反射镜的方向确定光路,分别形成四幅独立的局部图像。四个 125 万像素的 CCD 镜头分别将采集到的光信号传送到镜头后部的 CCD 芯片上,由 CCD 产生光生电子,并通过数字化处理转化为数字信号,计算机重建图像,对定焦式光学镜头产生的几何光学畸变进行矫正,并完成四幅图像拼接整合,将其还原为一幅完整的 X 线图像（图 3-27）。四个 CCD 芯片组合成像的难点是由于透镜缺陷引起图像变形的问题,以及四个 CCD 图像的拼合问题。为了校正透镜光耦合系统产生的几何变形失真,并保证计算机图像拼接位置的可靠,四个 CCD 分别采集的原始图像面积都比实际拼合的图像增大 10%。

（2）单块 CCD 型探测器:该探测器的 X 线转换层采用大面积 CsI(TI)（掺铊碘化铯,用铊激活）平板,探测器采用了大面积单片 CCD 芯片技术。作为信息采集的主体,成像单元由单个 $5cm^2$ 的大尺寸 CCD 芯片和大口径组合镜头组成。它在成像原理上没有图像的拼接过程。单块 CCD 型

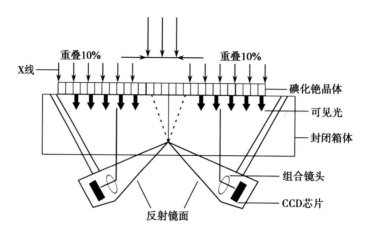

图 3-27　多块 CCD 探测器多光路信号采集原理示意图

探测器的基本成像过程为:透过人体的 X 线投射到大面积 CsI(TI)平板上并被转换为可见荧光;整块反射镜面以 45°折射角将可见光导入 CCD 镜头;大口径光学组合镜头采集光信号,传送到镜头后部的 1 700 万像素的 CCD 芯片;由 CCD 产生光生电子,通过电子学处理转化为数字信号;计算机重建图像并矫正定焦式光学镜头产生的几何学畸变,形成 X 线图像。

CCD 探测器数字化 X 线成像大致分为下面四个基本过程:①采用碘化铯或硫氧化钆等发光晶体物质作为 X 线能量转换层,入射 X 线光子被晶体物质吸收后转换为可见荧光;②采用反射镜/透镜或光纤进行缩微和光传导,将信号按确定的方向导入 CCD;③光生电子产生,光生电子的数目与每个 CCD 吸收的光子数成正比,光生电子被检出形成电信号,迅速存入存储装置,存储装置积累的电荷量代表感光单元接受的光照射强度;④存储的电荷按像素矩阵的排列方式被移位于寄存器转移、放大,接着进行 A/D 转换,将模拟信号转换为数字信号。

2. 成像原理　X 线透过受检部位后,到达闪烁发光体(一般为 CsI),闪烁体将 X 线信息影像转换为荧光影像,荧光影像经过一组光学反光系统反射、聚焦进入 CCD 摄像机,将荧光影像转换成数字图像,送计算机系统进行图像处理、存储、显示、打印、传输等。其中,光学系统分为反射式、直射式、光纤式。

(五) 不同类型探测器性能比较(表 3-2)

表 3-2　不同类型探测器性能比较

DR 类型	优点	缺点
非晶硒 FPD	转换效率高、动态范围广、空间分辨力高、锐利度好	硒层对温度敏感,使用条件受限,环境适应性差,使用后期易出现伪影;成像速度慢,成像质量不稳定
非晶硅 FPD	转换效率高、动态范围广、空间分辨力高、环境适应性强、同等图像效果时辐射剂量小	采购价格及维护成本较高,空间分辨力低于非晶硒 FPD
MWPC	无本底干扰、放射剂量小、曝光容度大、动态对比度强、时间分辨力高	扫描时间长,空间分辨力低
CCD	技术成熟、采购价格及维修成本低、性价比高	肥胖受检者及较厚部位拍摄效果不如其他探测器

二、DR 图像后处理

(一) 图像后处理

DR 可根据临床需要进行各种图像后处理,如图像自动处理,边缘增强、放大漫游、图像拼接,窗宽、窗位调节,以及距离、面积、密度测量等。另外,由于DR技术动态范围广,DQE高,具有较宽的曝光宽容度。数字化X线摄影不仅可以拍摄各种平片,还可以进行体层摄影、胃肠道钡剂双重造影及数字减影。

(二) DR 成像的特点

DR与CR相比,主要在X线的探测,由于平板探测器优越的物理特性,DR具有以下特点:①曝光剂量进一步降低;②时间分辨力明显提高,操作快捷方便,工作效率高;③具有更高的动态范围,DQE和MTF性能好;④对比度范围更大,图像层次更丰富。

三、影响 DR 图像质量的因素

影响DR图像质量的因素主要有以下几个方面。

(一) 探测器的光电转换

直接转换型FPD采用α-Se作光电材料,直接将入射的X线光子转换成电信号,进一步转换为数字图像信号,中间没有光的散射,电荷不会扩散到相邻的像素中去;光电子转换、电荷移动和收集、数字图像的形成等环节都在一块电子板中完成,没有中间环节,无机械装置的移动,避免了信息量的丢失,减少了噪声。间接转换型FPD以α-Si光电二极管阵列为核心,X线照射到荧光体层,荧光体层将X线转换为可见光,α-Si光电二极管阵列将可见光转变为电信号,形成数字图像,α-Si FPD具有成像速度快、良好的空间分辨力及密度分辨力、高的SNR、直接输出数字图像等优点。

(二) 曝光宽容度

探测器的动态范围是能够显示信号强度的最小到最大辐射强度的范围。DR中探测器系统的动态范围可达到1:5 000乃至1:10 000(理论上),所以,DR可分辨组织密度差别小于1%的物体,具有很高的对比度及较大的曝光宽容度。

(三) X线敏感度和响应特性

对X线的高敏感度是探测器的重要特性。直接转换型FPD感度取决于α-Se层的X线吸收效率。500nmSe和X线荧光屏(杜邦UV高速)对X线敏感特性(图3-28)显示,在管电压为80kV时,X线管前放置20mm铝板,测量对应于X线剂量的电子信号,可见Se检测器的吸收明显高于荧光屏。对于X线的响应特性和线性,电子信号在很宽的X线曝光范围内显示出良好线性,在X线曝光量过高的特殊情况下达到饱和(图3-29)。这些高的X线感度特性探测器在X线透视到摄影的宽范围内都有重要的作用。

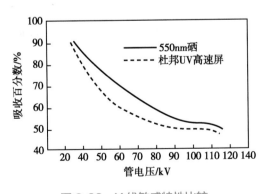

图 3-28　X线敏感特性比较

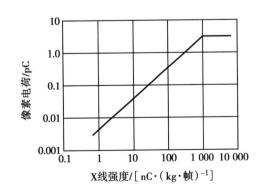

图 3-29　X线响应特性

(四) 空间分辨力

所有数字X线成像的空间分辨力均低于屏-片系统。尽管数字X线探测器空间分辨力较为局限,但在中频区直接转换方法优于屏-片系统(图 3-30)。

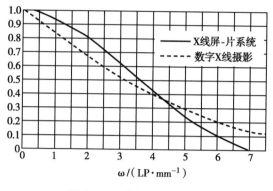

图 3-30 空间分辨力特性

(五)噪声

对于 DR 系统来说,噪声是影响最终成像质量的关键因素,FPD 的噪声主要来源于两个方面,一是 X 线量子噪声,二是探测器电子噪声。因此,对探测器噪声及其相关因素的分析控制成为探测器设计及质量评价的主要指标。在普通的 X 线摄影条件下,电子噪声远小于量子噪声。

(陈夏玲)

第四节　数字减影血管造影原理

数字减影血管造影(digital substraction angiography,DSA)是通过将对比剂注射到目标血管内进行 X 线成像,利用计算机处理对比剂注入前后所得到的数字化影像信息,以消除周围组织结构而使血管影像清晰显示的一种成像技术。该成像技术使得血管造影的临床诊断能够方便、快速地进行,促进了血管造影和介入治疗技术的普及和推广,已经广泛应用于临床。

一、DSA 成像基础

(一)DSA 成像方式

DSA 的成像方式分为静脉 DSA 和动脉 DSA。静脉 DSA 分为外周静脉法和中心静脉法;动脉 DSA 分为选择性动脉 DSA 和超选择性动脉 DSA。目前,临床中以选择性和超选择性动脉 DSA 为主。

1. 静脉数字减影血管造影(intravenous digital subtraction angiography,IVDSA) 是经外围静脉(如肘静脉)注射方式显示感兴趣区的动脉影像。因兴趣血管显示能力与血管内对比剂碘浓度成正比,想要获得较好显示效果,就需要兴趣血管内达到较高的碘浓度。

血管内碘浓度与对比剂碘浓度和剂量成正比,但由于静脉注射对比剂时,动脉内的碘浓度大大降低,所以,IVDSA 需要使用高浓度对比剂。而且,对比剂剂量与对比剂廓清曲线峰值高度成正比,因此,IVDSA 检查中,若希望得到较理想的对比剂廓清曲线(时间-浓度曲线),需要注射大剂量对比剂。一次典型的 IVDSA 检查大约需要注射 40g 碘,甚至更多。

IVDSA 需要使用对比剂团注方式(bolus injection)。因为 IVDSA 中注射的对比剂在到达兴趣动脉之前将被各心腔和循环系统稀释。在单位时间内向血管内注入大剂量的高浓度对比剂,可使得血流流经兴趣血管时,其中的对比剂仍保持密实,稀释较少,达到较高的对比度。

据注射位置不同,IVDSA 可分为中心注射和外周注射。中心注射是指把导管顶端送到右心房或上、下腔静脉开口附近。外周注射只需在肘部穿刺后使导管沿正中或贵要静脉上行 10cm 以上。外周注射较中心注射更方便,但对比剂注射速度相应较低,平均通过时间增加,会使中心血量增加,即对比剂进一步被稀释,从而降低了碘信号值。一般外周注射比中心注射碘信号值大约减少 20%。鉴于血管显示需要的最低限度的碘量与血管直径成反比,外周注射的较低碘信号值,对小血管的显示极为不利。

需要注意的是,对于心功能差的受检者,不宜做 IVDSA。由于受检者的心输出量低,会引发中心血量升高,将降低对比剂廓清曲线的峰值,并延长曲线宽度,IVDSA 的大剂量对比剂会加重其心脏负荷。

2. 动脉数字减影血管造影（intraarterial digital subtraction angiography,IADSA）是指经皮穿刺股动脉或肱动脉,放置导管前端,通过设置高压注射器参数和图像采集参数,显示兴趣血管影像。IADSA 可分为选择性动脉 DSA 和超选择性动脉 DSA。该方法是将对比剂直接注入兴趣动脉或接近兴趣动脉处,对比剂稀释程度轻微,使用对比剂浓度低,对比剂团块不需长时间的传输与涂布,并具有灵活的注射参数选择。相比于 IVDSA,IADSA 可使同一部位的碘浓度提高约 3~4 倍,对小血管的显示改善明显。同时影像重叠少,图像质量高,成像时受受检者影响因素小。

IADSA 的优点:①由于可行超选择性插管造影,血管相互重叠少,明显改善了小血管的显示;②稀释的对比剂减少了受检者的不适感,从而减少了移动性伪影;③对比剂用量少,浓度低,对血管的刺激性小,毒副作用小;④操作灵活方便,便于介入治疗;⑤成像质量高,诊断准确性增强。

IVDSA 的缺点:①显影血管相互重叠,对小血管显示不满意;②需要高浓度和大剂量的对比剂;③静脉内注射的对比剂到达兴趣动脉之前要经历较大的稀释,对小血管显示不利;④创伤性稍大,并发症相对较多。

（二）DSA 原理与方法

DSA 建立在图像相减的基础上,是基于顺序图像的数字减影(图 3-31)。减影图像中消除了整个骨骼和软组织结构,使浓度较低的对比剂充盈的血管在减影图中被显示出来,具有较强的对比度(图 3-32)。

1. DSA 系统和功能 DSA 系统的一般结构如图 3-33 所示。

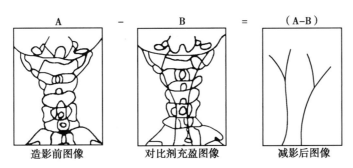

图 3-31　DSA 原理示意图

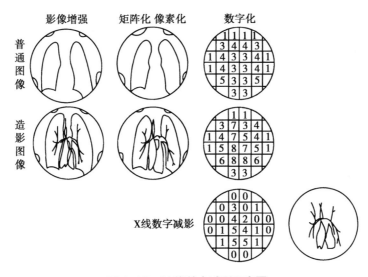

图 3-32　X 线数字减影示意图

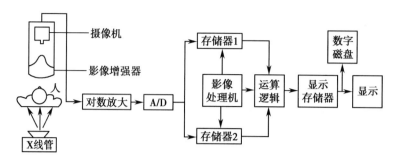

图 3-33　DSA 系统结构示意图

（1）影像增强-摄像机:其功能是把透过人体的 X 线经影像增强管变为可见荧光,使亮度增强 5 000~10 000 倍,再通过视频摄像机将其变为电信号供数字化处理用。摄像机的入射亮度(B)与变换电流(I)间关系为:

$$I = B^{\gamma} \tag{3-3}$$

式中,γ 为亮度响应系数。标准光导摄像管由 SbS_3 构成,其 $\gamma = 0.7$。而 PbO 的 $\gamma = 1$,即 $I = B$,表示亮度变化与由此引起的电流变化成比例,或者说 PbO 光导摄像管是线性的。

（2）对数放大-模数变换:其作用是把电视摄像机的输出信号转换为数字图像矩阵。其中采用对数放大器的目的是形成线性灰阶。即用对数放大特性来压缩影像中亮的部分的对比$\left(\Delta \rightarrow \dfrac{\Delta}{3}\right)$,扩展影像中暗的部分的对比($\Delta \rightarrow 2\Delta$)。

DSA 系统以线性和均匀性的形式描述对比信号。"线性"是指随受检者体内碘浓度的变化,DSA 信号也成比例地改变,碘浓度的信号可引起 DSA 图像中差值信号的倍增。"均匀"是指含对比剂的血管的显影程序是同样的,不受体内非碘结构重叠的影响。在线性放大中,未减影图像中的像素值与电视摄像管读出的信号成正比。

在对数放大中,视频摄像管读出的信号,需要通过一个电子线路进行信号放大,放大后的信号输出值与输入值的对数成正比。使用线性放大,身体较厚的部位,DSA 信号弱。而使用对数放大,提供了被检体厚度方面差异的补偿,获取的对比信号均匀。

（3）存储器:没有注入对比剂的数字图像以矩阵形式存于存储器 1 内作为蒙片,注入对比剂后的数字图像矩阵存于存储器 2 中。经运算逻辑电路使两图像对应部分进行数字相减,得出减影图像,存于显示存储器中。

（4）图像处理机:用于实时处理图像系列和摄像曝光控制。

2. DSA 物理基础　DSA 中用于数字化相减的信号取自视频摄像机的输出端,由透过人体后的 X 线强度决定。X 线强度信号服从指数衰减规律。

单能窄束 X 线通过两均匀介质时,射出 X 线强度 I_T 和入射 X 线强度 I_0 之间服从指数衰减规律(图 3-34)。

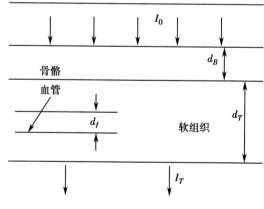

图 3-34　X 线吸收规律示意图

即

$$I_{T1} = I_0 e^{-(\mu_B d_B + \mu_T d_T)}$$

或

$$\ln I_{T1} = \ln I_0 - (\mu_B d_B + \mu_T d_T) \tag{3-4}$$

式中,μ_B、μ_T 分别为骨和软组织的线性吸收系数,d_B、d_T 分别是骨和软组织的厚度,这时把血

管看作为软组织。当血管内注入碘对比剂后:

则
$$I_{T2} = I_0 e^{-[\mu_B d_B + \mu_T(d_T - d_I) + \mu_I d_I]}$$

或
$$\ln I_{T2} = \ln I_0 - [\mu_B d_B + \mu_T(d_T - d_I) + \mu_I d_I] \tag{3-5}$$

式中,μ_I、d_I 分别是碘对比剂的线性吸收系数和厚度。注入对比剂前与后的透过 X 线强度差为:

$$\Delta I = \ln I_{T1} - \ln I_{T2} = (\mu_T - \mu_I)d_I \tag{3-6}$$

即减影后的信号只与对比剂(血管)的厚度成正比,与骨和软组织的结构无关。也就是说,减影后的图像中消除了软组织和骨等对图像的影响,突出显示了的血管影像。

3. DSA 基本方法 可分为时间减影、能量减影和混合减影三种基本方法。

(1)时间减影:在对比剂进入兴趣血管区之前,采集一帧图像贮于存储器内作为蒙片(mask)(也称掩模)。然后与时间顺序出现的含有对比剂的血管图像(充盈像)逐一进行相减,将相同的、固定的图像部分(例如软组织和骨骼)消除,突出显示对比剂通过血管引起的密度变化。由于用作减影的两帧图像是在不同显影时期获得,故称时间减影(图 3-35)。血管内对比剂的浓度随时间动态变化,如图 3-35a 所示,浓度值从 2 秒开始逐渐升高,到第 6 秒时达到最大,随后逐渐降低。此变化过程中,以特定的帧频提取蒙片和充盈像(图 3-35b)。之后,各帧充盈像与蒙片配对获取对应减影图像,蒙片是在第 2 秒之前摄取,减影图像的对比度随时间逐渐增强,在第 6 秒对比剂浓度最高时达到最佳(图 3-35c)。

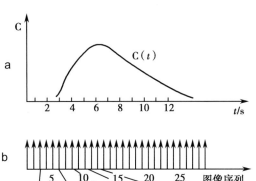

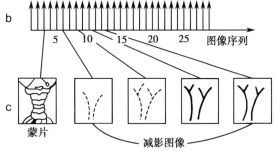

图 3-35 时间减影示意图

根据减影中使用的蒙片和充盈像的帧数及时间不同,可分为以下几种方式。

1)序列方式:该方式采用间歇 X 线脉冲序列进行曝光采集。事先设定对比剂注射时间、脉冲序列总长度和采集速率。脉冲序列井始后,按计划自动采集对比剂注射前的蒙片和随后的对比剂充盈过程的动态像,得到一系列连续等间隔的减影图像。由于脉冲方式 X 线剂量较高,输出图像 SNR 高,图像质量好,得到普遍应用。主要适用于脑血管、颈动脉、腹部、四肢等活动性较小的部位。

2)电影方式:以 25~50 帧/秒连续采集图像,这一采集速率达到了电影摄影的速度,能获得类似于电影的连续减影图像,可以动态观察血管减影全过程,故称为电影方式。此方式得到的图像清晰度高,可显示快速运动的器官,从而使活动脏器检查进入实用阶段,主要用于心脏、冠脉、大血管等活动脏器的检查。

3)路径图方式:在选择性、超选择性血管造影插管过程中,需要显示导管前方的血管分布,以便迅速准确地将导管插入检查部位。常采用少量注射对比剂、峰值保持、路径显示、透视叠加的方式。少量注射对比剂,连续采集整个充盈过程,对各帧图像导管前方血管充盈过程每点的密度进行比较,保存每点的最大数值,即得到导管前方完整、清晰的血管分布图。此时再进行透视,将实时活动像与静止血管图叠加显示,可将导管进入所选分支。叠加显示时可根据医生需求选择血管图和透视像的显示比例。此过程要求受检者体位和投射方向在整个过程中保持不变。

（2）能量减影：能量减影也称 K-缘减影（K-edge subtraction）、双能减影。在不同能量的 X 线照射下，在极短时间内，对同一部位，获得两种不同能量的影像信号减影的方式。该方式利用的是碘与周围组织结构对 X 线衰减系数具有明显差异的特性。对引入碘对比剂的目标血管，分别用低于和高于碘的 K 边缘能量（33keV）的 X 线能量（如管电压分别为 70kV 和 130kV）曝光和采集图像（图 3-36）。低能量时周围组织与含碘血管信息的 X 线差异不大，但在高能量时，二者差异增大，含碘血管衰减最大，骨骼次之，肌肉软组织较小，气体几乎不衰减。将两种能量影像进行数字减影，可以突出地显示减影图像中碘的对比度，消除其他无关组织结构对图像的影响。

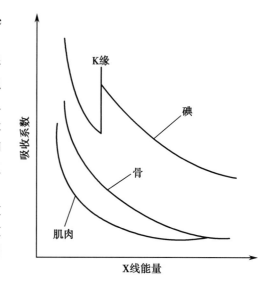

图 3-36　K-缘效应

当分别用低能和高能的 X 线照射图 3-34 所示的两均匀介质时，透射 X 线的强度 I_T 与入射 X 线的强度 I_0 之间的关系为：

$$\ln I_{TL} = \ln I_{0L} - (\mu_{BL} d_B + \mu_{TL} d_T) \tag{3-7a}$$

或
$$\ln I_{TL} = -(\mu_{BL} d_B + \mu_{TL} d_T) + C_L \tag{3-7b}$$

$$\ln I_{TH} = \ln I_{0H} - (\mu_{BH} d_B + \mu_{TH} d_T) \tag{3-8a}$$

或
$$\ln I_{TH} = -(\mu_{BH} d_B + \mu_{TH} d_T) + C_L \tag{3-8b}$$

式中，μ_B、μ_T 分别为骨和软组织的吸收系数，d_B、d_T 分别为骨和软组织的厚度（假定软组织中无血管），下标 L、H 分别表示低能和高能状态。将 $\ln I_{TL}$ 和 $\ln I_{TH}$ 分别加权 K_L 和 K_H 后相减，可以得到：

$$S = \ln I_{TH} - \ln I_{TL}$$
$$= (K_L \mu_{BL} - K_H \mu_{BH}) d_B + (K_L \mu_{TL} - K_H \mu_{TH}) d_T + K_H C_H - K_L C_L \tag{3-9}$$

令 $K_H / K_L = \mu_{BL} / \mu_{BH}$，使得该式中 d_B 项的系数为零：

则有
$$S_T = (K_L \mu_{TL} - K_H \mu_{TH}) d_T + K_H C_H - K_L C_L \tag{3-10}$$

可以得到软组织影像信号。

令 $K_H / K_L = \mu_{TL} / \mu_{TH}$，使得该式中 d_T 项的系数为零：

则有
$$S_B = (K_L \mu_{BL} - K_H \mu_{BH}) d_B + K_H C_H - K_L C_L \tag{3-11}$$

即可以得到骨影像信号。

因此，使用这种方法，在一幅减影中，只能消除一种组织的影像，不能将软组织和骨骼同时消去。由于处理的两幅图像采集时间间隔极短（如 200ms），可抑制慢运动（如吞咽、胃肠蠕动、人体轻微晃动）所造成的图像模糊，故多用于胸部检查。由于要求 X 线管的管电压能在两种能量之间高速切换，所以只能在专用 X 线机上进行。

（3）混合减影：是基于时间和能量两种物理变量，将能量减影和时间减影相结合。混合减影可以避免在单纯能量减影中遇到的问题。在对比剂到达前和后都采集高低两种能量影像。先进行能量减影，消除软组织像。再用时间减影法处理能量减影，消除骨骼等背景。由于软组织像是通过能量减影法消除，软组织的运动将不会对图像质量产生影响。该方法综合了时间减影和能量减影方法的优点，但 X 线剂量较高。

DSA 有如下优点：①图像叠加精确、对比度大，可显示充盈的细小血管；②实时处理，即图像的数字化、处理和储存都不需要较长时间；③在屏幕上直接显示减影图像，便于通过几何和密度的评价进行图像分析;④数字储存可对图像伪差进行快速校正,如采用新的蒙片来改变对比度和消除伪差等。

DSA 的主要不足有:①当不进行选择性注射时,图像中会出现血管重叠;②由于受检查者的移动、吞咽、肠蠕动和动脉搏动等运动,使蒙片和充盈像发生位移,以致不能充分消除与血管重叠的结构,而产生图像伪影。

(三) DSA 工作方式

由于相减的两幅图像(蒙片和充盈像)获取方法不同,DSA 系统的工作方式也不相同。一般分连续工作方式和断续工作方式。

1. 连续工作方式 该方式中摄像机连续地摄制一系列图像供处理,工作过程如图 3-37 所示。所用 X 线可以是连续的,也可以是脉冲的。一般使用固定蒙片,它是由许多图像数字化后相加而成。摄制蒙片后,每张图像都与蒙片相减,产生一个连续的减影图像系列(图 3-37)。

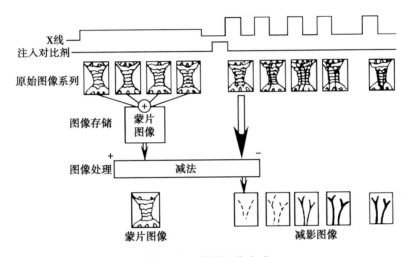

图 3-37 连续工作方式

连续工作方式中也采用运动蒙片。运动蒙片可在注入对比剂前连续采集,也可以在注入对比剂后,当对比剂稀释曲线接近于零时采集。运动蒙片的优点是突出图像系列中某些感兴趣的变化,对受检部位运动造成的图像伪影不敏感。

连续工作方式的优点是图像频率高,达到每秒 25 或 50 帧,可以显示快速运动的物体。但由于图像数目大,每帧图像的照射剂量低,降低了对比度分辨力。但可通过递归滤波的方法进行改善,提高对比度分辨力,降低时间分辨力。

2. 断续工作方式 该方式的摄像机断续摄取图像,图像频率为几帧/秒,X 线以脉冲方式工作,脉冲持续时间在几毫秒到 300 毫秒之间。在对比剂到达 ROI 之前,摄制蒙片,存储于存储器 1 中;到了充盈期,采集图像,存放在存储器 2 中。为了减少噪声,提高 SNR,将数帧图像相加获得复合的蒙片与充盈像,再两两相减得到对比度增强的减影图像(图 3-38)(称为积分蒙片减影)。

由于断续工作方式图像频率低,对多帧图像进行积分,能获得对比度和分辨力较高的图像,该方法适于显示缓慢运动的血管(如脑部血管)。

断续工作方式除固定频率方式外,还有断续心电触发方式,即照射用脉冲由心电触发。X 线脉冲与心脏节律相匹配,以保证系列中所有图像与心律同相位,并可在血管运动最小时刻控制曝光时间点。由于心电触发工作方式避免了血管搏动产生的边缘模糊,在图像频率很低时可以获得剂量高的单个图像,即高对比度和空间分辨力的图像,因此,主要用来显示主动脉弓、肺和肾的血管。

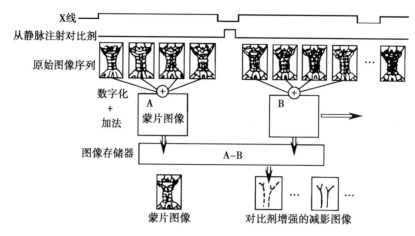

图 3-38　断续工作方式

二、DSA 图像处理

DSA 系统有很多提高图像质量的后处理程序,如重新选择蒙片校正运动伪影、图像位移、像素移位及对比度和灰阶校正等。

(一) 再蒙片

再蒙片(remasking)是 DSA 中最重要的影像配准方法,可补偿受检者一些轻微的移动,在对比剂流经待检查血管的同时,产生曝光一个脉冲序列。假定第一次曝光是指定的蒙片影像 M_1,随后是显影影像曝光 L_1、L_2。若在摄影期间,受检者的移动发生影像 L_1 和 L_2 曝光之间,减影影像将会由于移动伪影而变得模糊。此时,可选择移动发生后而对比剂到达前的影像(如 L_2)作为蒙片,以保证配准良好,获得最佳的 DSA 影像(图3-39)。由于没有采用初始蒙片,所以称为再蒙片。

再蒙片时,操作者需要观察初始影像,通过反复比对决定由哪两个影像能形成最好的减影结果。

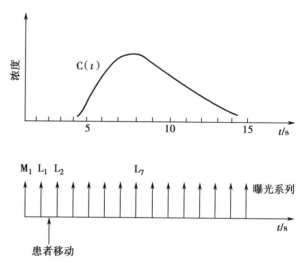

图 3-39　再蒙片原理

减影像和未减影的影像均可用作再蒙片。对比剂到达和移动伪影更容易在减影的影像中检测到,所以,减影的影像比未减影者更可取(图3-40)。初始选定蒙片后,在 H 时刻受检者有微小移动,导致减影像产生伪影(图中用两条横线表示)。从影像系列的终端选择一个减影像作为再蒙片,再和原始图像系列相减,则得到图中最下一行所示的用新蒙片进行处理的减影像。使用减影像作为新蒙片,蒙片的更换在存储系统中完成。

(二) 图像位移

图像位移是 DSA 中另一种消除移动伪影的技术,工作原理如图3-41。图3-41a 显示两个影像的重叠,第一个影像仅含有一个骨结构(虚线表示),第二个影像除骨结构外还含有充盈碘对比剂的动脉血管(实线表示)。假定在两个影像获取之间骨结构发生移动,那么两个影像的减影就会产生骨的配准不良伪影。图3-41b 表示两影像之一向左移动了一小段距离,如虚线所示。影像移动后,两个影像中的骨信号互相对准,在减影后的两影像中,骨信号被消除,仅剩下动脉影

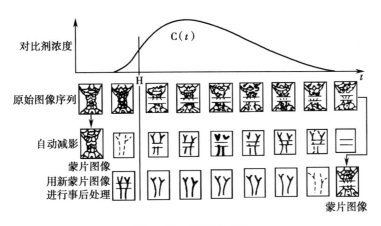

图 3-40　再蒙片减影

像。但若受检者的运动是三维的,且仅在局部发生,用上述方法进行校正,较难获得完全没有伪影的图像。

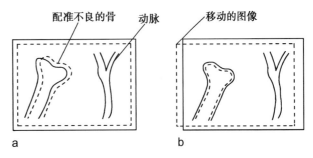

图 3-41　图像位移

(三) 空间滤过

空间滤过是指在一帧图像上有选择性地增强或减弱特殊空间频率成分,通过边缘增强或平滑的方法来处理图像,目的是从空间提取更小的细节。可分为低通滤波、高通滤波和带通(中通)滤波三种方式。低通滤波,即平滑图像,用于减少数字图像伪影,建立一幅平滑的图像。高通滤波,即边缘增强,能使血管图像的边缘亮度增加变锐;带通滤波用于消除图像噪声,可减少图像边缘模糊,消除人工伪影。

(四) 时间滤过

时间滤过是指按照时间过程,将对比剂充盈前后两帧图像进行相减,把有时间依赖性特征的血管影像从整个解剖结构的影像中滤过出来。由于减影所用的整个影像序列是在对比剂通过 ROI 的血管期间摄取,每一帧的显影程度随时间变化,所以显影影像具有时间依赖性。如果受检者不动,该减影法可有效地把待显影血管与背景结构分离。最简单的时间滤过就是蒙片方式减影,利用两帧图像相减而成。此外,还有积分再蒙片、匹配滤过和递归滤过等方式。它们和蒙片方式的主要不同是减影使用的影像不只是两帧,而是两帧以上的影像,目的是降低噪声,获得高质量减影影像。

时间滤过中常用的处理方法是先对每一帧影像 L_i 进行加权处理,设加权系数为 K_i,之后将加权后的各影像相加,则形成一帧滤过影像 L。

即
$$L = \sum_{i=1}^{N} K_i L_i \quad (L=1,2,\cdots,N) \tag{3-12}$$

从血管减影的目的来看,我们希望时间滤过中:
$$\sum_{i=1}^{N} K_i = 0 \tag{3-13}$$

满足此条件后,减影后影像中的固定背景互相减掉。

(五) 窗口技术

与 CR、CT 及 DR 相同,DSA 系统中图像显示可通过窗口技术调节,即通过调整窗宽、窗位改善影像的对比度和亮度。DSA 窗口技术的选择原则是:在观察血管的不同分支时,根据对比剂的浓度及靶血管的粗细调整窗宽、窗位。采取与观察靶血管最佳密度值为窗位,再根据对比度的要求,选择适度的窗宽。

(六)界标

界标技术主要是为 DSA 的减影图像提供一个解剖学标志,对病变区域血管进行准确地解剖定位,为疾病诊断或外科手术作参考。如果需要体内标志,可用一个增强 DSA 减影像与原始未减影像重合,得到同时显示减影血管与背景结构的图像,即为界标影像。

(七)感兴趣区处理

对病变部位的处理方法有:①对病变区进行勾边增强,建立图像的轮廓,突出病灶,便于诊断和测量。②对病变区进行系列放大,灰度校准及转换,附加文字说明。③对病变区进行数字运算,图像换算,以观察图像的细致程度。④对病变区的计算统计:包括图像密度统计,计算两个感兴趣区的密度比率;建立病变区直方图,计算直方图密度统计曲线。⑤建立时间密度曲线:在绘制总的密度曲线时,病变区作为时间的函数,X 轴是采集时间,Y 轴是所选病变区内的总密度。⑥病变区曲线的处理。⑦确定心脏功能参量,测定心室容积和射血分数,室壁运动的位相和振幅。⑧研究对比剂流过血管的情况,确定血管内的相对流量,灌注时间和血管限流,同时可以测出血管狭窄程度、大小、相对百分比,以及狭窄区的密度改变和百分比等。

(八)图像的合成或积分

在 DSA 检查的序列曝光中,可采集十几帧至几十帧的影像,若仅用其中一对或几对进行减影,会损失大量有用信息。将一系列图像累加进行积分,形成新的像素值。积分图像越多,图像噪声越低,可有效平均噪声,使图像平滑,改善图像质量。

三、影响 DSA 图像质量的因素

DSA 检查中,图像质量是准确诊断疾病的保证。成像链的各环节及设备性能都会影响图像质量。

(一)噪声

从统计学角度看,检测到的 X 线平均光量子 N 和噪声 σ 的关系是 $\sigma=N^{1/2}$。入射剂量越大,噪声越小。X 线散射是产生噪声的重要来源,散射体厚度是影响噪声大小的重要因素。对于 DSA 的噪声,散射体厚的器官比散射体薄的噪声大。DSA 图像噪声主要包括以下方面。

1. X 线量子噪声 利用平均光子数方法可以消除噪声。X 线量子噪声的抑制效果与积分帧数的平方根成正比。

2. 影像增强器的量子噪声 增强器既检测成像的有用信息,又检测干扰有用信息的因子,同时自身也会产生少量噪声。用增强器的 X 线投射比屏-片体系的量子噪声更为明显。

3. 电子噪声 视频图像中经常含有来自各种电子源的噪声,这种噪声具有随机性。

(二)运动伪影

在 DSA 检查中,运动伪影的形成如图 3-42 所示。图 3-42a 表示人体内任意截面中的一块骨骼,图 3-42b 用实线代表骨骼产生的蒙片信号(软组织的信号未示出)。如果在获得蒙片和充盈对比剂影像的时间间隔内,骨骼沿 X 轴方向移动一小段距离,就导致图 3-42b 中虚线所示的信号。由于骨骼信号没配准,减影后产生运动伪影曲线信号(图 3-42c)。如果移动足够大,形成的 DSA 伪影信号可能超过对比剂充盈血管的信号,如果伪影重叠在血管信号上时,将会造成诊断困难。

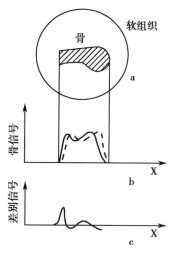

图 3-42　运动伪影

运动伪影产生的原因大多是受检者运动所致,如吞咽动作、肠蠕动。

(三) 分辨力

1. 密度分辨力　DSA 图像最大的特点是密度分辨力高,它具有检测含碘量明显低于常规血管造影血管的能力。

2. 空间分辨力　DSA 的空间分辨力较低,一般在 1~3LP/mm。对比度影响空间分辨力的大小。对比度低于 1% 时,空间分辨力为 2LP/mm 以上,在高对比度时可达 4LP/mm(特殊小照片尺寸时)。由于 DSA 系统中的探测器动态范围为 1∶1 000,可以实现高对比度下的减影,提高空间分辨力。

3. 时间分辨力　DSA 的时间分辨力反映单位时间可采集影像的帧数,表征系统对运动部位血管的瞬间成像能力。

(四) 图像模糊度

1. 体位和放大性模糊　模糊度通常是由接收器输入面或 X 线照射物体位置确定。在被摄物体平面内测量 0.3mm 模糊度和 1.2 放大率时,图像上就有 0.36mm 的模糊度。

2. 焦点模糊　焦点是一个面光源,将产生几何模糊。

3. 运动模糊　如果曝光期间成像的物体移动,会出现图像运动模糊,运动模糊可通过减少曝光时间。

4. 接收器模糊　这种模糊一般发生在影像增强器输入端的磷光涂层上。物体内某点的 X 线光子被磷光涂层吸收而转变为可见光,沿 X 线进程产生的光发散到磷光涂层周围部分产生模糊。

一个图像总模糊度是焦点模糊、运动模糊、接收器模糊的复合。

(五) 对比剂浓度

DSA 减影分离出的是蒙片与充盈像对比剂的差值信号,该信号随血管内碘浓度和血管直径的增加而增加;而动脉显影所需的最低碘浓度与血管直径近似成反比。例如,对比剂浓度在 8mm 直径的血管中一般为 2~6mg/ml;在 2mm 直径的血管中为 10~20mg/ml,而在 1mm 直径的血管中为 20~37mg/ml。

静脉 DSA 存在的主要问题是通过静脉路径到达动脉的对比剂浓度有限。例如,颈部和四肢动脉中的对比剂浓度最多能达到 10~15mg/ml。因而,即使在最合适的曝光条件下且没有运动伪影时,通过静脉注射所能达到动脉的对比剂浓度,仍难以显示直径小于 2mm 的动脉。而且,静脉 DSA 对颅内血管的显示同样受到限制。因为末梢动脉也难以达到必要的对比剂浓度,而且血管相互重叠引起的干扰也会具有一定的限制作用。例如,当能较好地判断颅底动脉干和较大的静脉以及窦房结系统时,对比剂浓度对于第二级、第三级的动脉分支和静脉末梢的显示是不足的。所以,想要显示直径低于 2mm 的细小血管影像时,必须进行动脉 DSA。

除上述因素外,受检者的器官状态和精神状态也会影响 DSA 图像质量。比如,在循环系统中,心搏频率对 DSA 图像质量影响较大,心动过缓比心动过速影响更严重,这就要求受检者的良好配合。

(高智贤)

第五节　特殊数字 X 线成像原理

特殊数字 X 线成像技术是指除 X 线透视、X 线摄影、造影检查、CT、DSA 以外的其他特殊数字 X 线成像技术,主要数字体层 X 线摄影、数字全景拼接 X 线摄影、X 线双能减影成像、数字乳腺 X 线摄影、数字口腔全景曲面体层摄影、口腔锥形束 CT 等技术。

一、数字体层 X 线摄影基础

随着动态平板探测器的应用和计算机成像技术的不断发展,数字体层 X 线摄影(digital tomosynthesis,DTS)的出现使得传统 X 线断层摄影实现了质的飞跃。DTS 也称数字体层融合成像技术、三维体层容积成像技术。

(一)成像原理

DTS 是以传统 X 线体层摄影的几何学原理为基础,应用动态平板探测器及计算机图像处理技术的一种新型体层成像方法。它是通过一次扫描、多次曝光,获得多幅不同角度、连续、独立的数字图像,计算机对采集的图像应用位移叠加算法,将序列图像分别进行适当的位移后再叠加融合,重建出检查区域内不同层面的图像。由于每幅图像的厚度可以调整,只需选择不同的起始和终末层高度,调整层厚、重叠百分比及层间距,就能最终重建出目标层面的图像。

DTS 的基本原理是在 X 线穿行轨迹中产生任意数量的目的层,在移动的位置上,X 线管多角度连续照射,X 线管与探测器做平行于受检者的同步反向运动,快速采集一系列的投影图像(图 3-43),使用像素偏移-叠加或滤波反投影算法完成图像重建,可重建任何设定高度的断层图像。假设黑白两个肿块在 Z 轴方向上完全重叠,在单角度照射获得的图像中,两种组织重叠,可能会造成漏诊或误诊。当经过多角度照射以后,两个肿块的位置信息得以分别呈现,这与传统 X 线体层摄影的原理相类似。

要分离不同深度的物体就必须进行大角度照射,即角度变化范围会直接影响到系统的深度分辨力。从图 3-44 可知,假设上下两个肿块距离较近,或者上方肿块体积远大于下方肿块时,扫描角度过小,则两者无法从图像中区分,只有当扫描角度足够大时才能避免重叠或被完全覆盖。

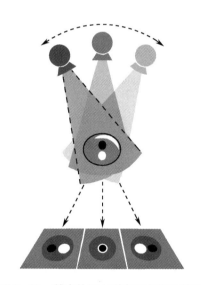

图 3-43 数字体层 X 线摄影原理示意图

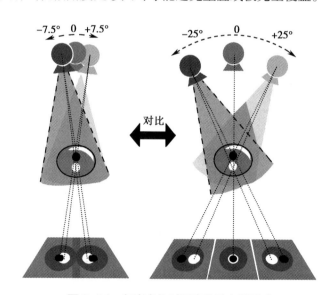

图 3-44 角度变化对深度分辨力的影响

从 X 线管运动的几何轨迹上看,DTS 与传统 X 线体层摄影类似。但实质上,DTS 并不只是对图像进行了数字化,而是采用了全新的图像重建算法。表 3-3 列举了 DTS 与传统 X 线体层摄影的主要区别。

(二)图像重建算法

根据图像重建算法的不同,可分为位移叠加(shift and add,SAA)算法、迭代算法(iterative algorithm,IA)和滤波反投影(filtered back projection,FBP)算法等。后两种算法是由 CT 图像重建算法发展而来,其原理类似于 CT 图像重建,也称为有限角度投影的断层成像。

1. 位移叠加算法 此重建方法直观、简便,计算量较小。把物体不同角度的投影图像根据

表 3-3　DTS 与传统 X 线体层摄影的主要区别

	DTS	传统 X 线体层摄影
采集方式	X 线管与平板探测器做相对反向运动	X 线管与暗盒做相对反向运动
图像特性	间接获得(图像重建)	直接获得(胶片曝光)
图像数量	多层面图像	单一层面图像(焦点层面)
可重复性	可重复	不可重复

兴趣层面的位置运用计算机图像处理手段进行适当移位配准,然后叠加产生指定层面的清晰图像。仅用一组投影数据就可以回顾性重建出任意深度层面的图像。

在互相平行的平面上,X 线管与探测器围绕一个支点在有限角度内以某种轨迹,如直线做同步相反运动,并进行有限次数曝光。探测器记录存储多个不同角度下的投影信息。位于两者之间人体内部结构的放大率仅取决于其距探测器的高度,而与探测器或 X 线管的瞬时运动位置无关。对于支点以外某层面的结构,根据其距探测器的不同高度,在 X 线管运动的不同位置,其投影与探测器有不同程度的相对偏移,计算出偏移量,利用计算机数字图像处理技术使所有投影数据归位对正(使指定层面的结构影像配准)并叠加,该层面的影像特征就被增强而其他层面的特征因错位叠加而模糊,于是得到该层面的清晰图像。运动过程中支点层面内结构投影的移动与探测器的移动同步,没有相对位移可以直接叠加,这相当于传统 X 线体层摄影的过程。

由图 3-45 可知,在不同的投影角度,支点外某层面内的三角形结构投影在探测器的不同位置,而支点层面内的圆形结构的投影与探测器的相对位置没有变化(图 3-45a)。若将三幅投影直接叠加(无位移),三角形结构因投影分散而不能清晰成像;圆形结构因不同角度的投影完全重叠而成较清晰图像(图 3-45b);如果将三幅投影图像进行适当位移后再叠加则可得到三角形结构的较清晰图像(图 3-45c)。从数学计算过程看,位移叠加法只有在 X 线源的运动轨迹与探测器平行时才有效,其重建过程的实质就是反投影重建法的一种特例。

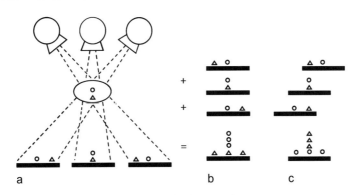

图 3-45　位移叠加法重建原理

利用位移叠加算法重构的图像质量与传统 X 线体层摄影区别不大,层外组织由于位移效应变得模糊并对需要观察的层面产生干扰,其程度依赖于各层面的投影几何关系。要排除干扰并使得某层面结构显示清晰,就必须改进算法或采用其他重建方法。这也是数字化体层成像技术算法研究的重点。目前比较成熟的方法是先对投射像进行滤波处理,再重构断层图像,即滤波反投影算法。

2. 迭代算法(iterative algorithm,IA)　又称为直接重建法,是最早提出的一种三维重建算法。世界上第一台 CT 采用的算法就是该算法中的一种,即代数迭代法(ART)。迭代算法的原理为:将图像区域按照像素划分为 N×N 块,先假设一个初始图像,即对所有像素都赋予初始的数值。根据该数值计算第一条射线投影结果,根据该结果与测量真实投影数据的差值对 N×N

个像素初值进行修正,然后再以此计算第二条射线投影结果,继续修正,直到所有射线都修正完成,即完成了一次迭代过程。如果没有达到预期效果,则再次从第一条射线开始对各像素进行再次修正,重复以上过程,完成第二轮迭代。如此循环,直到各像素值都达到预期效果为止。用于数字体层 X 线摄影的迭代算法有:最大似然估计法(MLEM)、同步代数迭代法(SART)等。

迭代算法的优点在于原理简单、算法灵活,所需的投影数据较少,辐射剂量也相对较小。由于迭代计算量大,对计算机要求高。

3. 滤波反投影算法(filtered back projection,FBP) 源于反投影(back projection,BP)算法,也是 CT 成像中常用的重建算法。该算法的原理为:断层平面中某一点的密度值可看作这一平面内所有经过该点的射线投影之和的平均值。因此,该点密度可以利用穿过其所有射线的投影值反过来估算,成像环节被看作一个以原图像为输入、重建后图像为输出的成像系统(图 3-46)。

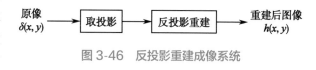

图 3-46　反投影重建成像系统

投影定理(中心切片定理)是图像重建算法的基础。某一图像 $f(x,y)$ 在视角 φ 时的投影 $P_{\varphi}(x_r)$ 的一维傅里叶变换是 $f(x,y)$ 的二维傅里叶变换的一个切片,切片与 ω_1 轴相交成 φ 角,且通过坐标原点(图 3-47)。

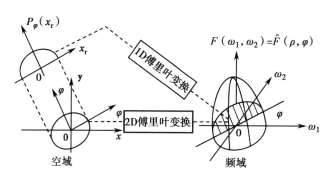

图 3-47　投影定理示意图

根据投影定理,投影图像重建的流程为:采集图同视角下的投影(理论上应为 180° 的连续采样),求出各投影的一维傅里叶变换,即图像二维傅里叶变换的各切片,汇集成图像的二维傅里叶变换,利用傅里叶反变换重建图像。

对于 DTS,反投影算法的缺点类似于位移叠加算法,即无法排除断层面外组织的干扰。要除去干扰,可以在反投影重建前先对投影数据进行修正,校正点扩散函数,即与特定的滤波函数进行卷积,再把修正后的投影数据进行反投影运算而求出原始图像,这就是滤波反投影重建算法(图 3-48)。

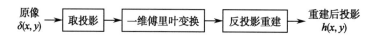

图 3-48　滤波反投影重建系统

(三)特点

数字体层 X 线摄影一次扫描采集的容积数据可以进行任意多层面的体层图像重建,检查时间短,不受受检者体位的限制,操作步骤简单;透视下定位,一次曝光,分层成像,可以直接获得冠状面和矢状面断层的图像。数字体层 X 线摄影的辐射剂量比普通 DR 要大,但比 CT 相对较小;图像的空间分辨力较高、密度分辨力较低。

（四）临床应用

数字体层摄影技术在骨骼系统影像诊断方面有其独特的优势和特点，在其他方面如肺部病变、肾结石等的诊断有独特的优势，尤其适合复杂部位、较深部位和小关节的检查。可作为普通DR的补充和延伸，可以降低骨关节创伤的漏诊率和误诊率。

二、数字全景拼接X线摄影基础

一般X线摄影使用的探测器最大成像长度为43cm（17英寸），当影像诊断或临床治疗中需要显示出更大的成像长度时，就需要使用多次摄影和图像拼接技术。

（一）成像原理

数字全景拼接技术是通过一次性采集多幅不同位置的X线图像，然后进行全景拼接，合成为大幅面的X线图像。该技术一次检查能完成大幅面、无重叠、无拼缝、最小几何变形、密度均匀的数字X线摄影图像。

数字全景拼接技术分大面积照射野和狭缝照射野分段摄影两种方式。狭缝X线垂直射入探测器，投影失真率小，图像拼接后更加真实。如拼接摄影成像时标准距离150cm，X线管和探测器平行运动，速度分慢速和快速，照射野狭缝上下高度分别是40mm和60mm，左右宽度任意可调，两次曝光照射野上下有10mm重合。

数字全景拼接技术的图像采集过程一般分为两种：一种是图像采集曝光时，X线管组件固定于一个位置，探测器和X线管沿受检者身体长轴移动2~5次，X线管组件做连续2~5次的曝光。将2~5次曝光所采集到的多组数据进行重建，做"自动无缝拼接"，形成一幅整体图像。该方法为减小X线锥形束产生的图像畸变，X线管组件在多次曝光时，分别设定了不同的倾斜角，即X线管组件与探测器采用非平行摄影技术，可以在图像拼合过程中有效地消除视差造成的图像失真和匹配错位现象。另一种图像拼接技术是采用X线管组件垂直于探测器，探测器跟随着X线管组件实现同步移动，分次窄束脉冲曝光采集后自动拼接图像。该方法的特点是中心线与探测器在曝光时始终保持垂直，并使用长条形窄视野，减小了斜射线的投影。

（二）临床应用

数字全景拼接技术在骨科、矫形外科等需要对人体的大范围结构做整体显示时，可以精确测量全脊柱、全肢体的解剖结构改变，特别是对脊柱侧弯及前、后凸术前诊断，术后检查，治疗效果分析等方面具有重要的作用，可为术前测量、定位提供更精确、更直观的影像。

三、X线双能减影成像基础

双能减影成像是以不同的X线管输出能量对受检部位进行两次间隔时间很短的独立曝光，获得两幅图像或数据，然后进行图像减影或数据分离，分别生成软组织密度影像、骨密度影像和普通DR图像。这种两次曝光法能解决一次曝光法能量分离不够理想，减影图像信噪比低的缺点。使能量分离充分，图像信噪比较高。如在胸部X线摄影中，肋骨、肺组织、纵隔、脊柱等相互重叠，常规图像中软组织影和骨骼影相互干扰。由于单能X线成像技术的局限性，人们提出双能X线成像的方法，简称双能成像（dual-energy imaging）。

（一）成像原理

双能成像是利用骨与软组织对X线光子能量的衰减方式不同，以及不同原子序数物质的光电吸收效应的差别，反映不同能量X线的衰减强度变化。经过对不同强度的光电吸收效应和康普顿效应衰减后的X线信号进行分离采集处理，从而选择性消除骨或软组织成分，得出能够体现组织化学成分的组织特性图像，即单纯的软组织像或骨像，降低高密度骨组织和低密度的软组织在图像上的相互干扰，提高对疾病的临床诊断能力。

用低、高管电压分别作低能量和高能量两次曝光，在间隔很短的时间内使人体不同密度的组织结构在不同能量曝光中形成不同的影像,通过软件将人体内的物质分为软组织和骨组织,然后进行减影处理。双能量摄影只需一次曝光,DR 系统则以不同的 X 线管输出高低能量对所摄部位进行两次独立曝光,得到两幅图像数据;进行图像减影或数据分离,选择性去除骨骼或软组织的衰减信息,得到软组织和骨骼像,同时保留标准图像。

1. 低能双能 X 线成像原理 对于单一物质,低能双能量透视结果的对数比值等于该物质在两个能量下衰减系数的比值。两个能量下衰减系数的比值随物质原子序数 Z 变化,可以根据该比值来实现物质识别。

2. 高能双能 X 线成像原理 低能双能量 X 线摄影不适用于高 Z 物质的检测或体积较大物体的检测,因为穿透这些物质需要更高能量达到 MeV 的 X 线。高能双能量与低能双能量的物质识别原理类似,但其物质识别的实现方法和识别能力有所区别。高能双能 X 线为 MeV 级,超出了医用诊断 X 线的范围。

(二)临床应用

双能减影可以去除骨骼等高密度背景组织的"结构噪声",图像的密度分辨力和空间分辨力大幅提高,使肺野清晰显示,肺结节特别是直径小于 10mm 或肋骨、锁骨和肩胛骨重叠处的结节的检出率大为提高。

双能成像对于肿瘤、骨折等病变的准确检出,可以发现很多常规 X 线摄影难以发现的微小病变,真正实现疾病的早发现、早治疗。如宫颈癌受检者常规胸片显示无异常,通过双能减影,去除高密度的骨影干扰,发现左肺尖结节灶(图 3-49)。

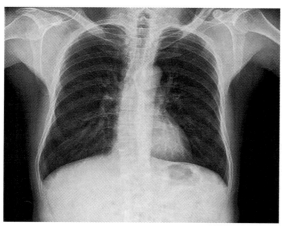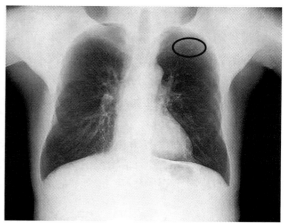

图 3-49 宫颈癌受检者肺部转移灶双能 X 线摄影图像

双能成像能去除骨组织信息或去除软组织信息后获得标准像、软组织像、骨组织像三种不同效果的图像,有利于检测含有钙化的良性结节。相比常规 X 线摄影,肺癌的检出率可提高 20%,肺癌检出率的特异性可提高 22%,在骨骼图像上提供的钙化信息可以减少肺部不必要的活检。

四、数字乳腺 X 线摄影基础

数字乳腺 X 线摄影(mammography)主要有 CR、CCD、平板探测器(FPD)数字乳腺摄影和相位对比乳腺摄影(phase contrast mammography,PCM)。CR 系统使用乳腺专用的 IP 为探测器;CCD 探测器主要用于乳腺计算机立体定位穿刺活检;相位对比乳腺摄影技术是一种新型的数字乳腺成像技术,通过相位对比成像,从而在两种物体邻界处得到增强的效果。目前,平板探测器数字乳腺摄影被认为是最理想的乳腺摄影技术,其特点是像素更小,空间分辨力和对比分辨力更高。

对比增强乳腺 X 线摄影（contrast enhanced spectral mammography，CESM）技术基于碘剂的 K 边缘效应，在静脉注射对比剂后，进行高低双能量曝光。利用不同组织对高、低能 X 线吸收系数的不同，通过后处理获得低能图和减影图。该项检查通过反映乳腺病灶摄取碘对比剂的能力，间接反映其血供情况。同时剪影图像可去除周围正常重叠腺体，极大提高了诊断的特异性和敏感性。故 CESM 的诊断效能要优于传统的 X 线摄影，低能图对微钙化的检出优于全屏数字化乳腺 X 线成像。虽然 CESM 与 MRI 的诊断效能接近，但 CESM 成像时间短，并为 MRI 禁忌证受检者提供了有效的检查手段，亦可作为评价新辅助化疗效果的工具。目前 CESM 在乳腺病灶的强化程度仍依靠医师的经验来判断，定量分析应该是 CESM 的未来研究方向之一。

五、数字口腔全景曲面体层摄影基础

口腔全景曲面体层摄影（oral panoramic pantomography）可以通过一次曝光获得全口牙齿、双侧上下颌骨、鼻腔、上颌窦、颞下颌关节的体层影像，还可显示缺失牙及骨质情况，评价根管填充，龋齿充填及干髓治疗情况。

数字口腔全景曲面体层摄影主要有直接数字化成像方式和间接数字化成像方式，前者通过平板探测器把 X 线直接转换成数字信号，一般采用 CCD 系统；后者以 CR 方式为代表，CR 方式目前已淘汰。

数字口腔全景曲面体层摄影设备主要由 X 线管、头颅固定和定位装置、探测器等组成。X 线管和探测器分别位于头颅固定架的两侧。头颅固定和定位装置由咬合板、颏托、额托、头夹、耳塞和眶针等组成。

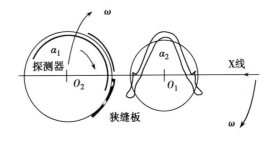

摄影时，X 线管和探测器围绕头部同步转动，一束经过准直的狭窄 X 线穿过头部，通过后准直器到达探测器并被接收。早期的曲面体层摄影机采用单轴或双轴旋转技术，影像重叠严重，图像质量不高，目前多采用三轴旋转技术。

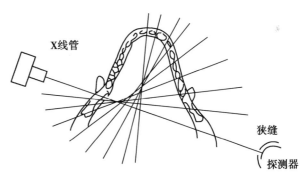

数字口腔全景曲面体层摄影的成像原理如图 3-50 所示，两个大小相同的圆盘，以 O_1、O_2 为中心，沿箭头方向以相同的角速度 ω 旋转，自右方 X 线管发出一束 X 线通过 O_1、O_2。在旋转盘的 O_1 到 γ 的 α_1 点处放置受检部位，在 O_2 到 γ 的 α_2 点处放置探测器，则 α_1 点和 α_2 点的速度 V 相等。即

图 3-50　口腔全景曲面体层摄影原理示意图

$$V = 角速度·到中心点的速度 = \omega·\gamma \tag{3-14}$$

因为角速度相等，所以被检牙齿部分与探测器的相对速度等于零，α_1 点的被检牙齿部分能够清晰显示在 α_2 点的探测器上，α_1 点以外的部分与探测器速度不同，影像模糊。

六、口腔锥形束 CT 基础

口腔锥形束 CT（cone beam computer tomography，CBCT）是锥形束投射重组断层影像设备，其原理是以较低的 X 线剂量（通常管电流在 10mA 左右）围绕被照部位做环形照射，然后将围绕受检部位多次（180~360 次）曝光后将所获得的数据在计算机中重组后获得三维图像。CBCT 获取数据的成像原理和传统 CT 不同，而后期计算机重组的算法类似。

CBCT 与 CT 的最大区别在于 CT 的投影数据是一维的,重建后的图像数据是二维的,重组的三维图像是连续多个二维层面堆积而成,而 CBCT 的投影数据是二维的,重建后直接得到三维图像。从成像结构看,CBCT 用三维锥形束 X 线代替 CT 的二维扇形束。CBCT 采用一种二维面状探测器来代替 CT 的线状探测器。显然,CBCT 采用锥形束 X 线扫描可以显著提高 X 线的利用率,只需旋转 360°即可获取重建所需的全部原始数据,而且用面状探测器采集投影数据可以加速数据的采集速度;CBCT 所具有的另一个优势就是很高的各向同性空间分辨力。

(孙存杰)

第四章 医学影像相关成像理论

近年来依托影像数字化与人工智能的快速发展,医学影像成像新技术、新方法层出不穷,作为医学影像打印输出、影像存储主流介质的医学成像胶片,其种类也随之不断丰富。与此同时,医学成像对比剂已广泛地应用在 X 线成像、DSA、CT 增强、MR 增强检查中,为疾病的精确诊断和精准治疗提供保障;融合各类人工智能算法的辅助成像技术正逐步应用于临床,如可视化摄影、基于高清摄像头的智能辅助定位、智能扫描设计等,为影像领域的发展带来了新的机遇。

第一节 医学成像胶片

医学成像胶片是银盐感光材料胶片中的一种。由于感光速度、对比度、密度及分辨力等方面的差异,医学成像胶片形成多种系列,与不同的设备和成像技术配套使用,为临床 X 线成像提供多种选择。随着现代影像技术的发展,许多数字化影像接收装置,如 CR 技术中的 IP、DR 技术中的 FPD 等已广泛应用于各类 X 线检查,但医学成像胶片仍然是记录 X 线影像的重要输出载体,在临床上广泛使用。

一、胶片分类

医学成像胶片大体可归纳为四种类型:普通 X 线胶片,影像增强器记录胶片,特种胶片和数字成像胶片。

1. 普通 X 线胶片 在 X 线成像中与增感屏匹配使用的胶片,按其吸收光谱的差异可分为感蓝胶片和感绿胶片。感蓝胶片是匹配发蓝紫色荧光的增感屏使用的色盲片,其吸收光谱的峰值在 420nm 左右,相对感度 50~200。感绿胶片是匹配发绿色光的增感屏使用的正色片,其吸收光谱的峰值在 550nm 左右,相对感度 200~800。

普通 X 线胶片的感光过程:当 X 线照射到增感屏时,激发增感屏中的荧光体产生荧光,胶片在荧光的感光下形成潜影。随后经过显影、定影、水洗、烘干等一系列加工过程,感光后形成的潜影被还原为金属银并固化在胶片上,未被感光的部分则被洗刷,从而形成黑白层次的 X 线影像。银颗粒在照片上堆积的数量决定了影像的密度。

2. 影像增强器记录胶片 用于记录影像增强器的图像,曾广泛应用于 DSA 成像。分为荧光电影胶片和荧光缩影胶片两类。随着 DSA 设备从模拟过渡到数字化成像,影像的记录和保存主要由数字化视频录像和激光胶片承担,影像增强器记录胶片已基本退出临床应用。

3. 特种胶片 主要用于满足某些特殊用途的胶片,包括:①直接反转片:可利用紫外光源人工复印或通过专用复印机复印 X 线影像,取得与原版 X 线照片质量近似的图像,其感光特性恰与原片相反,为一倒置的特性曲线,不曝光部分全黑。②自动冲洗机辊轮清洁胶片:用于清洁自动冲洗机辊轮的附着物及药液表面的污物,以保持照片图像的清晰,避免因冲洗机本身的污物对照片产生人为伪影及污染。

4. 数字成像胶片 在数字 X 线成像中,以胶片形式输出数字影像的方式称为硬拷贝,相应的胶片就是数字成像胶片。数字影像信息首先需通过激光打印机打印,利用激光束扫描的方式在胶片上形成潜影。根据潜影处理方式的不同,数字成像胶片又分为湿式片和干式片。与普通X线胶片一样,湿式片需要经过显影、定影、水洗、干燥等处理过程,而干式片则不需要上述处理程序,直接在胶片上形成影像。

湿式片和干式片需与不同的激光相机配套使用。与传统X线胶片不同的是:传统X线胶片是影像捕获、输出和存储的唯一载体,而数字成像胶片只作为数字影像输出的载体,没有影像捕获功能。干式片处理方式简捷、方便,已成为目前临床上主流的数字成像胶片。

二、胶片成像的原理

(一) 普通X线胶片

1. X线胶片结构　分双面结构和单面结构。双面结构胶片共分7层(图4-1),以片基层为中心,按黏合层(底层)、乳剂层、保护层对称排列。单面结构胶片由防光晕层、片基层、底层、乳剂层和保护层构成。为防止荧光光子穿透乳剂层后再反射回来,单面结构胶片一般需在片基下加涂防光晕层。

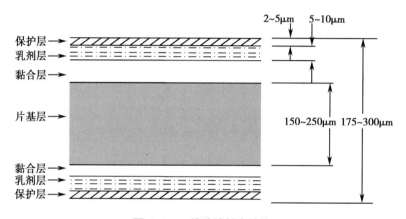

图 4-1　X 线胶片基本结构

2. 乳剂层　又称感光乳剂层,是X线胶片中最重要结构,由卤化银和明胶组成。卤族元素氯(Cl)、溴(Br)、碘(I)与银(Ag)的化合物,统称为卤化银(AgX)。AgX是一种具有感光性能的物质,以微晶体颗粒状态存在。明胶使微晶体颗粒处于悬浮状态,互不接触,可被极其均匀地涂布于片基之上,形成厚度约为5~10μm感光乳剂层。AgX是胶片产生影像的核心,各类胶片感光性能的差别主要来自感光乳剂层中AgX的光敏度。胶片记录的影像效果则由AgX晶体颗粒的种类、大小、形态、分布及乳剂层厚度决定。

X线胶片的AgX晶体颗粒有两种基本形状,即传统的AgX晶体颗粒和扁平颗粒(也称T颗粒、Σ颗粒)。传统的AgX晶体颗粒由AgBr加上微量的AgI构成,为无规则的立体结构,平均大小约1.71μm。通常一个晶体约有10^9个原子,各原子间以中等强度的离子键结合在一起。晶体的这种结构允许游离银原子和自由电子在空格间飘移,这是形成潜影的关键。扁平颗粒则完全由AgBr构成,将AgX晶体制备成二维的扁平形状,并且与片基平行排列,形成了更大的受光表面积(图4-2)。与传统的AgX晶体颗粒胶片相比,扁平颗粒胶片的主要优点有:①加大了晶体的受光面积,潜影中心分布更合理;提高了光采集容量,从而获得更大的光吸收效率;②在乳剂层和片基层之间加入了一层品红染料,这一超薄光线吸收层可阻碍立体交叉光(透射光、折射光)的通过,可明显减少影像模糊;③晶体表面积增大,更容易接触到显影液、定影液,使其可以在胶片快速冲洗系统中使用;④胶片对比度较低、宽容度较大。

3. 性能　X线胶片的性能主要包括感光特性、成像特性和理化特性。

(1) 感光特性:包括感光度(sensitivity, S)、本底灰雾(D_{min})、最大密度(D_{max})、对比度

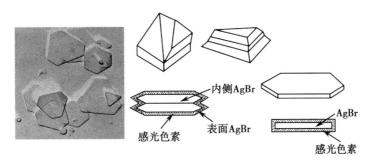

图 4-2　扁平卤化银晶体颗粒

（contrast，C）、宽容度（latitude，L）等。这些参数在胶片的生产过程中形成，代表胶片的感光性能。实际使用中，这些参数均可通过 X 线胶片特性曲线测试计算得到。

X 线胶片特性曲线（Characteristic X-ray film Curve）是描绘曝光量与其所产生的光学密度之间关系的一条曲线。在以光学密度（optical density，D）为纵坐标，相对曝光量（relative exposure，RE）的对数值 $\lg RE$ 为横坐标的坐标图上，将不同曝光量与其对应密度值的坐标点连起来得到 X 线胶片特性曲线。这条曲线不仅可定量地表示不同曝光量与其所产生的密度值之间的对应关系，而且还能计算出该胶片的各种感光特性参数。曲线的首创者是 Hurter 和 Driffield，所以也称为 H-D 曲线。每一类型的胶片都有其特定的"特性曲线"。

典型的胶片特性曲线由足部、直线部、肩部和反转部四部分组成（图 4-3）：①足部：感光材料对曝光量开始产生反应的点，称为初感点，是曲线的起始点。H-D 曲线的起始密度不是零，表示胶片在未受到感光时，经过显影加工后已存在一定的密度值，此值为胶片的本底灰雾值，也称为最小密度（$D_{\min}$）。本底灰雾一般在感光材料的制造过程中产生。特性曲线从初感点开始，在曲线的起始部分，随着曝光量的增加，密度值的增加量很小，几乎与曲线的起始点呈水平进展。随后曝光量增加，密度值也开始逐步增加，曲线呈弧形缓慢上升，但基本趋势是曝光量与密度值的上升关系不成比例。因此，胶片特性曲线的足部也称为曝光不足部分。②直线部：随曝光量的增加，曲线沿一定的斜率以近似于直线的方式上升，曝光量的增加与密度值的增加表现为正比关系。直线部在整条特性曲线中代表着曝光正确的部分，也是 X 线成像中主要利用的部分。③肩部：随着曝光量的增加，相对应的密度值增加量越来越小，直至密度值不再因曝光量的增加而升

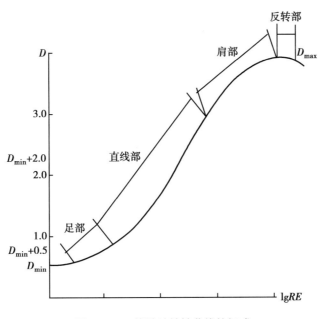

图 4-3　X 线胶片特性曲线的组成

81

高，D 点表示胶片所能达到的最大密度值（D_{max}）。此段曲线所反映的曝光量与密度值的上升关系也不成比例，因此，肩部也称曝光过度部分。④反转部：随曝光量的增加密度值不升反而下降，影像密度呈现反转现象。产生反转现象的原因是潜影溴化的结果。当曝光量超过一定大小后，AgX 在光化学反应中大量产生的 X^- 不能全部被明胶吸收，却与潜影中的金属银重新化合为 AgX。这些 AgX 包围了潜影，使之不能与显影液接触，于是就产生了反转现象。反转现象的出现需要极大的曝光量，一般情况下，X 线照片不会出现反转部。

1）感光度：指胶片感光材料对光的敏感程度，胶片的感光度决定了产生一幅影像所需的曝光量。用高感光度的胶片比用低感光度的胶片所需的曝光量少。医学成像胶片感光度定义为：X 线照片上产生密度 1.0 所需要的曝光量（E）的倒数。

$$S = \frac{1}{E(D_{min}+1.0)} \tag{4-1}$$

式中 S 表示感光度，E 表示产生密度 1.0 所需曝光量，D_{min} 表示本底灰雾。

X 线胶片的感光度一般为 30~60。

2）本底灰雾：是指胶片未经曝光而在直接显影加工后，由被还原的银所产生的密度值。本底灰雾主要包括两个部分：片基灰雾（base fog，BF）和乳剂灰雾（emulsion fog，ED）。片基灰雾是由片基材料所构成的密度；乳剂灰雾是乳剂制作中，为谋求一定的感光度而不可避免产生的副作用。乳剂灰雾不能直接测量，但可通过本底灰雾减去片基灰雾得到，即 $ED=D_{min}-BF$。

3）对比度：反映了 X 线强度差异与影像密度差异之间的关系，表示方法有两种：反差系数（γ）和平均斜率（$\overline{G}$）。

反差系数（γ）反映的是胶片特性曲线直线部分的斜率，或称曲线的最大斜率。ΔD 与 $\Delta \lg RE$ 之比等于 $\mathrm{tg}\alpha$。所以 γ 可用特性曲线倾角的正切表示：

$$\gamma = \mathrm{tg}\alpha = \frac{D_2 - D_1}{\lg RE_2 - \lg RE_1} \tag{4-2}$$

式中 D_2 表示直线部分的最大密度，D_1 表示直线部分的最小密度；$\lg RE_2$、$\lg RE_1$ 分别为对应于 D_2、D_1 的相对曝光量对数值。特性曲线直线部与横坐标的斜度越大，则 γ 也越大。X 线胶片的反差系数一般为 2.5~3.5。

平均斜率（$\overline{G}$）：连接特性曲线上指定两点密度 D_1（$D_{min}+0.25$）和 D_2（$D_{min}+2.0$）的直线与横坐标夹角的正切值，D_{min} 表示本底灰雾。它反映该胶片对 X 线强度差异的平均放大能力。

$$\overline{G} = \frac{(D_{min}+2.0)-(D_{min}+0.25)}{\lg E_2 - \lg E_1} = \frac{1.75}{\lg E_2 - \lg E_1} \tag{4-3}$$

X 线胶片的平均斜率一般为 2.0~3.0。

4）宽容度（L）：连接特性曲线上指定两点密度（$D_{min}+0.25$）和（$D_{min}+2.00$）所对应的曝光量 $\lg RE_1$ 和 $\lg RE_2$ 范围，D_{min} 表示本底灰雾：

$$L = \lg RE_2 - \lg RE_1 \tag{4-4}$$

L 所反映的是该胶片能按比例地记录 X 线强度差异的能力。L 越大，影像层次越丰富，摄影条件的通融性也越大。L 的大小取决于胶片特性曲线直线段的长度和它的倾斜度。L 与对比度有密切的关系，L 增大则对比度相应变小。

L 对于能否正确显示出丰富的影像层次起决定性作用。正确选择曝光量，感光材料可用密度形式表达出全部强度变化；若曝光量过大或过小，超过了 L 可容纳的 X 线强度范围，那么，影像将出现曝光不足或曝光过度。

（2）成像特性：X 线胶片成像质量与感光材料的感色性、分辨力密切相关。

1）感色性：即胶片对不同色光的敏感程度。AgX 乳剂仅吸收紫外线、紫色光、蓝色光的能量，一般称这种感光材料为色盲片,其感光光谱范围在380~540nm。

光学增感染料能吸收波长540nm以上的光辐射能量,并在极短时间内将能量传递给AgX颗粒,故添加光学增感染料有助于增加AgX颗粒的感色性。在AgX乳剂内加入不同的光学增感染料,可改变胶片的感色性而进入另一色光区。例如在乳剂内加入藻红染料,乳剂的感色性可增加到波长580nm左右,即对黄、绿色光的光线也能吸收,一般称这种感光材料为正色片;在乳剂内加入多碳菁类增感染料,乳剂的感色范围可扩大到红色光,波长达到700nm左右,一般称这种感光材料为全色片或全色乳剂。某些多碳菁类增感染料甚至能将感色范围扩大到波长800~900nm左右的红外光区域,这种感光材料则称为红外片。X线胶片的感色性是由乳剂的AgX晶体性质以及光学增感染料所能吸收的光量子的能力共同决定。

X线胶片所接收的光源不是直接来自X线,而是X线经某一类荧光物质转换后产生的荧光。一般地说,X线胶片的感光光谱范围在420~550nm,对增感屏、荧光屏所发射的荧光光谱最为敏感。

2)分辨力:X线胶片记录被照物体细节的最大能力称分辨力,以每毫米线对数(LP/mm)表示。X线胶片分辨力的高低,与乳剂层厚度以及AgX晶体颗粒大小有直接关系。一般医用X线胶片的极限分辨力为35LP/mm,乳腺X线胶片的极限分辨力为50LP/mm。

(3)理化特性:X线胶片的重要理化特性包括乳剂稳定性、防潮防静电特性、保存性、乳剂涂布均匀性、外形尺寸标准化和胶片厚度一致性等参数。这些参数和指标通常由胶片制造工艺决定。

1)感光乳剂稳定性:X线胶片随保存时间的延长,感光度逐渐下降,本底灰雾逐渐上升。临近过期或已过期的胶片,成像性能下降更为明显。

2)防潮防静电特性:X线胶片对温度和湿度的改变很敏感,高温、高湿条件下胶片会粘连、变质;过分干燥胶片表面易产生静电,在照片上形成树枝状黑色条纹。

3)保存性:指在X线胶片的有效使用期内,各项技术指标均无明显下降。临床监测的主要指标为:对比度和感光度的下降$\leq 20\%$;最大密度$D_{max} \geq 3.0$;最小密度$D_{min} \leq 0.25$;平均斜率≥ 2.0。

4)乳剂涂布均匀性:感光乳剂涂布均匀性保证了胶片感光度的一致性。针对单面结构的胶片,还应检查有无透光针孔。

4. 保存与管理 X线胶片采用防光、防潮和真空包装,胶片管理需注意:①X线胶片的有效期一般为18个月;②标准储存条件为温度10~15℃,湿度40%~60%,若湿度较低,在快速移动胶片时会产生静电放电现象,形成各种黑化伪影;③储存环境周围应防静电、防尘、避免与腐蚀性化学物质或有害气体如甲醛、煤气等接触;④胶片不能放置在摄影室,特别是装入暗盒的胶片和增感屏组合在一起,更容易带来灰雾;⑤胶片应竖直存放,避免因压力效应而产生人为伪影;⑥必须在安全光下使用。

(二)数字成像湿式激光胶片

湿式激光胶片具有极细微的银颗粒、单层涂布、背底涂有防光晕层等特点,属于超微粒单层乳剂胶片类。

1. 分类 湿式激光胶片分为氦氖激光片(吸收光谱峰值为633nm)和红外激光片(吸收光谱峰值为780~820nm)。

2. 结构 湿式激光胶片基本结构分为四层:表面涂层、感光乳剂层、聚酯基层、防光晕层。胶片厚度一般在175μm左右。

3. 成像原理 通过激光束扫描感光胶片实现影像还原。激光胶片的成像方式分为两步,首先根据输入的图像信号,由激光束在胶片上扫描获得潜影,再通过药液处理显示出影像。

成像过程中,传输滚筒带动激光胶片向前移动,He-Ne激光管或红外二极管为激光源,根据输入图像信号的差异,输出强弱不同的激光,按成像矩阵在胶片上进行连续扫描,投射到胶片上的激光强度直接决定了胶片上像素的灰度值,激光扫描点的大小决定图像分辨力。在激光打印中,胶片匀速向前移动并与激光束打印速度同步,直到整幅胶片曝光完成。最后,激光胶片被直接送入自动冲洗机,经过显影、定影、水洗、干燥处理后,最终形成 X 线激光照片。湿式激光胶片的冲洗过程与屏-片系统的处理过程相同。

湿式激光打印成像属于数字影像打印的早期产品,优点是激光束有良好的聚焦性、方向性,扫描时间极短,能较好地避免光的散射和失真;激光打印机内配置了测试灰阶图及密度读取仪,可自动监测密度,并校正打印机参数,保证打印质量;同时也可以根据视觉密度曲线查找表(look-up table,LUT)的设定和图像质量的需求调整密度、对比度、特性曲线形状等参数。主要缺点为冲洗过程必须经过化学药液冲洗,废弃的显影液、定影液若处理不当会污染环境;洗片机的结构较为复杂,故障率高。目前湿式激光打印成像体系正逐渐被干式成像体系所取代。

(三)数字成像干式胶片

1. 分类 干式胶片属于直接打印成像胶片,根据成像特点大致分为激光成像胶片、热敏成像胶片两种类型。前者主要为光热敏成像胶片;后者为直热式热敏成像胶片和彩色热升华胶片。

干式胶片由于成像模式不同,乳剂层构成和成像物质特性均不相同,形成各种专利技术。

(1)光热敏成像:光热敏成像技术(photothermographic,PTG)诞生于 20 世纪中叶,伴随着羧酸银化合物的问世而出现。干银胶片为典型的光热敏成像胶片,以对光敏感的 AgBr 作为 $Ag^+ \rightarrow Ag$ 反应的催化中心,AgBr 接收激光能量后发生光化学反应还原为潜影银,羧酸银化合物作为热敏性银源,在加热及潜影银的催化条件下分解并还原成金属银,再通过有机显影剂对苯二酚使 Ag 转变为黑色,从而显示出影像。

相较于湿式激光胶片,光热敏成像胶片的特点是:①半导体红外激光具有适用于不同胶片的激光波长;②具有极细微的含银乳状颗粒,单层涂布,背底涂有防光晕层,属超微粒单层乳剂胶片,具有较高的影像分辨力;③与相应的干式相机配套使用,显影加工过程不需要添加化学物品,没有污水和其他有害物质的排放,有利于保护环境。

(2)直热式热敏成像:属于直接一步成像法,为非激光扫描的医学影像打印模式。直热式成像技术属于透过型热力成像,材料中没有光敏性卤化银,它完全依靠有机银盐的热敏作用成像。成像时通过微细的打印头对含有有机银盐成分的胶片直接瞬间加热,热敏性有机羧酸银分解并还原成黑色银从而形成影像。

2. 结构 干式胶片均为单面结构胶片。

(1)光热敏成像胶片:是一种单面 AgX 感光胶片。胶片厚度约为 180μm。一般为四层(图4-4):①保护层:由黏结剂及毛面剂组成,大约 1μm 厚。主要作用是保护感光层,防止胶片划伤和操作污染,同时还可避免输片过程中产生静电、胶片粘连、卡片等;②光热成像层;③聚酯片基层:

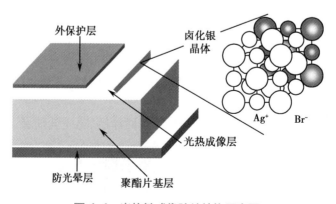

图 4-4　光热敏成像胶片结构示意图

为光热成像层的支持体。除少数胶片采用大约 100μm 厚的涤纶片基作为支持体外,目前多数胶片采用大约 175μm 厚的蓝色或无色透明聚酯片基作为支持体;④防光晕层:常为带有特定颜色的明胶涂层,涂层颜色与乳剂层的感光光谱相匹配并可以在加工过程中去除。防光晕层的作用是防止曝光时片基背面的光反射作用。防光晕层还有防卷曲、防粘连的作用。

光热成像层主要由极细微的 AgX 颗粒和调色剂构成,与普通胶片相比,包含有显影剂成分。

1)感光物质:主要为 AgBr 晶体,激光胶片的 AgX 采用极细小的立方晶颗粒技术。

2)有机羧酸银:是一种可以还原的 Ag 离子,也称为非感光的"银源",是成像层中除了 AgX 外最重要的物质,是形成黑色影像的金属银的主要来源,使用最广的是无色山嵛酸银[$AgO_2C_{22}H_{43}$](一种二聚体的羧酸银)。

3)显影剂:主要为双酚类化合物,作用是还原有机羧酸银为金属银。其特点是:①常温下为弱还原剂,不能还原银盐;②常温下为固体,熔点适合特定的显影温度;③具有良好的扩散性;④显影时能有效地阻止由羧酸银盐分解产生的自由基。

4)调色剂:作用是获得可接受的黑色调影像。羧酸银生成的是金黄色或棕色的影像色调。改进色调的主要途径是添加调色剂来改变最终的银影像色调。此外,调色剂在 Ag^+ 迁移成像过程中扮演着重要的角色。例如,当肽嗪与邻苯二甲酸一起应用时,则与羧酸银生成另一络合物[$Ag_2(PHZ)_2(PA)\cdot H_2O$],这种络合物很容易与还原剂反应生成黑色的 Ag 原子。

5)防灰雾剂:主要为三溴甲基衍生物,被认为是显影时的关键成分。由于干式热显影没有定影过程,感光层中的 AgX、有机酸银及还原剂在热显影之后仍保留一定的活性,在一定条件下,这些成分还会相互作用生成金属银。加入相应的防灰雾剂,以提高显影后银影像的稳定性。

(2)直热式热敏成像胶片:是一种单面有机银盐胶片,采用稳定的有机银颗粒涂布技术,与医学影像热敏打印机配套使用。胶片结构一般为四层,包括:①保护层:主要为硬质聚合物,起保护作用;②热敏层(thermosensitive layer):由热敏性银源、还原剂、稳定剂以及黏合剂等组成,仅对高温敏感而无感光作用;③基层:浅蓝色或无色聚酯片基;④导电底层(electroconductive backcoat):底层表面涂有防止胶片粘连的毛面剂。

3. 成像原理 光热敏成像与湿式激光打印成像在激光扫描部分是类似的,只是在最后显像环节不同。而直热式热敏成像技术是一种非激光扫描技术。

(1)光热敏成像:光热敏胶片被激光扫描后,激光光子进入胶片的光热成像层将 Ag 离子变成金属银原子而形成潜影。银盐反应原理如图 4-5 所示。

1)激光曝光:光热敏成像胶片被激光扫描后产生感光效应,光敏性 AgX 形成潜影中心。在激光扫描过程中,胶片始终处于静止状态,按图像数据信息调制的激光束沿胶片 X 轴和 Y 轴方向照射胶片,作离散的数字式扫描,扫描时间通常为 $10^{-6} \sim 10^{-5}$ 秒。激光束的强度由调节器控制,调节器由数字信号控制。当成像设备把图像像素单元的数字信号输入激光打印机的存储器时,像素的灰度值决定了激光曝光的强度。计算机输出的像素数字信息顺序与激光在胶片上扫描的位置顺序相对应,在胶片上获得一个二维的图像潜影。

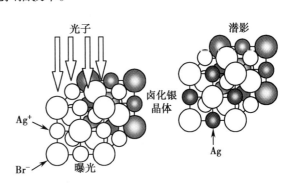

图 4-5 光热敏成像胶片潜影的形成

2)潜影形成:由 AgX 形成的潜影中心被大量的、非感光的有机羧酸银所包围,并同还原剂形成催化中心,使胶片的热敏介质产生激励作用,形成类似传统成像的光化学反应,Ag^+ 受光后变成 Ag 而形成潜影。在光热敏成像胶片中,最初潜影来自光敏性 AgX,而显影时的"银源"则大部分来自有机羧酸银。

3）热敏成像：由于光热敏成像的感光物质以及显影成分都分布在胶片的光热成像层中，而显影成分在高温下才具有活性，因此，曝光完成后的胶片要经过一种加热过程，由热处理器（热鼓）均匀施加 122℃ 的温度，持续 15 秒，能量需控制在 0.1J/cm² 以下，具体过程：①热敏性银源在加热及潜影银的催化条件下，分解并还原成 Ag 沉积在潜影上，还原银的多少与潜影的大小即曝光量成正比；②显影还原剂与羧酸银络合物反应生成黑色的 Ag 原子。由于热显像温度恒定，照片黑化度只与激光强度呈线性变化；③未感光的 Ag⁺ 遇热不起反应，为透明的片基色调。

在热处理过程之后，由于黑色银颗粒分布密度的不同而显示出可见的影像。

4）光热敏成像胶片感光参数：如表 4-1、图 4-6 所示。

表 4-1　光热敏成像胶片感光参数

感光参数	打印值
最大打印密度	8 600/8 610 激光相机为 3.5；8 900/6 800 激光相机>4.0
反差	3.9（810nm 激光曝光）
分辨力	650dpi
灰阶深度	14bit
灰雾	<0.25

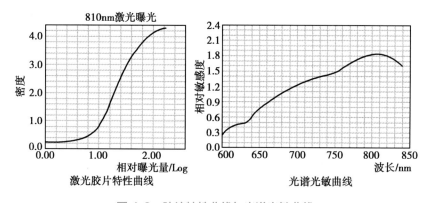

图 4-6　胶片特性曲线与光谱光敏曲线

5）光热敏成像胶片对保存环境要求较高，使用时需注意：①拿取胶片时手要清洁，避免对胶片施加压力或屈曲胶片；②在室光下操作有一定的弱曝光性，如有必要打开胶片盒，则需使用安全灯（绿色 7 瓦磨砂灯泡），距离至少大于 1.2 米；③有效期 9 个月。未曝光胶片应保存在温度 10~20℃，相对湿度 30%~50% 的环境中，并远离射线。已经处理后的胶片的保存条件为温度 16~27℃，相对湿度 30%~50% 的环境。因光热敏胶片对热的敏感程度远胜于普通 X 线胶片，在成像过程中，激光胶片内的 Ag⁺ 部分经过光子作用和加热催化形成银颗粒，另外还存留有部分未被催化的 Ag⁺，如果长期暴露在较高温度（60℃）下，留在胶片上的 Ag⁺ 仍有可能继续变成银颗粒，使胶片再次显影而导致影像变色。

（2）直热式热敏成像：通过热敏打印头直接在胶片上产生"热印"作用实现影像还原，需与热敏相机配套完成。直热式热敏成像胶片内的有机羧酸银对温度具有高度敏感性，在一定的热催化条件下，有机羧酸银分解并在还原剂作用下还原成黑色金属银影像。

热敏相机的打印头由排成一列的、微小的热电阻元件组成，其热电阻数量与胶片的横向像素点数量完全一致。目前常用的热敏打印头有 2 种，一种分辨力是 320dpi，排列 4 512 个热电阻元件；一种分辨力是 508dpi，排列 7 104 个热电阻元件。

当影像设备采集的数字图像信息传送到热敏相机,相机将接收到的图像信息转换成相对应的电脉冲序列后传送到打印头,电阻元件将电信号转变成热能,加热温度可在高达 150~250℃的范围内自动调节。电信号的强弱变化控制热敏打印头上每个微小电阻的温度,使温度升高或降低。每个打印头在打印时直接接触到胶片表面,热量瞬间传导到胶片的微小区域,每个像素的加热时间(反应时间)因设备而异,320dpi 的打印头为 37 微秒;508dpi 的打印头为 25 微秒。在瞬间加热过程中,胶片上被加热的有机银盐析出,还原为金属银颗粒,生成相应的光学密度(像素点灰度)。

析出的银颗粒的数量与打印头温度和加热时间有关。打印头温度越高,析出的金属银颗粒越多,照片影像密度也越大;温度恒定,延长加热时间,析出的银数量会逐渐上升,最终达到峰值。在加快打印速度的同时防止热在像素间的扩散,实际打印时均采用高温短时加热的方法,该方法需要打印头精确控制加热温度和时间。

胶片打印过程中由传动轴带动胶片移动而打印头保持不动,在胶片上逐行打印。例如,320dpi 模式打印,胶片移动的速度为 11.32mm/s;508dpi 模式打印,胶片移动的速度为 10.42mm/s。照片打印参数见表 4-2。

表 4-2 热敏式胶片感光参数

感光参数	打印值
最大打印密度	5 500/5 503/5 300/5 302 热敏相机≥3.1
反差	3.9
分辨力	320dpi/508dpi
灰阶深度	12bit
灰雾	<0.2

使用注意事项:①胶片有效期一般为 18 个月;②胶片运行条件为温度 10~30℃,相对湿度20%~80%;③胶片存储条件为温度 25~55℃,相对湿度 10%~95%;④注意环境温度,保持通风,避免室温过高;⑤印机机房要保持室内清洁,减少尘埃,并定期清理打印头;⑥可全明室操作。

综上所述,目前医学影像硬拷贝采用的各类干式打印成像系统都集图像打印和显像为一体,成像速度快、成像质量能满足数字图像的质量要求。在保护环境、避免污染、操作维护、网络管理等方面较湿式打印系统有明显的优势。但十式胶片成像时不能清除胶片上的未反应物质,当胶片遇到符合反应条件的温度时会继续发生反应,从而影响照片的保存。

第二节 医学成像对比剂

在普通影像检查中,当人体某些组织器官或病变的密度(信号强度)与邻近组织器官或病变的密度(信号强度)相同或相似时,无法在图像上形成天然对比,导致很难准确辨别它们的影像。这时可以将某一特定的外源性物质引入体内,改变机体组织或病变的密度(信号强度),使其在影像上与周围组织产生鲜明的对比,从而清晰显示组织或病变的形态、位置甚至功能,从而提高病变检出的敏感性和病变定性的特异性。这种以医学成像为目的被引入人体内以改变机体组织影像对比度的特定物质,称为对比剂(contrast agent)。

一、对比剂的分类

对比剂种类繁多,分类方法也较为复杂,根据不同成像介质大致可分为 X 线对比剂和磁共振成像对比剂两大类。在临床工作中,要求在使用对比剂之前仔细阅读产品使用说明,严格遵循对比剂的使用范围,以避免医疗差错的发生。

(一) X线对比剂

根据X线吸收性能的不同,X线对比剂可分为低密度的阴性对比剂(negative contrast medium)和高密度的阳性对比剂(positive contrast medium)两大类。

1. 阴性对比剂 是一种密度低、原子序数低、比重小、吸收X线少的物质。一般均为气体,常用的有空气、氧气和二氧化碳等。临床CT检查中,水也可作为对比剂应用于胃肠道扫描,此时引入的水常常被称为中性对比剂。

2. 阳性对比剂 是一种密度高、原子序数高、比重大、吸收X线多的物质。常用的有钡类对比剂和碘化合物。

(1)钡类对比剂:主要为医用硫酸钡(barium sulfate),为白色无臭的纯净粉末,其性质稳定,耐热,难溶于水、有机溶剂或酸碱性水溶液。医用硫酸钡有硫酸钡干粉剂和硫酸钡混悬剂两种。它们在消化道内不被吸收,无毒副作用,以原形从粪便中排出,系临床常用的胃肠道对比剂。目前临床应用的硫酸钡绝大多数已由厂家配制完备,只需加入一定量的水搅拌即可使用。

(2)碘化合物(iodide):为碘与不同物质化合而成的各种含碘化合物,主要分为油脂类碘化合物和水溶性碘化合物两大类。水溶性碘化合物分为有机碘化合物及无机碘化合物。无机碘化合物由于刺激性大,不良反应多,现临床已很少应用,故不作详细介绍。

油脂类碘化合物,常用的是碘化油(lipiodol),为碘与植物油相结合的有机碘化合物,是无色或淡黄色的透明油液,黏稠度较高,不溶于水,能与水分散乳化,可溶于乙醚。常用于瘘管、窦道及子宫输卵管造影。由于其刺激性强、不良反应较严重,现临床已较少使用。

水溶性有机碘化合物(water soluble organic iodide),此类对比剂大多数为三碘苯环的衍生物(图4-7),它们在水中溶解度大,黏稠度低,能制成高浓度溶液。该类对比剂临床应用范围广,种类多,分类较复杂。

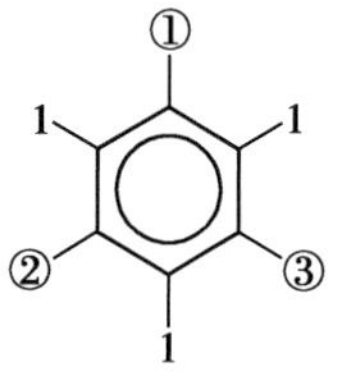

图4-7 三碘苯环示意图
①位为羧基碱金属或葡甲胺盐或酰胺基结构;②、③即3,5位侧链,为强亲水基团侧链,具有影响产品的亲水性和安全性等特性。

1)根据其在溶液中是否电离为离子,分为离子型对比剂(ionic contrast medium)和非离子型对比剂(non-ionic contrast medium)。①离子型对比剂:均为三碘苯甲酸盐,主要是钠和葡甲胺盐。在水溶液中可电离成带有电荷的正离子和负离子,并分别以原形排出体外。②非离子型对比剂:不属于盐类,溶于水后不发生电离,不产生带电荷的离子,含有多个羟基,使得亲水性的羟基分布于苯环的周围,将疏水性的碘苯基团屏蔽于其中,大大增加了化合物的水溶性并降低了毒副反应。每个分子在水溶液中只有一个粒子,同样以原形排出体外。

2)根据分子结构,分为单体型对比剂和二聚体型对比剂。单体型对比剂每个分子仅含一个三碘苯环;二聚体型对比剂每个分子含有两个三碘苯环,其含碘量比单体型对比剂高。

3)根据渗透压,可分为高渗对比剂、次高渗对比剂和等渗对比剂。

人体血浆渗透压为300mmol/L(约300mOsm/kg),将对比剂渗透压参照人体血浆渗透压进行分类,对比剂可分为:①高渗对比剂(hypertonic contrast medium),主要是离子单体对比剂,例如泛影葡胺。这种对比剂的渗透压可高达人体血浆渗透压的数倍,副作用的发生率相对较高。②次高渗对比剂(secondary hypertonic contrast medium),主要是非离子单体对比剂或离子二聚体对比剂,渗透压在500~700mmol/L左右(约600mOsm/kg),相当于血浆渗透压的2倍左右。③等渗对比剂(iso-osmolar contrast medium),主要是非离子二聚体对比剂,渗透压与正常人体血浆渗透压基本相等,不良反应发生率较低。

临床常用的高渗对比剂、次高渗对比剂和等渗对比剂,见表4-3。

表 4-3　常用的高渗、次高渗和等渗对比剂

分类	结构	通用名	分子量	碘含量/ （mgI/ml）	渗透压/ （mOsm/kg）
第一代 （高渗对比剂）	离子型单体	泛影葡胺 （diatrizoate）	809	306	1 530
第二代 （次高渗对比剂）	非离子型单体	碘海醇 （iohexol）	821	300 350	680 830
		碘帕醇 （iopamidol）	777	300 370	680 800
		碘普罗胺 （iopromide）	791	300 370	590 770
		碘佛醇 （ioversol）	807	320 350	710 790
		碘美普尔 （iomeprol）	777	400	726
	离子型二聚体	碘克酸 （ioxaglate）	1 270	320	600
第三代 （等渗对比剂）	非离子型二聚体	碘克沙醇 （iodixanol）	1 550	320	290

随着检查技术及设备的不断更新，部分对比剂已被淘汰，表 4-4 为目前临床常用对比剂的类型及其临床应用特点。

表 4-4　临床常用对比剂种类及应用特点

类型	结构	化学名或 成分别名	性状	临床应用
离子型	单体	泛影葡胺	无色透明或微黄溶液，分子含碘量高	主要用于尿路造影、肠道造影、子宫输卵管造影等
非离子型	单体	碘帕醇	无色透明溶液，黏稠度低，毒性小	主要用于心脑血管造影、静脉尿路造影、动静脉造影等
		碘普罗胺	无色透明或微黄溶液，黏稠度低，毒性小	主要用于心脑血管造影、静脉尿路造影、动静脉造影等
		碘佛醇	无色透明溶液，黏稠度低，毒性小	主要用于心脑血管造影、静脉尿路造影、动静脉造影等
		碘海醇	无色透明溶液，黏稠度低，亲水性高，其渗透压与血液相近，不良反应少，使用安全可靠	主要用于心脑血管造影、静脉尿路造影、动静脉造影等
	二聚体	碘曲仑	无色透明溶液，黏稠度较高，毒性小，其渗透压与脑脊液和血液几乎相同	主要用于椎管造影

（二）磁共振成像对比剂

磁共振成像对比剂种类繁多，可从不同角度进行分类。

1. 根据构成分类　大致可分为铁磁性微粒、脂质体、稳态自由基、金属小分子螯合物和金属大分子螯合物等类型。

2. 根据作用机制分类　可分为纵向弛豫（T_1）增强对比剂和横向弛豫（T_2）增强对比剂两大

类,但这种分类并不绝对,因为有些MRI对比剂既可影响组织的T_1弛豫性能,又可影响其T_2弛豫性能。

3. 根据磁化强度分类 MRI对比剂可分为顺磁性、超顺磁性和铁磁性三类。

(1)顺磁性对比剂:由顺磁性金属元素组成,如Gd、Mn、Fe等。其所含原子的核外电子不成对,具有磁化率。当施加外磁场时,具有磁性;移除外磁场,磁性消失。对比剂浓度低时,主要作用是缩短组织T_1弛豫时间并使其T_1信号增强;浓度高时,T_2缩短效应超过T_1效应,造成组织T_2信号降低。临床上通常利用其T_1效应,作为T_1WI的阳性对比剂使用,是目前临床使用最多的对比剂类型,如二乙三胺五乙酸钆(gadolinium diethyl triamine-pentoacetic acid,Gd-DTPA)。

(2)超顺磁性对比剂:磁化强度介于顺磁性和铁磁性之间的各种磁性微粒或晶体组成的对比剂。和顺磁性对比剂一样,当施加外磁场时,具有磁性;移除外磁场,磁性消失。主要作用是缩短组织T_2或T_2^*弛豫时间,对T_1弛豫时间影响不大。临床常用的超顺磁性对比剂多为超顺磁性氧化铁(superparamagnetic iron oxide,SPIO)。

(3)铁磁性对比剂:为紧密排列的一组原子晶体组成,磁化后即使没有外加磁场的作用仍具有一定磁性。铁磁性对比剂对邻近组织中氢核的弛豫有明显的加速效应,显著缩短T_2弛豫时间,用于成像所需的浓度远低于顺磁性物质。其原料为铁磁性微粒Fe_3O_4,属于不溶水性微粒,只能采用载体等形式给药,如加入增稠剂或表面活性剂制成混悬剂作为胃肠道口服制剂。

不同磁化强度的对比剂对T_1、T_2弛豫时间的影响,见表4-5。

表4-5 不同磁化强度的对比剂对T_1、T_2弛豫时间的影响

对比剂	对T_1弛豫时间的影响	对T_2弛豫时间的影响
顺磁性对比剂	缩短(低浓度)	缩短(高浓度)
超顺磁性对比剂	无改变	明显缩短
铁磁性对比剂	无改变	极大缩短

4. 根据对比剂的生物分布性分类 可分为细胞内对比剂和细胞外对比剂。

(1)细胞外对比剂:在体内非特异性分布,可在血管内和细胞外间隙自由通过。因此在使用的过程中要掌握好成像时机方可获得良好的组织强化对比。

(2)细胞内对比剂:以体内某一组织器官的某类细胞作为目标进行靶向分布的对比剂,如肝胆特异性对比剂。此类对比剂经静脉注入后,可从血液中廓清并进入到相应组织细胞内。特点是使摄取对比剂的组织和不摄取对比剂的组织产生信号差异。

5. 根据对比剂的组织特异性差异 可分为非选择特异性对比剂和选择特异性对比剂。

(1)非选择特异性对比剂:仅分布在细胞外间隙,不进入细胞内,对增强的器官或组织没有选择性。

(2)选择特异性对比剂:可以被体内的某种组织吸收并在某种结构中停留较长时间的对比剂。根据对比剂靶向分布特点,又分为很多小类,比如:单核巨噬细胞系统对比剂、肝胆特异性对比剂、血池对比剂、胃肠道特异性对比剂、心肌特异性对比剂等。如SPIO为单核巨噬细胞系统对比剂,选择性使单核巨噬细胞系统显像,对肝、脾、骨髓和淋巴结病变的成像效果良好。当静脉注入SPIO后,正常肝脏组织中的巨噬细胞吞噬对比剂,造成正常肝脏组织的T_2信号选择性降低;肿瘤组织由于缺乏巨噬细胞,T_2信号维持不变。如此,增加了正常肝脏组织与肿瘤组织间的T_2对比反差,提高了肿瘤的检出率。钆塞酸二钠(Gd-EOB-DTPA)和钆贝葡胺(Gd-BOPTA)为肝胆特异性对比剂,Gd-EOB-DTPA是在Gd-DTPA分子结构的基础上添加了脂溶性的乙氧基苯甲基(ethoxy benzyl,EOB),亲脂性的EOB基团使得它可被肝细胞选择性摄取并经胆道系统排泄,经静脉注射后,只要延迟一定的时间(约15~20分钟),就会出现肝实质和胆道系统的特异性强化。

血池对比剂不易透过毛细血管基底膜,在血管内滞留的时间较长,主要用于磁共振血管造影。根据成分和结构不同可分为钆与大分子的复合物如白蛋白结合 Gd-DTPA 极小超顺磁氧化铁颗粒(直径约为 20~30nm)。心肌特异性对比剂为特殊的钆类制剂,每分子含两个 Gd^{3+},该对比剂可使坏死心肌显影。其他的特异性对比剂还有锰螯合剂如锰福地吡三钠(mangafodipir trisodium,Mn-DPDP),主要与肝实质细胞、胰腺及脾细胞结合。Gd-DO3A-cholesterol 可作为肾上腺特异性对比剂。

6. 其他分类　与 X 线对比剂一样,MRI 对比剂的引入也有助于胃肠道、肺部等特殊器官的检查。

(1)口服对比剂:口服对比剂主要用于区分肠道与周围正常、病理的器官或组织,使胃肠道壁显示清楚。例如 Gd-DTPA 与甘露醇混合,服用后作为阳性对比剂使得肠道显示高信号。SPIO、枸橼酸铁铵口服对比剂则作为阴性对比剂,使肠道内对比剂聚集处的信号降低或消失。口服对比剂服用后的造影效果持续时长与受检者胃排空时间有关,一般持续 20 分钟左右。消化道不吸收此类对比剂,以原形经粪便排出。

(2)超极化气体对比剂:如 ^{129}Xe 气雾剂、^{17}O 气雾剂等,有助于实现磁共振特殊部位及功能成像。

二、对比剂的成像机制

(一)X 线对比剂的作用机理

1. X 线阴性对比剂的作用机理　X 线阴性对比剂是一类低密度的物质。当 X 线照射时,阴性对比剂对 X 线的吸收少,透过的剩余的 X 线多,能在 X 线照片上形成低密度(黑色)的影像,从而与周围其他稍高密度影像形成对比。该类对比剂一般都为气体,常被用于直接注入体腔,如膀胱造影、胃肠道造影等。

阴性对比剂之间的差别主要在于溶解度的不同。空气在组织或器官内溶解度小,不易弥散,从而在组织或器官内停留时间较长,如进入血液循环则有产生气体栓塞的危险。二氧化碳在组织或器官内溶解度大,易于弥散,停留在组织和器官内的时间短,即使进入血液循环也不易发生气体栓塞,但由于极易在器官和组织内被吸收,需在较短时间内完成检查。氧气的溶解度介于空气和二氧化碳之间,停留在组织和器官的时间较二氧化碳长,产生气体栓塞的可能较空气小。

2. X 线阳性对比剂的作用机理　X 线阳性对比剂是一类高密度的物质。当 X 线照射时,阳性对比剂能够吸收较多的 X 线,在 X 线照片上形成高密度(白色)的影像,从而与周围其他稍低密度影像形成人工对比。医学上常用的阳性对比剂硫酸钡和碘化合物中起决定作用的分别是钡原子和碘原子。对比剂中钡原子或碘原子的含量决定了对比剂对 X 线的吸收能力,从而影响形成对比的程度。物质对 X 线的吸收主要取决于该物质的原子序数和其核外电子排列方式。一般来说,原子序数越高的物质对 X 线的光电效应越强,吸收 X 线越多,而核外电子的排列主要决定物质对 X 线的吸收频率范围即频谱段。放射诊断用 X 线的频谱,正适合钡原子和碘原子的吸收频谱,因此硫酸钡和碘化合物适合用作 X 线阳性对比剂。

(1)钡类对比剂:医用硫酸钡进入人体胃肠道后,不会被胃肠道黏膜吸收,能较好地涂布在胃肠道黏膜表面。钡的原子序数为 56,密度 $3.5g/cm^3$。当 X 线照射时,对 X 线吸收较多,与周围组织的密度对比差异较大,从而显示出胃肠道的位置、轮廓、形态、表面结构和功能活动等情况。若与气体对比剂合用,则称为双重对比(double contrast)造影,能较好地显示胃肠道的细微结构。

硫酸钡多用于食管、胃肠道检查,可根据检查目的制成不同浓度(通常用重量/体积来表示浓度)的混悬剂,采用不同的方法导入体内,配制方法如下。

1)普通检查用硫酸钡制剂:可根据检查目的,调制成不同的浓度。大致分为三类:①稠钡剂:硫酸钡与水之重量比约为(3~4):1,呈糊状,用于检查食管;②钡餐用混悬液:硫酸钡与水之重量比约为 1∶(1~2),每人用硫酸钡约为 150 克,加温开水 200~250ml,可另外加适量辅剂,如胶粉、糖浆等,搅拌而成,用于口服检查胃肠道;③钡灌肠用混悬液:硫酸钡与水之重量比约为 1∶4,单人量用硫酸钡 250~300 克,加温开水 1 000~1 200ml 及适量胶粉调匀而成。

2)胃肠双重对比造影用硫酸钡制剂必须达到下列要求:①高浓度;②低黏度;③细颗粒;④与胃液混合后不易沉淀和凝集;⑤黏附性强。其用于不同部位的浓度和用量,大致如下:食管检查需用浓度为 200% 左右,口服量 10~30ml;胃和十二指肠检查需用浓度为 60%~200%,口服量 50~250ml;小肠和结肠检查需用浓度为 60%~120%,灌肠需用量为 150~300ml。

值得注意的是非医用硫酸钡往往含有氯化钡等有毒物质,绝不可服用。

(2)碘化合物:对 X 线的吸收量取决于碘原子。碘的原子序数为 53,密度为 4.93g/cm³。其引入检查部位后,当 X 线照射时,能吸收较多 X 线,与周围组织形成明显对比。

1)油脂类碘化合物:常用为碘化油,含碘浓度为 40%。碘化油不用于血管注射,检查时直接将对比剂引入检查部位,形成密度对比,显示腔道的形态结构。由于碘化油几乎不被人体吸收,绝大部分由注入部位直接排出体外,因此造影完毕后,应尽量将其吸出,同时应该注意不应使其误入血管。目前碘化油已较少应用于临床造影检查,超液化碘化油主要用于介入性的肿瘤栓塞治疗。

2)水溶性有机碘化合物:口服吸收不佳,一般经静脉注射。水溶性碘化合物具有高度水溶性,与蛋白质的亲和性较小,细胞内的穿透性低,几乎都分布于细胞外间隙,由肾小球滤过,经尿路排出。除经肾脏排出外,少量碘对比剂可经其他器官排泄,即异位排泄,主要由肝胆排泄。异位排泄一般在临床上不明显,在肾功能不佳或应用对比剂剂量较大时,肝脏排出量可增多。

用于泌尿系统造影检查时,碘对比剂在静脉注射后,几乎全部经过肾小球滤过排入肾盏、肾盂、输尿管及膀胱,使上述结构显影,可以观察整个泌尿系统的解剖结构,也可以了解其分泌功能以及各种尿路病变。

碘对比剂应用范围广,如心血管的造影、各部位 CT 增强检查等。经血管注入碘对比剂后,药物几乎都游离在血浆中,仅有很少部分吸附在血浆蛋白和红细胞上,很快与细胞外液达到平衡。注入对比剂后,血管和血供丰富的组织结构或病灶含碘量高,而血供少的组织结构或病灶含碘量低,两者的密度差别增大,从而更清晰地显示上述两种组织或病灶。一般而言,通过对比剂增强有利于判断病变的大小、形态和位置以及与周围组织间的关系,有助于发现平扫未显示或者显示不佳的病变。另外,不同的病变具有不同的强化特性,增强检查可以动态观察某些脏器或病变中对比剂的强化特征、强化分布和血流动力学的改变情况,有助于病变性质的判断。需要特别指出的是,由于血脑屏障作用,脑、脊髓和脑脊液中几乎不含对比剂。

(二)磁共振成像对比剂作用机理

MRI 对比剂虽然与 X 线检查用碘对比剂的应用目的相同,但作用机制和功能则完全不同。MRI 对比剂本身不产生 MR 信号,只对氢质子的弛豫产生影响而改变组织的信号强度。这种信号强度的改变受到对比剂浓度、对比剂积聚处组织的弛豫特性、对比剂在组织内相对弛豫性及 MR 扫描序列参数等多种因素的影响。

在 MRI 中,氢质子所产生的磁共振信号及其 T_1、T_2 弛豫时间决定着不同组织在 MRI 图像上的对比。MRI 对比剂通过与周围氢质子的相互作用来影响组织 T_1 和 T_2 弛豫时间,从而改变了不同组织在影像上的对比。MRI 对比剂对组织弛豫时间的影响一般为缩短 T_1 和 T_2 弛豫时间,但不同对比剂、同一对比剂的不同浓度会对 T_1 和 T_2 弛豫时间产生不同程度的缩短效应。

1. 顺磁性对比剂的增强机制 某些金属离子比如钆离子(Gd^{3+})、锰离子(Mn^{2+})具有顺磁性,其原子具有不成对的电子,与质子一样具有磁矩。在磁共振过程中,顺磁性物质产生较大的磁矩可改变局部磁场,从而造成邻近氢质子 T_1 和 T_2 弛豫时间的缩短。临床主要利用其 T_1 效应。由于游离的钆离子对肝脏、脾脏和骨髓有毒性作用,必须在形成螯合物后才能使用,临床使用最多的为钆离子和 DTPA 的螯合物。

顺磁性对比剂缩短 T_1 或 T_2 弛豫时间与下列几种因素有关。

（1）顺磁性物质的浓度：在一定范围内,浓度越高,顺磁性越强,缩短 T_1 或 T_2 弛豫时间的效应越明显。

（2）顺磁性物质的磁矩：顺磁性物质的磁矩取决于其不成对电子数,不成对电子数越多,磁矩就越大,顺磁性作用就越强,对弛豫时间缩短的影响就越明显。

（3）顺磁性物质结合水的分子数：结合的水分子数越多,顺磁性作用就越强。

（4）顺磁性物质局部磁场的扑动率（fluctuation rate）：是由于顺磁性物质的中心位置和质子之间的相互作用形成的。

（5）另外,磁场强度、环境温度和金属离子周围结构也对弛豫时间有影响。

下面以目前临床上使用最多的钆对比剂（gadolinium-based contrast agent）为例介绍顺磁性对比剂的增强原理。

钆是镧系元素中的一种稀土元素,有 7 个不成对电子。由于游离钆具有毒性,临床常用的钆对比剂是钆离子（Gd^{3+}）被带负电的螯合物（如 DTPA）包围形成的钆螯合物。钆离子（Gd^{3+}）带 3 个正电,DTPA 是二乙烯三胺五乙酸的二葡胺盐,有 5 个带负电荷的羧基团,因此 Gd-DTPA 离子带 2 个负电荷,伴 2 个正电荷葡胺离子,呈中性不带电。与游离的或者非螯合物的钆离子相比,螯合后的钆离子其毒性减小到原来的 1/10。同时,DTPA 也对钆离子 7 个不成对电子造成磁场轻度的屏蔽作用。

钆对比剂具有高度水溶性,与蛋白质的亲和性较小,细胞内的穿透性低,几乎都分布于细胞外间隙。静脉注药后迅速分布到心脏、肝脏、肾脏、肺、脾等组织器官中,不易通过血脑屏障,只有当血脑屏障破坏时,才能进入脑和脊髓。因其不能进入细胞,约占 90% 的对比剂在体内以原形从肾小球滤过,经尿路排出体外,少量对比剂可通过肝脏、胃肠道后随粪便排出。

钆对比剂是一种顺磁性物质,钆离子（Gd^{3+}）的不成对电子与氢质子一样为偶极子,具有磁矩,其磁矩约为质子的 657 倍。在无顺磁性物质的情况下,组织的 T_1、T_2 弛豫时间是由质子之间的偶极子-偶极子相互作用,形成局部磁场波动所引起的。在有不成对电子的顺磁性物质存在时,由于电子的磁化率约为质子的 657 倍,从而产生局部巨大磁场波动。此时,大部分电子的运动频率与 Larmor 频率相近,即形成所谓质子偶极子-电子偶极子之间的偶极子-偶极子相互作用,引起所谓质子弛豫增强,其结果造成 T_1 和 T_2 弛豫时间缩短。在钆对比剂浓度较低时,由于机体组织的 T_1 弛豫时间较长,故对比剂对机体组织的 T_1 弛豫时间影响较大,在 T_1WI 上含对比剂的组织信号增高,即为阳性对比剂增强作用。随着钆对比剂浓度增加,T_2 弛豫时间缩短效应逐渐趋于明显。当对比剂浓度大大高于临床剂量（0.1~0.2mmol/kg）,T_2 弛豫时间缩短甚为显著,以致 T_2 的增强效果掩盖了 T_1 增强效果。此时如果采用 T_2 或 T_2^* 加权成像,注入对比剂的组织则显示为信号降低,这种情况又称为阴性对比剂增强作用。所以高剂量的钆对比剂也可以作为阴性对比剂。

2. 超顺磁性对比剂和铁磁性对比剂的增强机制 这两类微粒对比剂的磁矩和磁化率比人体组织和顺磁性对比剂大,增强原理与顺磁性对比剂有所不同。此类对比剂可在体内造成局部磁场的不均匀性,而质子通过这种不均匀磁场时,改变了横向磁化相位,加速失相位过程,导致相关质子 T_2 或 T_2^* 弛豫时间缩短,即形成 T_2 或 T_2^* 的弛豫增强。磁矩越大,失相位过程进行得也越快。由于超顺磁性对比剂的磁矩很大,如超顺磁性氧化铁离子的磁矩约为 Gd-DTPA 的 100 倍,故此类对比剂又称为磁化率型对比剂。该类对比剂进行 T_2 或 T_2^*WI 时,质子 T_2 弛豫时间缩短表现为组织信号减低。该类对比剂对 T_1 效应较弱。

3. MRI 特异性对比剂的作用机理 对比剂可以被体内的某种特定组织吸收并在该组织中停留较长时间,称为对这种组织的特异性。

（1）单核巨噬细胞系统对比剂：进入血液中的颗粒物质大多通过人体单核巨噬细胞系统的细胞吞噬作用来清除，这些巨噬细胞主要分布于肝脏、脾脏、骨髓和淋巴结内。其中，在肝脏内起作用的主要是内皮细胞和库普弗细胞。具有正常吞噬功能的网状内皮细胞只存在于正常肝实质内，在肝内病灶组织中则没有或者极少。

单核巨噬细胞系统对比剂包括脂质体颗粒和氧化铁颗粒剂两大类。

1）脂质体颗粒：有两种形式，一种形式是将顺磁性或超顺磁性物质放在由类脂质双分子层（即脂质体）所形成的中空结构小囊内，另一种形式是将顺磁性物质与脂质体结合，而非包裹的形式。有关脂质体对比剂的文献报道少，经验不多，均仍处在不同阶段试验研究中。

2）氧化铁颗粒：以氧化铁晶体微粒为核心被外包层包裹而成。外包层可以是右旋糖酐或一些其他多聚糖（一层具有生物相容性的聚合体物质，以保持氧化铁在水胶溶液中的稳定性）。氧化铁颗粒不成对电子与组织中水的氢质子之间的距离很难达到 0.3nm 以下，所以不能引起质子-电子、偶极子-偶极子弛豫增强。其磁矩和磁化率远大于人体组织结构，也远大于顺磁性螯合物。

目前多根据颗粒大小将氧化铁颗粒分为两大类。一类是 SPIO，一般直径为 40~400nm；一类是超小超顺磁性氧化铁（utrasmall superparamagnetic iron oxides，USPIO），最大直径不超过 30nm。氧化铁颗粒进入人体后具体分布部位与颗粒大小、电荷和外包层有关，其中颗粒大小对其进入单核巨噬细胞系统的部位影响较大，100nm 以上的大颗粒制剂主要由肝脾巨噬细胞吞噬，小颗粒（10nm 及以下）大多数缓慢沉积于骨髓和淋巴结的单核巨噬细胞系统；颗粒带负电荷时更易被单核巨噬细胞系统识别、吞噬。

SPIO 造成颗粒周围的磁场不均匀，导致邻近扩散的氢质子的相位离散增加，从而加速了失相位过程，结果导致在 T_2WI 尤其 T_2^*WI 上信号降低，对 T_1 弛豫时间影响较小。SPIO 主要作为定向肝对比剂，用于肝恶性肿瘤的诊断，经静脉注入后，80% 被肝脏的单核巨噬细胞系统内的库普弗细胞从血中清除。SPIO 被正常肝组织摄取后降解成游离铁，导致正常肝组织在 T_2WI 及 T_2^*WI 上信号明显减低，产生"黑肝"效应。而肝脏肿瘤组织缺乏库普弗细胞，很少或几乎不摄取 SPIO 而信号保持不变，可与吞噬了 SPIO 的正常肝脏组织的低信号形成对比。

不同于 SPIO，USPIO 可以逃避肝脏巨噬细胞的捕获，表现出相当长的血液循环时间，最终被淋巴结和骨髓中的巨噬细胞清除。随着氧化铁颗粒直径大小的变化，其对 T_1 弛豫时间的影响发生改变。颗粒越小，缩短 T_1 效应越明显，而对 T_2 弛豫的影响不如大颗粒。因此，小颗粒的USPIO 既可缩短质子 T_2 弛豫时间，使组织 T_2WI 信号降低（阴性对比增强作用），又可较明显缩短T_1 弛豫时间，在 T_1WI 使组织信号增加（阳性对比增强作用）。

（2）肝胆特异性对比剂（Hepatobiliary Agent）：以肝细胞为靶细胞，经肝细胞摄取，并可在肝细胞滞留相当一段时间，再通过胆汁排泄至消化道，故又称为肝胆性 MRI 对比剂。

肝胆特异性对比剂目前有两大类。第一大类为顺磁性金属螯合物，在结构上加上脂溶性基团（芳香环），使其同时具有脂溶性和水溶性两种性质，脂溶性质使其经肝、胆排泄。第二类肝胆对比剂为受体型对比剂，为只通过肝细胞膜受体发生摄粒作用而进入肝细胞的一类对比剂。

1）锰福地吡三钠（Mn-DPDP）：是一种 Mn^{2+} 和 DPDP 的螯合物，由两个磷酸吡哆醛基将锰对称螯合而成。Mn 为过渡元素，Mn^{2+} 含有 5 个不成对的外层电子，和 Gd^{3+} 一样具有较强顺磁性，可通过质子弛豫增强作用影响周围质子的弛豫时间，导致 T_1 和 T_2 弛豫时间缩短。其增强特性随对比剂浓度改变也可呈双向性变化，即在低浓度时呈阳性增强（缩短 T_1 弛豫时间、信号增高），而在高浓度时，呈阴性增强（缩短 T_2 弛豫时间、信号降低）。游离的 Mn^{2+} 具有毒性，为了减少其毒性，就必须使血液中游离的 Mn^{2+} 尽量少，使其成结合状态，与配体 DPDP 螯合后，即 Mn-DPDP 安全系数为 540，而 Gd-DTPA 的安全系数仅为 60~100。

Mn-DPDP 的生物分布和排泄途径与游离态的 Mn^{2+} 明显不同。Mn-DPDP 进入人体后，其分布主要以腺体器官为多,如肝脏、胰腺、肾上腺、唾液腺等,另外肾皮质、心肌细胞也有摄取。Mn-DPDP 主要经去磷酸化后逐步降解或通过与人体内锌置换 Mn 而失效,80% 以上 Mn^{2+} 经胆道排泄到肠道而排出体外,其余部分由胰腺及胃黏膜分泌到肠道排出,尚有少量经尿路排出。

临床常用剂量为低浓度,故主要缩短 T_1 弛豫时间。凡是有 Mn-DPDP 摄入的器官组织均可出现强化,在腹部脏器增强时,强化程度依次为:肝脏>胰腺>肾皮质>肾髓质>胃壁。

该对比剂在缓慢输注后被肝细胞摄取,使肝实质明显强化,但其并不适用于动态显像。研究证实注射对比剂后 1 分钟肝脏即出现强化,普遍认为肝脏最佳扫描时间为注药后 10~30 分钟,此时肝实质强化达到峰值。并可一直持续 4 小时左右。6 小时强化程度下降至 29% 左右,24 小时后恢复到增强前水平。胰腺在注入对比剂后 3 分钟开始强化,1.5 小时左右达到高峰,信号平均提高 57%~89%,24 小时后恢复到增强前水平。肝内胆管、肝总管、胆总管在增强早期可呈高信号,胆囊在注射对比剂后 15 分钟即可出现信号增高。研究证实对比剂排泄主要经胆道途径。另外胰源性病变也可以摄取一定量的对比剂而出现不同程度的强化,但强化程度低于正常胰腺组织,而非胰腺源性病变因不摄取 Mn 而无变化,借此可用于胰腺占位病变的鉴别。

2)肝细胞特异性钆螯合物:是指可被有功能的肝细胞吸收并在胆汁中排泄的含顺磁性金属钆离子的螯合物,主要包括钆贝葡胺(Gd-BOPTA)和钆塞酸二钠(Gd-EOB-DTPA),均为 Gd-DTPA 的衍生物。该类对比剂主要通过肝细胞特异性有机阴离子转运蛋白(OATPs)摄取,能缩短组织的 T_1 值,使得有功能的肝细胞在 T_1WI 上显著强化,无肝细胞功能或转运蛋白功能减弱、缺失的癌前病变及肿瘤组织在肝胆期呈现低信号。该类对比剂经胆道、肾脏双重排泄,大约有 3%~5% 的 Gd-BOPTA 经肝细胞吸收后由胆道排泄,Gd-EOB-DTPA 则有大约 50% 的比例经胆道排泄。

在肝脏 MR 扫描中应用 Gd-BOPTA 或 Gd-EOB-DTPA 都能起到双期增强作用,可提供肝动脉期、肝门脉期、平衡期及肝胆期四期成像。在团注对比剂后,肝脏动态增强扫描中表现出细胞外对比剂的性质,而在延迟期(肝胆期)中具有肝细胞特异性的检测能力。一般在静脉团注 Gd-EOB-DTPA 后 5 分钟内进行肝脏 T_1WI 多期扫描,了解病灶血供特点,随后在 20~30 分钟后再做 T_1WI 的延迟扫描,以划分病灶为肝细胞性或非肝细胞性,二者结合分析将极大提高定性诊断的准确性和可靠性。

3)肝细胞受体 MRI 对比剂:是指通过肝细胞膜受体发生摄粒作用而进入肝细胞的一类对比剂。肝细胞表面存在着大量的去唾液酸糖蛋白受体(ASG 受体),ASG 受体位于肝细胞膜的肝窦一侧,在肝细胞糖蛋白代谢中发挥作用,其可以识别去唾液酸基胎球蛋白或阿拉伯半乳聚糖等配体并特异性结合。阿拉伯半乳聚糖包裹的超小超顺磁性氧化铁(AG-USPIO),与肝细胞膜上的 ASG 受体结合后,可实现对比剂在肝细胞中的靶向传递。AG-USPIO 进入肝细胞后在溶酶体内进行降解,最后经胆汁排泄。因为肝细胞数量(60%~70%)明显多于肝内巨噬细胞(3%),故 AG-USPIO 用于肝细胞增强扫描引起 T_2 或 T_2^* 缩短的效果明显大于单核巨噬细胞系统特异性对比剂。由于此类对比剂的热稳定性及毒性较大,目前仅有一些关于此类对比剂的动物实验报道。

(3)血池对比剂:指一些大分子结构、分子量大于 20 000 道尔顿的对比剂。该类对比剂血浆半衰期较长,通过毛细血管向血管外渗出非常缓慢,能较长时间(一般要求超过 1 小时)保留在血管内。目前使用较多的是 USPIO,主要利用其持续缩短 T_1 的效应进行 MR 血管成像,另外还可应用 USPIO 的 T_2^* 效应进行脑、心肌等器官血流灌注成像。

(4)抗体对比剂:单克隆抗体是由单个 B 淋巴细胞克隆所产生的抗体。单克隆抗体能目标明确地与单一的特异抗原决定簇结合,单克隆抗体还具有理化性高度均一,便于人为处理和质量控制及来源容易等特点。目前有关 MRI 抗体对比剂的研究主要围绕单克隆抗体,尤其以抗肿瘤单克隆抗体为热点进行的。抗肿瘤单克隆抗体对比剂是利用抗肿瘤单克隆抗体作为载体,将 MRI 对比剂标记到单克隆抗体上,通过抗原抗体的特异性结合,将对比剂运送到肿瘤部位,达到选择性改变肿瘤组织磁共振信号,从而起到肿瘤靶向诊断的目的。

三、对比剂不良反应及其危险因素

按照世界卫生组织(WHO)国际药物监测合作中心的规定,将正常剂量的药物用于预防、诊断、治疗疾病或调节生理功能时出现的有害和与用药目的无关的反应称为药物不良反应(adverse drug reaction,ADR)。对比剂的不良反应是免疫、心血管和神经等系统紊乱的综合反应,其发生率与很多因素有关,发生机制相当复杂。

(一)X线对比剂不良反应

X线对比剂中,阴性对比剂一般为气体,溶解度较小的气体在体内停留时间较长,有进入血液循环发生空气栓塞的风险。医用硫酸钡一般无不良反应。油脂类碘对比剂一般不在血管应用,几乎不被人体吸收,但偶有少量对比剂可能会进入血液循环而形成栓塞的风险,栓塞一旦发生,临床症状较为严重,临床检查中已较少使用此类对比剂。目前水溶性碘对比剂在临床工作中用量最大,不同程度的不良反应较为常见,因此下面将详细介绍水溶性碘对比剂的不良反应。

1. 按照严重程度分类 水溶性碘对比剂不良反应可分为轻度、中度、重度不良反应。

(1)轻度不良反应:体征和症状具有自限性且无进展依据,一般不需要特殊处理。临床表现为咳嗽、喷嚏、一过性胸闷、结膜炎、鼻炎、恶心、全身发热、荨麻疹、瘙痒、血管神经性水肿等。

(2)中度不良反应:体征和症状更明显;一般临床表现为严重呕吐、明显的荨麻疹、颜面部水肿、呼吸困难、血管迷走神经反应等。

(3)重度不良反应:体征和症状通常会危及生命;一般临床表现为喉头水肿、惊厥、震颤、抽搐、意识丧失、休克等;甚至会发生死亡及其他不可预测的不良反应。

2. 按照发生时间分类 水溶性碘对比剂不良反应可分为急性、迟发性、晚发性不良反应。

(1)急性不良反应(acute adverse reactions):为对比剂注射后1小时内发生的不良反应。几乎所有危及生命的不良反应发生在对比剂注射后20分钟内,一般在注射对比剂后,受检者须在医疗环境内留观30分钟。

(2)迟发性不良反应(late adverse reactions):发生在对比剂注射后1小时至1周内。

(3)晚发性不良反应(delayed adverse reactions):发生在对比剂注射1周后。

急性不良反应可为各种严重程度的不良反应,迟发性和晚发性不良反应则以轻、中度不良反应为主,但也有发生急性肾损伤、碘源性甲状腺功能亢进和严重过敏样反应的风险。

3. 按照发生机制分类 水溶性碘对比剂不良反应可分为特异性反应和非特异性反应。

(1)特异性/过敏样反应(allergic-like response)(非剂量依赖性):这类不良反应与碘对比剂剂量、注入方式和速度无关,是难以预测和防止的反应,小剂量碘对比剂也可引起这种反应。其临床表现通常与一种药物或其他过敏原的过敏性反应相同,但是在多数发生反应的受检者中无法识别出明确的抗原-抗体反应,因此被归类为过敏样或特异性反应。特异性反应的临床症状主要表现为:荨麻疹、面红、结膜充血、支气管痉挛、喉头水肿、呼吸困难等,严重可发生休克、呼吸和心搏骤停等。其中最常见的不良反应是皮肤反应,多为急性发作。

特异性反应发生的机制主要如下。

1)细胞介质释放:注射碘对比剂时,损伤血管内皮系统,引起组胺的产生和释放,导致一系列的临床症状。

2)抗原-抗体反应:血清中对比剂抗体活性较高,且与作为抗原的对比剂结合发生抗原-抗体反应并产生症状。

3)激活补体系统:补体系统的激活使人体处于致敏状态,当注入对比剂后,使凝血系统活性和纤溶酶升高,导致一系列反应。

4)精神性反应:受检者的焦虑、紧张等精神因素也可导致自主神经功能紊乱引起反应。

（2）非特异性/物理-化学反应（anaphylactoid reaction）（剂量依赖性）：物理-化学反应不同于过敏样反应，是机体对对比剂的一种生理性应答。这类不良反应与碘对比剂的剂量、注入方式和物理或化学性质相关，有时与特异性反应同时出现。与特异性反应相比，物理-化学反应在临床工作中是更常见的类型，属于可预测且防止的反应。一般表现为对比剂对器官或系统所产生的反应，最常累及的器官或系统为肾、心血管系统、神经系统。

引起物理-化学反应的因素很多，但主要与以下碘对比剂本身的因素有关。

1）渗透压：与化合物在溶液中的离子或粒子浓度有关。离子或粒子浓度越高，则溶液的渗透压越高，反之则越低。渗透压越高，不良反应越多，渗透压降低，不良反应也减少。高渗对比剂的渗透压可高达血浆渗透压的数倍，当大剂量快速静脉注入时，会导致以下效应：①将使血管内皮细胞之间的紧密联结变得松散，增加了血管的通透性，导致碘对比剂离子或粒子易于通过毛细血管壁进入血管外的神经组织液内，对神经细胞造成损害。②导致红细胞因水分丧失而变形、皱缩和集聚，红细胞变硬。变硬的红细胞通过细小毛细血管的能力下降而阻滞在毛细血管床内，导致血液循环障碍，从而使血管扩张，心室收缩减弱，血压降低。③使细胞外液进入毛细血管床增多，导致血容量在短时间内增加，从而加重心脏的负荷，引起心肌及传导系统的改变。④可引起肾血管、肾小球和肾小管的损害，最终诱发肾脏损伤。由此可见，渗透压升高主要损害了神经血管的传导和调节，从而引起一系列症状。

2）电荷：由于离子型对比剂在血液中可离解成带电荷的正、负离子，这些带电荷的离子增加了人体内体液的传导性，扰乱体液内的电离环境和电解质平衡，特别是影响了神经组织的传导，可造成一系列交感和副交感神经功能失调引起的临床症状和体征，同时可造成神经毒性，损伤脑组织而引起惊厥或抽搐。对比剂高浓度的离子及分子大量与钙离子结合，而钙离子作用于肌电的耦合过程，这样会导致负性肌力作用，还可以引起血压降低。

3）分子结构：对比剂的亲水性和亲脂性与其分子结构有关。对比剂的亲水性与对比剂苯环侧链上的羧基、羟基有关。若羟基分布均匀且无羧基者，对比剂的亲水性强，其化学毒性低；反之，其化学毒性就高。若对比剂的亲脂性强而亲水性弱，引起反应的机会较多，或引起的反应较重。碘原子本身有亲脂性，亲脂性越大，与血浆蛋白结合率越高，毒性就越大。故非离子型对比剂均通过其化学分子结构的调整使其亲水性增加而亲脂性减少，从而达到毒性降低的目的。

4. 碘对比剂相关肾病　随着对碘对比剂与急性肾损伤（acute kidney injury，AKI）关系研究的深入，对比剂注射后急性肾损伤（postcontrast acute kidney injury，PC-AKI），尤其是在静脉注射碘对比剂的情况下，已经取代对比剂肾病（contrast induced nephropathy，CIN）这一术语。近年来文献涉及的碘对比剂相关肾病的术语较多，易引起混淆，其中英文术语及定义见表4-6。

表4-6　碘对比剂相关肾病的中英文术语和定义

中文名称	英文全称	英文缩写	定义
对比剂肾病	contrast induced nephropathy	CIN	排除其他肾毒性因素后，应用对比剂后2~3天内发生的急性肾损伤
对比剂相关急性肾损伤	contrast-associated acute kidney injury	CA-AKI	对比剂注射后48小时内发生的任何急性肾损伤
对比剂注射后急性肾损伤	postcontrast acute kidney injury	PC-AKI	对比剂注射后48~72小时内发生的急性肾损伤
对比剂引起的急性肾损伤	contrast-induced acute kidney injury	CI-AKI	对比剂注射后48小时内发生的急性肾损伤，该类急性肾损伤与对比剂注射存在因果关系

目前最新的指南建议PC-AKI诊断标准为：在对比剂血管内给药后在48~72小时内血清肌

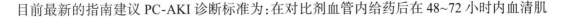

酐升高≥26.5µmol/L（或≥0.3mg/dl），或达到基线水平1.5倍以上。

PC-AKI的发生机制目前仍未被完全阐明，其发生可能与对比剂对肾小管的毒性作用有关，对比剂可导致肾小管阻塞、肾髓质缺氧、氧自由基损害、细胞凋亡和免疫及炎性反应等。

（1）肾皮质和髓质缺血、缺氧：对比剂进入血液循环后，若不能迅速经肾脏排出至膀胱，血液中高浓度的对比剂会导致血管收缩介质的释放（如内皮素等），可引起肾血管的收缩，导致肾髓质缺血、缺氧。碘对比剂还增加血液黏度，减少甚至损伤微循环，加重肾缺血。碘对比剂可被肾小球自由过滤，但不被肾小管细胞重吸收，致使肾小管液黏度增加，甚至肾小管阻塞，引发PC-AKI。对比剂产生的渗透性利尿作用导致远段肾小管钠离子排出增加，激活了肾内肾素-血管紧张素-醛固酮系统，导致肾血管收缩，渗透性利尿作用还增加了肾小管的重吸收负荷，使肾小管的需氧量增加。

（2）对比剂的直接肾毒性：当对比剂不能迅速排出而滞留在肾小管液中，可产生直接的细胞毒性，影响线粒体酶活性，引起能量代谢异常，诱导细胞凋亡，造成细胞内钙减少、细胞间连接丧失、细胞增殖紊乱等。对比剂还可以直接损伤内皮细胞功能。

（3）对比剂增加血液及肾小管液的黏度：对比剂进入且积累在血液循环及肾小管中会导致血液及肾小管液的黏度增加，可能的原因是对比剂的高渗透压会使红细胞的可变性下降，导致红细胞的运行速度减慢，易于聚集。而红细胞运行速度减慢和肾髓质血管红细胞聚集同样可进一步加重血液和肾小管液的黏度。当红细胞运行速度减慢时，肾小管细胞呼吸功能障碍，进一步加重缺氧。等渗对比剂较次高渗对比剂渗透压低，但黏度明显高于后者，故血液黏度的增加在等渗对比剂中更为常见。

PC-AKI风险与受检者自身的多种因素有关，包括碘对比剂相关危险因素、群体及疾病相关危险因素、肾毒性药物使用等。慢性肾脏疾病是目前公认的PC-AKI最重要的危险因素。近年来随着研究方法的改进，逐渐认识到PC-AKI的发生率其实并不高，提示PC-AKI高危的估算的肾小球滤过率（estimated glomerular filtration rate，eGFR）阈值逐渐降低。目前最新指南将静脉注射碘对比剂的eGFR风险阈值从过去的45ml/（min·1.73m²）下调为30ml/（min·1.73m²），eGFR≥30ml/（min·1.73m²）的受检者PC-AKI的风险很低，但对于eGFR在30~44ml/（min·1.73m²）范围内的受检者建议考虑临床危险因素，权衡利弊，在使用前适度进行预防性处理。

碘对比剂不良反应在临床工作中较为常见，应引起重视。为了降低不良反应的发生概率，应当尽量做好检查前的预防工作，包括以下几个方面：①尽量选择不良反应较少的非离子型对比剂，尽量避免使用高渗对比剂而选择使用等渗或次高渗对比剂；②检查前应了解受检者的用药史及过敏史，肝、肾功能情况，对焦虑、紧张的受检者进行适当的解释，解除心理压力；③认真筛选高危人群，例如对含碘对比剂过敏者，未经控制的甲状腺功能亢进者，严重心脏病、肾脏病、糖尿病及透析者，过敏性体质者，有哮喘病史者，少数患有特殊疾病如多发性骨髓瘤、镰状细胞贫血、嗜铬细胞瘤、重症肌无力或红细胞增多症的受检者等；④完备的抢救措施：备有过敏反应及毒副反应的抢救药品、器械、氧气等；⑤检查中、检查后均要密切观察受检者，一旦发生不良反应，立即停止注药，终止检查，对症治疗。

碘对比剂过敏试验没有预测过敏样不良反应发生的价值，原则上不推荐进行碘对比剂过敏试验。过敏试验结果呈阴性的受检者也可能发生过敏样反应甚至严重过敏样反应；相反，结果呈阳性的受检者也不一定会发生过敏样反应，甚至碘过敏试验本身也可以导致严重的不良反应发生。《中华人民共和国药典临床用药须知》从2005版开始已将碘对比剂过敏试验相关内容删除，不同碘对比剂是否需要进行过敏试验请参照各自产品说明书。

（二）MRI对比剂不良反应

尽管临床上MRI对比剂不良反应的发生率要低于X线碘对比剂，但也应引起重视。在理论上，所有钆对比剂使用后体内都可能存在游离的Gd离子，游离的程度主要取决于钆对比剂螯合物的热力学和动力学特性。根据有机配体的分子结构,钆对比剂可分为线性和大环结构,基于溶液中的净电荷不同可分为非离子型和离子型。大环类钆对比剂与线性钆对比剂相比,热力学上更稳定、动力学上更具惰性。在大环分子中,钆离子被螯合在分子环中;而在线性分子中,钆离子的保持力较弱。相对于非离子配体,离子配体有更多的负电荷与 Gd^{3+} 发生更强的电荷作用,因此离子型钆对比剂的热力学稳定常数高于非离子型钆对比剂。各种钆对比剂的稳定性由高至低排序为:大环类对比剂>线性离子型对比剂>线性非离子型对比剂。

MRI 对比剂的不良反应主要临床表现为胃肠道刺激症状(胀气、呕吐、腹痛、腹泻等)、皮肤黏膜反应(荨麻疹、瘙痒、皮疹、皮肤红斑等)、中枢神经症状(头痛、头晕、痉挛)、循环系统症状(心悸、低血压)、呼吸系统症状(呼吸困难、鼻炎)等,多反应轻微且持续时间短,一般不需要特殊处理。严重不良反应罕见,表现为呼吸急促、喉头水肿、过敏样反应、低血压、支气管痉挛、肺水肿甚至死亡,应采取紧急抢救措施。

MRI 对比剂产生不良反应的机制主要包括物理作用、化学作用和过敏样反应三种。

(1)物理作用:是由药物的高渗透压造成的。高渗透压可造成血管、红细胞和肾脏的损害,这一作用与对比剂的用量存在相关性。

(2)化学作用:是由药物化学合成的形式产生的。用于临床治疗的药物在合成时要尽量保持其生理活性,降低不良反应。而对比剂应在化学合成时应尽量使生理活性降低以至消失。

(3)过敏样反应:是指在对比剂使用时出现的各种过敏样反应。但无确切的证据证明对比剂可导致抗原抗体反应,可能与药物的纯度有关。

自 2014 年脑内钆沉积首次报道以来,钆对比剂的体内沉积逐渐引起学者关注。研究发现,血脑屏障完整的受检者在多次接受钆对比剂注射后,其非增强 T_1WI 可见齿状核、苍白球等核团信号异常增高,提示钆在脑内蓄积,这一推断在病理样本中得到证实,推测这种钆在特定核团的优势累积是基于钆和钙之间化学相似性的结果,因为这些核团也恰好是钙在生理或病理状态下优势累积的部位。目前还没有脑内钆沉积相关的神经系统症状的报道。

研究还发现 MRI 中脑内核团异常信号发生在多次注射线性对比剂后,而大环类对比剂未观察到明显异常钆沉积。但尸检研究发现,无论线性还是大环类钆对比剂注射后脑组织成分均可检出钆沉积。在肾功能异常的受检者中,线性钆对比剂的脑沉积更为显著。随着时间推移,这种异常信号会逐渐消失,提示沉积的钆可以被清除。此外钆对比剂在皮肤、骨组织、肾脏、心脏、肺组织、肝脏、淋巴结等多部位均有沉积现象。

作为钆在皮肤和结缔组织内沉积的迟发反应,肾源性系统性纤维化(nephrogenic systemic fibrosis,NSF)是一种以皮肤和结缔组织广泛纤维化为特征的系统性疾病,1997 年首次发现。NSF 几乎均在使用钆对比剂后发生,常出现皮肤的增厚和硬化从而造成关节固定和挛缩、眼部检查异常(如巩膜斑)及内脏纤维化,是一种严重的、致命性的疾病。

目前,NSF 的确切机制尚不清楚。有假说认为,由于肾功能下降或其他代谢原因引起的肾脏疾病,导致钆对比剂清除时间延长而使更多的钆离子从螯合物中解离,游离钆与阴离子(如磷酸盐)结合,产生的不溶性沉淀物在各种组织中沉积。当钆离子在体内被巨噬细胞吞噬后,可释放细胞因子,激活纤维细胞。循环系统使纤维细胞聚集于皮肤、肌肉等组织,促进胶原蛋白沉积。在 NSF 受检者中,病变组织中的钆沉积比未受影响组织中含量更多支持这一假说。

NSF 的发生与钆对比剂的种类、注射剂量有非常重要的关系。大部分报道的病例与钆双胺相关,其风险随着注射剂量的增加而增加。目前多根据 NSF 无混淆病例的报道来判断钆对比剂的危险程度。如果受检者在 8 周内(可能更长)注射了两种及以上不同类型钆对比剂,则无法确定是哪一种钆对比剂诱发了 NSF 的发生,这种情况被归纳为"混淆病例"。国内外相关共识均对钆对比剂进行了相关危险分类(表 4-7),提出对高危人群禁用或慎用部分钆对比剂,建议对进行增强 MR 检查的受检者进行严格筛选。

表 4-7　钆对比剂 NSF 风险分类

结构分类与产品名	危险分类			上市时间	至 2010 年 NSF 病例数
	ACR 分类	EMA 分类	国内分类		
线性螯合物（非离子型）					
钆双胺（Gd-DTPA-BMA）	I	高危	高危	1993	505
钆弗塞胺（Gd-DTPA-BMEA）	I	高危	未引进	1999	35
线性螯合物（离子型）					
钆喷酸葡胺（Gd-DTPA）	I	高危	中危	1988	179
钆贝葡胺（Gd-BOPTA）	II	中危	中危	2004	2
器官特异性线性螯合物（离子型）					
钆塞酸二钠（Gd-EOB-DTPA）	III	中危	中危	2008	0
大环螯合物（非离子型）					
钆特醇（Gd-HP-DO3A）	II	低危	低危	1992	2
钆布醇（Gd-DO3A-butrol）	II	低危	低危	2011	2
大环螯合物（离子型）					
钆特酸葡胺（Gd-DOTA）	II	低危	低危	2013	1

注：ACR 为美国放射学院（American College of Radiology）；EMA 为欧洲药品管理局（European Medicines Agency）。

目前体内钆沉积除 NSF 外，其临床和生物学意义并不清楚，需要前瞻性、长期地研究观察钆沉积的危害。NSF 目前尚无有效治疗方法，多采用口服类固醇、局部外用润肤剂、血浆置换等治疗方法，但效果并不显著。

MRI 对比剂不良反应的预防应注意以下几个方面：①严重肾功能不全受检者应慎用钆对比剂，如果非增强 MRI 就可以提供足够的诊断信息，应避免增强，只进行平扫即可；②使用剂量不能超过对比剂产品说明书推荐的剂量；③避免短期内重复使用；④受检者诊断为 NSF 或者临床怀疑 NSF，不主张使用任何钆类对比剂；⑤孕妇尽量避免使用钆对比剂；⑥注射对比剂时，尽量避免药液外渗。

（三）对比剂外渗

无论在 CT 还是 MRI 检查中，在血管内应用对比剂都存在对比剂外渗的风险。对比剂血管外渗的原因如下。

1. 与技术相关的原因　包括：①使用高压注射器；②注射流率过高。

2. 与受检者有关的原因　包括：①不能进行有效沟通配合；②被穿刺血管情况不佳，如下肢和远端小静脉，或化疗、老年、糖尿病受检者血管硬化等；③淋巴和/或静脉引流受损。

对比剂外渗应视严重程度给予不同处理。轻度外渗一般损伤轻微，一般不需要特殊处理；但要嘱咐受检者注意观察，如外渗加重，应及时就诊。对个别疼痛明显者，局部给予普通冷湿敷。中、重度外渗可能造成外渗局部组织肿胀、皮肤溃疡、软组织坏死（图 4-8）和间隔综合征，对于中、重度外渗受检者的处理：①抬

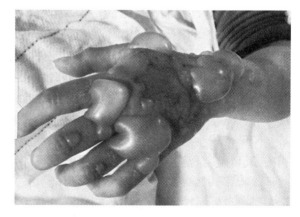

图 4-8　对比剂外渗造成受检者局部皮肤的肿胀、皮肤溃疡

高患肢,促进血液回流;②早期使用 50% 硫酸镁保湿冷敷,24 小时后改硫酸镁保湿热敷,或者用黏多糖软膏等外敷;或者用 0.05% 的地塞米松局部湿敷;③对比剂外渗严重者,在外用药物基础上口服地塞米松 5mg/次,3 次/d,连用 3 天;④必要时,咨询临床医师用药。

第三节　心电门控与呼吸门控

人体的运动包括自主运动和生理性运动,自主运动是指人体有主动意识的运动,可以控制;生理性运动是指心脏跳动、大血管搏动和呼吸运动等,这类运动不能控制或者不能完全控制。成像过程中的任何运动均可形成运动伪影,影响医生对图像的判读和诊断。为了获得更佳的图像质量,针对周期性的生理运动如心脏跳动、大血管搏动及呼吸运动,通常需要采用门控技术或导航技术来进行影像数据的采集。

一、心电门控

心脏及周围大血管进行成像时,心脏的搏动势必会引起运动伪影。但心脏运动是有规律的,为了减小心脏搏动形成的运动伪影,可以在心脏运动幅度最小时进行扫描或图像重建的方式来实现,心电门控(electrocardiogram gating)技术是一种为了减少或消除心脏大血管的搏动对图像造成的影响而采取技术手段。

(一)心电图的正常波形及意义

心脏机械收缩之前,先产生电激动。电激动从窦房结开始,兴奋心房的同时经结间束传导至房室结,然后按照希氏束→左、右束支→浦肯野纤维的顺序向下传导。这种先后有序的电激动传播,引起一系列电位改变,形成体表心电图上相应的波段。一个完整心动周期会产生一组心电图形。一组心电图形由 3 至 4 个波形(其中一个为波群)及若干个间期或段组成(图 4-9):按顺序分别命名为 P 波、QRS 波群、T 波,部分人有 U 波;PR 间期、QRS 间期、QT 间期;PR 段、ST 段。

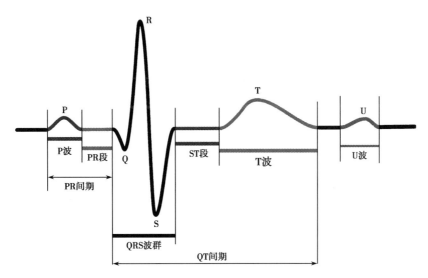

图 4-9　心电图各波段示意图

(1)P 波:表示左右心房的除极过程。窦房结位于右心房与上腔静脉的交界处,因此窦房结的激动首先传导到右心房,再通过房间束传导到左心房,形成心电图上的 P 波。肢体导联上 P 波的时限一般小于 120ms,振幅一般小于 0.25mV。

（2）PR 段：表示心电活动在房室结、希氏束、束支、浦肯野纤维内传导的时间，正常个体 PR 段下移小于 0.8mm，上抬不超过 0.5mm。

（3）PR 间期：P 波与 PR 段合称为 PR 间期，代表心房开始除极到心室开始除极的时间间期，正常个体 PR 间期在 0.12~0.20 秒。

（4）QRS 波群：代表心室除极全过程，时限小于 0.11 秒。当出现心脏左、右束支的传导阻滞、心室扩大或肥厚等情况时，QRS 波群可出现增宽、变形和时限延长。

（5）J 点：QRS 波结束，ST 段开始的交点。代表心室肌细胞全部除极完毕。

（6）ST 段：QRS 波群终点至 T 波起点间的线段，代表心室肌全部除极完成、复极尚未开始的一段时间。此时所有的心室肌均处于除极状态，细胞之间并没有电位差，因此正常情况下 ST 段应处于等电位线上。当某部位的心肌出现缺血或坏死等病变时，心室在除极完毕后仍存在电位差，此时表现为心电图上 ST 段发生偏移，可表现为 ST 段抬高或压低。

（7）T 波：代表了心室复极过程中电位的变化。正常情况下，T 波方向与同导联的 QRS 主波方向一致。心电图上 T 波的改变受多种因素的影响，例如心肌缺血时可表现为低平倒置的 T 波；高血钾、急性心肌梗死的超急期可表现为高耸的 T 波。

（8）QT 间期：是指 QRS 波群的起点至 T 波终点的间距，代表了心室从除极到复极的全过程。正常 QT 间期为 0.32~0.44 秒。QT 间期受心率的影响很大。

（9）U 波：某些导联上 T 波之后可见 U 波，产生机制目前尚不清楚，认为与心室的复极有关。

心肌细胞产生兴奋后，在很短的一段时间内完全或部分丧失兴奋性，这段时间称为不应期。心室的不应期包括：①有效不应期：相当于从 QRS 波开始一直持续到 T 波升支；②相对不应期：相当于 T 波顶峰到 T 波结束，即 T 波降支。

（二）心脏机械活动

心脏的泵血作用是由心肌活动、机械运动、瓣膜活动三者相互配合完成的。从心肌收缩性来说，一个心动周期是由收缩期和舒张期两部分组成。在心脏的每一个节律性收缩活动中，都是电活动在前，机械活动在后，两者相差 20~70ms，形成了兴奋与收缩耦联，即电-机械耦联。在每个心动周期中，心房和心室各自按一定顺序相继进行舒缩活动。因心室在泵血活动中起主要作用，一般心动周期通常指心室的活动周期。心室除极始于 QRS 波，复极终止于 T 波末；心室的收缩开始于 QRS 波之中，终止于 T 波末；舒张期从 T 波末到下一个 QRS 波开始（图 4-10）。

（三）心电门控的分类

在舒张末期和收缩末期心脏运动相对较慢，一般选择这两个时相进行数据采集。根据心电

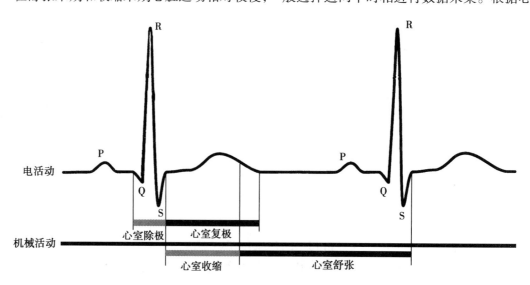

图 4-10　心室心电周期与心动周期的关系

信号与心动周期的关系,心脏收缩末期对应心电 T 波的末端,心脏舒张末期对应心电 QRS 波的起始。因此,心电门控一般采用心电 R 波门控技术,即图像采集的启动由 R 波触发。

1. 前瞻性心电门控（prospective electrocardiogram gating）技术 针对心脏运动,在心动周期特定时相触发的一种脉冲式部分扫描的成像方式。具体过程如下:将触发开始前几次(一般采用前 3 次)RR 间期的平均值设置为序列扫描的恒定心率,用于前瞻性预测 R 波位置。第 4 次 R 波作为触发波启动扫描程序,在 R 波后方预设一个时间点开始数据采集。这个预设时间点通常设置为心脏运动幅度最低的舒张期。对于心律规整的受检者,前瞻性心电门控可以很好地控制扫描触发时间点,但是当受检者心律不齐时,将影响触发信号预测的准确性,有可能在心脏运动幅度最大的收缩期进行扫描,导致图像质量下降。

传统的前瞻性心电触发技术具有以下几个特点:①仅在 RR 间期的固定时相进行数据采集,而在 RR 间期的其余时相不采集数据,对于 CT 检查可以有效地降低辐射剂量;②对于心律的节律性要求较高。前瞻性心电触发序列对心脏运动性伪影非常敏感,容易产生错层伪影或阶梯状伪影,在心律不齐的受检者中表现最为明显;③由于只采集了单一时相的数据,因此,无法动态观察心肌及瓣膜运动情况,无法做心功能分析;④采集时间窗有限,预先设定的采集时间窗一旦设置即不能再更改,当图像效果不满意时,无法进行后期修正。

针对传统的前瞻性心电触发技术的上述特点,自适应前瞻性心电门控技术则能够根据受检者的心率变化及时调整扫描时机。当出现以下两种情况时,设备将及时进行相应调整:①在扫描过程中的某一处预定扫描的 RR 间期内,如果尚未达到触发点而过早出现 R 波,则本次扫描将被自动取消,在下一个 RR 间期完成本次扫描;②在扫描过程中的某一处预定扫描的 RR 间期内,如果达到触发点后在序列扫描的过程中出现 R 波,本次扫描和数据采集会继续完成,但是采集的数据将被忽略(并非删除),检查床维持现有位置,重复本次扫描并采集新的数据。值得注意的是,为保证扫描及时结束,原位重复扫描的机会只有一次。在进行图像重建时,操作者可根据实际需要选择两次采集数据中的任意一次进行重建,以保证能够获得良好的检查结果用于诊断。

2. 回顾性心电门控（retrospective electrocardiogram gating）技术 是将心电图和序列扫描进行同步采集技术,获得心脏运动和扫描数据的同步资料,扫描完成后可以根据同步记录的心电图选择心动周期中所需的任何时相进行图像重建。

回顾性心电门控技术采集的是全心动周期的数据,可灵活选择收缩期到舒张期的各期数据进行图像重建,不仅可以保证图像质量,还可以进行心功能评价,但辐射剂量相对较高。目前随着心脏检查技术的发展,超高端 CT 已经越来越少地使用回顾性心电门控进行心脏检查。

3. 脉搏门控（pulse gating）技术 脉搏门控与心电门控技术相似,均可使心脏运动或大血管搏动与数据采集同步。利用红外线指脉探测夹或指套来探测脉搏随心动周期的变化波,作为门控信息来取代心电门控。在触发时,采用对应血管收缩期的波作为触发点。通常情况下脉搏触发适用于抑制动脉的搏动伪影或脑脊液的流动伪影,常用于肺部及大血管成像。

（四）心电编辑技术

如有心律不齐,可借心电编辑（ECG editing）技术来解决,能将错误的 R 波位置重新标记,使成像重回到正确相位以保证图像质量。心电编辑技术主要通过修改触发的位置来获得某一时相的图像,一般用于回顾性心电门控采集的数据,可通过忽略、插入、删除、移动触发位置等方式来实现。

（1）忽略（disable sync）:对于单发的早搏或个别过快的心动周期可采用忽略的方式使该心动周期不参与成像。

（2）插入（insert sync）:可选择两个心动周期,并在 R-R 波之间插入一个触发位置,从而得到一个重新计算过的较规律的心率。存在心动过缓、心电信号在采集过程中丢失或强度不够大等情况,可采用插入触发点的方式。

（3）删除（delete sync）：心律不齐时，可在两个不规则心动周期的R-R波之间去除一个触发位置，从而使心律规整，可获得较好的冠状动脉图像。期前收缩、房颤、心律不齐等异常波形导致错误采用了原始数据时，可采用这种方法。

（4）移动（shift R-peak）：通过修改R波的触发起始点，然后放在需要的位置，设备会根据触发位置移动的情况自动重新重建图像。

（5）根据R波选择收缩期数据重建：受检者在扫描过程中若出现心律不齐，可采用计算受检者R波后一定时间的收缩期数据进行重建。有研究表明，当受检者心律不齐时，心脏收缩期的时间差别并不大，差别大的在于心脏舒张期时间不一致。如果此时再采取按固定时相重建，图像各个心搏周期的数据不匹配，会出现错层等现象。若采用R波后一定时间的收缩期数据，由于去除了舒张期时间长短不一的图像，则图像质量相对较好。

二、呼吸门控

对下胸部和上腹部成像时由于呼吸运动的存在往往会导致图像出现运动伪影，成像时需要采用特殊的手段冻结膈肌运动。屏气是最常用的冻结呼吸运动的方法，在CT、DR中均可采用屏气的方式在短时间内完成检查。但是在MRI等需长时间扫描的成像方式中，屏气扫描显然是不适合的。生理状态下的自由呼吸运动，膈肌会有规律地上升和下降。在自由呼吸的呼气末通常有一个相对的平台期，此时呼吸运动幅度最小，膈肌位置相对静止。如果在这个平台期内采集数据，可最大程度去除呼吸运动的影响而获得良好的图像质量。为了能够在自由呼吸下找到相对静止状态，MRI检查中往往采用呼吸抑制技术进行成像，常用的呼吸抑制技术包括呼吸门控（respiratory gating）技术、导航回波技术（navigator echo technique）。

1. 呼吸门控技术 是一种利用探测到的呼吸波来减少呼吸运动伪影的技术。一般采用呼吸门控装置探测受检者的呼吸波，利用压力探测传感器的原理，将弹性呼吸带或充气压力垫置于受检者腹壁呼吸幅度最大处，呼吸带来的胸腹壁运动将改变探测器内部压力，吸气时压力增加，而呼气时压力降低。探测器内部压力变化形成反映受检者呼吸运动的曲线或波形（图4-11），在数据采集过程中将其与扫描系统联动，达到抑制呼吸运动的目的。

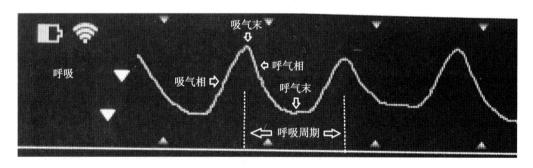

图4-11　呼吸曲线

根据数据采集类型不同，呼吸门控技术可分为呼吸触发技术和呼吸补偿技术。

（1）呼吸触发（respiratory trigger，RT）技术：其采集的数据是不连续的，只在呼吸的某个特定时间点进行数据采集，最常见时相就是呼气末的平台期。一般人在平静吸气后即开始呼气，从一次平静呼气末到下一次吸气前有段时间呼吸运动相对静止，所以一般以呼气末为触发点（扫描开始点）开始进行数据采集，到下一次吸气前停止采集（扫描停止点），使数据采集发生在呼吸运动相对静止的平台期，运动伪影可明显减轻。

呼吸触发技术的关键参数如下。

1）呼吸触发点（trigger point）：为了获得运动伪影更小的图像，需要操作者设定一个呼吸触发点,以尽可能保证数据采集在呼气末进行。呼吸触发点一般设置在呼气曲线下降的中点。

2)延迟采集时间(delay time):是指系统探测到呼吸触发点到正式开始采集信号的时间,一般需要操作者自定义,设置原则为确保呼吸曲线到达平台期才开始采集信号。采集延迟时间与呼吸频率有关。

3)采集时间窗:该参数决定信号停止采集的时间,需根据呼气末平台期的长短来调整。

呼吸触发技术作为腹部成像最传统的技术,广泛应用于磁共振 T_2WI 成像,但依然面临很多问题:①扫描前需要放置腹带、呼吸垫;②如果腹带松紧程度或呼吸垫摆放位置不得当,将导致无法触发扫描或触发信息不准确,致使图像产生大量运动伪影甚至是无法正常扫描;③受检者舒适度较差,增加扫描时受检者不配合的概率。

(2)呼吸补偿(respiratory compensation)技术:主要用于磁共振 T_1WI 成像。与呼吸触发技术不同的是,呼吸补偿技术采集整个呼吸周期中的 MR 信号,并利用呼吸相位重排技术进行编码从而去除呼吸伪影。呼吸相位重排技术对呼吸周期中相近时间点的 MR 信号采用频率相近的相位编码,使得 K 空间中相邻的相位编码是在呼吸运动幅度相近的时间点所采集。一般在呼气末的平台期,采用低频的相位编码梯度,采集的信号填充至 K 空间的中心区域;在呼吸周期的吸气相,则采用高频相位编码梯度,采集的信号填充至 K 空间的周围区域。因为 K 空间中心的数据对图像信噪比和对比度起主要作用,通过上述重排技术的应用,尽可能保证了 K 空间中心数据在运动相对静止的呼吸平台期获得,减少了运动对图像的影响。如果受检者的呼吸节律是规则的,采用呼吸补偿技术可以较好地抑制呼吸伪影。但是如果呼吸节律非常紊乱,相位编码梯度的施加和呼吸周期不能很好匹配,则可能导致伪影加重的后果。

2. 导航回波技术　一些特殊情况比如受检者呼吸微弱无法探测呼吸波形、呼吸频率较快没有相对平台期,呼吸门控技术就会受到限制,此时导航回波技术就是一个很好的补充。根据机制类型不同,导航回波技术可分为膈肌导航和相位导航。

(1)膈肌导航:不需要外部放置腹带和呼吸垫,利用一个柱形的激发脉冲来追踪膈肌的运动,在膈肌位置相对固定的区间采集信号,达到冻结呼吸运动的目的。监测膈肌运动的扫描条称为导航条,一般将其置于右侧膈肌的最高点,需避开心脏及胸部大血管,以膈肌为界限,范围横跨在肺-肝之间,一半在肝脏一半在右肺(图 4-12)。其原理为:肺部由于含氢质子少而呈现无信号(黑色);肝脏由于含氢质子比较多而呈现高信号(白色),黑白之间即为膈肌运动轨迹。导航条位

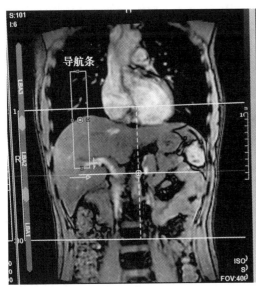
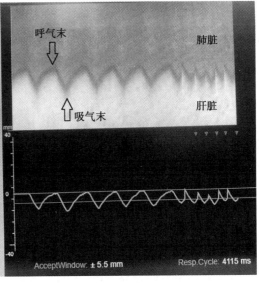

图 4-12　膈肌导航的导航条设置及导航显示窗口

置的设置对监测效果至关重要,在实际应用中一般先采集初始的 5 个呼吸周期数据,用于操作者判断导航条位置设置的准确性。同时系统会同步显示导航窗口以反映膈肌运动轨迹。通过连续扫描探测膈肌上下运动从而确定呼吸运动的幅度、周期等参数指标。膈肌导航波形方向与呼吸门控的相反,最高点为呼气末,最低点为吸气末。

通过膈肌导航监测膈肌运动,再配合门控技术,可以达到冻结呼吸运动的目的。一般需操作者定义一个信号接收范围即采集窗,只有当采集点在这个范围信号才被采集,采集窗决定数据采集时膈肌运动的最高和最低位置。通过监测膈肌的位置模拟出的呼吸运动,一旦监测到膈肌位置落入到采集窗后一定的空间位置,立即触发数据采集,采集窗的范围越大,信号采集的时间越长,也越容易产生运动伪影。

膈肌导航技术是呼吸门控技术的有效补充,从理论上来讲该技术直接检测膈肌运动,比间接反映膈肌运动的呼吸门控技术更准确。对呼吸运动无法检测或呼吸运动比较微弱的受检者,如新生儿、腹式呼吸微弱者比较适用。

(2)相位导航:是一种通过测量运动导致偏共振效应的全新导航技术,以一个恒定的间隔 TR(约 50ms)持续重复采集,然后生成一个生理测量点的时间序列,然后把测量点的时间序列作为触发算法的输入数据。满足以下三个触发条件时触发将被生成:①梯度斜率提示呼气过程;②最后一个信号点与触发阈值的差距小于一个接收窗;③自前一次触发后已经过一定的时间间隔,即最短时间。

相对于膈肌导航,相位导航并不追踪组织或者脏器的边界(比如膈缘),因此,并不需要操作者来对导航区域进行定位,在大多数应用中导航位置可设置为“自动”,由系统根据成像层面进行调节。相位导航这种实时调整采集位置的成像方式,有助于确保扫描层面的准确性,真正实现全自动定位、智能自动触发,其操作更简便,伪影控制良好。

三、心电呼吸智能感知

近年来,无接触式的心电呼吸智能感知技术成为磁共振行业竞相发展的新技术。这种技术融合了生物技术、智能传感器技术和计算机人工智能技术,打破了传统磁共振需要“受检者配合设备”的束缚,创造了“设备配合受检者”的全新扫描理念。根据探测机理,现应用于临床的心电呼吸智能感知技术主要有 BioMatrix 生命矩阵系统、EasySense 智能感知技术、VitaEye 智能感知技术等。

1. BioMatrix 生命矩阵系统 2017 年推出的 BioMatrix 生命矩阵系统是最早应用于临床的心电呼吸智能感知技术,将传感器装置嵌入在头侧和足侧脊柱线圈当中。一旦受检者安置在检查床上,位于检查床下的传感器就能立即感知受检者各种生理信息,如:解剖、呼吸、心跳、人体磁场变化等等,并将这些信息实时传递给扫描系统。随后在整个扫描过程中,根据受检者这些生理信息,智能化调整受检者的扫描参数,从而获得针对该受检者最优的检查结果,可实现全程自由呼吸成像。

2. EasySense 智能感知技术 一种基于雷达毫米波的生命感知技术,目前仅用于呼吸智能感知。雷达毫米波作为新一代感知传感器,相比其他传感器具有波长短、精度高、抗干扰等一系列特点,已被广泛应用于导弹、卫星与无人驾驶技术。EasySense 智能感知技术通过集成在磁体壁内上方的两组生命感知传感器进行呼吸检测,实时感知孔径内的受检者的呼吸信号。雷达传感器发射回波信号的同时实时捕获的受检者表面反射的回波信号,依托优化线性调频变换微波测量算法计算二者的位移进而形成呼吸触发所需的呼吸波形,呼吸运动探测精度可达 0.1mm。相比单源传感器,双源传感器实现了时间分辨力和位移分辨力的倍数提升,其时间分辨力可达 20ms。已有研究结果证实 EasySense 智能感知技术与呼吸绑带探测波形拟合相关度接近 100%(皮尔逊相关系数 0.953 8)。

3. VitaEye 智能感知技术 又称慧眼技术,是一种基于视觉识别的呼吸感知技术,利用位于磁体尾部的高精度光学探测器对呼吸运动信号进行精准识别,结合 AI 技术实现精准同步采集,其时间分辨力可达 50ms。

心电呼吸智能感知技术属于体表检测技术,可以穿透塑料、衣物、线圈等非导电材质,在无任何附件摆放及导航条设置的情况下达到与传统门控相同的成像效果,在提升受检者舒适度同时,避免了因人为操作带来的误差,大幅简化扫描操作流程,为扫描效率和质量的提升带来质的变化,具有广阔的临床应用潜力。

第四节 可视化智能定位成像

对于医学成像而言,在数据采集阶段,如何获取标准化的影像是当前行业面临的一大痛点。随着 AI 技术在医学成像中的深入发展,基于人工智能技术的智慧成像方式正逐步应用于临床,为推进精准医疗、提升放射检查的工作效率和影像质量提供了极大的帮助。

一、可视化摄影的成像基础

移动 DR 常用于床旁 X 线成像,为不宜搬运的重症受检者提供快捷有效的影像学检查,有利于危重受检者的急救和治疗。

1. 传统床旁 X 线成像 传统的床旁 X 线成像通常需要操作者在无射线防护的环境下操作,以有线曝光手闸或红外无线遥控的方式控制曝光。有线曝光手闸采用有线电缆与主机连接,电缆易缠绕、折断,同时由于拍摄场地及电缆长度的原因导致操作者存在一定的电离辐射危害。无线遥控曝光虽然在一定程度上解决了操作者的辐射危害问题,但曝光时无法实时监控受检者,无法施加摄影指令,最佳曝光时机难以精准把握。曝光时机选择不当往往会对图像质量造成影响,如运动伪影、成像范围包括不全以及异物遮挡等。同时,传统的床旁 X 线成像工作流程在拍摄期间无法及时发现受检者的突发状况,存有安全隐患。

安全快速地完成每一次床旁 X 线成像,为临床医生提供最佳的诊断图像,是目前床旁 X 线成像的发展需求。

2. 可视化摄影 基于床旁 X 线成像的特殊性,可视化无线移动 DR 整合了一系列智能化、简便化的设计,有助于提升床旁 X 线成像的图像质量、检查效率及检查安全。

(1)实时视频监护:可视化无线移动 DR 在束光器前端配置一个高清摄像头,在检查期间,通过该摄像头对受检者进行实时视频监护,并以无线传输的方式将视频信号传送到独立配置的平板电脑。若在检查过程中出现受检者病情加重等突发状况,操作者可通过实时反馈的画面及时停止检查并在第一时间进行救治,从而确保受检者安全。

(2)远程语音指导:操作人员通过平板电脑实时查看受检者体位及状态,同时通过语音系统对受检者进行远程指导,有助于抓取最佳曝光时机,避免受检者被动接受二次曝光。

(3)隔室曝光:可视化摄影采用远程曝光模式,可保证操作者的辐射安全。现有的可视化成像设备同时配备基于超宽带无线载波技术的辐射安全预警功能,可进行精确无线距离测量,在智能终端进行可视化曝光时,实时显示操作者当前的辐射剂量水平,提示操作者当前曝光距离是否安全。当操作者到达辐射安全的摄影距离后再进行曝光,可有效降低操作者被动接触辐射的概率。

(4)即时图像预览:在曝光结束后,手持终端可即时预览曝光结果,判断图像是否符合质控要求。同时在拍摄结束后第一时间返回病房查看受检者情况,对检查时间的掌控更加精准。

因此,相对于传统的床旁 X 线成像,可视化摄影可提高床旁成像的优片率、缩短检查时间,并在检查安全性方面得到进一步保障,使床旁 X 线成像更好地服务于临床。

二、智能化定位成像原理

传统 CT、MRI 成像中,操作者须在检查床旁进行一系列操作才能完成体位设计工作,包括升床、水平移床、打开激光定位灯、定位、移床至扫描位等。该方法操作烦琐,工作效率低,同时需根据检查目的手动探测或目测受检者体表标记进行定位,存在不同操作个体间的经验差异。

基于视觉引导和人工智能技术建立的智能化定位成像,需借助 3D 高清摄像机进行辅助定位,摄像机一般固定在扫描间天花板上。智能化定位成像系统一般包括受检者体位一致性检测、受检者姿态检测、扫描部位自动识别、碰撞检测等基本功能。

(1)体位一致性检测:在 CT、MRI 成像中,扫描体位包括头先进、足先进、仰卧位、俯卧位等,不同部位的成像对应不同的体位。受检者实际体位与成像系统设定的体位不一致时会导致图像方位标记的错误,存在误诊的风险。智能化定位成像系统通过受检者体位一致性检测来确保实际人体方位与系统设定方位一致。该功能通过识别人体关键解剖标志来实现,目前各厂家采用的解剖标志大多为有一定自由度的关节,比如肩、肘、腕、腰、膝、踝等。在智能定位过程中,系统通过检测上述解剖标志的位置、关节角度等参数,自动识别受检者体位,并与扫描协议预设体位进行比较,若二者不一致,系统会提醒操作者更改。在现有的工作流程中,扫描体位依赖操作者手动设定,而体位一致性检测功能可降低由于体位选择错误而导致的医疗差错,保护受检者安全。

(2)姿态检测:除扫描体位以外,CT、MRI 成像还会涉及两种常用的扫描姿态,分别是双手举过头顶(体部扫描)和双手置于身体两侧(头部、下肢扫描)。如果姿态不正确,会影响后续扫描的图像质量甚至导致扫描失败。在智能定位过程中,系统在体位一致性检测的同时进行受检者姿态检测,并与扫描协议预设的姿态进行对比,若二者不一致,系统会提醒操作者确认,操作者随后可通过语音系统,指导受检者完成姿态调整。

(3)扫描部位自动识别:在 CT、MRI 成像中,定位像扫描须确定扫描开始和结束位置,在传统的扫描模式中,上述参数依赖于操作者手动设定。在智能定位过程中,系统可依据人体关键解剖标志的检测、扫描范围的计算、自动对中等功能实现扫描部位自动识别。

一般支持智能化定位成像的扫描协议除具有人体关键解剖标志检测功能外,同时可结合上述解剖标志计算得到定位像扫描起止范围,从而确定定位像扫描起止床位。检查床的高度则是通过高清摄像机自动对中功能来确定,摄像机获取的 3D 信息,在 AI 深度学习技术的赋能下,构建数学模型,用于精确计算受检者的垂直几何中心,进而得到受检者到达扫描孔中心所需检查床的高度。自动对中功能保证受检者在扫描孔的垂直中心,减少了人为的操作误差,同时可减少侧位定位像扫描,从而降低辐射剂量。

在智能定位过程中,系统根据扫描协议自动完成扫描部位的识别。在操作者确认识别无误后系统自动一键移床,将受检者移动至扫描床位,操作便利。

(4)碰撞检测:在一键移床及扫描过程中,如果受检者的肢体意外伸出检查床,则有可能与机架发生碰撞导致受检者受伤。碰撞检测功能通过高清摄像机实时检测受检者空间信息,持续评估受检者肢体是否有接触机架的可能。一旦受检者肢体超出安全范围,系统会提醒操作者防止碰撞发生。同时碰撞检测功能还可预估受检者能否被移动至自动定位确定的扫描起止位置。

相对于传统的定位操作模式,智能化定位成像的扫描部位自动识别功能可避免操作者个人经验差异导致的图像质量及辐射剂量的影响。一键移床功能精简定位操作过程,有助于缩短工作时间;同时也有助于减少非必要的医患接触,满足感控要求。

三、智能扫描设计

传统 CT、MRI 成像中，操作者需在定位像上手动进行扫描基线、成像范围的调整，这一过程对操作者业务能力比如诊断学知识、检查技术学知识要求较高，存在不同操作个体间的经验差异。

智能扫描设计是一种基于深度学习算法识别定位像关键解剖结构的技术。在定位像的基础上，首先自动识别定位像中的特征结构并对其进行自动分割，根据分割的结果按照扫描协议的需求自动调整扫描基线和成像范围，并将调整后的扫描框以图形化方式显示在定位像上。随后操作者可在此基础上进行二次调整，最后系统自动开始执行扫描指令。

智能扫描设计技术可提供标准化和可重复的扫描规范，有助于获得稳定而优异的图像。这种基于人工智能的智能扫描设计均可植入到磁共振、CT、DR 设备中。

下面以胸部 CT 成像的定位框自适应技术为例介绍其设计过程。设计过程（图 4-13）包括以下步骤：首先利用深度学习网络在定位像上识别并自动分割肺部区域；基于分割结果确定肺部成像边界，最后依据临床经验、算法再对扫描边界进行修正，获得胸部扫描定位框。

相比于 CT，磁共振成像操作往往要更为复杂，现有的智能全自动扫描平台可自动完成扫描部位识别、扫描基线确定、成像范围确定、扫描序列选择、扫描线圈选择、FOV 设置、饱和带设置等等。整个过程，一般不需要操作者干预便可自动完成扫描。智能策略编辑平台还可在扫描前为

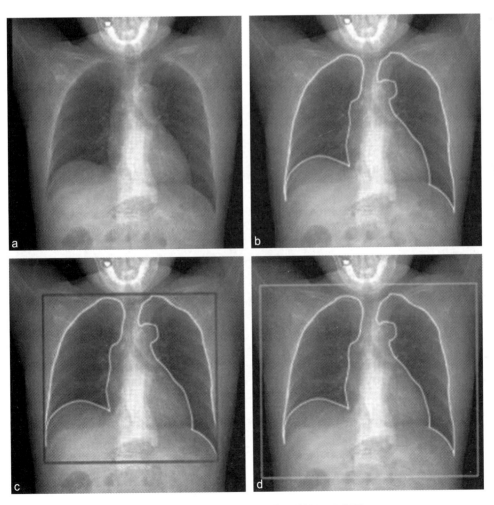

图 4-13 胸部 CT 智能扫描设计流程示意图
a. 定位像；b. 特征分割；c. 完整检测出特征；d. 修正定位框。

受检者拟定更为精准的个性化扫描策略,该平台赋予磁共振设备与操作者沟通、交互的能力,把具有丰富经验的医生诊断思路和技师扫描经验直接转换为磁共振扫描策略,形成针对每个受检者的个性化扫描方法。

相对于传统手动调整扫描框的操作方式,智能扫描设计有助于消除不同操作者个体之间的经验差异,实现成像标准化,同时可协助操作者精准识别扫描范围,提高成像的准确性。

(汪启东　闻彩云)

第五章 CT成像基本理论

1972年,Hounsfield研制出世界上第一台CT机。CT成像克服了普通X线摄影成像中多组织器官重叠的缺陷,能清晰显示组织内部结构,极大提高了医学影像诊断水平。从第一台CT研制开始,CT历经了从常规CT到螺旋CT,从单层(排)CT到多层(排)CT,从单源CT到双源CT的发展过程。近几年CT向更宽探测器、更快速度、更高性能、更低剂量方向发展。随着我国自主创新能力的提升,高端CT逐步国产化,打破了国外产品垄断局面,解决了重大医疗设备"卡脖子"的问题,提供优质医疗服务,助力健康中国建设。

本章将介绍CT成像的基本原理及过程、CT成像过程中的扫描方式与数据采集、图像重建、图像显示与后处理等内容。

第一节　CT成像基础

一、CT成像基本知识

(一) CT成像与普通X线摄影的区别

CT成像与X线摄影都是利用人体不同组织对X线的吸收衰减差异进行成像。但CT成像与普通X线摄影相比,具有很大区别。普通X线摄影是多组织器官的重叠图像;传统X线断层摄影通过运动模糊的原理可获得人体一定厚度断层影像,因存在其他层面的干扰,图像对比度差,应用受限,目前临床使用极少。CT能够获得人体真正的断层影像。图5-1为胸部X线摄影图像,图中右下肺团块病变与肋骨、血管、气管等其他正常组织重叠显示。图5-2是同一患者胸部CT图像,图像以断面解剖方式显示,能直观清晰地显示病变的具体位置、形态、大小以及内部结构,还可通过CT值进行定量测量。

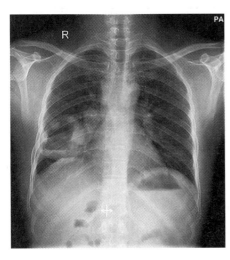

图5-1　胸部普通X线摄影

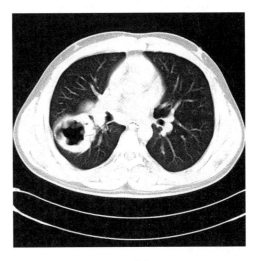

图5-2　胸部CT

（二）CT 成像基础知识

CT 图像与普通 X 线摄影成像均为灰阶影像,通过图像中灰度或亮度的差异区分人体不同组织结构。CT 成像采用计算机进行运算处理,获得的图像本质上是数字图像。CT 是 X 线成像领域中最早实现数字化的影像设备,掌握 CT 的基本概念有利于 CT 原理的学习。

1. 断层和解剖断面 断层也称为体层,是指受检体内一定厚度结构接受检查并建立对应图像的层面。断层有一定厚度,可以把上下两个表面看作平行,如图 5-3。CT 成像过程就是对受检体进行断层成像。

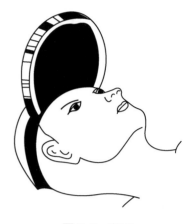

图 5-3 断层

解剖断面是指断层标本的表面。解剖断面与断层不同,断层有一定厚度,断层上下两个表面形态一般不一样。当断层厚度为零时,断面两个表面的重合,两个表面接近解剖断面形态结构。CT 成像是对断层进行成像,CT 图像可以理解为断层厚度上某种平均,显示的是解剖断面结构形态。

2. 体素和像素 将受检部位的某一层面按矩阵划分成若干个体积单元,每个单元称为体素,如图 5-4 所示。像素是指在图像平面上划分的最小区域,它是矩阵中的一个点,是构成图像的基本单元。像素与体素在矩阵坐标上一一对应。

CT 图像中像素的灰度值取决于人体断层组织中对应体素的 X 线吸收系数。CT 成像的本质就是获取二维矩阵中各个体素的 X 线吸收系数(图 5-5)。

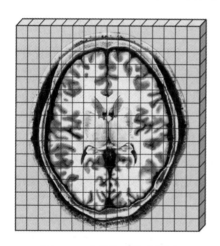

图 5-4 人体断层体素划分

μ_{11}	μ_{12}	μ_{13}	μ_{14}	$\cdots$	μ_{1n}
μ_{21}	μ_{22}	μ_{23}	μ_{24}	$\cdots$	μ_{2n}
μ_{31}	μ_{32}	μ_{33}	μ_{34}	$\cdots$	μ_{3n}
μ_{41}	μ_{42}	μ_{43}	μ_{44}	$\cdots$	μ_{4n}
$\cdots$	$\cdots$	$\cdots$	$\cdots$	$\cdots$	$\cdots$
μ_{n1}	μ_{n2}	μ_{n3}	μ_{n4}	$\cdots$	μ_{nn}

图 5-5 X 线衰减系数二维矩阵

3. 投影和线性吸收系数 在医学诊断应用的光子能量范围内(20~100keV),X 线通过人体时主要发生光电效应和康普顿散射,导致沿着原来方向的 X 线强度衰减。人体组织对 X 线吸收的多少与 X 线能量、组织密度和原子序数紧密相关。人体组织器官是由多种不同成分和密度的物质构成,所以人体断层中各体素对 X 线的吸收存在差异。由于 CT 成像是利用不同组织对 X 线吸收差异,因此,如何获取人体断层中各个体素的 X 线吸收系数是 CT 成像的关键。

根据实验证明,单能窄束 X 线穿过均匀物体时呈指数规律衰减,入射强度为 I_0 的 X 线穿过厚度为 x 的均匀物体后,射出 X 线强度 I 满足 Lambert-Beer 吸收定律:

$$I = I_0 e^{-\mu x} \tag{5-1}$$

式中,I_0 是入射 X 线的强度,I 是通过厚度为 x 的均匀物体后的出射强度,μ 是均匀介质对 X 线的线性吸收系数。

当 X 线穿透人体时,由于人体不同组织器官的物质成分不同,吸收系数也不同,在沿 X 线通过路径上把物体分成若干个小单元(体素),每个体素可以看作均匀介质,对应的线性吸收系数分别为 $\mu_1, \mu_2, \mu_3 \cdots \mu_n$,每个体素的厚度为 d,如图 5-6 所示。

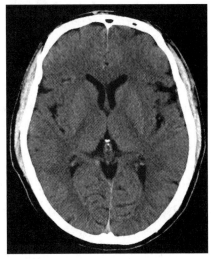

图 5-6 X 线穿过 n 个体素

当 X 线穿过第一体素后,X 线强度 I_1 为

$I_1 = I_0 e^{-\mu_1 d}$

穿过第二个体素后,X 线强度 I_2 为 $I_2 = I_1 e^{-\mu_2 d}$

穿过第三个体素后,X 线强度 I_3 为 $I_3 = I_2 e^{-\mu_3 d}$

把上式依次代入下式可得:$I_3 = I_0 e^{-(\mu_1 + \mu_2 + \mu_3)d}$

同理可得,穿过第 n 个体素后,X 线强度 I_n 为 $I_n = I_0 e^{-(\mu_1 + \mu_2 + \mu_3 + \cdots + \mu_n)d}$

对上式进行对数变换整理可得:

$$(\mu_1 + \mu_2 + \mu_3 + \cdots + \mu_n) d = \ln \frac{I_0}{I_n} = P \tag{5-2}$$

上式中,I_0 为 X 线的入射强度,I_n 为穿过物体的出射强度,可以通过探测器测量获得,体素厚度 d 可以设定,P 称为投影。由上式可以得到 X 线沿某一路径穿透各体素的吸收系数的线性方程。

如图 5-5 所示,要获取图像矩阵中各个体素的 X 线吸收系数,从数学理论上讲,可以通过建立 n^2 个类似式(5-2)的多元一次独立方程,然后联立解方程即可获取每个体素的吸收系数。这就需要 CT 装置沿着不同方向多次测量,才能获得足够多数据建立 n^2 个独立方程。由于这种方法需要建立独立方程数比较多,运算费时,所以实际中并不采用方程法。

4. CT 值与图像灰度 由第二章 X 线物理知识可知,体素的 X 线吸收系数不但与人体组织的密度、平均原子序数等有关,而且与 X 线能谱密切相关。定量描述体素的吸收系数比较烦琐而且实际意义不大。医学成像中更关注组织之间 X 线吸收系数的差异,为了便于计算和表达,CT 成像中用 CT 值表示,国际上对 CT 值定义为:CT 影像中每个体素所对应的物质对 X 线线性平均吸收(衰减)量大小的表示。实际应用中,CT 值为某种物质的 X 线吸收系数与水的 X 线吸收系数的相对比值。计算公式为:

$$CT = \frac{\mu - \mu_w}{\mu_w} \times 1\,000 \tag{5-3}$$

为了纪念 CT 的发明者,将 CT 值的单位指定为 HU(Hounsfield unit)。

CT 值与物质的密度、X 线能量有关。在相同的 X 线能量下,不同密度的物质之间 CT 值不同,CT 值反映物质的密度差异。人体组织中除了水以外,同一组织在不同 X 线能量下,CT 值是不同的。

人体中各组织(含空气)CT 值范围约为 -1\,000~1\,000HU,按 CT 值的定义,水的 CT 值为 0HU,空气的 CT 值接近 -1\,000HU,致密骨的 CT 值约为 1\,000HU;血液为 12HU,凝固血为 56~76HU,脑灰质为 36~46HU,脑白质为 22~32HU,脂肪为 -100~-80HU 等。

像素的灰度指图像中各个像素的黑白或明暗程度。采用 CT 值定标后,X 线衰减系数二维分布被转换为二维 CT 值矩阵。图像中像素的灰度与像素的 CT 值直接相关。临床上每个 CT 值对应一个灰度,从全黑(-1\,000HU)到全白(1\,000HU)有 2\,000 个不同灰度级。所以 CT 图像是一个灰度不同,且灰度变化不连续的图像。在图像画面上,是以灰度分布的形式显示 CT 影像,如图 5-7 所示。

图 5-7 CT 图像

二、CT 成像基本过程

CT 成像的基本过程为:用 X 线束对人体某部位一定厚度层面组织进行不同角度扫描,由探测器接收透过该层面的 X 线,转换为电信号,经 A/D 转换为数字电信号,通过计算机采用一定的数学方法计算出每个体素的 X 线吸收系数,再将各体素吸收系数转换成图像中对应的灰度显示。

CT 成像的基本原理可以概述为:投影重建图像,或用一个"算"字描述,即通过投影数据计算人体断层中各体素的 X 线吸收系数。CT 成像过程根据数据流程可以分成三个阶段:数据采集,图像重建运算和图像显示。

(一) 数据采集

从 X 线管发出的 X 线,穿过人体一定厚度的层面,探测器将透过的 X 线转换成电信号,再经 A/D 转换成数字电信号以便计算机进行运算处理。由探测器接收经 A/D 转换得到的数据称为原始数据(raw data)。原始数据是 X 线投射路径上所有体素共同作用的结果,信息重叠。因此,需要从不同角度对人体进行多次投射,获取更多数据建立数学方程。X 线管和探测器围绕人体进行不同角度照射的过程称为扫描(scan)。根据探测器与 X 线管旋转运动的模式分为不同的扫描方式,不同扫描方式下获得的原始数据不同。本章第二节将对各种不同的扫描方式予以详述。

(二) 图像重建

对原始数据,采用一定数学方法,经计算机运算求解人体断层中各体素的吸收系数后构建图像的过程称为图像重建(image reconstruction)。重建图像所采用的数学方法称为重建算法(reconstruction algorithm)(简称算法)。

1963 年,美国教授 Cormack 在 Radon 等数学家的研究基础上,完整地提出了通过 X 线投影数据重建图像的数学方法。本章第三节将对 CT 图像重建的数学基础及常见算法予以进一步的讲述。

(三) 图像显示

目前,临床应用的任何一种医学影像均需影像医师的分析判断来获取人体组织及病变的相关信息。图像显示就是把人体断层的二维 CT 值矩阵转换成肉眼可见的灰度影像。转换过程中可运用计算机处理技术对图像进行更多的处理,获取更多信息,帮助诊断。有关图像显示及后处理相关内容将在本章第四节详细介绍。

三、CT 成像辐射剂量

随着 CT 的普及,CT 受检人数和次数逐渐增加,人们对 CT 检查诊疗中人体辐射风险和危害更加关注。当考虑医学成像的必需剂量时,都需要遵守并合理有效地使用可合理达到的最低量原则(as low as reasonably achievable,ALARA)。

(一) CT 剂量的表征量

1. CT 剂量指数 对于 CT 成像,计算机体层摄影剂量指数(computed tomography dose index,CTDI)是最基本的辐射剂量表达参数。CTDI 是指沿着 Z 轴上剂量分布 $D(z)$ 的积分除以一次扫描的断层层数 n 与标称断层厚度的乘积。

$$CTDI = \frac{1}{nT}\int_{-\infty}^{+\infty}D(z)\,dz \tag{5-4}$$

上式中 z 为位置坐标,$D(z)$ 为 z 点处的剂量,T 为标称断层厚度,CTDI 的国际单位为戈瑞(Gy)。

2. CT 剂量指数 100(computed tomography dose index 100,$CTDI_{100}$) 是测量空气中的剂量,也即空气比释动能值。沿着垂直于体层平面方向上的剂量分布除以辐射源在 360° 的单次旋转时产生的断层的数目 n 与辐射源在某一单次旋转中的标称断层厚度 T 的乘积,定义为:

$$CTDI_{100} = \frac{1}{nT} \int_{-50mm}^{+50mm} D(z)dz \qquad (5\text{-}5)$$

上式中沿着 Z 轴方向的积分长度为 100mm,和 CTDI 相比更容易测量,其被作为临床剂量测量的首选方法。

3. 加权 CT 剂量指数(weighted computerized tomographic dose index,$CTDI_w$) 对于全身扫描,随着受检者尺寸增加,剂量均匀性会下降,为了解释剂量变化,$CTDI_w$ 考虑了被扫描体积内不同位置剂量信息。

$$CTDI_w = \frac{1}{3}CTDI_{100}(Center) + \frac{2}{3}CTDI_{100}(Periphery) \qquad (5\text{-}6)$$

上式中,Center 表示有机玻璃体模的中心点,Periphery 表示有机玻璃体模的周围点。

4. 体积剂量指数(volume CT dosimetry index,$CTDI_{vol}$) 为扫描容积内任一点平均辐射剂量表征量,其国际单位是 Gy,常用 mGy。目前被广泛应用于 CT 成像的剂量质控中。

5. 剂量长度乘积(dose length product,DLP) 由于 CT 沿 Z 轴扫描长度会影响受检者的辐射剂量,因此,为了更好地描述一次完整扫描对辐射剂量影响,引入了剂量长度乘积。DLP 为 $CTDI_{vol}$ 与扫描长度的乘积,表达了扫描长度对受检体辐射剂量的影响。

$$DLP = CTDI_{vol} \times L \qquad (5\text{-}7)$$

上式中 L 为 Z 轴方向的扫描长度,常用单位为 mGy·cm。当 $CTDI_{vol}$ 相同时,扫描长度越大,辐射剂量越大。

6. 有效剂量(effective dose,ED) 人体不同组织器官对 X 线的敏感度不同,同样辐射剂量对不同器官造成辐射损伤风险不一样。ED 指将组织及器官的当量剂量乘以其危险度有关的权重因子后再求和,从而反映整个机体发生随机性效应的危险度。

$$ED = DLP \times k \qquad (5\text{-}8)$$

上式中,k 为转换因子,与身体部位和年龄(儿童)有关,单位是 mSv/(mGy·cm)。

(二) 影响 CT 辐射剂量的因素

低剂量 CT 扫描技术的理念是不再以获得高质量图像为目的,而是在满足临床诊断需要前提下,尽可能降低受检者的辐射剂量。如何综合考虑 X 线剂量和图像质量两者之间的关系,是正确使用和研究 CT 低剂量技术的前提,也就是需要在受检者剂量和影像质量之间寻求平衡。

CT 成像的辐射剂量与图像质量、成像方式和扫描参数等有密切相关性,影响因素有 X 线管电压、管电流、曝光时间、螺距、扫描层厚、重建算法、探测器灵敏度、敏感器官射线防护等。下面主要介绍 X 线管电压和管电流对 CT 辐射剂量影响。

1. X 线管电压 CT 辐射剂量与 X 线束的能量有密切关系,X 线束能量取决于 X 线管电压和过滤条件。辐射剂量与管电压的 2~3 次方成正比,所以随着管电压的升高,辐射剂量增大。

降低管电压是减少辐射剂量非常有效的方法,管电压的选择应依据检查目的、受检部位和体重指数(body mass index,BMI)等。对于高体重指数的成年受检者,可以采用较高的管电压;而对儿童或低体重指数受检者,当管电压下降时,辐射剂量下降明显,而图像噪声变化不大。在低电压扫描方案中,应根据诊断目的和体重指数合理选择管电压,不能为了低剂量而盲目降低管电压。

管电压也可以采用自动管电压技术达到优化选择,根据受检者的体型和检查类型,可以在 70~140kV 范围内自动选择合适的管电压,增加图像对比度,从而提高图像质量的同时,可以实现降低辐射剂量。

2. 管电流和曝光时间 X 线管电流和曝光时间的乘积为毫安秒(mAs),其由管电流大小和 X 线管运行时间决定,通常可以采用降低管电流和提高机架旋转速度来降低毫安秒。mAs 与 CTDI 值成正比线性关系,mAs 越小,辐射剂量越小,图像质量越低;相反,mAs 越大,辐射剂量越大,图像质量越高。因此,要兼顾辐射剂量和图像质量之间的平衡。对于体型较小的受检者或具有高对比度的脏器可以合理地降低 mAs,以此降低受检者的辐射剂量。

自动管电流调制(automatic tube current modulation,ATCM)是基于人体解剖吸收特性的差异,根据 X 线的衰减变化而自动调整管电流;在 X、Y 平面管电流调节是根据扫描平面内不同方向的衰减值不同来改变管电流;沿着 Z 轴方向调节是根据定位像来获得受检体密度、尺寸和体形等信息,按照一定算法以最优化的方式控制管电流,从而提高 X 线利用率,降低不必要的辐射剂量。

第二节　CT 成像方式与数据采集

近年来,CT 技术的发展主要是从非螺旋 CT 到螺旋 CT、从单层螺旋 CT 到多层螺旋 CT、从单源螺旋 CT 到双源螺旋 CT。CT 的发展经历了四次技术革新。

第一次是 1989 年在 CT 传统旋转扫描的基础上,采用了滑环技术和连续进床技术,产生了螺旋扫描 CT。

第二次是 1998 年多排螺旋 CT 问世,X 线管-探测器系统围绕人体旋转一圈能同时获得多幅断面图像,大大提高了扫描速度。

第三次是 2004 年在北美放射学年会(RSNA)上推出的 64 排螺旋 CT,又称容积 CT,开创了容积数据成像的新时代。以 1 秒单器官、5 秒心脏、10 秒全身的检查速度,实现了扫描速度、覆盖范围和图像质量的改善。

第四次是 2005 年在 RSNA 上推出的双源 CT(dual source computed tomography,DSCT),DSCT 改变了常规使用一个 X 线管和一套探测器的 CT 成像系统,通过两个 X 线管和两套探测器采集数据。这种创造性的设计突破了常规 CT 的局限,实现了单扇区的数据采集,在得到良好的图像质量的前提下,提高了心脏扫描的时间分辨力。

2016 年,首台基于双层探测器的光谱 CT 诞生,通过空间上对等的上下两层探测器分别接收高、低能量 X 线光子,实现探测器端的能量解析和彩色光谱成像。2021 年,光谱 CT 技术得到进一步发展,出现新一代光谱 CT,同年,半导体光子计数 CT 开始临床应用,其具有噪声低、空间分辨力高的特点,理论上可以应用于分子影像学等领域。

回顾 CT 各个阶段的发展,按照“代”区别的 CT 只不过是扫描方式的不同。自 20 世纪 90 年代螺旋 CT 问世以来就不再使用“代”的概念,而是统一分为非螺旋 CT 成像、单层螺旋 CT 成像和多层螺旋 CT 成像,下面将分别阐述。

一、非螺旋 CT 成像

(一)成像方式

CT 成像方式即扫描方式,扫描是通过扫描装置来完成的。扫描装置主要包括 X 线管、扫描床、探测器和扫描架等,X 线管和探测器固定在扫描架上,如图 5-8 所示。非螺旋 CT 扫描方式是指扫描过程中扫描床和受检者保持不动,X 线管和探测器围绕受检者进行同步旋转获取投影数据。非螺旋 CT 扫描方式也称轴位扫描(axial scan)、CT 普通扫描等。

在非螺旋 CT 扫描中,X 线束轨迹呈不相连续的环形,数据采集不连续,是真正的断面影像,此时层厚

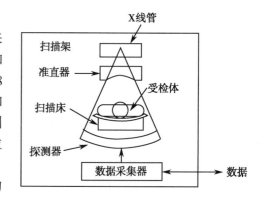

图 5-8　扫描装置示意图

等于准直宽度,如图 5-9a。

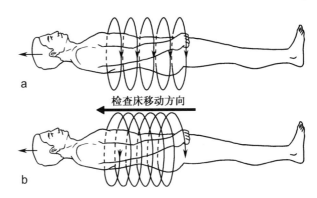

图 5-9 非螺旋扫描和螺旋扫描的成像方式
a. 非螺旋扫描;b. 螺旋扫描。

(二) 数据采集

根据 X 线束和探测器排列和数量不同,非螺旋 CT 经历了以下四代发展。

第一代 CT 扫描装置由一个 X 线管和一个探测器单元组成,采用单束平移 + 旋转扫描方式,这种扫描需要 X 线束和探测器同步平移扫描完一个断层后,转动一个角度(1°),然后再对同一断层进行平移同步扫描,重复前述动作,直到与初始方向成 180° 为止。这种扫描方式,射线利用率低,扫描时间长,完成一个断层扫描大约需要 5 分钟。投影数据完全遵从 CT 图像重建理论需求,成像的特点是散射噪声影响小、图像质量好。

第二代 CT 仍采用平移 + 旋转扫描方式,采用一个 X 线管和 6~30 个探测器单元,X 线束为 3°~20° 张角的小扇形束,旋转角度提高到扇形射线束夹角度数。扫描速度比第一代快,完成一个断层需要 10 秒左右。缺点是对于扇形射线束,其中心和边缘的测量值不等,需要校正,避免出现伪影,影响图像质量。

第三代 CT 扫描采用旋转 + 旋转方式,采用一个 X 线管和 250~700 个探测器单元。探测器布置在以 X 线源为中心的圆弧上,X 线束为 30°~45° 宽扇形束,一次能够覆盖整个受检体,不需要平移,只需要 X 线管和探测器同步旋转便可进行 360° 扫描,扫描时间降到了 1 秒左右。其缺点是需要对每个相邻探测器灵敏度进行校正,否则会产生环形伪影。尽管 CT 不断更新换代,但目前 CT 扫描仍然是基于第三代旋转 + 旋转扫描方式。

第四代 CT 扫描采用旋转 + 静止扫描方式,采用一个 X 线管和 600~2 000 个探测器,X 线束为 50°~90° 宽扇形束,探测器在扫描架内排列为静止的探测器环,扫描方式为探测器静止,X 线管旋转,扫描时间可达到 1 秒左右。

(三) 非螺旋 CT 扫描的特点

传统的单排 CT 由于 X 线管电缆的制约,一次检查的时间相对较长。非螺旋 CT 扫描必须经历以下四个步骤才能完成,包括 X 线管和探测器系统启动加速、X 线管曝光采集扫描数据、X 线管和探测器系统减速停止、检查床移动到下一个检查层面。为避免电缆的缠绕,X 线管和探测器系统旋转后必须反转,这一机械逆向运转又减缓了下一次启动的速度。由于患者每次呼吸幅度的差异,有可能造成被检查部位中的小病灶遗漏;且由于呼吸运动,在多平面重组和三维成像的图像中会产生阶梯状伪影。非螺旋 CT 扫描需要不断地启动与停顿,整个检查时间长,对受检者耐受性要求较高。在增强检查中,非螺旋扫描较难在对比剂强化的最佳时机进行全部图像采集,增强效果较好的图像常常只有几层。

二、单层螺旋 CT 成像

(一) 成像方式

1. 概念 单层螺旋 CT(single slice spiral CT)扫描是指 X 线管焦点和探测器同步围绕受检者连续旋转,同时检查床连续单向运动,扫描轨迹类似一个螺旋管形,故称螺旋扫描,如图 5-9b。螺旋扫描采集的数据是一个连续的螺旋形空间内的容积数据,也称为容积扫描。容积扫描的数据连续性极大提高了三维重组的图像质量,实现了由二维解剖结构图像进入三维解剖结构图像的飞跃。

2. 硬件条件 单层螺旋 CT 采用了滑环技术,由滑环和导电刷不间断接触实现电源供给和信号传递,取代了 X 线管和机架连接的高压电缆。滑环根据 X 线管供电电压分为高压滑环和低压滑环,导电刷分为碳刷、银刷、铜刷等。高压滑环的电压高达上万伏,高压经铜环和导电刷摩擦放电易产生高压噪声,影响数据采集系统和图像质量。目前,螺旋 CT 都采用低压滑环,低压滑环电压为几百伏,由滑环将电流送入高压发生器,再由高压发生器将产生的高压输送给 X 线管。X线高压发生器位于扫描机架内,与 X 线管同步旋转,增加了旋转部分的重量。因而要求 X 线高压发生器体积小、重量轻。X 线管连续曝光,需要使用热容量大于 3MHU 的 X 线管,也需要大功率的高频高压发生器,可产生 80~140kV 的高压。

3. 特点 与非螺旋扫描相比,单层螺旋扫描(spiral scan or helical scan)特点主要表现为四个连续:X 线管和探测器同步连续旋转,X 线连续产生,患者与检查床连续移动,数据连续采集。

(二) 数据采集

螺旋 CT 数据采集有两种方法。

1. 螺旋采集 根据奥地利数学家 Radon 的二维图像反投影重建原理,传统的非螺旋 CT 扫描采用旋转 360° 扫描同一平面数据。螺旋扫描由于受检者的移动,采集的数据信息是非平面数据,覆盖 360° 的数据用常规步进扫描方式重建会出现运动伪影和层面错位。为了消除这种运动伪影和防止层面错位,需要在图像重建之前进行数据预处理,将非同一平面的投影数据转换等效为同一平面的投影数据。通常采用螺旋数据的 Z 轴加权法,具有这种加权功能的部件称为螺旋内插器,从螺旋扫描数据内插得到平面数据,这种数据预处理方法在单层螺旋扫描中被称为线性内插法(linear interpolation,LI)。线性内插的含义是螺旋扫描数据段的任意一点,可以采用相邻两点扫描数据通过插值计算获得,然后再采用传统的 CT 图像重建方法,重建一幅螺旋扫描的平面图像。

2. 非螺旋采集 非螺旋 CT 扫描模式作为最基本的扫描方式,无论是非螺旋 CT 还是螺旋 CT,非螺旋扫描模式下 X 线在人体表面的投影轨迹均为闭合曲线(图 5-10),获得的投影数据为真正断层数据,无其他层面的干扰,重建图像具有更好的空间和密度分辨力,以及更低图像噪声的较好图像质量。

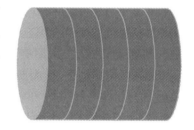

图 5-10 非螺旋 CT 扫描时的投影闭合断面

非螺旋 CT 扫描模式在低剂量扫描方面较螺旋 CT 具有较大的优势。非螺旋 CT 扫描的射线投影全部落在图像层面的探测器上,不需要插值来获取足够的数据,而且每个 360° 之间为连续、顺序扫描,相互之间没有重叠。因此,非螺旋 CT 扫描方式能够降低CT 扫描的辐射剂量。由于步进式扫描结合前瞻性心电门控在心脏冠脉低剂量扫描中的成功应用,促使了非螺旋 CT 扫描在其他部位应用的研究,目前热点主要涉及颅脑器官低剂量扫描和单部位灌注低剂量扫描。

非螺旋 CT 扫描模式的数据采集是间断进行的,扫描时间长,受呼吸运动影响较大,容易引起漏扫和运动伪影。

(三) 螺距参数

由于采用不同扫描模式,螺旋扫描及其数据采集相关参数亦有所不同,螺距(pitch,P)是其中最关键的参数。螺距指机架旋转一周检查床前进距离与准直器宽度之比,用公式表示:

$$P = \frac{\text{TF}}{\text{W}} \tag{5-9}$$

式(5-9)中 TF(table feed)是扫描机架旋转一周检查床移动的距离即床速,与射线束宽度(准直宽度)有关。W 是层厚或射线束准直的宽度,螺距是一个无量纲的量。

由螺距的定义可知,螺距越大,相同时间扫描范围越大,相同的成像范围所需时间缩短,即增大螺距可以提高扫描的效率。当螺距大于 1 时,投影数据存在间隙,可能遗漏小病变。由于投影采样不足,图像 Z 轴方向分辨力下降。

在单层螺旋 CT 扫描中,检查床运行方向(Z 轴)扫描的覆盖率或图像的纵向分辨力与螺距有关。螺距增加,重建图像的有效层厚增加,Z 轴分辨力下降。

(四)单层螺旋 CT 的优缺点

1. 单层螺旋 CT 的优点 单层螺旋 CT 检查可连续曝光扫描;螺旋扫描一次可完成多个部位,提高了扫描速度;特殊脏器在屏气情况下扫描,层与层之间数据采用补偿采样,数据内插可减少病灶的遗漏;因扫描速度快,提高了单位时间内的扫描速度,患者的运动伪影减少,增强扫描对比剂的利用率提高;可回顾性多平面三维重建。

2. 单层螺旋 CT 扫描的主要缺点 单层螺旋 CT 的 X 线束是薄扇形,层厚固定不变,加上仅有一组数据采集通道,纵向 Z 轴分辨力下降,可出现部分容积效应影响图像质量;另外对设备的要求较高,特别是要求 X 线管有较高的热容量和较高的冷却率,以便适应长时间、高输出量的扫描要求。

三、多层螺旋 CT 成像

(一)成像方式

传统 CT 和单层螺旋 CT 的 X 线管-探测器系统围绕人体旋转一周只获得一幅人体断层图像,而多层螺旋 CT 的 X 线管-探测器系统围绕人体旋转一周,能同时获得 2 层及以上图像(图 5-11),故称为多层螺旋 CT(multi-slice spiral computed tomography,MSCT),目前临床常用的机型有 16 层、64 层、128 层、256 层、320 层、512 层以及 640 层螺旋 CT 等。由于多层螺旋 CT 探测器在 Z 轴上的数目由单层 CT 的一排增加到几十排至几百排,故又称为多排螺旋 CT(muti-row spiral computed tomography)。探测器的排数指探测器在物理结构上的数量,层数指机架旋转一周能重建的最大图像层数,与数据采集通道相关。

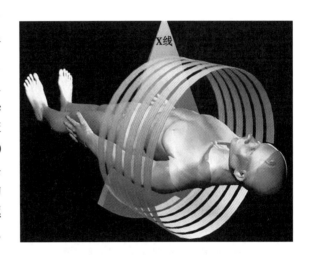

图 5-11 多层螺旋 CT 扫描示意图

与单层螺旋 CT 采用扇形束不同,多层螺旋 CT 使用锥形线束扫描,同时采用阵列探测器和多个数据采集系统通道,机架旋转一周可以获得多个层面的投影数据。锥形线束和阵列探测器的应用,增加了扫描线束的覆盖范围,实现了多排探测器并行采集多幅图像的功能,降低了采集层厚,增加了采集速度。探测器的组合及数目决定了采集获得的图像层数,根据拟采集层厚来调节锥形束宽度来激活不同数目的探测器,探测器的组合通过电子开关得以实现,可获得与探测器通道数对应的图像数。多层螺旋 CT 的优势是可进行薄层(高分辨)、快速、大范围扫描。

(二)数据采集

1. 探测器列阵 在 64 层(排)以下多层螺旋 CT 中,一般探测器的物理排数大于层数。如 16 层螺旋 CT,多数厂家的探测器排数为 24。采用飞焦点技术后,可以提高 X 线的时间与空间的利用率,层数可大于排数。如部分厂家 128 层 CT 的探测器排数为 64。不同厂家的探测器排数和结构各不相同,根据探测器的排列方式分为等宽型和非等宽型。图 5-12 给出 64 层螺旋 CT 两种不同的探测器排列方式。两类不同排列组合的探测器阵列各有利弊。等宽型探测器排列的层厚组合较为灵活,但是外周的四排探测器只能组合成一个宽探测器阵列使用,并且过多的探测器排间隔会造成有效信息的丢失。不等宽型探测器的优点是在使用宽层厚时,探测器的间隙较少,

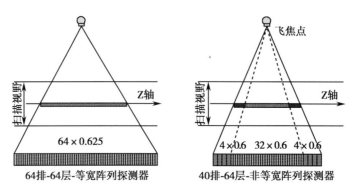

图 5-12　等宽型与非等宽型多排探测器

射线的利用率较高;缺点是层厚组合不如等宽型探测器灵活。

（1）4 层螺旋 CT 探测器:4 层螺旋 CT 探测器的排列方式主要有 3 种,采用 34 排探测器,其中 0.5mm 4 排,1.0mm 30 排,最大覆盖范围 32mm。采用 16 排 1.25mm 的等宽探测器,最大覆盖范围 20mm。采用 8 排 1~5mm 的探测器,包括四对 1mm、1.5mm、2.5mm、5mm 的探测器,最大覆盖范围同样是 20mm。

4 层螺旋 CT 与单层螺旋 CT 相比,一次螺旋扫描覆盖的范围比单层螺旋扫描有所增加,每旋转一周的扫描时间缩短至 0.5 秒,纵向分辨力有所提高。但 4 层螺旋 CT 扫描还未达到各向同性,其平面内横向分辨力为 0.5mm,纵向分辨力则为 1.0mm。

（2）16 层螺旋 CT 的探测器:分为两类。一类是探测器阵列中间部分由 16 排宽度均为 0.75mm 的探测器组成,两侧各有 4 排 1.5mm 宽的探测器,总共 24 排,探测器阵列总宽度为 24mm,即机架一次旋转最大覆盖范围为 24mm。每排探测器数量为 672 个,总共有探测器数量 16 128 个。另一类不等宽型探测器阵列中间部分为 16 排宽度为 0.625mm 的探测器,两侧各排列 1.25mm 宽的探测器 4 排,探测器总计也是 24 排。探测器阵列总宽度为 20mm,即一次旋转最大覆盖范围为 20mm。每排的探测器数量为 880 个,探测器的总数为 21 120 个。16 层 CT 的螺旋扫描模式有 16 × 0.625mm（采用中间 16 排探测器）,16 × 1.25mm（采用全部 24 排探测器）。

从理论上说,多层螺旋 CT 与单层螺旋 CT 相比,一次旋转使用射线的总量有所增加,但其射线总量的增加可以控制在一个可以接受的范围内,并且由于 16 层 CT 一次旋转获得的图像层数增加,相对分配到每层的射线量有所减少。

（3）64 层螺旋 CT 的探测器:阵列的总宽度,即一次旋转扫描覆盖范围又有所增加,一些影像设备生产厂商探测器阵列最宽可达 40mm。

CT 扫描的射线束由于探测器增宽接近锥形束（而不是非螺旋扫描时的扇形束）,其纵轴方向剖面类似梯形。对单层 CT 而言,梯形中全部射线都可被探测器利用;而多层 CT 只有梯形平台处的射线才是有用的,其外侧形成的一个半影区被称为"无用"射线。64 层螺旋 CT 是 2004 年后各大 CT 生产厂商相继推出的产品,与之前的 CT 产品相比,除机架旋转速度提高、一次扫描层数增加和覆盖范围加大以外,在成像分辨力方面也有提高。

2. 数据采集系统（data acquisition system,DAS）　DAS 是位于探测器与计算机之间的重要电路部件。主要结构是模数转换器,其作用是把探测器接收到的模拟电信号转换为数字信号,送往计算机进行图像重建。在探测器和 DAS 间设有电子开关同步调节探测器组合及 DAS 通道,从而获得不同层厚组合的多层扫描图像。

3. 数据采集特点　如图 5-13 所示,多层螺旋扫描时,射线束厚度由前准直器（X 线管侧）控制,后准直器的宽度取决于参与采集的探测器组合。目前多层螺旋 CT 探测器 Z 轴方向的覆盖宽度范围在 20~160mm 之间,CT X 线管的焦点在 Z 轴方向一般小于 1mm。X 线束在 Z 轴方向投影区域近似于三角形,经过人体区域近似梯形。通过分析两个旋转周期内的投影区域可以发现,靠近探测器附近的区域被重复采样,而焦点附近的某些区域却被遗漏,只有等中心线处的区域被均匀扫描。

多层螺旋扫描时 X 线束为锥形束,获得的投影数据为多层面并列螺旋状(图 5-14),X 线的投影路径不但在成像平面上为非平行束,在 Z 轴方向上亦非平行束,使投影数据的几何特性变得更复杂,给图像的重建带来新的挑战。

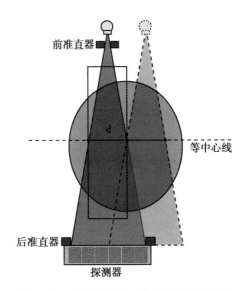

图 5-13　多层螺旋扫描中的投影数据采集

(三)多层螺旋扫描成像的预处理

该方法属于线性内插法的扩展应用。由于多层螺旋扫描探测器排数增加,需要 X 线管发出锥形束射线。其射线路径加长,倾斜度也加大;在横断面图像的重建平面,可利用的垂直射线较少。另外,由于采用多排探测器扫描时检查床的快速移动,如果扫描螺距选择不当,会使一部分直接成像数据与补充成像数据交叠,可利用的成像数据减少,图像质量降低。为了避免上述可能出现的情况,多层螺旋扫描和图像重建要注意螺距的选择,并在重建时做一些必要的修正。

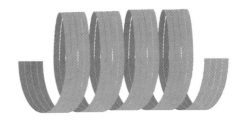

图 5-14　多层螺旋扫描时 X 线投影轨迹

多层螺旋扫描成像预处理类型与方法主要有以下几种。

1. 重建预处理类型　目前多层螺旋 CT 图像重建预处理主要有两种处理类型,一种是图像重建预处理不考虑锥形束的边缘,另一种是在图像预处理中将锥形束边缘部分的射线一起计算。4 层螺旋 CT 扫描仪大部分采用不考虑锥形束边缘的预处理方式。

2. 4 层螺旋 CT 重建预处理方法　根据各生产厂商采用方法的不同,通常有以下几种重建预处理方法。

扫描交叠采样的修正:又称为优化采样扫描(optimized sampling scan),是通过扫描前的螺距选择和调节缩小 Z 轴间距,使直接成像数据和补充成像数据分井。

Z 轴滤过长轴内插法:这是一种基于长轴方向的 Z 轴滤过方法。该方法是在扫描获得的数据段内确定一个滤过段,滤过段的范围又被称为滤过宽度(filter width,FW),其大小根据需要选择,在选定的滤过段内所有扫描数据都被加权平均化处理。滤过参数宽度和形状,通常可影响图像的 Z 轴分辨力、噪声和其他方面的图像质量。

扇形束重建(fan-beam reconstruction):单排探测器扫描所获得的数据,一般都采用扇形束重建算法。在多排探测器扫描中,是将锥形束射线平行分割模拟成扇形束后,再使用扇形束算法进行图像的重建。

多层锥形束体层重建:多层螺旋 CT 扫描,由于外侧射线束倾斜角度增大,在射线束螺距小于 1 或者层面螺距小于 4 时,会出现数据的重叠,所以,4 层螺旋 CT 层面螺距往往要避免选择使用 4 或 6 之类的偶数整数。为了避免误操作,多数厂家已在螺距设置中采用限制措施避免出现这种选择。

3. 16 层和 16 层以上螺旋 CT 的重建预处理方法　16 层和 16 层以上螺旋 CT 的图像重建方法与 4 层螺旋 CT 不同,都已将锥形束边缘部分射线一起计算。目前各 CT 生产厂商,分别采用了不同的图像重建预处理方法。如采用"自适应多平面重建(adaptive multi-plane reconstruction,AMPR)"、"加权超平面重建"、Feldkamp 重建算法和迭代重建算法等。

（1）自适应多平面重建：将螺旋扫描数据中两倍的斜面图像数据分割成几个部分；重建时，各自适配螺旋的轨迹并采用240°螺旋扫描数据。经过上述的预处理后，最终图像重建的完成还需要在倾斜的、不完整的图像数据之间采用适当的内插计算。采用AMPR重建方法后其内插函数的形状、宽度均可自由选择。如4层CT中的自适应Z轴内插方法一样，AMPR方法也实现了自由选择扫描螺距，并且Z轴分辨力和患者的射线量与螺距大小无关。

（2）加权超平面重建（weighted hyper plane reconstruction）：其概念类似AMPR方法，但起始步骤有些不同，需先将三维的扫描数据分成一个二维的系列，然后采用凸起的超平面做区域重建。经过参数优化后，可获得良好的噪声、伪影和层厚敏感曲线形状的图像。

（3）Feldkamp重建：算法是一种近似序列扫描三维卷积反投影的重建方法。该方法是沿着扫描方向的射线，将所有的测量射线反投影到一个三维容积，以此计算锥形束扫描的射线。三维反投影方法需要高配置的计算机硬件来满足重建的速度要求。

（4）迭代重建：由于计算机技术迅速发展和多层螺旋CT对剂量要求较高，改良的迭代算法被应用于新开发CT上。迭代重建算法需要采用数学模型，反复多次迭代，可以降低辐射剂量和伪影。

（四）多层螺旋CT常见的成像参数和概念

由于多层螺旋CT扫描是容积数据，其扫描参数与其他扫描方式不同，主要有以下几种。

1. 螺距（P） 由于多层螺旋CT探测器为多排、排列方式等原因，多层螺旋CT中螺距的计算比单层螺旋CT螺距（5-9）式相对复杂。临床中多层螺旋CT螺距定义有两种：准直螺距（collimation pitch）和层面螺距（slice pitch）。

准直螺距：其定义是扫描机架旋转一周检查床移动的距离除以所使用探测器阵列的总宽度。如16层螺旋CT每排探测器的宽度为0.75mm，当旋转一周检查床移动的距离为12mm时，16排探测器全部使用，则此时的准直螺距为1（16 × 0.75mm＝12mm，12/12＝1）。又如4层螺旋CT时，如旋转一周检查床移动的距离为10mm，使用2排5mm的探测器，螺距同样为1。上述螺距计算的特点是不考虑所使用探测器的排数和宽度，与单层螺旋CT螺距的计算概念相同，同样螺距变化对图像质量的影响也相同。

层面螺距的定义为，扫描机架旋转一周检查床移动的距离除以扫描时所使用探测器的总宽度，并且乘以所使用探测器阵列的排数。如4层螺旋CT使用2排5mm的探测器，检查床移动距离10mm，则层面螺距为2（10/10＝1，1 × 2＝2）。又如4层CT扫描时机架旋转一周检查床移动30mm，采用4排5mm的探测器阵列，则层面螺距为6（30/20＝1.5，1.5 × 4＝6）。层面螺距的特点是着重体现了扫描时所使用探测器的排数。

螺旋CT扫描螺距等于零时与非螺旋CT相同，通过受检体的曝光层面在各投影角也相同。螺距等于0.5时，扫描层厚数据的获取，一般需要扫描架旋转两周进行扫描；在螺距等于1.0时，层厚的数据由扫描架旋转一周扫描获得；在螺距等于2.0时，层厚的数据由扫描架旋转半周扫描获得。增加螺距，探测器接收的射线量减少，图像的质量下降；减小螺距，同一扫描范围的射线量增加，图像质量改善。

2. 层厚 指断层厚度。对于单层螺旋CT，准直器设定的射线束宽度等于扫描层厚。在多层螺旋CT中，层厚不仅取决于X线束宽度，而且取决于不同探测器阵列的组合，其层厚随探测器阵列的组合不同而改变。如多层螺旋扫描采用X线束宽度为8mm，投射到4排探测器上，可以得到1层8mm，2层4mm或4层2mm的层厚。

非螺旋CT扫描的图像，层厚大小不能通过再次重建处理改变，即图像的质量属性不变。虽然单层螺旋CT扫描的层厚也不能改变，但单层螺旋CT扫描的图像可采用小于层厚的重建间距或算法进行回顾性重建，改变图像的质量属性。

3. 层厚敏感曲线（SSP）和有效层厚 作为螺旋CT成像系统的主要技术指标，以及CT验收检测和状态检测的重要项目之一，对螺旋CT图像质量有着重要的影响。其定义为机架扫描孔中心处点扩散函数（point spread function，PSF）的纵向 Z 轴分布曲线。SSP 形状近似钟形，左右分布基本对称，没有延伸较长的尾部。以这些标准化值作为纵坐标值，以相应的图像层面所在的 Z 轴位置作为横坐标值，建立坐标系，将各点按顺序连接起来即得到 SSP（图 5-15）。随着重组层厚的增加，SSP 逐渐变平阔。当螺距（P）改变时，SSP 变化轻微。单层螺旋 CT 一般使用线性插值重建方法，随着螺距的增加而逐渐变得平阔。多层螺旋 CT 采用了更加先进的螺旋插值重建方法，随着螺距的变化，SSP 变化较小，从而保证了不同螺距时都可以高质量完成三维图像重组。

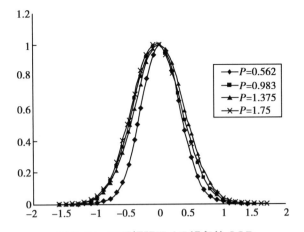

图 5-15　不同螺距下 CT 设备的 SSP

横坐标单位 mm，表示检测点距离机架扫描孔中心的距离。

有效层厚：在 SSP 上最大幅值的一半所对应曲线上两点间的横向距离长度即半高宽（full width at half maximum，FWHM）就是螺旋 CT 的有效层厚。有效层厚也用于描述 CT 的 Z 轴空间分辨力特性，有效层厚增加，Z 轴空间分辨力越低；反之，Z 轴空间分辨力就越高。

4. **CT 层间距（slice interval）**　也称重建间隔（reconstruction increment），其定义是连续两幅重建图像层面中心点之间的距离。非螺旋扫描层间距为上一层面上缘到下一层面上缘的距离，它可以等于、小于或大于层厚，小于层厚为重叠扫描。螺旋扫描层间距是被重建的相邻图像间长轴方向的距离。通过采用不同的层间距，确定重建图像层面的重叠程度，如层间距小于层厚即为重叠重建。层间距的大小可影响重建图像的质量。在一定范围内，层间距越小，重建图像质量越高；重叠重建可减少部分容积效应，改善三维后处理的图像质量。

5. **时间分辨力**　指 CT 设备采集到可以重建出一层完整图像数据所需的时间。在目前的成像技术中，一层完整的图像至少需要机架旋转 180° 所采集的数据来完成重建，因此，一台 CT 的时间分辨力可认为等同于机架转速的一半。

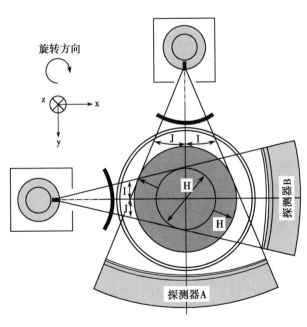

图 5-16　双源 CT 示意图

6. **纵向分辨力**　又称为 Z 轴分辨力，指人体长轴方向的图像分辨力，表示 CT 多平面和三维成像的能力。多层螺旋 CT 使用较薄的扫描层厚，提高了图像 Z 轴方向的分辨力，减少了部分容积效应。64 层 CT 纵向分辨力可达 0.4mm。

（五）多层螺旋 CT 扫描中的特殊方式

1. **双源 CT（dual source computed tomography，DSCT）**　在 2005 年 RSNA 上展示的双源 CT，重新定义了 CT 数据采集的概念，创新性地采用两套数据获取系统（X 线管-探测器系统）放置在旋转机架内互呈 90° 排列（图 5-16）。双源 CT X 线管采用直接冷却的零兆 X 线管，单个 X 线管的功率为 80kW，均可独立设置 80kV、100kV、120kV 和 140kV，扫描速度 0.33 秒以下，Z 轴最大扫描范围 200cm，各向同性的空间分辨力≤0.4mm,使用高分辨力扫描时可达到 0.24mm。通过 Z 轴飞焦点技术,32 排 0.6mm 准直宽度的陶瓷探测器能同时读取 64 层的投影数据,采样数据的空间间隔是等中心的 0.3mm。通过使用 z-sharp 技术,双源 CT 机架旋转一周,每组探测器都能获取相互重叠的 64 层 0.6mm 的图像数据。

双源 CT 扫描系统内,两组互相独立的数据获取系统(X 线管-探测器系统),只需同时旋转 90°,就可以获得平行于射线投影平面的整个 180°图像数据,这 180°的图像数据由两个四分之一的扫描扇区数据组成。与单源 CT 重建方式不同,双源 CT 典型的重建模式是单扇区重建,由于机架只需旋转四分之一的扫描扇区,扫描时间只有机架旋转一周时间的四分之一,因此双源 CT 的时间分辨力为普通 CT 的二分之一。当机架的旋转时间是 0.33 秒时,数据采集的时间分辨力为 83ms,可在一次心动周期内完成单扇区数据的采集。

2. 心电触发序列扫描和心电门控螺旋扫描 常用于 64 层以上螺旋 CT 的心脏成像。

(1)心电触发序列扫描:根据心电监控预设的扫描时机,在患者心电图 RR 波的间期触发序列扫描。触发方式可选择 RR 间期的百分比,也可以选择绝对值毫秒。这种方式又被称为前瞻性心电门控触发序列。

前瞻性心电门控触发序列的优点是由于只在 RR 间期触发扫描,患者所受的辐射剂量较小。缺点是由于选择性扫描,无法准确选择心率不规则患者的扫描时机,可能遗漏重要的解剖结构,且由于心动周期的相位不一致,不能做心脏功能的评价检查。

(2)心电门控螺旋扫描:又被称为回顾性心电门控扫描。其心电门控方法是在记录心电监控信号的同时,采集一段时间内完整心动周期的扫描数据,采用回顾性图像重建的方法,将心动周期收缩和舒张末期的图像进行重建用于诊断。

回顾性心电门控螺旋扫描可采用单个或多个扇区重建心脏图像,目的是提高心脏成像的图像质量。在心率较慢时常采用单扇区重建,在心率较快时采用 2 扇区或多扇区重建。图像重建时扇区的划分方法有自动划分法和根据基准图像划分法等。自动划分方法是根据扫描时患者的心率,自动将扫描的容积数据划分为一个或两个扇区(又称为"自适应心脏容积"算法)。基准图像划分方法是先将单扇区的扫描数据重建成一个基准图像,然后再回顾性地做两扇区的图像重建,以改善心率较快患者的时间分辨力。患者的心率比较稳定的情况下,可以根据患者的心率事先调整机架旋转的速度,以获得较好的时间分辨力。

(六)多层螺旋 CT 成像的优缺点

1. 与单层螺旋 CT 扫描相比,数据采集系统中采用多通道的多排探测器,使得扫描速度更快。最快旋转速度目前可达到每圈 0.25 秒。X 线管旋转一周可获得几十层至数百层图像。

2. 多层螺旋 CT 的图像可利用多组通道采集进行融合重组,可减少部分容积效应,图像空间分辨力得到了显著提高。

3. 多层螺旋 CT 可同时行多层透视,应用实时重建可同时显示多个层面的透视图像,使 CT 透视引导穿刺的定位更准确。

4. 与单层螺旋 CT 相比,多层螺旋 CT 的锥形 X 线束在纵向上覆盖探测器的厚度有所增加,提高了 X 线利用率,降低了 X 线管的损耗。但是,也加大了多层探测器信息采集所产生的几何数据误差。探测器越宽,影响越大,对相应的扫描重建算法有了更高的要求。

四、特殊 CT 成像

(一)移动 CT

移动 CT 也称术中 CT、床旁 CT 或便携式 CT,是近年来 CT 领域中的一个重要分支。移动 CT 的出现能够为医学影像检查场景前移提供支持,其价值尤其体现在 ICU 重症监护室等场景下的危重症患者。移动 CT 具有小型化、便捷化、低能耗等特点,能够前移检查场景,减少重症患者在转运至影像科途中的转运风险,降低传统影像检查中可能对危重患者造成的二次伤害。它特别适用于急症、危重患者及行动不便患者,包括常规 CT 平扫、CT 增强、CT 血管成像、CT 灌注成像等检查外,还可用于提供精准的术中导航,让医生实现在危重症患者的抢救中,一边手术一边进行 CT 扫描。

传统的 CT 扫描需要移动病床将患者送至扫描区域,移动 CT 通过病床与扫描机架的相对移动实现对患者的扫描。移动 CT 的使用原理与传统的螺旋 CT 大致相同,主要由扫描机架、检查床、控制台三部分构成。各个部分安装有万向轮,按照实际情况可通过推拉移动进行分开。移动 CT 机架内安装了所有成像所需的重要部件,如 X 线管、发射器、探测器等,并且内置驱动系统,推拉后一人也能进行移动。移动 CT 可以在离开监护环境下对患者进行及时检查,避免了转运患者过程中的风险。移动 CT 最大的特点是使用无需电力改造的单相交流电源,不同于传统的螺旋 CT 需要特定的安装环境,普通电源都可以使移动 CT 启动,断电后还能利用其自带的蓄电池继续扫描。具备多种图像扫描功能,同时具有无线图像传输功能。

由于 CT 检查具有辐射,移动 CT 检查场所不固定,其检查的辐射剂量尤其受到重视。全身移动 CT 由于要考虑到其可移动性,在硬件配置方面如探测器类型比常规 CT 低。全身移动 CT 的辐射剂量要高于常规固定 CT。因此,移动 CT 虽然图像质量能够满足临床需求,适用于解决不可搬运的危重症患者以及术中患者的检查,由于其可能存在较高的辐射剂量,非危急重症患者应避免使用。

(二) 乳腺 CT

因为乳房具有丰富的腺体组织,常规 CT 扫描需通过胸部行轴向穿透,会增加不必要的辐射剂量。现代乳腺专用 CT 从几何学的角度采用特殊设计的重建算法降低乳腺的辐射剂量,同时使图像更加清晰。常规 CT 检查胸部时患者取仰卧位,而乳腺专用 CT 均采用俯卧位,使乳腺悬垂,改变了乳腺的立体几何学构建。

目前,乳腺专用 CT 根据图像采集方式可分为锥形束、扇形束、平行束等类型;根据探测器类型可分为平板能量积分、光子计数等类型;根据成像模式可分为吸收对比、相位对比等类型。其中锥形束 CT、光子计数 CT 和相位对比 CT 具有代表性,下面以锥形束 CT 为例,介绍乳腺专用 CT。

(1) 锥形束乳腺 CT 特点:投影数据通过锥形束 CT 系统采集,其探测器足以覆盖整个乳腺,投影数据是在一个单一的循环扫描中获得。首先患者需要俯卧在检查床上,将单侧乳房放入扫描台的开口中,从而将乳房置于扫描野中,一次扫描一个乳房。技师根据中心线及定位像来判断出合适的位置,进行必要的微小调整以保证最佳视野,最后在 10 秒内即可拍摄出一张 360° 全方位成像的图像,其间患者保持静止,无须屏气;另一侧乳房以同样方式扫描。乳腺锥形束 CT 扫描过程中乳房没有被压缩或扭曲,极大地提高了患者的舒适性,也没有对乳房进行侵入性处理,保护了患者的隐私。

(2) 锥形束乳腺 CT 的优点:锥形束乳腺 CT 对比乳腺 X 线摄影不仅可以增大适应范围,增加患者舒适度,而且具有多平面和三维可视化,有助于明确乳腺肿块的边界和特征;锥形束乳腺 CT 数据量大,阅片时间可能比 MRI 阅片时间更长;锥形束乳腺 CT 对比 MRI 都具有较高的空间分辨力和对比度分辨力,锥形束乳腺 CT 费用低、检查时间短、不存在钆沉积的风险,且患者发生幽闭恐惧症的概率更低;锥形束乳腺 CT 对比超声有足够的分辨力显示钙化,并且可以存储,检查时人为影响因素相对较小。

(3) 锥形束乳腺 CT 的局限性:①乳房腺体对 X 线较为敏感,锥形束乳腺 CT 具有辐射风险;②患者接受检查时需将乳房置入扫描野内,需充分将胸壁紧贴探口外罩,以保证扫描覆盖区域面积最大,如患者因体位受限,胸壁无法紧贴,使得乳房组织未能完全照射,容易造成漏诊。

(三) 微型 CT

微型 CT 是一种非破坏性的 3D 成像技术,可以在不破坏样本的情况下清楚了解样本的内部显微结构。它与普通临床的 CT 最大的差别在于采用了微焦点 X 线管,分辨力极高,可以达到微米级别,仅次于同步加速 X 线成像设备的水平,具有良好的"显微"作用。微型 CT 可用于医学、药学、生物、考古、材料、电子、地质学等领域的研究。

微型 CT 成像的原理是采用微焦点 X 线管对样品各个部位的层面进行扫描投射,由探测器接受透过该层面的 X 线,转变为可见光后,再由光电转换器转变为电信号,最后经模拟/数字转换器转变为数字信号,输入计算机进行成像。微型 CT 能够提供几何和结构两类基本信息,几何信息包括样品的尺寸、体积和各点的空间坐标,结构信息包括样品的衰减值、密度和多孔性等材料学信息。

微型 CT 有两种基本结构:①样品静止,X 线管和探测器运动:这种结构和临床螺旋 CT 一致,X 线管绕样品旋转。扫描速度快,射线剂量小,空间分辨力较低,多用于活体动物扫描;②样品运动,X 线管和探测器固定:样品在 X 线管和探测器之间自旋,并可做上下和前后移动。扫描速度较慢,射线剂量大,空间分辨力高,多用于离体标本扫描。

微型 CT 的应用对象包括:①活体:研究对象通常为小鼠、大鼠或兔等活体小动物,将其麻醉或固定后扫描。可以实现生理代谢功能的纵向研究,显著减少动物实验所需的动物数量。和医学临床 CT 类似,活体小动物 Micro-CT 也能够进行呼吸门控和增强扫描(使用对比剂);②离体:研究对象通常为离体标本(例如骨骼、牙齿)或各种材质的样品,分析内部结构和力学特性。也可以使用凝固型对比剂灌注活体动物,对心血管系统、泌尿系统或消化系统进行精细成像。

(四) 静态 CT

传统的螺旋 CT 成像技术是通过滑环的旋转,实现从各个角度对物体进行射线扫描,从而获取射线对物体的透射信息。限制设计 X 线 CT 系统的一个关键的因素是围绕物体转动的 X 线管所能承受的最大加速度。2005 年,学者提出一种不同于螺旋 CT 的扫描方式。这种扫描方式提出一种线阵排列的 X 线源。这种射线源在一个真空腔中集成多个线阵排列的阴极。阴极使用的是碳纳米管材料。依次轮流接通每个阴极,每个阴极产生的电子束依次轮流打靶产生 X 线,实现 X 线焦点的移动扫描,也即静态 CT 扫描,在 CT 的发展历史上被定义为第六代 CT。它采用全新的成像手段,是创新性无滑环多源 CT,可获得超速、超低辐射剂量成像特征和超高清图像,引领 CT 进入介观成像阶段。

静态 CT 工作原理:在结构设计上,静态 CT 不再使用滑环,由探测器环和射线源环组成双环的机械几何结构,这两部分也是静态 CT 核心部件。其中,射线源环上布置了几十到上百个射线源焦点,探测器环上布置了整环的探测器,使得每个射线源焦点发出的 X 线都能由对面的探测器进行成像。射线源环的分布式 X 线源焦点在曝光控制时序下轮流发射 X 线并由对应的探测器环收集图像,实质上产生了类似螺旋 CT 设备的射线源旋转投影的效果,从而可以使 CT 设备的时间分辨力不再依赖机械旋转的速度。因此,静态 CT 具有扫描速度快,空间分辨力高,时间分辨力高,多级能谱,低剂量等系统性优势。尤其是其潜在的超高时间分辨能力,将为临床提供一个动态观察心脏功能的利器,实现真实心脏运动状态下的血流储备分数(fractional flow reserve,FFR)CT 扫描。

静态 CT 相对于传统 CT 拥有多个优势:首先,静态 CT 系统扫描速度比传统 CT 快很多,可以达到传统 CT 的五倍以上;其次,静态 CT 系统可实现瞬间开关和 X 线发射的程序化控制;再次,静态 CT 系统最大程度上缩短了扫描时间,所以辐射剂量比传统 CT 降低很多;最后,由于采用冷阴极脉冲扫描模式,设备整体更加节能。

第三节　CT 图像重建

一、CT 图像重建的数学基础

1917 年奥地利数学家 Radon 从数学上证明二维或三维物体可以通过其无限投影集合唯一重建物体影像。

（一）投影和正弦图

X 线穿过物体后，由于物体的吸收或散射作用，使 X 线的强度发生衰减。X 线穿过受检体后，某方向上被吸收的 X 线总和称为投影（projection）。X 线束的强度衰减值称为投影值，投影值在空间的分布称为投影函数或密度函数。

将人体某断层定义在 xy 平面，断层内各处组织对 X 线的吸收系数或密度可以表达为函数 $f(x,y)$。先考虑单束 X 线穿过人体情况，如图 5-17 所示，L 为 X 线投射路径，由于沿路径上各处吸收系数是不均匀且连续变化的。X 线沿 L 路径的投影可以看作（5-2）式中 d 无限趋小，n 无限增大，可用积分形式表示：

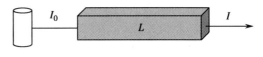

图 5-17 X 线通过物体衰减

$$P = \int_L f(x,y)\, dl = \ln\frac{I_0}{I} \tag{5-10}$$

上式中，可以把 I_0 看作是 X 线在空气中扫描时探测器测得的数据，I 是 X 线通过物体衰减后的数据，I_0 和 I 均为可测量值。积分 P 即为投影数据，当 X 线沿不同方向投射时，可获取全部对应路径上的投影数据集合。CT 图像重建就是利用投影数据集合来求解函数 $f(x,y)$ 的过程。

有多种方法可以描述投影数据，最普通的是使用正弦图来描述。正弦图就是指在重建前采集某一断层 CT 投影分布图，正弦图对应空间称为正弦空间；如图 5-18a 所示，在正弦空间中，横轴表示扫描角度，纵轴表示探测器单元（扫描路径与中心距离 R）；沿某一方向投影在正弦图中被描述为平行于纵轴的一条线上的一组采样。这样，不同方向上的所有投影数据就组成了一幅二维图形，其像素的灰度值代表投影值的大小。如图 5-18b，物体中一个点可以由它的极坐标 (r,φ) 确定，其坐标在 R 方向（探测器方向）的大小满足关系：

$$R = r\cos(\varphi - \theta) \tag{5-11}$$

根据上式 R（探测器单元）与扫描角度 θ 的关系，可以绘制出来一条正弦曲线或余弦曲线，传统习惯称为正弦曲线。一个物体由许多点组成，在正弦空间中就是一系列正弦曲线的叠加图像。

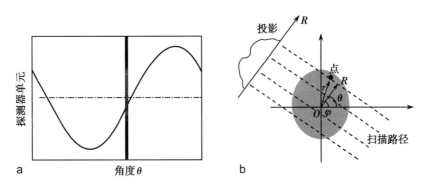

图 5-18 物体空间与正弦空间的关系
a. 正弦空间；b. 物体空间。

（二）Radon 变换

如图 5-19 所示，$f(x,y)$ 是定义在直角坐标系 xy 上的人体断层组织的 X 线吸收系数函数。当 X 线束围绕该层面的中心进行平移或旋转投射扫描时，投影 P 总是与线束路径 L 相关，通过 L 旋转角度 θ 和与中心点距离 R 可以唯一确定 L 路径。为了便于描述投影 P 与 X 线束路径上各组织的密度函数 $f(x,y)$ 之间的关系，引入一个新的坐标系（极坐标 $R\text{-}\theta$）来描述 X 线束路径 L 的位置。L 路径的直线方程可表示为：

$$R = x\cos\theta + y\sin\theta \tag{5-12}$$

上式中 θ 可以在 $0\sim 2\pi$ 之间变化，R 在中心点到人体层面最大外缘之间变化。

经过坐标变换后,X线束穿过吸收系数为$f(x,y)$的物体在极坐标(R,θ)平面上的投影一定是坐标(R,θ)的函数。当投影角度一定时,投影函数$g_\theta(R)$可表示为:

$$g_\theta(R)=\iint f(x,y)\,dxdy \qquad (5\text{-}13)$$

该式称为函数$f(x,y)$的Radon变换。投影函数$g_\theta(R)$是以坐标(R,θ)为参数的二维函数,这个二维空间通常称为Radon空间。该空间中任意一点(R,θ)的值实际上代表物体空间中所计算的密度函数的一个线性积分的值。Radon变换建立了物体空间的$f(x,y)$和Radon空间的投影函数$g_\theta(R)$的关系。

如图5-19所示,物体空间中函数$f(x,y)$与Radon空间投影函数$g_\theta(R)$坐标转换如下:

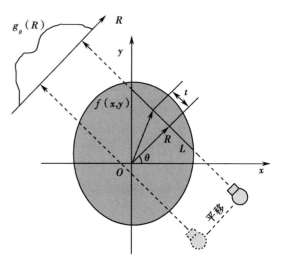

图 5-19　Radon 变换示意图

$$\begin{cases} x = R\cos\theta - t\sin\theta \\ y = R\sin\theta + t\cos\theta \end{cases} \qquad (5\text{-}14)$$

经过变换,式(5-13)变为:

$$g_\theta(R)=\int_{-\infty}^{\infty} f(R\cos\theta - t\sin\theta, R\sin\theta + t\cos\theta)\,dt \qquad (5\text{-}15)$$

该变换即为著名的Radon变换,将其进行求逆的过程即为Radon逆变换。如果多次旋转平移投射,将投影数据覆盖整个Radon空间,通过Radon逆变换即可求出人体断层X线吸收函数$f(x,y)$的分布,即可完成CT图像重建。

Radon变换的贡献在于将人体断层的X线吸收函数或密度函数通过积分投影到Radon空间后,使得在xy平面看起来复杂错乱的投影数据变成Radon空间中唯一对应的二维函数。Radon变换与逆变换从理论上证明了二维物体图像通过投影数据重建的可能性。由于Radon逆变换中的微分运算会带来高频信号噪声,同时存在奇异点,因此直到中心切片定理(central slice theorem)提出之后,通过直接求解Radon逆变换来重建图像的方法才在实践中得到应用。

(三)中心切片定理

中心切片定理又称傅里叶切片定理,Bracewell于1956年在对射电天文学进行研究时提出的,它是当前医学断层图像重建的理论基础。

如图5-20所示。如果将投影函数$g_\theta(R)$做一维傅里叶变换,就可以得到其在频域中对应的一维变换函数$G_\theta(\rho)$。同时,如果将图中的密度函数$f(x,y)$做二维傅里叶变换,可得到其在频域中对应变换函数$F(u,v)$,此频域函数也可用极坐标表示为$F(\rho,\theta)$。二维图像的中心切片定理指出:密度函数$f(x,y)$在某一方向上的投影函数$g_\theta(R)$做的一维傅里叶变换函数$G_\theta(\rho)$,是原密度函数$f(x,y)$的二维傅里叶变换函数$F(u,v)$平面上过原点且与水平夹角为θ直线上的值。

中心切片定理把物体空间与投影Radon空间通过傅里叶频域转换联系起来。图5-21显示了物体空间、Radon空间、傅里叶空间的相互转换关系。

由上述可知,如果在不同的角度下取得足够多的投影函数数据,将其一维傅里叶变换后填满整个(u,v)平面,得到频域函数$F(u,v)$或$F(\rho,\theta)$的全部值,再将其进行二维傅里叶逆变换,就可得到原始密度函数$f(x,y)$,即可获得重建图像。

中心切片定理通过Radon变换及傅里叶频域的中间转换,实现对原密度函数的重建,不单从

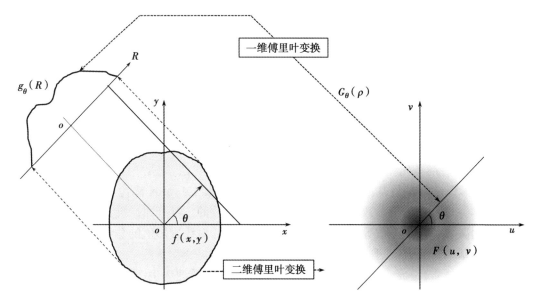

图 5-20 二维中心切片原理图

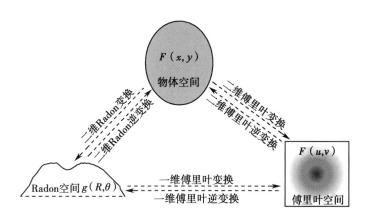

图 5-21 物体空间、Radon 空间、傅里叶空间的相互转换关系

理论上进一步印证了 Radon 变换及逆变换重建图像理论的可行性,更为 CT 图像重建的实践提供了进一步的埋论基础。

二、图像重建算法

自 CT 诞生以来,发展了众多的图像重建算法,但各种算法均存在着各自的优缺点。从数学的角度,目前 CT 图像重建算法主要分为两类:一类是以 Radon 变换为理论基础的解析重建(analytic reconstruction,AR)算法,另一类是以解方程为主要思想的迭代重建(iterative reconstruction,IR)算法。

图像重建算法与投影数据采集方式密切相关。根据投影射线束的形状大致分为三类:平行束、扇形束、锥形束,不同的射线束形状需采用不同的数学处理及重建算法。下面将对各种常见的算法进行分别介绍。

(一)直接傅里叶变换重建算法

直接傅里叶变换重建算法是直接利用中心切片定理,将投影数据转换到 Radon 空间,经一维傅里叶变换填满频域空间,直接经二维傅里叶逆变换重建原图的方法。

傅里叶空间是投影数据基于极坐标系的频域表达,图像是基于笛卡尔坐标的空间几何表达,傅里叶逆变换的本质就是将极坐标系下的投影函数转换成直角坐标系下密度函数,当投影数据较少时,需要进行内插补偿。二维频域中插值不像空间域插值一样直接,在傅里叶空间中,每个样本表示特定空间频率的强度,每个样本的误差都将影响整个图像。

直接傅里叶变换重建算法的理论价值较高,它给出了一个由投影重建图像的基本思路。随着快速傅里叶算法的应用,此算法早期被 CT 广泛采用。由于存在上述缺点,其实际应用还有待进一步提高。人们开始寻找一种新的替代方法,其中最常用的就是滤波反投影(filtered back projection,FBP)算法。

(二)滤波反投影算法

在介绍 FBP 之前首先介绍反投影(back projection,BP)算法,它是 FBP 的基础。

1. 反投影算法 是最基本、最简单的算法,由 Kuhl 和 Edwards 首先应用在放射性核素成像中。其基本原理是利用投影数值近似地复制出吸收系数的二维分布。反投影算法的数学模型是人体断层内某点的吸收系数等于平面内所有经过该点的射线投影值的总和,因此又称总和法。反投影算法的基本步骤为:获取投影—反向投影填充—运算求解。

下面用四个体素(设 $\mu_1=1$,$\mu_2=2$,$\mu_3=3$,$\mu_4=4$)矩阵图像重建为例,对反投影算法原理进行说明,如图 5-22 所示。

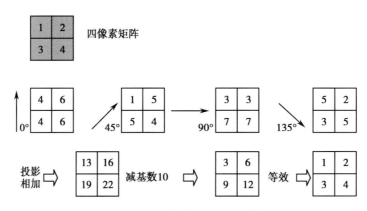

图 5-22 四像素矩阵反投影算法

对四个体素矩阵分别从 0°、45°、90°、135°进行投影,然后将投影值反投回原矩阵对应位置,把对应各体素投影值求和,经过简单运算即可求出四体素各自的吸收系数 μ。反投影算法重建原理简单,运算速度较快。

反投影算法的缺点是会出现图像边缘失锐(模糊)现象。反投影的过程并不是投影运算的逆运算,而是将投影值均匀按原路径回填,只能近似地模拟重现原图像。图 5-23 通过几何投影模拟示意图直观地给出反投影算法重建图像时边缘失锐的现象及原因。图中 a 为某断层均匀组织

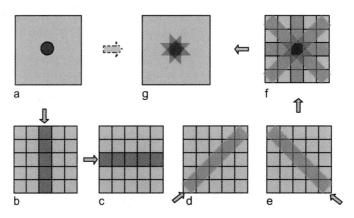

图 5-23 反投影算法重建图像的边缘失锐现象及原因

中有一圆形高密度物体,X 线分别从 90°、0°、45°、135° 投射,图中 b、c、d、e 所示为将投影数值反投影的情况。图中 g 为经过各方向投影值反投后获得的图像。由图可知图像中物体不是圆形,变成了星状,边缘轮廓变形失真。

因此,在 CT 成像中,如果在均匀密度的组织内,存在吸收系数极不均匀的部分时,反投影图像会出现星状伪影。

下面从数学的角度进行说明。

设被测人体层面上组织器官的吸收系数为 $f(x,y)$,X 线束扫描时在某一角度的投影函数表示为 $g_\theta(R)$,该角度的反投影可表示为 $b_\theta(x,y)$,将反投影重建后获得的原函数用 $f_b(x,y)$ 表示。通过计算可以得到直接反投影重建的原函数 $f_b(x,y)$ 与实际的原函数 $f(x,y)$ 之间关系如下:

$$f_b(x,y) = f(x,y) \times \frac{1}{r} \tag{5-16}$$

上式表明,密度函数 $f(x,y)$ 为 δ 函数时,采用反投影算法重建后投影原点较接近真实函数,周边会以 $\frac{1}{r}$ 递减规律形成一个带长尾巴形式的图像。$\frac{1}{r}$ 是造成图像模糊的主要原因,被称为模糊因子。模糊因子从数学的角度揭示了反投影星状伪影产生的原理。

为了获得真实的原密度函数 $f(x,y)$,需要对 $f_b(x,y)$ 函数中模糊因子的影响加以消除。由于 $f(x,y)$ 与 $\frac{1}{r}$ 为卷积关系,可以将反投影函数 $f_b(x,y)$ 通过二维傅里叶变换到频域,在频域中对 $F_b(\rho,\beta)$ 权重 (ρ) 处理后,再通过二维傅里叶逆变换可以实现原密度函数 $f(x,y)$ 的真实再现(图 5-24)。该方法重建中涉及两次二维傅里叶变换,极大地影响计算速度。

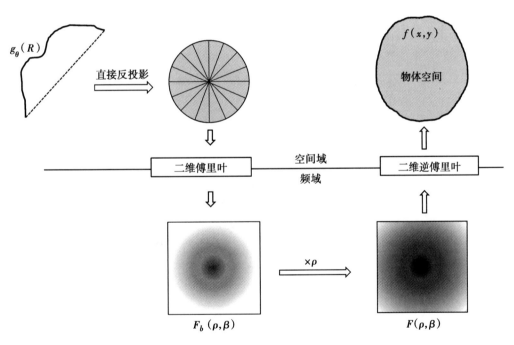

图 5-24　反投影重建法的二维傅里叶校正

2. 滤波反投影算法　为了消除反投影算法产生的图像边缘失锐,实际应用最广泛的是滤波反投影算法(FBP)。滤波反投影算法与反投影算法的区别是:先修正、再反投影。其基本原理为:获取不同投影角度下投影函数后,先进行滤波处理,再行反投影,经运算重建出物体图像。如图 5-25 所示,图中 b、c、d、e 为将投影数值经过边缘改造处理后再反投影的情况。图中 g 显示经反投影叠加后获得的图像基本保持圆形,消除了边缘失锐的现象。同时可以发现,图像中圆形物

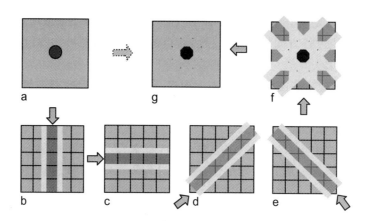

图 5-25　滤波反投影算法重建原理示意图

体周围增加了少许黑点影。由此可见滤波反投影在改善图像边缘的同时也会带来一定的噪声。

　　滤波反投影算法要解决的关键问题是:如何修正投影函数才能使反投影后能重建出真实的原函数。图 5-26 从数学的角度给出滤波反投影算法重建图像的步骤:①对某一角度下的投影函数作一维傅里叶变换;②对变换结果乘以权重因子 $|\rho|$;③对加权结果作一维傅里叶逆变换;④用修正过的投影函数作反投影;⑤改变投影角度,重复上述步骤,直至完成全部 180° 下的反投影。

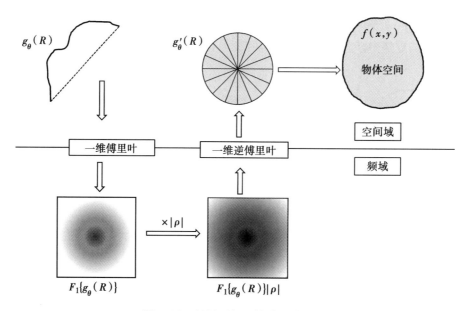

图 5-26　滤波反投影算法重建步骤

　　与反投影算法的图像校正相比,滤波反投影算法实现了图像重建只需做一维傅里叶变换。由于避免了二维傅里叶变换,滤波反投影算法明显缩短了图像重建的时间。

　　实现滤波反投影算法的关键是滤波函数的选取,即权重因子 $|\rho|$ 的设计,滤波器的设计较为复杂,设计出来后还必须经过大量的临床试验验证。在临床使用中 CT 设备一般提供多种滤波器,不同滤波器对图像的空间分辨力及噪声均有不同的影响。临床上针对不同部位采用不同的滤波算法。

(三)卷积反投影算法

　　卷积(convolution)计算是图像重建中重要的算法之一,它是进行积分变换中极为有用的数学方法。

　　卷积反投影(convolution back projection,CBP)算法是采用卷积方法直接对投影函数进行修正后再做反投影重建图像的方法。

从本质上说,卷积反投影算法与滤波反投影算法是相同的。目的均是通过设计某种滤波函数消除直接反投影中模糊因子对图像的影响。区别在于实施环节不同。

滤波反投影算法是将投影空间数据经一维傅里叶变换到频域,滤波处理后经傅里叶逆变换成投影函数,最后把经过处理的投影函数通过反投影实现图像重建。其中傅里叶逆变换可以用 $F_1^{-1}\left[F_1\{g_\theta(R)\}|\rho|\right]$ 表示,根据卷积定理可得:

$$F_1^{-1}\left[F_1\{g_\theta(R)\}|\rho|\right]=g_\theta(R)\times F_1^{-1}\{|\rho|\} \tag{5-17}$$

上式表明,在频域中进行的滤波处理,可以等效地在时域中用卷积运算来完成。即将投影函数 $g_\theta(R)$ 与 $|\rho|$ 的逆傅里叶变换 $F_1^{-1}\{|\rho|\}$ 进行卷积,同样可以得到所需要的修正过的投影函数 $g'_\theta(R)$。

滤波反投影算法是先通过傅里叶变换后在频域空间进行处理的,而卷积反投影算法是直接将投影函数在空间域中修正。本质上就是将投影函数 $g_\theta(R)$ 与一个事先设计好的函数 $|\rho|$ 的逆傅里叶变换 $F_1^{-1}\{|\rho|\}$ 进行卷积运算。假设 $|\rho|$ 的傅里叶逆变换函数为 $C(R)$:

$$C(R)=F_1^{-1}\{|\rho|\} \tag{5-18}$$

函数 $C(R)$ 的选择是卷积反投影方法中的关键问题,常用的有 R-L 滤波函数和 S-L 滤波函数等。在实际的系统中选择卷积函数还要考虑其他许多因素,包括系统的带宽、SNR 与分辨力等。图 5-27 给出卷积反投影算法重建图像的示意图。

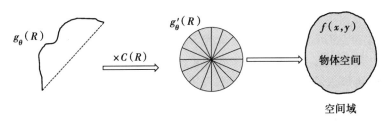

图 5-27　卷积反投影重建法

与滤波反投影算法相比,卷积反投影算法避免了傅里叶变换运算。

(四) 数据重排算法

早期第一代、第二代 CT 由于探测器数目少,层面上每个角度的扫描均需要平移数次方能完成投影数据采集,某角度下整个投影 X 线束之间是平行的,这种扫描方式下采集到的数据称为平行束投影(图 5-28a)。到目前为止介绍的 CT 重建算法均是基于平行束投影数据采集模式。平行束扫描特点是采集速度慢,射线利用率低,对扫描机械运动精度要求高。

随着 CT 扫描技术的发展,探测器单元数目增加,一次曝光能覆盖整个受检体断层。CT 的扫描方式由旋转加平移发展为旋转加旋转,即第三代 CT 扫描方式,该扫描模式下,任意层面某角度下 X 线束之间不再是平行投影,而是呈扇形束投影。因此前面采用的所有算法均不能直接用于

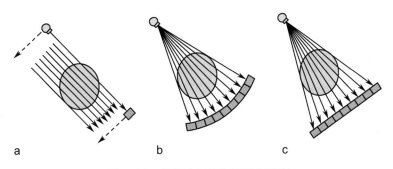

图 5-28　平行束投影与扇形束投影
a. 平行束投影;b. 等角度扇形束投影;c. 等间距扇形束投影。

此类扫描的图像重建。

为解决重建问题,首先必须了解扇形束的几何结构。实际应用中存在两种不同的具体形式,如图 5-28b,c 所示的等角度扇形束投影和等间距扇形束投影。

在等角度扇形束几何结构中,探测器由大量探测器模块(module)组成,这些模块等中心排列在以 X 线源为中心的圆弧上。各模块与 X 线源形成的角度是相等的,模块几何形状完全一致。另一种扇形束投影的探测各单元之间等距离分布在一个平面上。适用于探测器是一个整体结构的情况,比如影像增强器或数字平板。目前的 CT 成像中,广泛采用的是等角度扇形束投影方式。

为了能将扇形束投影数据重建成断面成像,解决的思路是将某断层多次旋转采集到的扇形束投影数据重新排列组合,转换成平行束投影数据,然后再用前面提到的重建算法重建成像。这种将扇形 X 线束重新排列组合重建图像的方法称为数据重排算法。

数据重排算法的关键是如何将扇形束投影转换成平行束投影。如图 5-27 所示,对于扇形 X 线束,先获得该层面的所有投影 X 线束,根据投影位置全部排列在 X 线管运动的圆周上,在不同的扇形扫描投影中不分时间先后选取投影相互平行的投影线,组合成某角度下的一组平行射线投影。图 5-29 中 4 条投影线束 L1、L2、L3、L4 分别来自不同扫描角度,经过重排组合后共同构成角度 θ 下的平行投影数据。如果能够选出足够多的平行线束,即可获得物体在该角度下的平行束投影集合 $g_\theta(R)$。改变不同角度重复上述步骤即可获得物体的投影函数 $g(R,\theta)$,再经过滤波反投影或卷积反投影重建算法重建出原图。

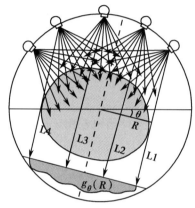

图 5-29 数据重排方法

(五)多层螺旋 CT 重建算法

多层螺旋 CT 与单层螺旋 CT 投影数据的最大区别是 X 线束由扇形束变为锥形束。由于锥形束 X 线具有射线利用率高、采集效率高等优点,对于降低辐射剂量和提高成像效率具有重要意义。因此,多层螺旋 CT 面世后发展迅速,目前临床上使用的 CT 几乎均为多层螺旋 CT。如何利用多层螺旋 CT 大量锥形束的投影数据重建图像成为研究热点。

从对投影数据进行处理的方式来看,多层螺旋 CT 的重建算法可以分为两大类:一种是基于传统模式二维滤波反投影重建算法,另一种为锥形束算法。传统的多层螺旋 CT 算法思路与单层螺旋 CT 的重建算法基本一致,即在扫描过程中没有特定的成像层面,重建中可以选择覆盖范围中的任意平面。对于特定层面图像的重建,将三维螺旋投影数据沿用传统的插值重排处理后,运用二维傅里叶滤波反投影算法重建。不同的是,多层螺旋 CT 用于计算的数据可能来自多排探测器。典型的方法是由 Schaller 等提出的多层投影数据自适应轴向插值算法(adaptive axial interpolator,AAI-FBP)。AAI-FBP 算法的主要步骤:①将三维锥形投影数据重排成螺旋平行投影数据;②针对重建切面进行范围内重排后投影数据的自适应轴向插值;③在 AAI 插值之后,采用 FBP 算法对切面进行重建。

由于多层螺旋 CT 得到的投影数据为三维的锥形束,出现了另一种新的革命性的算法,即锥形束算法,通过三维锥形束投影数据直接重建得到三维物体影像数据。其中典型的算法有:FDK 重建算法、Grangeat 重建算法、Katsevich 重建算法和 BPF 重建算法。其中 FDK 算法是基于锥形束、圆形轨迹扫描和完全数据条件下一种快速近似算法(Feldkamp)。基于锥形束投影的算法极大地提高了图像 Z 轴的分辨力及三维重建的图像质量。在锥角比较小的情况下,FDK 算法的重建质量比较好,而且重建效率很高。因此,在很多 CT 系统中得到了广泛的应用。随着三维图像重建应用领域的拓展,人们对图像重建质量的要求越来越高,近似重建已经不能满足实际需求。Grangeat算法是一种精确的重建算法,但该算法实现比较烦琐,目前在实际CT中应用很少。Katsevich算法和BPF算法都是基于PI线(连接螺旋扫描轨迹上两射线源点之间的线段)进行反投影的一类算法,与FDK在圆周上进行反投影相比,能在扫描角度不完整的情况下进行图像重建,对提高重建效率和减少辐射具有极大意义。

由于多层螺旋CT扫描线束呈锥形,数据采集量明显增加,数据点的分布不同于单排螺旋CT。因此,在多层螺旋CT中,采用了很多新的图像重建方法来消除锥形束伪影和减少噪声。常见的措施有:优化采样扫描和滤过内插法。优化采样扫描是通过调整采样轨迹的方法来获得补偿信息、缩短采样间隔、增加Z轴上的采样密度,获得图像质量改善。滤过内插法是基于多点加权非线性内插法,即通过改变滤过波形和宽度来自由调整切层轮廓外形的有效层厚及图像噪声,实现Z轴方向的多层重建。

以上介绍的重建算法均是基于Radon变换和中心切片定理的解析类算法,从数学的角度看,其特点如下:①方程的导出运算是连续形式的,到实现时才予以离散处理;②投影数据必须完全,分布必须均匀;③积分路径为直线;④重建算法计算效率高,重建速度快。正是由于其计算速度快、成像精度高等优点,以滤波反投影(FBP)为代表的解析类算法得到广泛应用,成为目前CT重建算法的主流。但在一些特殊的情况下,比如投影数据不足或投影角度分布(锥形束投影)不均或采样间隔不等时,解析类算法无法获得较好的图像质量,而迭代类算法则是更好的选择。

(六) 迭代重建算法

迭代重建(iterative reconstruction,IR)是利用数学级数迭代的原理来完成图像重建的技术,最早被用在PET成像中。迭代算法的步骤是:先给断层图像赋一个初始估计值,根据此值算出理论投影值,将理论投影值与实际值相比较,按照一定的原则对原始图像进行修正之后与理论值比较,再修正,如此循环,直到达到满意的效果。下面用四个体素(设$\mu_1=1,\mu_2=2,\mu_3=3,\mu_4=4$)矩阵图像的重建,对迭代重建算法原理进行说明。

如图5-30所示,对四像素矩阵迭代算法的步骤如下:用投影总和均分后对每个像素初始化,然后从水平方向取得真实投影测量值,将其与预设的投影值进行比较,计算出差异值后均分形成修正数据,将该数据从水平方向反投回矩阵的对应位置,然后再从垂直方向重复上述步骤后,即可求出四体素各自的吸收系数μ。因此,迭代重建法的步骤可以概括为:假设,比较,修正,再比较,再修正。

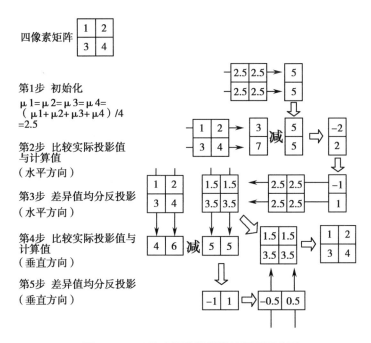

图5-30　四像素矩阵迭代算法原理示意图

目前,迭代重建算法有两类,即代数迭代重建算法与统计迭代重建算法。代数迭代重建算法是以代数方程理论为基础,主要有一般代数重建算法(algebraic reconstruction technique,ART)和联合代数重建算法(simultaneous algebraic reconstruction technique,SART)。而统计迭代重建算法是基于各种统计准则,主要有最大似然估计、最小均方误差等重建算法。

1. ART 算法 于 1970 年第一次被 Gordon 等引入图像重建的领域,该算法在低剂量重建时,去噪效果差,但相比 FBP 算法,其重建图像质量较好。

ART 算法公式为:

$$x_j^{k+1} = x_j^k + \lambda^{(k)} \frac{p_i - \sum_{m=1}^{M} a_{im} x_m}{\sum_{m}^{M} a_{im}^2} a_{ij}$$ （5-19）

其中 M 为待重建图像像素的总数目($1 \leqslant j \leqslant M$),N 为总的投影射线条数($1 \leqslant i \leqslant N$),$p_i$ 为实际射线投影测量值,$\sum_{m=1}^{M} ai_m x_m$ 为第 i 条射线投影的估值,$\frac{a_{ij}}{\sum_{m}^{M} a_{im}^2}$ 为修正系数,k 为迭代次数,λ 为松弛因子($0 < \lambda < 2$)。

在 ART 方法中,每一个方程都要对 x_j 的值修正一次,也就是说,第 i 条射线,对各 x_j 值(该射线所通过的像素)修正后,再用第($i+1$)条射线对各 x_j 值进行修正,如此递增,直到修正所有射线,即完成了第一轮迭代。此时的结果如没有达到收敛的要求,则再从第一条射线开始对各 x_j 值进行修正,重复以上过程,即可完成第二轮迭代。如此循环,直到各 x_j 值达到收敛要求为止。

影响 ART 算法收敛的因素主要有:初值的选取、系数矩阵的设计和运算次序、ART 迭代公式的设计及迭代收敛准则的设计等。迭代收敛的速度对加快重建速度及提高图像质量均有重要的意义。

2. SART 算法 1984 年 Anderson 和 Kak 在 ART 算法的基础上进行改进提出 SART 算法,该算法可以解决 ART 算法受噪声影响问题,抑制噪声能力要强于 ART 算法。SART 与 ART 的主要区别是:ART 每一次修正只考虑一条射线,SART 是利用在一个像素内通过的所有射线集合的修正值来确定像素的平均修正值;另一个区别是:SART 是所有的射线完成一次投影计算后,才完成一次迭代,迭代收敛过程及计算结果不受投影数据使用次序的影响,但其重建效率比 ART 算法要低。

SART 重建算法的每个像素校正值是所有射线的误差累计和,这样它能有效地抑制测量数据中的噪声,获得更加平滑的重建图像。

3. 最大似然最大期望值法 统计迭代重建算法是基于观测数据统计模型的一类估计迭代算法,利用被检物体固定的先验知识或服从的概率统计分布规律,运用统计学的方法进行图像重建。CT 图像重建系统中,根据 X 线光子的辐射满足泊松随机过程,建立了图像重建领域中的标准模型:泊松模型。基于该模型提出了一种经典的图像重建算法:最大似然最大期望值法(maximum likelihood expectation maximization,MLEM)。

MLEM 算法是建立在最大似然估计理论和期望值最大化方法的基础上发展起来的。最大似然估计是随机信号处理的参数估计中最常用和最有效的方法之一。它的基本思想是:在对被估计的未知参量(或参数)没有任何先验知识的情况下,利用已知的若干观测值估计该参数。根据最大似然理论可以建立 CT 图像参数和投影测量值之间线性方程。期望最大化方法(EM)则是求解该类线性方程的最有效的方法。

MLEM 算法稳定,收敛性比较好,而且该算法具有很好的抗噪声能力,尤其在数据采集中受到严重的噪声干扰时,更能显示出它相对于解析法的优越性。该算法使求解统计重建问题成为可能,开创了统计重建领域的先河。

MLEM的主要缺点是计算量比较大,收敛速度慢。Hudson等提出了有序子集(ordered subsets,OS)方法,将投影数据划分成若干有序的子集,图像每次迭代的修正值源于子集内投影数据计算值,加快了迭代的收敛速度,同时因为迭代次数减少避免噪声放大效应。将OS方法与EM结合重建图像的方法称为OSEM算法。

迭代类重建算法与解析类重建算法相比最主要的区别就是将重建的图像进行模型化。在解析算法中图像是连续的,而在迭代重建中图像是离散的。迭代重建算法的实质是解线性方程组,能将真实的成像几何结构与成像物理效应模型化。迭代重建算法与解析类算法相比最大优点是同等图像质量所需扫描剂量大幅降低,缺点是运算速度慢。

4. 迭代重建算法的临床应用 近年来,随着计算机技术快速发展和迭代重建算法的不断完善,迭代重建算法正成为目前CT图像重建算法研究的热门方向。自2008年业界推出基于系统统计模型的自适应统计迭代重建(adaptive statistical iterative reconstruction,ASIR)算法后,出现了多种技术:图像空间迭代重建(iterative reconstruction in image space,IRIS)、iDose4技术、自适应剂量减少迭代(adaptive iterative dose reduction,AIDR)技术、正弦波图形法迭代重建(sinogram affirmed iterative reconstruction,SAFIRE)技术,基于模型迭代重建(model-based iterative reconstruction,MBIR)技术等。ASIR算法在原始数据空间利用系统统计噪声模型来消除统计波动造成的图像噪声影响。IRIS算法是在图像数据空间利用迭代技术降低图像噪声。iDose4技术在原始数据空间降低噪声的同时,试图保持传统FBP技术重建图像的噪声谱特征,以更好地符合医生传统的读片习惯。AIDR技术可以自适应地计算最佳迭代次数以加快重建过程。SAFIRE技术是随双源CT一起发展起来的基于原始数据域的迭代重建,其数据处理技术不仅为降低辐射剂量提供了可能,同时还能优化图像质量(图5-31)。MBIR技术建立系统统计模型和光学模型,体素、X线光子初始位置和探测器几何因素均通过模型进行模拟,真实地还原了X线从投射到采集的过程,其价值主要体现在提高重建图像的空间分辨力。

临床研究证实,采用迭代重建技术后,在保证同样图像质量和相似重建速度的前提下,X线辐射剂量与传统FBP算法相比可以降低30%~65%。迭代重建技术还可通过模型化设计降低X

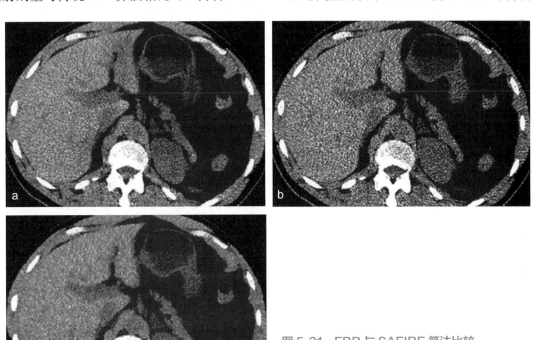

图5-31 FBP与SAFIRE算法比较
a. 扫描剂量100% 重建算法:FIB;b. 扫描剂量50% 重建算法:FBP;c. 扫描剂量50% 重建算法:SAFIRE。

线束硬化伪影和金属伪影。迭代重建算法所需的投影数少,具有可在数据不完全和低信噪比(低剂量)条件下成像等优点,基于迭代重建算法的低剂量扫描技术正成为当前CT应用的热点之一。随着计算机技术的发展及算法的不断优化,迭代重建算法必将得到更广泛的应用。

(七)深度学习图像重建

深度学习(deep learning,DL)是机器学习(machine learning,ML)的子集,而机器学习又是人工智能(artificial intelligence,AI)的子集,目前人工智能技术在CT图像重建方面所面临的挑战主要来源于FBP算法和IR算法。对于FBP算法,当降低X线照射剂量以减少对患者辐射时,会产生图像噪声和伪影。迭代重建算法可解决上述问题,然而迭代重建越强,为了减少图像噪声而反复迭代,常常会牺牲图像的自然纹理,图像看起来越有"斑片状""蜡像感"或"不自然"。随着人工智能和计算机视觉发展,深度学习被应用于重建具有低辐射剂量、高重建速度和高图像质量的CT图像。在深度学习模型中,基于卷积神经网络(convolutional neural networks,CNN)的深度学习重建(deep learning-based reconstruction,DLR)算法的基本思想是将高剂量的图像作为标准,将低剂量图像数据输入到卷积神经网络CNN模型,然后进行模型训练,提取区分噪声与真实衰减的统计特征,在学习过程中通过前向传播算法输出图像,然后计算输出图像与标准图像之间的噪声、对比度、纹理、分辨力等差异,继而反向传播至CNN对网络参数进行优化,直至最后输出的图像与相同数据集的高质量图像精确匹配。通过神经网络进行大量训练,从而实现用高噪声的原始数据重建出高质量的CT图像。

目前临床应用的DLR重建方法主要有AiCE(Advanced Intelligence Clear-IQ Engine)和TrueFidelity。AiCE主要是利用低剂量的HIR数据与高剂量的MBIR数据进行对比,来区分出图像噪声和信号,将这些噪声和信号信息反馈给CNN来完成训练,当临床采集到低剂量HIR数据,输入到CNN系统就能重建出高质量的MBIR图像,这些高质量的MBIR图像的重建速度较常规MBIR提高了3~5倍。与AiCE不同,TrueFidelity直接从投影数据生成DLR图像,其主要是采用低剂量的正弦图数据与高剂量的FBP图像数据进行对比,通过最小化输出与理想训练样本之间的差异来优化深度卷积神经网络进行参数训练,完成训练和验证步骤后,当输入临床采集的低剂量正弦图数据时,就能重建出高质量的图像。尽管DLR算法在重建速度、低辐射剂量和高质量图像上具有非常大吸引力,但目前DLR并不完全优于迭代重建算法,目前还处于探索阶段。

第四节 CT图像处理

图像后处理是对扫描所获得的图像数据进行深加工的过程。通过窗口技术、图像测量、图像重组与图像融合等图像处理技术获得组织和病灶的解剖信息和诊断信息,为病灶的定位和定性诊断提供帮助。图像后处理与重建的概念有所不同,重建(reconstruction)是基于原始数据经数学运算得到横断面图像,如改变矩阵、视野、层厚、算法等;而图像后处理所涉及的重组(reformation)是基于横断面图像数据重新构建图像的处理方法。

图像后处理的种类随成像系统选用软件的多少而不同。普通CT常配备有:窗口技术、在图像任何位置测量或显示该位置的CT值,随意选择ROI、在ROI内进行统计学评价;测量(距离、角度)、计算面积和体积,同时存储几个测量区;图像中以某一基线做出镜面像,图像位移与旋转,图像放大或缩小,多幅图像画面显示,图像相加或相减,图像过滤(多达10种不同的过滤功能)等。螺旋CT除了具备上述功能外,较为成熟和常见的功能有:多平面重组(multi-planar reformation,MPR)、曲面重组(curved planar reformation,CPR)、表面阴影显示(shaded surface display,SSD)、最大密度投影(maximum intensity projection,MIP)及最小密度投影(minimum intensity projection，MinIP）、容积再现（volume rendering，VR）、仿真内镜（virtual endoscopy，VE）等。下面从计算机基本的数学变换和计算原理来了解几个典型的图像后处理功能的实现。

一、CT 图像显示与测量

（一）CT 图像显示

CT 图像的显示是经计算机数据计算出图像矩阵中每个像素的 CT 值，再按每个像素 CT 值的大小转换到显示器上，形成灰度不同的图像。从全黑到全白分为 2 000 个灰度值（-1 000~1 000HU），正常情况下人眼仅能分辨 16 个灰阶，而每个灰阶所能分辨的 CT 值为 2 000/16 = 125HU，即相邻两组织的 CT 值相差大于 125HU 时，人眼才能区分；若小于 125HU 时，显示器上灰阶过多，灰阶之间没有了界限，组织失去了低对比，肉眼不能进行区分。为了更好更多地显示组织的结构和细微信息，采用窗口技术中窗宽（window width，WW）和窗位（window level，WL）的选择观察图像。在临床工作中，应根据不同的部位和病变的情况，选择合适的窗宽和窗位。

1. 窗宽　表示图像能显示的 CT 值范围。如果用 CT 值表示，则窗宽等于灰度映射范围的 CT 值上限 CT_{max} 和 CT 值下限 CT_{min} 之差：

$$WW = CT_{max} - CT_{min} \qquad （5-20）$$

在此 CT 值范围内的组织结构，按密度的高低从白到黑分为 16 个灰度等级。加大窗宽，图像层次丰富，组织对比度减小，细节显示能力差；反之，降低窗宽，图像层次少，仅有黑白对比图像。总之，窗宽主要影响图像的对比度，它的选择主要取决于组织和病灶的结构和类型，如若组织之间或组织和病灶之间密度差异不大，最好选择窄一点的窗宽，如脑组织等。反之就应加大窗宽，如肺组织等。

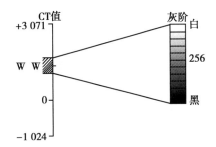

2. 窗位　表示图像所显示的中心 CT 值。上下限的平均值则为窗位或窗水平：

$$WL = 1/2（CT_{max} + CT_{min}） \qquad （5-21）$$

不同组织的 CT 值不同，窗技术的选择应以欲观察组织的 CT 值为中心。根据被观察组织的 CT 值变化确定合适的窗宽和窗位可更好地显示组织间的相邻关系。同一层面不同密度的影像，可通过调节合适的窗宽和窗位来达到最佳的显示。例如窗宽为 200HU，窗位为 50HU，在窗口显示的 CT 值范围是 -50~150HU（图 5-32）。

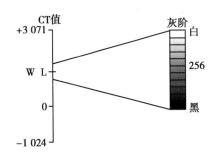

窗宽和窗位对图像显示十分重要，只有选择合适的窗宽和窗位，才能清楚地显示组织与病灶的结构。对于某些组织

图 5-32　窗宽、窗位和灰阶

和器官，既存在密度差异较大的结构，同时又存在密度差异较小的结构，因而不能采用单一的窗宽和窗位显示，必须采用双窗或多窗技术。如观察胸部，就应采用肺窗、纵隔窗和中间窗；观察颅脑，就应采用脑组织窗和骨窗。总之，窗口技术的运用原则是当病变和周围组织密度相近时，应适当调窄窗宽。如观察的部位需要层次多一些，可适当加大窗宽；如果显示部位的图像密度较低，可适当调低窗位，反之，则可调高窗位。

需要强调的是，窗口技术为一种显示技术，合理地使用窗口技术，只是能获取组织或结构差异的最佳显示，不改变人体组织或结构上的真实差异。

（二）CT 图像测量

CT 图像大部分是横断面图像，缺乏空间立体感，为提高临床诊断的准确率，常需借助计算机软件的测量功能对 CT 图像进行测量和分析。图像测量有定量、定形和定位等测量方法。通过多种测量方式可判断被检组织有无病变,确定病灶的大小和空间方位,为临床诊断和治疗提供参考依据。

1. 定量测量 定量测量是测量各组织的 X 线吸收衰减值。测量方法有 CT 值测量、血管内碘含量测量、骨矿含量测量及心脏冠状动脉钙化的测量等。

（1）CT 值测量:是每个像素所对应组织对 X 线线性平均衰减量。临床常用 CT 值鉴别小病灶是实性还是囊性,是脂肪还是气体。测量方法分为单个 CT 值测量和感兴趣区 CT 值测量;显示方法有数据显示和图形分布显示等。

1）单个 CT 值测量:是对较小区域的 CT 值进行快速检测的方法。通常是把一支 CT 值测量笔或鼠标的一个点放在被测量部位,显示屏即刻显示该处的 CT 值。该方法简便、实用,但它只反映被测量部位某一点的 CT 值情况。

2）感兴趣区 CT 值测量:是对感兴趣区内不同组织的平均 CT 值进行测量的方法。该方法测量 CT 值的形状有圆形、方形和不规则形;测量的范围和个数可自定,测量的数目在屏幕上依次显示。

3）CT 值显示:CT 值有数据、图形和颜色等显示方法。数据显示的是所选范围内的平均值和标准误差;图形显示的是所选范围内 CT 值概况,或动态扫描不同时间段的 CT 值变化情况;颜色显示是用不同的颜色代替不同的 CT 值范围。

（2）血管内碘含量测量:用于测量增强扫描时感兴趣区血管内碘对比剂的变化情况,也称时间密度曲线的测量。其方法是先在被检部位做一层平扫,然后把感兴趣区放置在待测量 CT 值的血管内,设定低毫安同层扫描的层数、高压注射器注射剂量和流率等,记录不同时刻感兴趣区内的平均 CT 值,即可绘制被检血管的时间-密度曲线,该曲线能动态显示血管内对比剂分布情况,可直观获取碘对比剂峰值时间,常用于 CT 血管成像（CTA）。

血管内碘含量测量还可与 CT 联动,在同层动态扫描的基础上按需设定触发扫描的 CT 阈值便可以自动触发扫描。扫描时,CT 机同步监测感兴趣区内的 CT 值,当 CT 值达到设定阈值时,CT 机自动触发开始扫描。该方法可使被检部位增强效果达到一致,避免因患者血液循环速度差异或操作者对延迟扫描时间判断失误而影响图像的强化效果。

（3）骨矿含量测量:使用定量 CT（quantitative computed tomography,QCT）对人体骨密度（bone mineral density,BMD）进行测量的方法称为骨矿含量测量,也称为骨密度测定。骨密度测定须使用专用体模和软件,扫描部位是 $L_{1\sim4}$ 椎体,扫描图像经测量和分析可获得受检者的骨矿含量和骨质疏松程度。

（4）心脏冠状动脉钙化的测量:使用多层螺旋 CT 特殊扫描软件和分析软件对冠状动脉钙化情况进行测定的方法。具体过程为先用多层螺旋 CT 的钙化积分扫描序列对气管分叉下方 1~1.5cm 至心脏膈面范围进行平扫,再启用冠状动脉钙化积分（coronary artery calcium score,CaS）自动分析软件,设定 CT 阈值并标记各冠状动脉的钙化区域,可自动计算测得左主干前降支、回旋支及右冠状动脉的钙化积分值和积分总值。

2. 定形测量 CT 扫描后,使用计算机软件可对感兴趣区的直径、面积、体积等进行测量。对病灶直径的测量可知病灶的大小;对脂肪面积的测量可知脂肪的厚薄或治疗效果;对颅内出血体积的测量可知出血量的多少。通过定形测量可为临床治疗提供参考依据。

为提高测量的准确性,进行定形测量时应注意:直径的测量应选病灶的中心层面;脂肪面积和颅内出血体积的测量须设定相应的 CT 值阈值范围,如脂肪阈值为 -50~-150HU,颅内出血的阈值为 20~100HU;测量范围不能过大或过小,以被测区域的边界为宜。

3. 定位测量 CT 扫描发现病变后,除需对病灶的大小进行测量外,还需对病灶的空间位置进行测量,以利于临床的诊断、治疗及治疗后评估。定位测量内容包括角度和距离的测量。测量结果可提示病灶与周围重要器官以及大血管的关系,可为临床手术治疗提供参考,也可帮助 CT 引导下穿刺活检与治疗确定进针路径和进针深度。

二、二维重组

多平面重组(MPR)和曲面重组(CPR)都是被扫描物体三维图像数据的二维表现形式。

(一) 多平面重组及曲面重组原理

多平面重组是指把扫描重建后以像素为单位的二维断面图像,重组成以体素为单位的三维数据,再用冠状面、矢状面、水平面或斜面去截取三维数据,得到重组的二维图像的方法(图 5-33)。在多平面重组的过程中,把每一层横断面进行叠加时,层与层之间做了插值,形成各向体素间距相同的三维容积数据,且重组的多平面层数、层厚和层间距可以自由设定,就好像重新进行了特定角度的断层扫描。

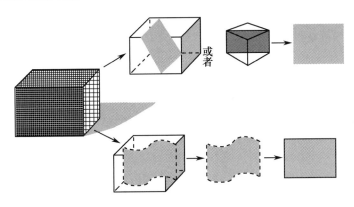

图 5-33　多平面重组的成像原理

若在冠状面、矢状面或水平面上画任意的曲线,此曲线所确定的柱面所截得的二维图像就是曲面重组出的图像。CPR 是在 MPR 基础上通过人工绘出感兴趣结构的中心线或自动跟踪三维体数据结构的轨迹形成曲面重组图像的方法,常用于迂曲、细小解剖结构,如冠状动脉等的重组与显示。

(二) 显示方法

多平面重组是把扫描所得的体素重新排列后,在二维屏幕上显示任意方向上断面图像的过程。其常规操作方法如下。

1. 重组图像的选取　用于 MPR 或 CPR 重组的 CT 图像,必须是以相同的扫描方向和角度、相同的视野,而且 X 轴、Y 轴处于相同位置的序列图像,也就是必须取自同一次扫描定位后扫描完成的图像。图像的数量可根据需要而定,一般不能少于 4 幅(依具体的 CT 扫描机而定)。

2. MPR 重组参照图像的选取　通常是根据诊断的需要,选取一组图像的中间层面、感兴趣层面或某个器官的中间层面。

3. 重组图像的获取　以参照图像为基础,可获得冠状位、矢状位或任意方位的重组图像。通过鼠标移动各个平面参考线的位置,可使三幅断面图像平滑地变化。在操作程序中,允许以初次重组结果中的任意图像作为一个新的参照图像,进行新的 MPR 重组。曲面重组(CPR)可以把水平面、冠状面或矢状面任意一个平面指定为参照平面,并根据感兴趣结构的解剖特点手工绘制曲线,此曲线确定的柱面截得的投影轨迹就是曲面重组获得的图像。

(三) 临床应用

1. 适用范围　多平面重组适于人体中任何一个需要从多角度多方位观察的器官,特别适合需要对病灶的多方位观察,以了解其与邻近组织的空间位置关系的情况(图 5-34)。曲面重组可使弯曲的器官拉直、展开,显示在一个平面上,使观察者能够看到某个器官的全貌,特别适合于迂曲、细小解剖结构如冠状动脉等的重组与显示(图 5-35)。

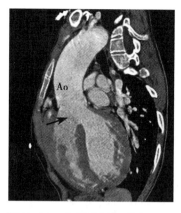

图 5-34　室间隔缺损并主动脉弓骑跨

MRR 显示高位室间隔缺损(箭头),主动脉骑跨于室间隔缺损之上。

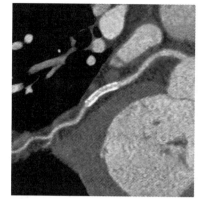
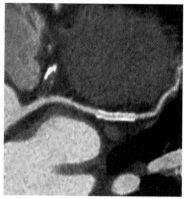

图 5-35　回旋支支架植入术

CPR 在一个层面上显示了回旋支支架形态及其近、远端冠状动脉情况。

2. 影响因素　重组出的图像质量受很多因素的影响。原始横断面图像的层面越薄,所得图像质量越好;横断面图像信噪比高,则多平面图像的信噪比也好,螺旋 CT 扫描的螺距以小于或等于 1.0 为佳。曲面重组的图像质量对于所画曲线的准确程度依赖性很大,有时会造成人为伪影。

3. 应用评价

(1) 多平面重组的优点:①断面显示简单快捷,可以达到实时同步的效果;②多平面重组的结果仍然是断面图像,弥补了横断面的不足,适合显示实质器官的内部结构;③能利用横断面扫描所获得的容积数据重组出新的任意断面图像,不需对患者再次扫描;④重组后的断面图像可以对各组织结构进行密度、大小等的测量,并且能够如实地反映原断面图像中各结构的密度值。

曲面重组的优点:可以在一幅图像中展开显示弯曲物体的全长,可以测量出弯曲物体的真实长度,有助于显示病变的范围。而其他各种基于投影方法得到的物体长度,只反映物体在垂直方向上的长短。

(2) 多平面重组的缺点:产生的图像仍然是断面图像,对于结构复杂的器官很难完全显示其空间结构。

曲面重组用于显示弯曲的血管时,受人为操作的影响很大,当所画曲线偏离血管中心线时,会造成血管局部狭窄的假象;曲面重组的图像会有器官的变形,有时难以辨认体位,所以需参考产生曲面图像的参照图像。

三、三维重组

(一) 三维重组步骤

三维重组技术是指运用图形学和图像处理技术将二维切片图像重组出三维模型在屏幕上显示,并进行交互式处理的技术。三维重组通常包括以下几个步骤。

1. 原始数据的获取　三维重组的原理是将 CT 扫描获得的多层二维灰阶数据经大容量和高速运算的计算机处理后得到 X、Y、Z 三维灰阶数据,并显示具有真实感的三维解剖结构。CT 容积扫描数据在 X、Y 轴方向上分辨力高,Z 轴上分辨力低,因此三维重组必须在相邻层面间插入假想层面,使 Z 轴方向与 X、Y 轴方向等间隔,形成三维立方的体素。插入层面的像素值用插值法计算得出(常采用线性插值),如图 5-36 所示。每个体素的 CT 值范围可以从 −1 024HU 到 3 071HU。

三维重组可以显示出骨、表皮或其他组织表面图像。图 5-37 为表面图像形成和图像处理的

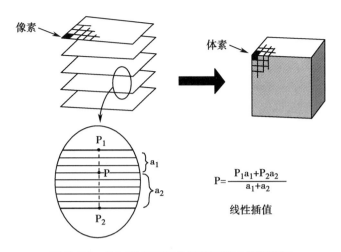

$$P= \frac{P_1a_1+P_2a_2}{a_1+a_2}$$

线性插值

图 5-36　从二维层面图像插值重建三维体数据

原理示意图。除了表面图像显示外,还可以重组切面图像和合成图像等。三维重组的具体应用技术很多,如利用对物体的剖切和光学透视方法形成各种具有立体视觉的图像,后面将要介绍的容积再现和仿真内镜就属此类。

　　2. 图像预处理　医学图像存在模糊性、不均匀性等特点,必须对其进行预处理。常用的预处理技术有滤波和几何变换两种。滤波包括平滑、去噪和增强等,其目的是消除影像数据的噪声,提高图像的质量,突出感兴趣的生物组织。几何变换包括缩放、旋转、平移等,其目的是方便用户从不同角度多方位地观察图像。

　　3. 图像分割　是三维重组的基础,分割的效果直接影响三维重组后模型的精确性。分割可以帮助医生将感兴趣的物体(病变组织等)提取出来,且能够对病变组织进行定性及定量分析。常用的分割方法有:阈值分割、边缘检测、基于模糊连接度的分割、交互式图像分割、基于活动轮廓或基于水平集的分割等。理想的分割方法是既能自动完成,又正确无误,但实际物体形状千差万别,这两个要求很难同时满足。手动操作可由操作者根据病变特点灵活进行,但对操作者的水平要求较高,且个体间结果差异较大。因此,现在使用的各种自动化分割方式都尽量减少手工操作,以减少人工误差。这里以阈值分割和边缘检测为例简要说明。

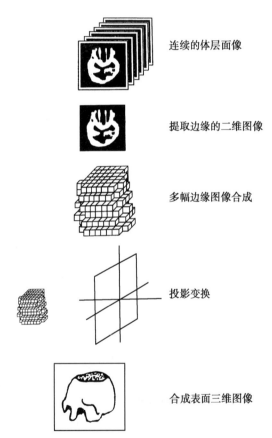

连续的体层面像

提取边缘的二维图像

多幅边缘图像合成

投影变换

合成表面三维图像

图 5-37　三维表面图像处理原理

　　(1)阈值分割:在分割之前先指定一对阈值上下限是最常用的自动分割方法。适用于同一物体内灰度较一致,不同物体间灰度差别明显的情况。例如,将骨从软组织中分割出来,通过调节阈值可以实时看到分割的效果。

　　(2)自动边缘检测:边缘检测是图像分析的基本问题之一,目前已经有很多比较成熟的算法。利用这一功能,用户只需提供曲线的起点和终点,计算机将自动沿着检测到的物体边缘完成分割。

4. 三维重组 通常包括表面重组和直接体重组。表面重组主要是利用几何图元(例如三角形、四边形、立方体和四面体等)来表示三维模型,表面重组速度快,适合于实时性要求高的工作。直接体重组则是通过光照模型,将三维体数据中的体素看成半透明物质,并赋予一定的颜色和阻光度,由光线穿过整个数据场,进行颜色合成,得到最终的绘制结果,耗费时间长,不能实时处理。

5. 三维显示 在三维模型重组后,需要对其向量进行计算,并采用开放式图形库(open graphics library,OpenGL)技术进行显示。医学图像数据量比较大(一般的三维表面模型在百万数量级,虚拟人的数据高达数 10G)利用层次细节模型技术可以实现医学数据的实时交互显示。

(二)表面阴影显示

1. 原理 表面阴影显示(SSD)又称为表面遮盖重组法,是从三维容积数据中提取出蕴含在其中的有关物体表面信息的数据,并根据其表面情况加上明暗程度不同的阴影进行显示的方法,即通过计算机将被扫描物体表面大于某个确定阈值的所有相关像素连接起来的一种表面数学模式成像。SSD 要求预先设定一个最低阈值,计算机将各像素的 CT 值与这个阈值进行比较,高于这个阈值的像素就被保留下来并显示为白色,作等密度处理,而低于这个阈值的像素则会被舍弃并在图像上显示为黑色。这种黑白图像再根据光照模型确定的算法给物体表面加上阴影,呈现在二维屏幕上,从而得到从任何角度投影成像的三维表面轮廓影像。SSD 图像人机交互操作迅捷、方便,富有立体感和真实感,极其直观。

表面阴影显示的重组分两步进行:第一步是表面重组,即从三维灰度数据重组出三维物体表面的几何信息。第二步是表面阴影重组,即根据光照模型确定的算法给物体表面加上阴影。表面阴影重组的具体过程是把三维物体表面沿着视线投影到二维屏幕上。设想有光源照射在三维物体表面上,根据光照模型计算出物体表面上每一点的光照效果,在屏幕上呈现出立体感很强的图像。

2. 显示方法 表面阴影显示采用阈值法成像,图像显示准确性主要受图像处理中分割参数(阈值)的影响。如阈值选择过低,则图像噪声增加,使靶器官的显示受到影响;如阈值选择过高,则会造成细小管腔的假性狭窄。由于存在部分容积效应,表面阴影显示法常常会夸大管腔的狭窄程度。为了减少部分容积效应的影响,在采集图像时,要尽可能使用薄层扫描和重建,在进行后处理时,要仔细调节一些参数如阈值、阻光度、窗宽和窗位等,以便尽可能得到最接近靶器官真实结构的图像。

3. 临床应用

(1)适用范围:表面阴影显示法可将蕴含在三维容积数据中物体的表面信息进行显示,使被显示的结构具有立体感、真实感,特别适合空间结构复杂的器官或外形有显著改变的器官显示。常用于对全身各骨骼外伤后其形态改变的显示,如对粉碎性骨折和颌面部畸形的显示(图 5-38)。另外,对于人体大血管 CT 增强扫描后的三维重组,表面阴影显示可以帮助判断血管的形态、走向、变异和是否存在血管瘤等(图 5-39、图 5-40)。SSD 还有助于喉部和胸部气道的显示,如观察各种原因引起的喉腔不规则狭窄,以及各种病变侵犯气管支气管管壁的范围。

(2)影响因素:表面阴影显示采用阈值法成像,图像处理中分割参数(阈值)对图像的准确性影响最大。如果阈值选择太高,可能会造成小管腔的假性狭窄,一些正常的骨骼表面会出现缺损等征象;而阈值选择太低,则图像的噪声会加大,致使靶器官的显示不够清晰。实际工作

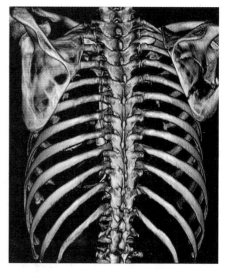

图 5-38 肩胛骨骨折的 SSD 图像

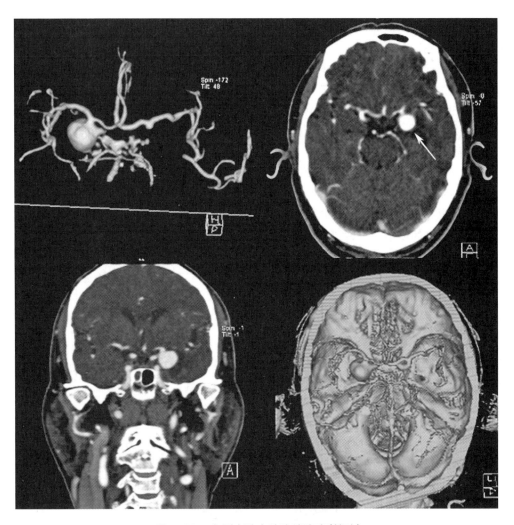

图 5-39　左侧大脑中动脉动脉瘤(箭头)

中,每种脏器的具体阈值也因机器的差异而不同,可以经过反复实践而逐渐获得最佳图像。

　　另外,原始横断面图像的扫描参数也直接影响 SSD 的效果。横断面图像层厚越薄,图像的信噪比越高,所获得的 SSD 图像质量越好。因此,螺旋扫描时尽量采用小的螺距,适当加大毫安量,采用合适的重建算法,均有助于改善 SSD 的图像质量。

　　(3)应用评价

　　1)表面阴影显示法的优点:①显示的三维图像与实际物体极为相似,符合人的视觉习惯,给人以很强的真实感和立体感。当物体的空间结构复杂时,SSD 具有很大的优点,可以使一些用常规横断面图像难以显示的器官结构,如病变或畸形一目了然。特别是对颅内脑血管瘤空间位置显示时,SSD 可以提供类似外科手术直视的立体图像。

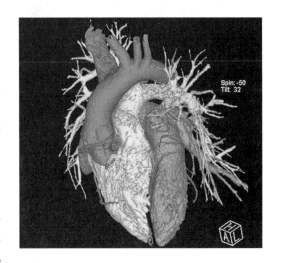

图 5-40　SSD 图像右室双出口显示主动脉、肺动脉均与右心室相通

②SSD 只显示物体的表面信息,所需信息量不大,可以在比较普通的工作站上实现实时显示,人机交互操作简单、便捷。③可以任意调节光源的方向、亮度以及物体的颜色、进行表面平滑。将

三维物体进行旋转、放大、平移,或沿着物体的三维表面进行长度和角度的测量。还可以在计算机屏幕上对三维物体进行模拟手术、仿真切割等操作。

2)表面阴影显示的缺点:①分割三维物体表面时,分割参数(阈值)的选择对图像结果影响很大,往往需要反复进行,如果阈值选择不当,常常会受部分容积效应的影响,使图像出现类似空洞的假象;②由于只提取了物体的表面信息,故不能测量密度值;③横断面图像中的伪影也会通过 SSD 显示出来,要注意鉴别。

(三)最大密度投影及最小密度投影

1. 原理 最大密度投影(MIP)是利用投影成像原理,将三维数据向任意方向进行投影的图像后处理方法。设想有许多投影线,取每条投影线经过的所有体素中最大的一个体素值作为投影图像中对应的像素值,最终所有投影线对应的若干个最大密度的像素所组成的图像就是最大密度投影所产生的图像(图 5-41)。

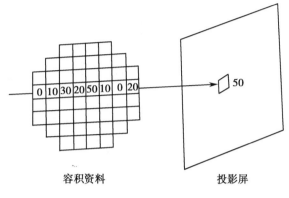

图 5-41　MIP 基本原理

实际上,投影是为了将三维信息转换为二维图像,最大密度投影就是为了把三维信息中密度最高的结构显示出来。例如,CT 血管造影中血管的密度高于周围的组织结构,用最大密度投影就可以把密度高的血管显示出来,低密度的组织结构不被显示,得到类似传统血管造影的图像效果。在 MIP 重组过程中,可以沿某一轴位作任意旋转、重组,多角度连续观察组织器官的三维解剖结构,了解深层或前后重叠组织的结构关系;同时还可设定一定的旋转角度,使图像自动旋转、重组与保存,然后以电影形式依次再现所存储的 MIP 图像,动态观察组织结构的三维解剖关系。如果显示的靶器官为低密度,可以在投影线上取最小值,获得最小密度投影(MinIP)(图 5-42)。

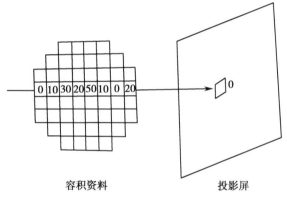

图 5-42　MinIP 基本原理

2. 显示方法 MIP 的显示方法比较简单,常用的显示方位包括前后位、上下位、侧位,根据实际需要还可以选择显示任意斜位。通过多角度投影或旋转,可将前后物体影像重叠的 MIP 图像分开显示,也可以在投影前进行分割,去除邻近不需要显示的高密度组织或结构。

3. 临床应用

(1)适用范围:最大密度投影的密度分辨力很高,临床上广泛应用于对高密度组织和结构的显示。如在 CT 血管造影中对血管的显示(图 5-43),可显示血管瘤、血管夹层、血管壁的钙化、血管的狭窄、血管壁软斑块等等。最小密度投影主要用于气管的显示,尤其对中央气管病变的诊断价值较大,可显示气道的狭窄和占位病变等,对于周围气道病变的诊断也有一定帮助(图 5-44)。

(2)影响因素:最大密度投影的成像质量受很多因素的影响,主要受源图像质量和重组过程的影响。

1)源图像质量的影响因素:所谓源图像,就是指参与三维重组的原始断面图像。最大密度投影主要是依据投影线上密度的高低成像,如果想获得良好的 CT 血管造影最大密度投影的图像,首先要使增强扫描横断面图像的血管密度尽可能高,周围组织的密度尽可能低。

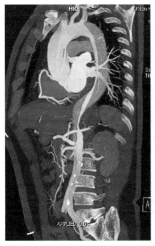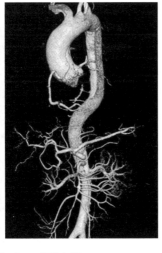

图 5-43　Debakey I 型夹层

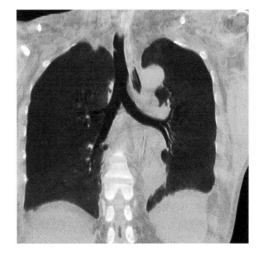

图 5-44　MinIP 显示支气管

主动脉夹层 MIP 及 VR 显示主动脉夹层范围自升主动脉至腹主动脉,能清晰显示撕裂的内膜片。

2）三维重组时的影响因素:有了良好的横断面图像,还需对其进行预处理才能获得良好的 MIP 图像。MIP 图像是投影线上显示高密度结构的图像,通常用于 CTA 时对血管的显示。但是,骨骼也是高密度结构,它会干扰 MIP 图像上血管的显示,必须用预处理方法将其去除。常用的预处理方法有自动编辑和人工编辑,目的是去除不需要的高密度结构(例如骨骼和钙化)。

自动编辑的方法很多,包括阈值法、感兴趣区器官的空间连续法等。阈值法是投影前去除钙化和骨骼的方法,但设定阈值去除骨和钙化的同时,也会对血管造成影响。如果阈值设得太高,由于部分容积效应,骨结构密度减少,其他的结构也会受影响。降低阈值也可能影响血管的显示,有时会表现为血管的假性狭窄甚至完全消失。

有时自动编辑的方法难以完全去除不需要的结构,这时就需要人工编辑。人工编辑的方法有包括法和排除法。包括法是通过勾画或其他方法确定一感兴趣区的容积,然后进行 MIP 处理。即将这一范围以外的所有体素在进行 MIP 处理之前设置为一个低值。排除法设计的感兴趣区与 MIP 的处理无关,即在进行 MIP 重组前去除该范围内的所有体素。

（3）应用评价:最大密度投影的图像主要提供密度信息,是 CT 血管造影进行三维重组所采用的最主要方法之一。

1）最大密度投影的优点:①MIP 图像的像素值可由 HU 单位量化,骨结构、钙化、对比剂、软组织和空气的明暗关系显示清楚且易区别;②最大密度投影的图像在很大程度上保留了物体的密度信息,可在图像上直观地显示物体密度的高低;③MIP 的功能实现和操作都较简单,一般工作站都具有这一功能。很多工作站为了进一步简化操作和加快显示速度,还提供一种移动厚层的功能选出相邻的若干 CT 断层组成一个厚层进行投影,操作者可上下移动层面位置进行交互式的观察;④可以从不同角度对三维体数据进行旋转 MIP 重组,在一定的角度与方位上可以分开显示背景与兴趣组织结构,使感兴趣的解剖结构显示更为清楚。

2）最大密度投影的缺点:①MIP 的血管像在三维图像上有阴影的感觉主要是由于造影增强血管的边缘受周围软组织部分容积效应的影响,其 CT 值有所降低,血管横断面中心部分是一个高值,边缘部分是一个低值,中心部分的亮度高于边缘部分,产生阴影的视觉效果;②血管壁上的钙化是一个较难处理的问题,特别是当钙化围绕血管壁一周时,由于动脉中对比剂的密度比骨和钙化结构的密度低,钙化常常会遮盖血管使其难以显示;③MIP 图像虽然可以反映人体结构的密度值,但不能在图像上定量测量 CT 值,因为 MIP 图像经过最大密度投影的取值运算,图像中像素的 CT 值要高于源图像中像素的 CT 值;④MIP 图像上前后物体的影像互相重叠,高密度的物体会完全遮住低密度的物体,所以有时骨骼会将欲观察的血管遮盖,这时就必须在投影前进行分割,去掉不需要显示的高密度物体;⑤MIP 图像前后物体影像的互相重叠,其空间层次不丰富,立体感不强,改进后的局部最大密度投影在一定程度上弥补了这一缺陷;⑥由于 MIP 图像是取像素密度最大值成像,所以不可避免地会丢失一些数据,使低密度的影像不被显示,而低密度影像往往也包含一些对疾病诊断有用的信息。还可能由于扫描技术的原因,致使血管周围背景增强程度大于血管自身的增强程度,导致血管的远端分支显示不清。

因此,在评价器官血管的终末分支或外围血管的狭窄程度时,应结合多平面重组的图像,以降低血管狭窄的假阳性率。

(四) 容积再现

1. 原理　容积再现(volume rendering,VR),也称为体积重组法或体绘制法,是近年来可视化图像发展中出现的新的研究热点。它采用一定的体绘制光照模型,无须构造中间面,直接研究光线通过体数据场时与体素的相互关系,使体素中的许多细节信息得以保留,能最大限度地再现各体素的空间结构。

体现容积再现法的特色概念为阻光度(opacity),若把体素视为半透明,阻光度就是体素不透明的程度,取值范围从 0 到 1。0 代表完全透明,1 代表完全不透明。体素密度值与阻光度之间的映射关系由用户指定,可以是任意的单值曲线。为了便于规范化,常用一个可以调节斜边的梯形来表示,斜边表示阻光度随着体素值增高的渐变情况。由于不像阈值那样截然的分割,这种调节方法又叫作模糊阈值法。体素的颜色也用类似的方法指定。

梯度是体素值在空间的局部变化率,梯度值大的地方可能存在表面,计算光照时要行反射处理,这时梯度的作用相当于表面阴影显示法中的表面法矢量。体素的密度值有很多级(CT 一般有 4 096 级),为了简化数据,在预处理时经常用分类的办法,把体素分成较少的若干类物质(通常是 256 类),每一类指定了其阻光度和颜色。分类太少会出现模糊,容积再现法的这种模糊处理可以更加真实地描述物质的空间分布。

VR 将各层面不同密度的体素分类指定不同的颜色和阻光度,并计算梯度场来度量不同物质间存在的边界,这样三维体素阵列被视为半透明。设想投影光线以任意给定的观察方向穿过空间,经半透明体素的衰减和边界的作用,最终投影在观察平面上得到图像。常用梯形曲线调节体素的阻光率,梯形的斜边代替了阈值,使参数调节有了较大的宽容度。

容积再现法包括以图像空间为序的体绘制算法和以物体空间为序的体绘制算法两大类。光线跟踪法是最常用的算法。光线跟踪法认为,观察者之所以看到景物是由于光源发出的光照射到物体上的结果,其中一部分到达人眼引起视觉。到达人眼中的光可由物体表面反射而来,也可由表面折射或透射而来。若从光源出发跟踪光线,则只有极少量的光线能到达人的眼中,这样处理的效率很差。因此,可按相反方向跟踪光线,即从人眼到景物方向,当光线到达一个可见的不透明的物体表面时停止跟踪,这种方法能显示可见面,消除隐藏面。若将其和整体光照模型结合起来,考虑其他物体对目标表面的反射、折射、透明和阴影等效果,则可获得极具真实感的图像。

光线跟踪法以显示屏的每个像素作为光源向三维图像发出光线,通过光线和物体的交点来决定所要显示的表面点,并通过一定的光照模型决定像素的灰度。光线跟踪法可以在不构造物体表面几何描述的情况下直接对体数据进行显示,所以容积再现法不需进行表面重组,直接对体数据所包含的物体进行显示,物体的细微结构和微小变化都可以不同程度地表现,而且在计算光线与物体相交时还可以加入一些附加条件,如计算体素的阻光度、颜色和梯度等。

光线跟踪法可以简单地描述为:当物体按照指定的方向投影时,假想许多光线从后方穿过半透明的三维数据到达屏幕,把每一条光线经过的所有体素的阻光度、颜色和梯度进行累计合成,最终得到屏幕上显示的 VR 图像。

2. 显示方法

（1）图像及数量的选择：以符合临床实际需要为准。

（2）感兴趣区的选择：若观察局限性病灶，可采用感兴趣区成像以便于更好地观察和显示病变；如果病变范围大或需整体观察，则按原横断面范围成像。

（3）预处理：通过反复调节反映体素值和阻光度之间映射关系的梯形斜边可以改变体素的阻光度；体素的颜色也可通过类似的方法调节。

（4）显示图像：根据指定的投影方向，VR 重组处理软件把所有体素的阻光度、颜色和梯度整合处理并重组出最终的显示图像。

3. 临床应用

（1）适用范围：VR 图像可以同时显示人体各结构的空间信息和密度信息，尤其对于肿瘤组织与血管空间关系显示良好，是新一代 CT 中最常用的三维重组方法（图 5-45）。

（2）影响因素：VR 图像的源图像是螺旋 CT 扫描所得的横断面图像，源图像质量影响 VR 图像的显示效果。VR 对源图像质量的要求与MIP 类似，同样需要尽可能薄的层厚，小的螺距，良好的信噪比。另外，进行 VR 成像时对体素的阻光度、颜色和梯度的调节也至关重要。各 VR 处理软件中都有自带的参考模式，用户也可以将某一个重组好的 VR 图像存储起来，以便下次对同样器官的重组时可以简化操作，更好地改进图像质量。

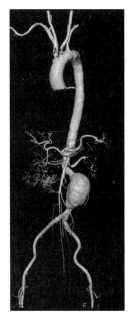

图 5-45　VR 立体直观地显示腹主动脉瘤位置及形态

（3）应用评价

1）容积再现法的优点：①VR 把扫描所得到的三维数据看作是半透明的，这样可以利用全部体素，既可以显示人体的空间结构信息，又可以显示人体的密度信息，相当于吸收了 SSD 和 MIP 两者的长处。密度信息是用阻光度这个参数携带的，在预处理时适当调节阻光度，可以使低密度物体与高密度物体同时显示出来，低密度物体在图像上显示为半透明，而高密度物体显示不透明。②VR 图像保留了源图像中的模糊信息，在显示边界难以截然分割的结构时具有很大优势。例如，颅面骨骼中的低密度的薄骨板，在容积再现中会被显示为半透明状态，而不会像表面阴影显示时容易表现为空洞。③VR 成像无须分割，没有烦琐的手工操作，操作简便、成像迅速。

2）容积再现法的缺点：①由于 VR 图像具有模糊性，且是对体数据的直接显示，没有对物体表面进行任何重组，因此不能在 VR 图像上进行体积和面积等的测量，不能对三维物体进行加工；②光线跟踪法以体素为操作对象，因此每个体素都会影响图像最终的显示结果。

（五）仿真内镜

1. 原理　仿真内镜（virtual endoscopy，VE）是利用计算机软件功能将螺旋 CT 容积扫描获得的图像数据进行后处理，重建出空腔器官内表面的立体图像，类似纤维内镜所见的成像方法。内镜本是帮助医生观察人体空腔器官内表面及进行活体检查取样的诊断和治疗工具，如胃镜和肠镜等。但是内镜在使用过程中存在诸多缺点，如给患者带来不适、费用高，内镜进入体内可能造成损伤，以及内镜进入部位及适应证的限制等。由于仿真内镜克服了以上缺点，从而获得了长足的发展。

仿真内镜用源影像（如 CT、MR 等）所提供的容积数据，采用仿真技术重组出管道器官如胃肠道、呼吸道和大血管等内表面的三维立体图像，模拟其三维立体环境，具有强烈的真实感。一般三维重组方法如 SSD、VR 等只能重构管腔外表面的解剖结构，而 VE 则可利用以轴位图像为源影像的容积图像，结合特殊的计算机软件功能，即三维表面再现和体积再现等对管腔内表面图像进行显示。其原理为对空腔器官内表面具有相同像素值范围的部分进行三维重组，再利用计算机的模拟导航技术进行腔内观察,即选择好视点的行进路线,并赋予人工伪彩和不同的光照强度,由计算机保存一系列的显示结果图像,最后连续回放,即可获得类似纤维内镜行进和转向时直视观察效果的动态重组图像。

螺旋 CT 连续扫描获得的容积数据是仿真内镜成像的基础。在此基础上调整 CT 值阈值及透明度,使不需要观察的组织透明度变为 100%,从而消除其影像;而需要观察的组织透明度变为 0%,从而保留其图像(如充气管腔 CT 值选择在 -200~700HU,透明度为 0%)。再调节人工伪彩,即可获得类似纤维内镜观察的仿真色彩。图 5-46 所示是利用远景投影(perspective projection)软件功能调整视屏距、物屏距、视角、透视方向及灯光,以管道内腔为中心,不断缩短物屏距(调整 Z 轴),产生目标物体不断靠近观察者和放大的多幅图像,达到电影回放速度,即可产生类似纤维内镜旋进和转向观察效果的动态重建图像。

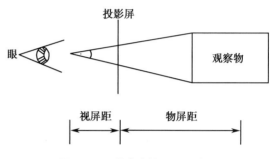

图 5-46　仿真内镜原理示意图

2. 显示方法　VE 成像与其他三维成像方式一样,都是借助以横断面图像为源影像的容积图像来实现的。VE 成像可以分为以下四步。

(1)数据采集:为了获得高质量的 VE 图像,首先需要获得质量良好的横断面图像。因此,需要选择合适的扫描参数,并对患者的扫描管腔采取一些必要的处理(如做结肠的 VE 成像,须先清洁灌肠和注气)。扫描参数如扫描层厚、螺距、扫描千伏和毫安秒,以及是否采用重叠重建等,都需权衡利弊,既要保证成像的质量,又要尽量降低患者所受的辐射剂量。

(2)图像预处理:包括图像分割、确定阈值和调整透明度、赋予人工伪彩、确定管腔行进路线等:①图像分割:即选择感兴趣区域(ROI),将 ROI 内的结构作三维容积再现成像处理,ROI 以外结构将不被显示;②根据所要观察结构的密度特点,给横断面图像上的密度确定一个阈值范围,与该阈值相同 CT 值的体素则被标记为同一组织,超出阈值的体素则当作等密度物处理。然后调整透明度,使不需要观察的组织透明度调整为 100% 以消除这些结构,需要观察的组织的透明度调整为 0% 并保留在 VE 图像上。

(3)三维再现:用透视投影功能,重组出管道器官内表面的三维图像。将光标放置在管腔内后,调整视角和视线方向并逐步深入,可以任意角度观察和在任意部位"漫游"。同时,有水平面、矢状面和冠状面三个参照图,动态显示光标行进的位置和相应管腔外的解剖结构,以协助定位。

(4)VE 显示:利用电影功能将重组出的管道器官内表面的三维图像连续依次回放,获得模拟纤维内镜的观察效果。

3. 临床应用

(1)适用范围:仿真内镜可用于观察胃肠道、呼吸道和血管等管道器官的内表面的三维立体结构,对管腔内异物、新生物、钙化及管腔狭窄的显示良好(图 5-47)。

(2)影响因素:①扫描参数的设置是否合理,将直接影响最终的 VE 图像质量,通常扫描层厚应尽可能薄,螺距小于或等于 1,重叠 50% 重建图像;②扫描矩阵越大,则 VE 图像的分辨力越好,对解剖细节的显示越细致,图像质量越好;③图像切割越恰当,图像观察起来越舒适;④阈值和透明度的确定也影响 VE 图像质量;⑤管腔行进路线居中,有利于全景观察管道的内表面。

(3)应用评价:VE 图像第一次实现了以无创方式观察管道器官腔内解剖和病理结构真实图像的愿望,它具有如下优点:①VE 是无创性检查,患者无痛苦;②视点进入不受限制,能从狭窄或梗阻病变的远端观察,甚至可以进入一般内镜无法进入的腔道;③观察时视野开阔,空间方向感强,易于结合三维表面图像定位。

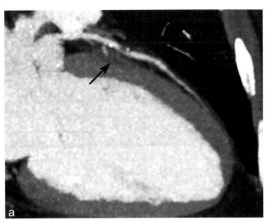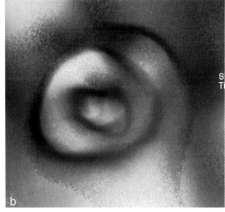

图 5-47　MIP 与 VE 的对比示意图
a. MIP 显示前降支混合斑块,管腔明显狭窄(箭头);b. VE 显示狭窄部位通过困难。

　　VE 图像也有不足,表现为:①不能观察病灶的真实颜色;②对黏膜病变和扁平病灶不敏感;③图像质量受技术参数和人体运动等多种因素的影响;④不能进行活检。

(雷子乔　范文亮　赵瑞斌)

第六章　CT 特殊成像理论

自 1972 年 CT 诞生以来，CT 技术经历了数次飞跃式的发展。机架结构从非螺旋时代步入螺旋时代，探测器物理宽度从单排发展到 256 排。如今的 CT 成像已经突破传统单参数成像的局限，进入一个多参数成像、功能性成像以及更高空间分辨力成像的全新时代。

第一节　CT 能量成像

能量 CT（energy computed tomography，energy CT）是利用不同能量 X 线在同种组织中衰减系数的差异来提供比常规 CT 更多影像信息的一种成像手段。CT 能量成像的概念在 CT 诞生时就被提出，其物理基础在 70 年代到 80 年代间得到很好的研究，且早在 80 年代就已有双能量成像的临床研究报道。2000 年中期双能量 CT 成像技术实现了基本的物质分离，此后随着研究的不断深入，能量成像还可提供定量分析、虚拟单能量成像和能谱曲线分析等功能，拓展了 CT 能量成像的临床应用。近年来能量 CT 成像在提高病变的检出敏感性和定性准确性、物质成分判定、降低金属伪影等方面凸显优势和特色，在临床实践中发挥了重要作用。

一、CT 能量成像的原理

（一）能量 CT 物理原理

传统 CT 成像是一种基于 X 线混合能量的成像技术。X 线作用于物质后产生衰减，衰减后的 X 线被探测器采集并读取，其投影数据通过重建算法生成 CT 图像。图像中的每个像素就代表对应体素中被成像物质的衰减系数并以 CT 值来表示。临床上就是基于各种组织的 CT 值（密度），以及病变组织与背景组织间的 CT 值差异（对比度），来进行病变的检测和定性。

人体物质对 X 线的衰减系数主要取决于物质本身的密度、物质的原子序数和 X 线的光子能量分布。X 线与物质相互作用的方式主要包括光电效应和康普顿效应。光电效应很大程度上取决于物质的原子序数，而康普顿效应更多与电子密度相关，即与物质的密度相关。传统 CT 图像上 CT 值相近但原子序数不同的物质，如碘（Z=53）和钙（Z=20），由于它们对光子吸收的差异，则可以通过能量成像加以区分。早在 1973 年，CT 发明者 Hounsfield 就采用两种管电压以序列扫描的方式，实现了这种物质区分。之后，Alvarez 和 Macovski 拓展了双能量 CT 的理论基础，指出具有混合能量的一束 X 线在同一时间穿透人体，其在不同物质中产生的光电效应和康普顿效应可以用于 CT 能量成像。

不同物质具有不同的能量依赖性，在两个或更多的能量下产生不同的衰减信息。能量 CT 基于不同能量水平光子吸收的差异对不同组织进行鉴别和分类。目前临床主要是通过两种不同的能量水平实现能量扫描，因而多称作双能量 CT，也有能谱 CT、光谱 CT 等命名。本节重点讲述临床常用的双源双能量 CT、单源瞬时管电压切换双能量 CT 和双层探测器双能量 CT。能量 CT 成像的实现包括采集、能量解析及后处理三个部分，其中常用的 X 线能量解析方式有两种，即图像域解析和投影数据域解析。

（二）能量 CT 技术原理

1. 双源双能量 CT　双源双能量 CT 技术采用两个排列几乎成垂直角度（第 1 代到第 3 代

双源 CT 分别为 90°、95° 和 95°）的 X 线管和两个分别与之对应匹配的探测器,在同一个解剖层面上同时发射高、低能量(不同管电压)的 X 线,在相对较小的空间配准误差下,分别由对应的探测器同时采集上述高、低能量数据。

在传统 CT 扫描中,可根据组织的 CT 值、与周围组织的 CT 值差异以及其解剖位置等信息来鉴别一些基本的物质。但是仅凭上述 CT 值差异,有时无法明确区分空间位置接近、CT 值接近的两种组织,如增强后的骨骼和血管。双能量 CT 利用不同物质在高低管电压扫描时 X 线衰减系数(CT 值)的不同区分不同的物质。如图 6-1 所示,灰色曲线代表的是某一浓度的碘溶液在不同光子能量(keV)下对 X 线光子的衰减率,黑色曲线代表的是骨质在不同光子能量(keV)下对 X 线光子的衰减率。由于碘和骨质对 X 线衰减系数的绝对值很接近,所以单靠一个能级下的 CT 值(如 E_1 处)无法明确区分两种物质;而且由于碘和骨的有效原子序数都大于水,所以两者的 CT 值都会随着 X 线能量的降低而升高。如果比较两个不同能级下(E_1 和 E_2 处)碘和骨质的衰减系数(CT 值)的差别,即碘和骨质的衰减系数变化斜率,则会发现区分两种物质的办法:从高能级到低能级,碘的衰减系数变化斜率较大,而骨的衰减系数变化斜率较小。虽然碘和骨的衰减系数绝对值相差不大,但可根据这两个物质衰减系数变化的斜率不同,将这两种物质分离,这就是双能量 CT 扫描最基本的物理基础。但是,仅仅获得物质在高低能级下衰减系数的变化,并不能直接得到对临床有用的信息。所以,不同的后处理和分析算法被探索和研发出来,以获得有意义的物质信息。

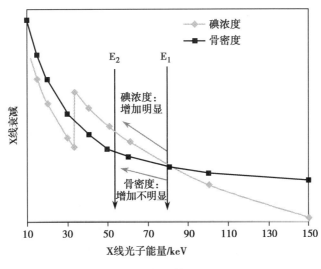

图 6-1　骨钙双能量原理图

双源双能量 CT 两个 X 线管分别采用不同的管电压,包括不同的能量组合:80kV/140SnkV(第 1 代);140kV/80SnkV,80kV/140SnkV、100kV/140SnkV(第 2 代);80kV/140SnkV,70kV/150SnkV、80kV/150SnkV、90kV/150SnkV、100kV/150SnkV(第 3 代)。两个 X 线管是相对独立的,因此与常规单源 CT 扫描设备相比,其双能量模式发生空间和时间配准错误的风险较小。第 2 代和第 3 代双源双能量 CT 系统使用了能谱纯化技术,在高能 X 线管前端安装了锡滤线板(厚度分别为 0.4mm 和 0.6mm)。能谱纯化技术的优势在于:能减少两个 X 线管发射的 X 线光子能量分布的重叠部分,能量分辨力提高,从而使临床诊断和物质鉴别更为准确。另外,该技术由于减少了重叠的低能光子,可大幅降低受检者的辐射剂量。两个 X 线管的管电压和管电流均可单独调制,亦可使用自动管电流技术进行实时调节,实现辐射剂量的进一步优化。由于双源双能量 CT 系统采集的高低能量数据来自两套近垂直的独立成像系统,它们并不能满足同向的要求,因而不适用于基于投影数据域的能量解析算法,而是采用基于图像域的重建算法。

双源双能量 CT 系统的两个 X 线管在 Z 轴上等位,同时发射 X 线时一个 X 线管的 X 线不可避免地在另一个探测器内有所吸收,由此产生的交叉散射会对图像质量和信噪比产生一定的影响。此外,受机架内空间限制,一套探测器系统覆盖 50cm 的扫描视野,另一套探测器系统只覆盖一定范围的扫描中心视野(第 1 代到第 3 代双源 CT 分别为 26cm、33cm 和 35cm),由于第二个探测器的扫描视野相对较小,体型较大受检者的双能量 CT 扫描临床应用受到一定限制。

2. 单源瞬时管电压切换双能量 CT 单源瞬时管电压切换双能量 CT 技术可在机架旋转期间实现同一 X 线管电压在 80kVp 和 140kVp 之间的快速切换(<0.5ms),并由同一个探测器接收高低能量两组数据信息。

CT 系统是通过测量 X 线在穿透物体中的吸收来进行成像的,X 线经过物质后发生的光电效应与康普顿效应共同决定了物质的衰减曲线,如图 6-2。

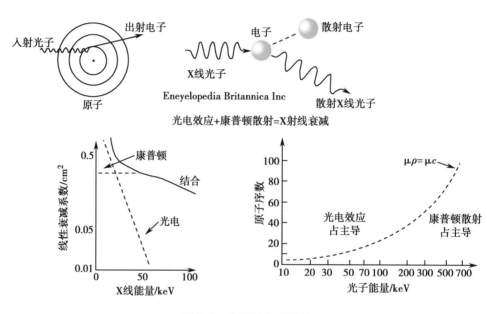

图 6-2　物质的衰减原理

因此任何物体对 X 线光子的质量吸收系数可以用以下公式表达:

$$\mu(E) = af_{pe}(E) + bf_c(E) \tag{6-1}$$

其中 $f_{pe}(E)$ 和 $f_c(E)$ 分别为质量吸收函数中光电效应和康普顿效应的贡献,a 和 b 为常量。即可得出以下的公式:

$$\mu(E) = c_1\mu_1(E) + c_2\mu_2(E) \tag{6-2}$$

其中 $\mu_1(E)$ 和 $\mu_2(E)$ 分别是两个物质的质量吸收系数。也就是说任意一种物质的质量吸收系数可以用任何两种基物质的质量吸收系数来表达。例如骨的衰减曲线可以由碘和水的曲线来代表,如图 6-3,将水(water)和碘(iodine)作为基物质对,计算水和碘的质量吸收系数随能量变化的关系,经过数学转换,可计算出感兴趣物质(骨)在各个能量点中对 X 线的吸收。

使用基物质对表示物质在各单能量点中CT 值的原理如下:X 线穿过物质时发生的光

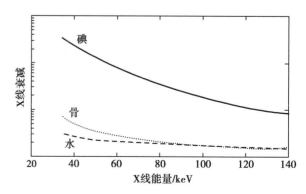

图 6-3　常见的物质衰减曲线

电效应与康普顿效应共同决定了物质的衰减曲线;物质的衰减曲线呈线性关系(不包括 K 峰区域),可以选择两种物质作为基物质对该物质进行物质分离。把这种理论和常规 CT 的表达方法结合可获得以下结论:

$$CT(x,y,z,E)=D_{water}(x,y,z)\mu_{water}(E)+D_{iodine}(x,y,z)\mu_{iodine}(E) \qquad (6\text{-}3)$$

在这个表达式中,把水和碘选择为基物质对,D_{water} 和 D_{iodine} 则分别为能够实现物理上所测得的吸收,即 $CT(x,y,z,E)$ 所需的水和碘的密度。这个密度值与 X 线的能量无关。之所以用水、碘作为基物质对是因为水和碘在医学成像中常见的软组织和对比剂。在单源瞬时管电压切换双能量 CT 成像中把求解 CT 值的工作转化为首先求解基物质对密度值的工作,要想求解密度值,需要有对应于密度值的完整的投影数据。具体来说,高低电压(80kVp 和 140kVp)的快速切换可以获取两组吸收投影数据,并且这两组能量的吸收投影数据在时间和空间上具有很好的一致性,能够在数据空间中进行吸收投影数据到物质密度投影数据的转换。若以水和碘作为基物质对,就能获得对应于水和碘密度的两组物质密度投影数据。通过对这两组数据的重建,就能求解出水和碘的密度在空间的分布 $D_{water}(x,y,z)$ 和 $D_{iodine}(x,y,z)$。如果已知水和碘的质量吸收系数随能量变化的关系 $\mu_{water}(E)$ 和 $\mu_{iodine}(E)$,可计算出所感兴趣物质在各个单能量点中对 X 线的吸收 $CT(x,y,z,E)$。

进行单源瞬时管电压切换双能量 CT 成像需要两组数据:基物质对的密度值和质量吸收系数。物理学家通过长期的研究已经获知包括水和碘在内的许多纯物质和混合物的质量吸收系数以及他们的相互关系。因此,待测定物质一旦获得了以水和碘为基物质对的表达以后,就可以转换成其他基物质对的表达。

单源瞬时管电压切换双能量 CT 采用石榴石晶体结构的新型闪烁晶体探测器(宝石探测器),与常规 CT 系统的标准材料相比,其发光速度更快,光输出量更大。单 X 线管高低能量(80kVp 和 140kVp)切换技术可以有效克服物体的运动,能在 0.5ms 内瞬时完成高低能量切换,在第一个采样点位置上用高 kVp 扫描,角度变化了零点几度的时候再用低 kVp 扫描,因此几乎在同时同角度得到两个能量的采样,且高低能量 X 线管的视野(最大视野为 50cm)相同。通过单源瞬时同向双能采集,从两个在时间和空间上紧密排列的不同能量数据集中获取数据,实现了投影数据域能量解析,并能够消除硬化伪影带来的 CT 值"漂移",提高能量分析的准确度。如图 6-4,基于投影数据空间的单源瞬时管电压切换双能量 CT 成像不仅可以提供用于定量分析的物质密度图像,还可以产生可视化的单能量图像。

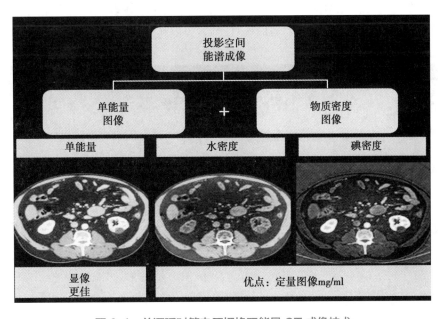

图 6-4　单源瞬时管电压切换双能量 CT 成像技术

单源瞬时管电压切换双能量 CT 管电压切换时需要时间和角度上的插值计算,空间分辨力和时间分辨力有所损失,一定程度上影响数据解析的准确度及图像质量。同一个 X 线管在两种管电压之间快速切换,导致 X 线管整体转速受限,使运动器官如心脏双能量 CT 采集存在困难。

3. 双层探测器双能量 CT 双层探测器双能量 CT 的基本结构和传统 CT 相似,使用一个 X 线管,但有上、下两层空间上对等的探测器,上层采用稀有金属钇(ytrrium)为基质的闪烁晶体,下层采用稀土陶瓷探测器。该探测器能够利用两种晶体不同的能量吸收特性,区分高能和低能的 X 线光子。双能量 CT 成像过程中,X 线管只在一个管电压状态下工作,探测器上层只吸收低能光子并允许高能光子穿过,从而获得低能数据;探测器下层吸收高能光子,获得高能数据。两种光子能量信息分别通过侧置的光电二极管数据通道传出,避免上下层窜扰。高、低能两组数据之和等于常规单层探测器的吸收总量,所以可在每次扫描中获得常规 CT 图像数据。

X 线作用于物质后,物质的线性吸收系数可以表示成光电效应和康普顿效应两者之和:

$$\mu = \mu_{ph} + \mu_c \tag{6-4}$$

两种效应又可以分解为 α 和 $f(E)$ 的乘积:

$$\mu(E) = \alpha_{ph} f_{ph}(E) + \alpha_c f_c(E) \tag{6-5}$$

其中 α 与材料的原子序数 Z 和密度有关,$f(E)$ 与入射 X 线能量 E 有关。

由于任何一个物质的质量衰减系数都可以看成是两种基物质质量衰减系数的线性组合,上述等式也可以表达为:

$$\left(\frac{\mu}{\rho}\right)(E) = \sigma_A \left(\frac{\mu}{\rho}\right)_A (E) + \sigma_B \left(\frac{\mu}{\rho}\right)_B (E) \tag{6-6}$$

其中 μ 代表物质线性衰减系数,ρ 代表物质密度,μ/ρ 代表物质的质量衰减系数,E 代表能量,δ 代表物质的贡献系数。A、B 分别代表两种基物质,比如水和碘。

双层探测器采集的高、低能数据在投影数据域内时间和空间完全匹配的前提下进行解析。首先,使用专用的能谱算法进行基对重建,通过高、低能投影数据解析出康普顿效应数据和光电效应数据;然后,高低能合并数据、康普顿效应数据和光电效应数据通过光谱重建以光谱基图像(spectral-based imaging,SBI)数据包的形式存储。如图 6-5,SBI 数据包含有常规 CT 图像信息及各种能谱信息,可直接调用实现能谱多参数图像的重建,并可供回顾性分析使用。反相关噪声抑制技术能抑制物质分解过程中的反相关噪声,有效降低光谱图像噪声,提高能量数据分析的准确性。双层探测器技术的优势在于扫描前不用预判是否需要双能量扫描,不改变常规工作流程,无需额外扫描,不增加辐射剂量,时间分辨力高,无扫描视野限制,可以从任何常规 CT 扫描中获得 SBI 数据包。

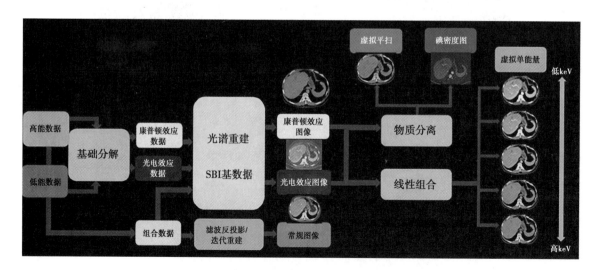

图 6-5 双层探测器双能量 CT 成像技术

双层探测器双能量 CT 由于光谱数据集的能量分离受到固定探测器设计的限制,只能在使用 120kVp 或 140kVp 峰值管电压下进行的扫描才能进行光谱分析。另外,由于高能低对比投影多于低能高对比投影,使得软组织对比相对较差;需要相对较高的辐射剂量以降低噪声来保留低对比检测能力。

二、CT 能量成像的分类

(一) 能量 CT 成像分类

目前,能量 CT 成像的扫描环节有多种技术与方法,大致可以分为两类:一类是基于 X 线管(源)的能量 CT 扫描技术,包括单源瞬时管电压切换双能量 CT、双源双能量 CT、单源序列扫描双能量技术和单源双光束能量 CT;一类是基于探测器的能量 CT 技术,包括双层探测器双能量 CT 和光子计数 CT。

(二) 能量 CT 辐射剂量优化

能量 CT 采集两个或更多个能量下的物质衰减信息,但实际上受检者的辐射剂量并未成倍增长,且研究表明,目前能量 CT 的辐射剂量已减少到与传统 CT 相近,甚至低于传统 CT。不同厂商采用多种技术来降低能量 CT 的辐射剂量。双源双能量 CT 的两个 X 线管彼此之间近乎垂直,其管电压和管电流都可以独立调整,有利于减少辐射剂量;第 2 代和第 3 代双源双能量 CT 高能 X 线管的前端安置锡滤线板用于纯化 X 线,降低辐射剂量。单源瞬时管电压切换双能量 CT 的单个 X 线管管电压在 80kVp 和 140kVp 之间进行快速切换,但更多的时间被分配在低管电压状态,以保证受检者能够在最低的辐射剂量下完成扫描。上述两种基于 X 线管(源)的能量 CT 技术还采用其他措施来降低辐射剂量,包括迭代重建技术、匹配管电流调制技术、自适应剂量屏蔽技术以及机器学习后处理重建技术等。基于探测器的双层探测器双能量 CT 技术不改变常规工作流程,无须额外扫描,无辐射剂量增加。此外,能量 CT 后处理的影像如虚拟平扫(virtual non-contrast,VNC)图像也有助于辐射剂量的减少。

(三) 能量 CT 碘对比剂剂量优化

能量 CT 对碘的敏感性可以减少对比剂的用量。随着能量水平的不断降低,低能量段(<70keV)虚拟单能量图像(virtual monoenergetic images,VMIs)逐渐接近碘的 K 缘(33keV),因此含碘组织的对比度明显提高,如血管和强化的病变组织。传统 CT 常用的 120kVp 的平均有效射线能量约为 70keV。研究显示,与 120kVp 传统 CT 检查全碘负荷相比,有效射线能量为 70keV 的能量 CT 在保持同样的血管和组织对比的前提下,碘的密度增加了 25%。因此,在保证相同图像质量的情况下,采用低能量段(<70keV)VMIs 可减少增强检查的碘对比剂负荷。

对于肾功能不全的受检者,能量 CT 在可以使用低浓度对比剂的同时,最大限度地减少对比剂用量,但图像质量不变甚至优于常规 CTA。此外,对于因为个体化差异及循环障碍等导致血管与组织强化不佳的情况,能量 CT 能够使用低能级 VMIs 提高血管强化 CT 值,改善图像质量,提高诊断信心。

(四) 能量 CT 多参数分析与临床应用

1. 常规 CT 图像　能量 CT 在临床实践时,通常会生成一组类似于 120kVp 常规混合能量的图像,用于常规诊断。由于采集方式不同,获得图像的方式亦有所不同。双源双能量 CT 通过高、低能量图像的线性混合方式获得,单源瞬时管电压切换双能量 CT 的 70keV 虚拟单能量图像(120kVp-like 图像)相当于常规 120kVp 混合能量图像,双层探测器双能量 CT 则通过两层探测器分别生成的高、低能量两组数据组合来获取常规混合能量图像。

2. 虚拟单能量图像(VMIs)　VMIs 描述的是物体在不同的单光子能量(keV)下的 CT 图像,即通过高、低能量两组数据计算模拟出 CT 的 X 线管只输出一种能量 X 线光子的情况下,被扫描物体在该单能量下的 CT 图像。X 线的能量用千电子伏特(keV)表示。CT 常规使用的 X

线管所发出的是不同能量的 X 线光子,而衰减系数较高的物质(如骨骼和金属等),会较多地吸收低能量的 X 线光子,让能量较高的光子穿透过去。这种不等比例的吸收特性会造成射线束硬化伪影和射线完全吸收引起的光子饥饿效应如金属伪影,影响图像质量。所以,如果 CT 的 X 线管只输出单一能量的 X 线光子,则可以消除射线束硬化伪影等图像伪影,获得更加准确的物质信息。通过能量 CT 扫描,可以计算出物质在各个单能量下的 CT 值,从而生成虚拟的单能量图像。

一般而言,轻元素(如碳、氢、氧、氮等)对 X 线的衰减主要是康普顿效应,而重元素(如钙、碘等)较多的是光电效应。根据这种特性,可以将人体的组织假设为由两种基物质组成。如一种基物质只代表康普顿效应,另一种基物质只代表光电效应。这样人体内所有的组织都可看成是由不同比例的两种基物质组成的,这种假设也被称为两物质分离。在实际使用时,常假设物质由碘基物质和水基物质组成,从而得到式(6-7)和式(6-8)。

$$\mu_L(80kVp) = \rho_i * \mu_i(80kVp) + \rho_w * \mu_w(80kVp) \tag{6-7}$$

$$\mu_H(140kVp) = \rho_i * \mu_i(140kVp) + \rho_w * \mu_w(140kVp) \tag{6-8}$$

其中,$\mu_L(80kVp)$ 和 $\mu_H(140kVp)$ 代表的是组织在低管电压和高管电压下对 X 线的衰减系数;ρ_i 代表的是该组织中含碘基物质的密度,而 $\mu_i(80kVp)$ 和 $\mu_i(140kVp)$ 代表的是纯碘在 80kVp 和 140kVp 下的衰减系数;ρ_w 代表的是该组织中含水基物质的密度,而 $\mu_w(80kVp)$ 和 $\mu_w(140kVp)$ 代表的是纯水在 80kVp 和 140kVp 下的衰减系数。

通过这两个公式,可以发现组织中碘基和水基物质的密度不会随着扫描能量的高低而改变;$\mu_L(80kVp)$ 和 $\mu_H(140kVp)$ 可以通过测量组织在双能扫描后高低两个能级下的 CT 值获得;而纯碘和纯水在 80kVp 和 140kVp 下的衰减系数可以通过物理实验的测量获得。这样,通过式(6-7)和式(6-8),解二元一次方程,就计算出 ρ_i 和 ρ_w,即得到组织中碘基物质和水基物质的密度。

当获得了组织中碘基和水基物质的密度后,就可以根据式(6-9)计算得到该组织在某个单能量光子条件下的衰减系数。

$$\mu(70keV) = \rho_i * \mu_i(70keV) + \rho_w * \mu_w(70keV) \tag{6-9}$$

其中,$\mu_i(70keV)$ 和 $\mu_w(70keV)$ 表示纯碘和纯水在 70keV 单能量光子下的衰减系数,$\mu(70keV)$ 表示组织在 70keV 下的衰减系数。若需要计算组织在 150keV 下的衰减系数,则只要查找到纯碘和纯水在 150keV 下的衰减系数,再根据双能计算获得的碘基和水基的密度,就可以计算得到。如果对图像中所有的像素进行类似的计算,即可得到特定 keV 的单能量图像。

由于碘对比剂等高原子序数的物质对低能量 X 线光子的吸收能力强,所以在低能量的 VMIs 中,对比剂增强的血管和病灶等组织拥有比常规混合能量 CT 扫描下更好的对比度,可以用来优化显示病灶;但是由于低能量的 X 线光子穿透能力低,低能量 VMIs 的图像噪声一般会比常规混合能量 CT 扫描要高;因此,使用 VMIs 强化显示病灶时,并不是 X 线光子能量越低越好;而是需要根据病灶和发病部位,选择合适的光子能量水平(keV 值)来平衡对比度和噪声。而根据高能量 X 线光子穿透能力强的特点,高能量 VMIs 常被用来消除或减轻射线束硬化伪影和金属伪影,但是图像的对比度会降低。

不同的采集方式获得的单能量图像水平亦不相同。单源瞬时管电压切换双能量 CT 为 40~140keV;双源双能量 CT 为 40~190keV;双层探测器双能量 CT 为 40~200keV。

VMIs 的临床应用如下。

(1)血管优化成像:能量 CT 成像最多可提供 161 种 keV 的 VMIs。通过选择显示血管的最佳 VMIs,可提高血管显示的对比度,很好地显示常规 CT 条件下显影不佳甚至未见显影的血管。低能量 VMIs(<70keV)可以提高碘对比剂 CT 值,优化 CTA 图像质量。与常规 120kVp 图像比较,低能量 VMIs 的血管对比度噪声比和信噪比均有明显提高,可以显示更多的细小分支,如下肢动脉、肺动脉、腹腔血管远端分支,提高小血管病变(如肺栓塞)的显示及检出,并有利于肿瘤或血管畸形等术前规划(图 6-6)。低能量 VMIs 还能够改善静脉血管组织对比度,提高静脉系统(如下

腔静脉）成像质量,有利于静脉血栓的检出。

（2）去除伪影:能量 CT 成像所产生的 VMIs 消除了常规 CT 图像硬化伪影的弊端,为临床提供更多有效信息。高能量段 VMIs 能够有效抑制颅骨及锁骨下静脉对比剂浓聚所致的射线束硬化伪影;减少介入治疗后（支架或弹簧圈）、胸骨金属线、冠状动脉旁路搭桥手术夹以及内固定等体内置入装置的金属伪影,提供准确的 CT 值,同时对植入物本身、植入物周围骨骼和软组织结构的显示更为清晰。如图 6-7,使用 VMIs 可以有效地消除硬化伪影,原理如图 6-8。但高能量段 VMIs 在去除伪影的同时也会降低组织对比度,因此需要在临床应用过程中根据实际情况综合主客观评价指标,寻找最佳单能量图像。

（3）优化解剖结构:能量 CT 成像通过调节 keV 可以获取组织结构显示的最佳对比度噪声比。低能量 VMIs 能够改善异常强化病灶与背景组织的强化对比度,提高腹部实质性脏器隐匿性病灶（如小肝癌）的检出率,提高肿瘤病灶及瘤周血管显示度,优化术前分期评估;有助于更清晰、直观地显示胰管、胆管等细微结构的图像,为观察占位病变与周边组织毗邻关系提供准确的依据;优化胃肠道等腹部空腔脏器的成像质量,提高胃肠道微小局灶性肿瘤的检出率以及肿瘤 T 分期的准确度（图 6-9）。

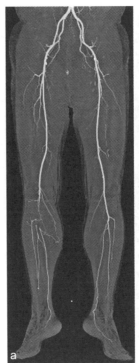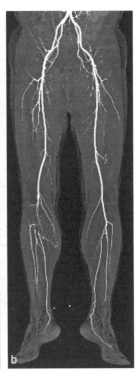

图 6-6　VMIs 与常规图像显示下肢动脉小分支能力比较

a. 常规 CT 的 MIP 图像;b. 50keV 单能量 MIP 图像提升下肢动脉小分支的显示。

VMIs 拥有常规 CT 图像所具备的形态学显示功能,还具备其所不具备的去除伪影、提高对比度等多项功能,使得 VMIs 代替常规 CT 的诊断流程成为可能（图 6-10）。

3. 物质分离　包括两物质分离算法和三物质分离算法。单源瞬时管电压切换双能量 CT 和双层探测器双能量 CT 基于投影数据域采用两物质分离算法来进行量化计算。将高低能量 X 线衰减图像表达为两种基物质密度图的过程就是物质分离。任何结构或组织对 X 线的吸收都能通过两种基物质的吸收组合来表达。

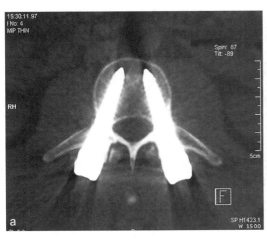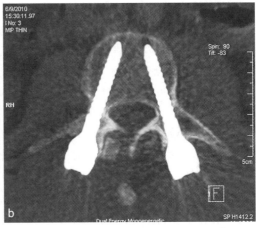

图 6-7　VMIs 与常规图像显示金属内固定物能力比较

a. 常规图像;b. 130keV 单能量图像消除金属伪影。

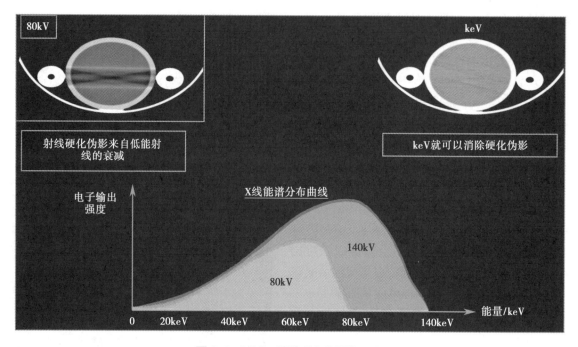

图 6-8 VMIs 消除硬化伪影的原理

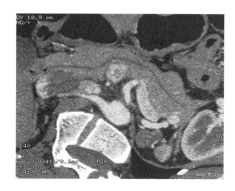

图 6-9 通过虚拟单能量条件下的 CPR 图像可清晰显示胰管全程

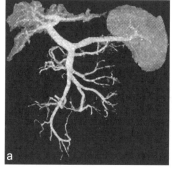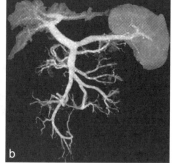

图 6-10 VMIs 与常规图像显示门静脉能力对比
a. 常规 CT 的 MIP 图像；b. 50keV 单能量 MIP 图像，门脉系统显示清晰。

　　基物质对可以选择自然界中的任意两种物质，如水、钙、碘、脂肪等多种物质的自由组合，但是一般会选择衰减差异较大的两种物质，而且这两种物质也是待表达组织的主要成分，以保证物质分离的准确性。最常用的基物质对是碘和水，除此之外，还有水和钙、碘和钙等，物质分离图像中的每一个体素反映了相应的物质密度信息，从物质密度图像上可以测量出每一个体素的密度，单位为 mg/ml。

　　虽然基物质图像反映的物质并不一定是组织真实所含有的物质，但是当基物质对恰好是组织中含有的两种主要成分时，对组织的鉴别就具有一定的特异性。以碘、水对为例，在 CT 增强扫描中，碘元素作为 CT 增强对比剂的主要成分，通过对组织含碘量的定量分析，可以有效反映组织器官的血流动力学状况。在水基图上，所有含水成分可以得到特异性的显示，并可测得密度，而不显示含碘成分。其他的物质对如碘和钙的配对，可以有助于去除钙化、碘钙区分等。

　　双源双能量 CT 基于图像域采用三物质分离算法来进行量化计算。增强状态下的肝脏常含有脂肪、软组织和对比剂，对比剂的信号可以由碘基来代表，但是软组织和脂肪却无法仅用一种水基来准确代表。软组织的 CT 值通常比水高，脂肪组织的 CT 值比水低，那么当肝脏内的脂肪比例改变时，其 CT 值也会改变。因此，基于两种基物质的假设会影响双能量计算的准确性，特别是当对比剂信号不高的情况下。所谓的三物质分离算法,就是假设组织由三种不同的物质组成。对于增强状态下的肝脏,假设其 CT 信号由软组织、脂肪和碘对比剂的信号组成;对于有肝铁沉积的肝脏,假设其平扫下的 CT 信号由软组织、脂肪和铁的信号组成。

当确定了物质组成的三种基物质后,就可应用 CT 值二维图来量化计算特定物质的含量。如图 6-11 所示,在 CT 值二维图中,可以通过物理测量事先获得脂肪、软组织和纯碘的坐标位置,组成一个三角形。对于任意组织,如果它是由脂肪、软组织和碘以一定比例混合的,则组织的二维图坐标一定处在这个三角形以内。由于纯碘的 CT 值相对于脂肪和软组织而言非常高,实际上由纯碘到脂肪和纯碘到软组织的连线可以近似地看成是两条平行线,而这两条平行线的斜率就可用于代表碘的特征值。假设目标组织在二维图中的位置由图中的 A 点表示,则可以得到碘与 A 点的连线;这条连线与脂肪和软组织的连线的交点(B 点)表示的是剥离碘信号后肝组织的信号坐标(仅由脂肪和软组织组成),即虚拟平扫状态下的肝信号。因此,目标组织的碘信号值(碘浓度)即 A 点到 B 点的距离。将图像中的每个像素点进行三物质分离计算,则得到所有像素点的碘值和虚拟平扫值。碘信号仅与扫描时病灶的血管密度及碘量的多少相关,因此可以用来评估病灶的血供状况。

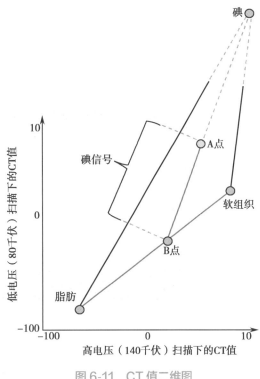

图 6-11　CT 值二维图

当扫描不同的器官时,需根据器官的实际情况调节基物质以及相应的 CT 值。比如对于双能 CT 肺灌注成像而言,三种基物质是空气、肺泡组织和碘。

应用相同的算法,除了可以量化组织中的碘,还可将其他的原子序数较大的物质(如钙)作为对比剂进行量化或者去除。使用三物质分离还可以强化显示乳房填充物中的硅元素,以及肺通气成像中的氙气。

物质分离的临床应用如下。

(1)虚拟平扫(VNC):是基于对碘物质的识别,从增强扫描图像中去除碘物质对 CT 值的贡献,从而获得无碘对比剂的图像。研究表明,VNC 与真正平扫的影像质量相近,可用于代替常规平扫以降低扫描辐射剂量(图 6-12)。VNC 可用来显示钙、脂肪和出血灶。

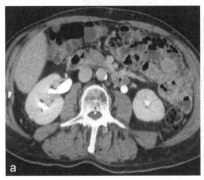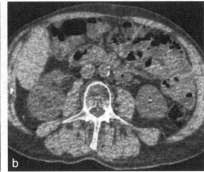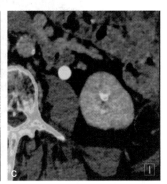

图 6-12　肾结石的混能图像、水基图和碘基图
a. 70keV(相当于 120kVp)图像;b. 水基图;c. 碘基图。

（2）碘图：或称碘密度图、碘基图或无水碘图，是各体素所含碘浓度的分布图，可用于定量分析组织强化程度，除使用黑白图像展示外，还可以使用碘融合彩色图以提升摄碘组织的可视化程度。碘图联合 VMIs 可以清晰显示肺动脉栓塞和相关的肺灌注异常，提高外周肺栓塞检测的敏感度（图 6-13）；在诊断心肌延迟强化，评估心肌梗死和非缺血性心肌病具有重要价值；可以量化组织或病灶内的碘浓度动态变化，反映病灶灌注改变，为肿瘤疗效评估提供新的量化指标（如胃癌新辅助化疗前后的评估，原发性肝癌射频消融、经动脉化疗栓塞或靶向药物治疗的疗效评估）（图 6-14）；在胃肠道肿瘤、胃肠道出血及缺血性疾病的诊断、腹部小病灶的检出（如胰腺小神经内分泌肿瘤等）及腹部病灶的诊断与鉴别诊断中有一定价值。

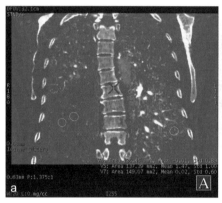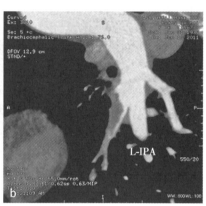

图 6-13　肺栓塞的血流灌注图像和 CPR 图像
a. 肺栓塞的血流灌注图像；b. 肺栓塞的 CPR 图像。

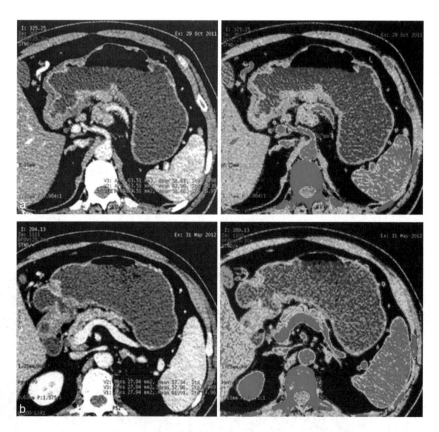

图 6-14　胃癌化疗前后 VMIs 碘基值的变化
a. 胃癌化疗前的 VMIs，碘基值为 23.54 ± 5.94；b. 胃癌化疗后的 VMIs，碘基值为 12.07 ± 5.95，碘基值变化率为 48.73%。

（3）钙抑制图：是基于对钙物质的识别，对含钙组织进行去钙处理。在病灶出血、钙化鉴别、骨髓水肿及骨转移瘤的 CT 诊断中有较高的临床应用价值，亦可用于泌尿系结石的判断鉴别以及血管钙斑去除后管腔狭窄程度的评估等。

（4）尿酸图：是基于对尿酸物质的识别。用于区分尿酸和非尿酸结石，进行骨关节痛风石的检出与诊断。

（5）其他：基于更多物质分离与识别算法，识别与量化更多的物质，如钙基物质图、铁含量图、脂肪图、氙图等。

4. 能谱曲线　以单能级（keV）水平为横坐标，以 CT 值为纵坐标，获得具有物质特异性的曲线，代表不同物质成分的 CT 值随着能级的变化特征，根据曲线形态及斜率的不同可对病灶及正常组织的成分差异进行鉴别。能谱曲线反映物质的能量衰减特性，每一种物质都具有其特有的能谱曲线，不同的能谱曲线代表不同的结构和病理类型。

能谱曲线可用于组织成分的识别，多数物质或组织的标准化能谱曲线都表现为衰减曲线，即随着能量逐渐增高而 CT 值逐渐降低，但是也有少数物质，如脂肪，其标准化能谱曲线表现为上升曲线，即随着能量逐渐增高，CT 值也逐渐升高。如图 6-15，动脉期水基物质密度图像上（图 6-15a），将感兴趣区分别置于腹主动脉管腔内（黄色）和附壁血肿内（红色），显示腹主动脉曲线随着单能量水平的增大呈现逐渐衰减趋势，而附壁血肿内曲线几乎呈水平线（图 6-15b），表明附壁血肿内未有对比剂渗出且含水量高、密度均匀。不同物质的能谱曲线走行不同，而不同的能谱曲线也可以反映不同物质的特点。

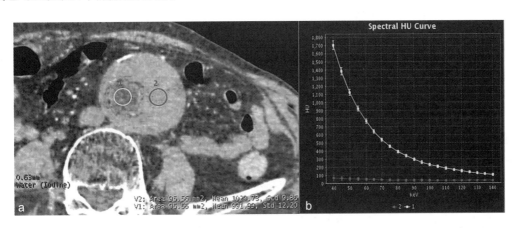

图 6-15　不同物质的能谱曲线

能量 CT 可用于肿瘤的定性和鉴别，因为它可以获得不同 keV 水平的 VMIs，并且反映不同病变和人体组织对 X 线的特征性能谱曲线。在一个有限的疾病分型中，类似的能谱曲线提示同样或类似的结构和病理分型，可用于肿瘤来源的鉴别等。

5. 有效原子序数　是从原子序数引申而来的一个概念，如果某元素对 X 线的质量衰减系数与某化合物或混合物的质量衰减系数相同，该元素的原子序数就是某化合物或混合物的有效原子序数。能量 CT 可以消除射线束硬化伪影，通过原始数据空间或者图像域空间进行物质解析，从而得到物质 X 线衰减曲线，通过计算得出化合物（比如水）和混合物（比如肌肉或骨骼）的有效原子序数，可用于物质检测、鉴别及物质分离，临床上常用于不同结石成分的鉴别分析。

第二节　CT 灌注成像

为了更准确地对病变进行定位和定性诊断，临床上常利用增强成像来获得病变组织更多的信息。在注射对比剂后,人体组织密度发生的变化受以下三个因素的影响:对比剂在血液中的浓度、组织毛细血管网的密度以及对比剂向组织间隙渗透的比例。CT增强只能对上述三个因素做一个综合评估,并不能准确判断局部组织微循环的功能,而微循环功能状态的改变往往早于形态学改变。灌注就是液体通过循环系统或淋巴系统进入组织的过程,具体指通过各级动脉和毛细血管床,将富含氧气的血液输送到体内各个组织器官中的过程。灌注成像是建立在血液流动效应基础上的一种成像方法,可以通过PET、CT或MR实现。

一、CT灌注成像的原理

CT灌注成像(CT perfusion imaging,CTP)是最早应用于临床的功能成像方法之一。其理论基础借鉴核医学灌注的"放射性示踪剂稀释原理和中心容积定律"。即:

$$BF=BV/MTT \tag{6-10}$$

BF指在单位时间内流经一定量组织(100g)血管结构的血流量[ml/(100g·min)];BV指存在于一定量组织(100g)血管结构内的血容量(ml/100g);MTT指血液流经血管结构时,包括动脉、毛细血管、静脉窦、静脉,所经过的路径不同,其通过时间也不同,因此用平均通过时间表示,主要反映的是对比剂通过毛细血管的时间(s)。

碘对比剂基本符合非弥散型示踪剂的要求:每毫克碘可使一毫升的组织CT值增加25HU,根据放射性示踪剂稀释原理,通过定量测定局部组织的碘聚集量,计算得出局部组织的血流灌注量,进而从组织细胞水平和微循环水平来揭示组织器官的病理生理改变。

在灌注过程中,只关注细胞外液的物质交换,而不涉及细胞内液的物质交换。重点假定对比剂被限定在血管中而不能进入组织间隙,那么当其首次经过局部组织毛细血管时,局部组织密度将升高。此后,若对比剂一次性从肾脏全部排出,则局部组织的密度随着对比剂的流出而下降。密度上升和下降的速度以及上升的高度取决于局部的血流量和血容量。事实上对比剂并不能一次性经肾脏排泄,而是需要多次循环才能排出。因此,对比剂造成组织密度的变化是随着时间呈曲线下降的过程(图6-16a)。对比剂除了不能一次性经肾脏排泄外,也不可能仅仅被限制在血管内,而是会向组织间隙渗出。由于对比剂的渗入,组织间隙表现为密度逐渐上升的过程(图6-16b)。上述两个变化过程其实是同时发生的,局部组织在对比剂注射后的密度变化是这两个过程的综合反应(图6-16c)。CT灌注成像就是利用所获图像上组织密度的变化,来评估对比剂通过毛细血管网的过程。

CTP需要采用一种特殊的动态扫描模式。在静脉快速注射对比剂的同时,对选定的一个或多个层面进行快速、连续扫描,以获得一系列动态扫描图像。根据对比剂首次通过局部组织引起的信号强度变化与时间的关系,绘制某一层面内每一体素随着扫描时间的延续而产生的密度变化曲线即时间-密度曲线(time-density curve,TDC)。TDC反映的是对比剂在该器官中浓度的变化,从而间接反应组织器官灌注量的变化。动态扫描持续时长,取决于成像目的,是关注对比剂的首过,还是更关注对比剂向组织间隙的渗出。

CTP属于功能成像范畴,可提供常规增强不能获得的血流动力学信息。基于不同的数学模型,TDC解析为另外两条曲线的过程(图6-16d)即灌注成像后处理分析,解析的结果以灌注参数、灌注图像的形式来呈现,从而定量评估组织的血流灌注情况、血管化程度、血管壁通透性等。

二、CT灌注成像的分类

CTP反映的是组织和器官的血供情况,相比于CT平扫和增强只采集一个时间点的数据信息,灌注成像通过动态扫描的方式获得感兴趣区的TCD,再利用不同的数学模型计算出各种灌注参数。

(一)CT灌注成像数学模型

CTP数学模型大致分为非去卷积模型(non-deconvolution based methods)和去卷积模型

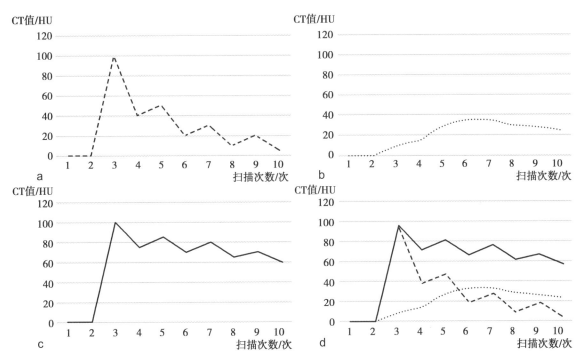

图 6-16　时间-密度曲线

横坐标表示扫描次数（次），纵坐标表示 CT 值（HU）。

a. 对比剂完全处于血管内的变化；b. 对比剂流出血管进入组织间隙并聚集；c. 实际的增强曲线；d. 实际的增强曲线是其他两条曲线的综合体现。

（deconvolution based methods），非去卷积模型又包括最大斜率法（maximum slope model）和双室模型等。

1. 非去卷积模型　该算法基于 Fick 原理，理论基础包括：①所检测脏器或组织的血供有一个或数个进口，一个出口，进口的流入量（速率）等于出口的流出量（速率）。②对比剂为血池型对比剂，不会经过毛细血管壁弥散到组织间隙。③只要观察时间足够长，进入组织的对比剂最终会从静脉流出。④组织器官中对比剂蓄积的速度等于动脉流入速度减去静脉流出速度，在一定时间内器官内对比剂含量等于动脉流入量减去静脉流出量。⑤单位体积组织中对比剂的含量和组织的 CT 增加值成正比，即每毫克碘使一毫升的组织 CT 值增加 25HU。同时在此基础上根据不同组织血供特点做了不同的假设，创建了不同的算法模型。

（1）最大斜率法：是最常用的灌注模型。假定组织的 TDC 达到最大斜率前无明显对比剂从静脉流出、没有再循环，即对比剂首过现象，为腔室模型中的单室模型。

基本参数包括：血容量（blood volume，BV）、血流量（blood flow，BF）、峰值时间（time to peak，TTP）、平均通过时间（mean transit time，MTT）、表面通透性（permeability surface，PS）等。其中BV 反映的是感兴趣区内包括大血管和毛细血管在内的血管床容积；BF 即单位时间内单位组织内的血流量；TTP 即对比剂浓度达到峰值所需的时间；MTT 即对比剂通过感兴趣区的平均时间，主要是对比剂通过毛细血管的时间；PS 指的是对比剂穿过毛细血管内皮进入组织间隙的比率。

该方法的优点是模型简单，不需要计算静脉的 TDC，只需计算组织的 TDC 最大斜率、峰值、输入动脉峰值等。缺点是未考虑静脉的流出情况易低估 BF，对噪声敏感，对扫描时间分辨力的要求较高，同时要求较高的对比剂注射速率来保证器官灌注最大斜率，增加了操作难度和危险性。

（2）双室模型：与最大斜率法同属于腔室模型。假定血液经动脉流入毛细血管后，部分通过毛细血管进入了血管外组织间隙，动脉和毛细血管内的血液浓度相同，且经毛细血管进入血管外组织间隙的血液无反流。该方法只能得到 BV 和 PS 两个参数，目前已较少使用。

（3）肝脏模型：肝脏由肝动脉和门静脉两套系统供血，分别采用肝动脉灌注量 HAP 和门静脉灌注量 PVP 评价灌注状况。Miles 等在肝灌注研究中用脾的 TDC 峰值来区分肝动脉期和门静脉期，在最大斜率法基础上改进得到"双最大斜率"模型应对这种特殊的"双血供"情况。利用脾脏和肝脏的动脉供血时间相类似的特点来区分肝动脉和门静脉供血的"分水岭"：脾脏 TDC 达峰前，认为肝脏供血全部来自肝动脉；脾脏 TDC 达峰后，肝脏的供血则均来自门静脉。

2. 去卷积模型 Cenic 等人于 1999 年首次将去卷积的概念应用于灌注成像。该模型主要依赖于卷积这一概念，卷积在电子工程与信号处理中常见，现在流行的深度学习算法（深度卷积神经网络）运用的就是卷积计算。

为了更加真实反映组织内部血流变化，该模型综合考虑动脉输入、静脉输出以及对比剂的实际注射速率，引入推动剩余函数（impulse residue function，IRF）来刻画随时间推移对比剂在组织中剩余浓度，主要反映注射对比剂后，组织器官中存留的对比剂随时间变化的量，计算时不需要对组织的血流动力学状况进行假设，而是根据实际情况综合考虑动脉流入和静脉流出，计算得到的灌注参数和函数图更能反映组织器官的实际情况。

该模型是目前脑灌注成像的主要模型，可获得的基本参数包括：BV、BF、MTT 以及残余功能达峰时间（time to maximum of the residual function，T_{max}）等。T_{max} 是指对比剂到达所有组织的时间，代表组织储存血液功能达到最大值的时间，考虑了对比剂向组织间隙扩散的时间、血脑屏障情况、细胞膜通透性等因素，更符合人体正常代谢及微循环过程。

此外，该方法对对比剂注射速率的要求低于非去卷积模型，一般 4~5ml/s。缺点是需要更长的扫描时间，因此对于需要屏气扫描的部位，数据易受受检者呼吸运动和机器噪声影响。

（二）CT 灌注成像的临床应用

CTP 在脑梗死的早期诊断、人体脏器功能评价、肿瘤的诊断与鉴别诊断以及肿瘤治疗疗效评价等方面均发挥着重要的作用。

1. 颅脑 CTP 是颅脑病变的重要检查手段。

（1）脑缺血性改变：CTP 最早应用于脑梗死的诊断。颅脑灌注成像可对缺血的严重程度进行量化评分，可用于评价梗死区和可复性的缺血半暗带，给临床治疗和预后评价提供指导，也可用于评价颅内血管狭窄后脑血流储备情况。反映脑组织血液循环动力学的指标有 CBF、CBV、T_{max}、TTP、MTT 和 PS 等（图 6-17）。

（2）颅内占位性病变：肿瘤新生血管形成所引起的灌注参数及毛细血管通透性的改变，可间接提示肿瘤的血管生成过程。新生血管的形态和增殖程度是区分脑肿瘤类型、确定其生物学侵袭程度的重要依据。脑肿瘤细胞增生活跃，肿瘤新生血管增多、迂曲、结构异常，表现为肿瘤 CBV 和 CBF 增加，MTT 延长。

评价颅内肿块性病变时，CBV 是最有价值的参数，有助于评价脑肿瘤的新生血管程度、帮助肿瘤分级和鉴别诊断、判断治疗效果等。

2. 体部 目前腹部的灌注研究主要集中在肝脏、胰腺、肾脏疾病。肝脏 CTP 主要集中在肝硬化和肝肿瘤的鉴别诊断、隐匿性或微小肝转移灶的检测、肝移植和肝癌经导管栓塞治疗后肝脏灌注情况的改变等方面。胰腺 CTP 可以将胰腺组织与周围血管结构区分开来，具有将功能信息与良好的空间分辨力相结合的优点，可用于急性胰腺炎时胰腺坏死与一过性缺血的鉴别，及慢性肿块型胰腺炎与胰腺癌的鉴别等方面。

3. 心脏 根据采集技术的不同，CT 心肌灌注成像（CT myocardial perfusion imaging，CT-MPI），可分为静态成像和动态成像。完整的心肌灌注分析模型是去卷积模型和最大斜率模型共同组成的。最大斜率模型可获得心肌血流量（myocardial blood flow，MBF）和心肌血容量（myocardial blood volume，MBV）等参数，去卷积模型可计算出组织通过时间（tissue transit time，TTT）和表面通透性（PS）等参数。其中 MBF 是最为关键的评估参数。

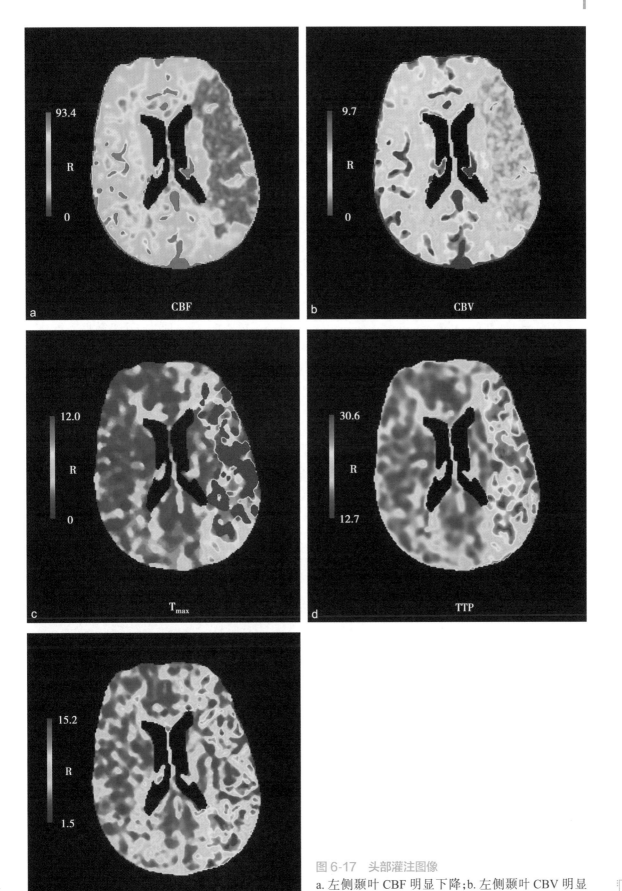

图 6-17　头部灌注图像

a. 左侧颞叶 CBF 明显下降;b. 左侧颞叶 CBV 明显下降;c. 左侧颞叶 T_{max} 明显延长;d. 左侧颞叶 TTP 明显延长;e. 左侧颞叶 MTT 明显延长。

随着 CTP 在临床的广泛应用,其较高的辐射剂量也是不得不考虑的因素,如何在降低辐射剂量的同时保证灌注效果,是亟需解决的问题。随着深度学习技术的发展,成像新模型和新算法的不断涌现,有望实现低剂量 CTP 精准成像。

第三节 CT 光子计数成像

目前临床使用的传统 CT 均采用固体闪烁晶体探测器,通过间接转换的方式获得图像(X 线-可见光-电信号),由于探测器尺寸受到物理工艺的限制,分辨力及信噪比等均受一定影响,CT 技术仍然面临一些局限。随着材料学的发展和电子学的不断进步,CT 探测器在短时间内识别和计数 X 线光子的成像方式逐渐成为可能。2021 年 9 月 29 日,美国食品药品监督管理局(FDA)批准第一台光子计数 CT 用于临床,它是近十年来 CT 领域最重大的技术进展。

一、CT 光子计数成像的基本原理

光子计数 CT(photon counting computed tomography,PCCT),是一种基于全新数据采集方式的 CT 技术,它利用光子计数探测器(PCD)检测 X 线光子,并将 X 线光子直接转换成电信号。通过设定一定的能量阈值,处于不同能量阈值的 X 线光子分别计数。

光子计数探测器由新型的半导体材料和后续电子学系统组成,半导体材料如碲化镉(CdTe)、碲锌镉(CZT)和硅(Si)等。在探测器阴极和像素化阳极端施加高压(800~1 000V)后,被吸收的 X 线产生电子-空穴对,这些电子-空穴对被强电场分开。电子漂移到阳极上,形成纳秒级的短电流脉冲,脉冲整形电路将其转换为半高宽为 10~15 纳秒的电压脉冲,电压脉冲的脉冲高度与 X 线光子能量成正比。当脉冲高度超过阈值时就会对其进行计数,光子计数探测器原理如图 6-18

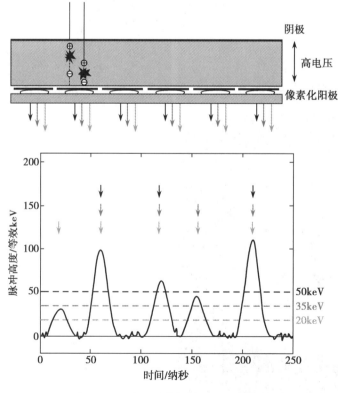

图 6-18 光子计数探测器原理示意图

所示,不同的能量阈值可以区分不同能量的光子。光子计数 CT 可以同时提供两个或多个能量阈值的 CT 数据,用于物质分辨成像。在两个以上能量阈值的情况下,K 边缘成像可以应用于既往能谱 CT 之外的材料分析,如碘和钆等。

二、光子计数 CT 的特点及应用前景

(一) 光子计数 CT 的特点

1. 更高的空间分辨力　光子计数 CT 采用的半导体材料,其像素尺寸大小 $200{\sim}300\mu m$,像素尺寸是现在传统 CT 的 1/4~1/9,大幅度提升了空间分辨力。这是光子计数 CT 的主要优点之一。

2. 更高的 X 线剂量效率　光子计数 CT 探测器采用新型的半导体材料,实现了 X 线到电信号的直接转换,因其探测器单元间没有额外的分隔层,X 线剂量效率可得到大幅提升。

3. 更高的密度分辨力和对比度噪声比　传统 CT 的探测器响应度在 X 线能量较低时很小,低能光子对整个信号的贡献程度有限。而光子计数 CT 的探测器响应度在整个能量范围内都近似恒定,这等同于提升了携带物体(特别是含碘组织)大部分对比度信息的低能 X 线的加权比例,因此有着更高的密度分辨力和对比度噪声比。

4. 消除电子噪声　由于光子计数探测器只检测高于能量阈值的信号,而低于阈值的低水平基线噪声不会触发脉冲计数,不影响计数率,因而信号噪声可被有效滤除,这是与传统能量积分探测器的主要区别。即使在极低辐射剂量或肥胖受检者的扫描,光子计数 CT 亦可拥有比传统 CT 更低的图像噪声、伪影以及更稳定的 CT 值。

5. 多能量成像　传统 CT 基于双能量成像可以实现最多两种物质的同时鉴别以及分析,而光子计数 CT 通过探测器设定不同的阈值(T0,T1,T2,T3)能够同时读取不同能域的 CT 数据,这种多能量成像方式为特异性物质成像和多材料分解提供了可能性。例如通过同时分离两种不同对比剂:碘和钆、碘和铋,或其他重元素(钨和纳米金等),实现多对比剂同时成像、靶向分子成像。多能量成像是光子计数 CT 相较于传统 CT 的关键优势所在。但这个同时也存在弊端,那就是相同光子数的情况下,阈值设定越多,那么每个阈值范围内测得的光子数越少,这样就增大了散粒噪声的影响,因此阈值设定不是越多越好,而是要跟临床需求适配。

6. 更低的辐射剂量　与传统能量积分探测器相比,光子计数探测器可以消除电子噪声,有着更高的信噪比和对比度噪声比,这既可以用于在相同的 X 线曝光水平下提高图像质量,也可用于降低受检者辐射剂量,同时保持相同的图像质量。另外,更高的空间分辨力以及 K 边缘成像等多种技术,均使得光子计数 CT 成像时辐射剂量大幅降低。

(二) 光子计数 CT 的应用前景

光子计数 CT 的诞生在 CT 的发展史上具有里程碑式的意义。光子计数 CT 以单一能量下的 CT 值作为诊断依据,其 CT 值的漂移更小(尤其在超低剂量下),在不同扫描方案中提供了稳定、可比的定量指标,对于提升肿瘤疾病的早期筛查、鉴别诊断和随访及疗效评估过程中的定量一致性具有重要临床价值;凭借更高的分辨力和更精准的多能量成像技术,在物质鉴别和定量精度上相较于以往的能谱成像更具优势;多物质分解研究也为今后 CT 系统实现特异性物质成像和靶向分子成像提供了更多可能。

(汪启东　孙喜霞)

第七章　CT 图像质量评价理论

　　随着科学技术和医疗技术的进步,CT 检查技术迅速发展。CT 检查可提供比普通 X 线成像密度分辨力更高的图像,并解决了人体三维结构二维重叠显示的问题,在医学成像上具有划时代意义。随着多排螺旋 CT 的出现,CT 检查的扫描范围、速度,以及图像质量都明显提高。CT 低剂量灌注和 PET/CT 的发展又给 CT 技术带来新的应用前景;CT 的临床应用价值愈来愈高,但都依赖于 CT 的高质量图像。高质量的 CT 图像要求如实反映人体组织的解剖结构,并提供丰富充足的诊断信息。CT 图像的质量对诊断的准确性具有重要价值。

　　目前,图像质量的测试方法有:点扩散函数(point spread function,PSF)、线扩散函数(line spread function,LSF)、对比度传递函数(contrast transfer function,CTF)、调制传递函数(modulation transfer function,MTF)。

　　CT 成像是一个调制和传递的过程,影响图像质量的因素多而复杂,如各种图像质量参数、扫描技术参数、伪影等,它们之间相互影响和制约。因此,控制图像质量的方法有:提高空间分辨力、增加密度分辨力、降低噪声、消除伪影及减少部分容积效应等。另外,熟悉人体解剖,掌握各疾病的影像诊断知识,对图像质量的控制有很大的帮助。

第一节　CT 图像伪影

一、伪影的概念

　　伪影(artifact)是指受检体行 CT 扫描检查后,由于一种或多种原因使图像重建数据与物体实际衰减系数之间存在差异,或是受检体中根本不存在,而图像中却显示出来的影像。伪影在图像上表现各异,对做出准确的影像诊断影响很大。它可能引起误诊,甚至导致医疗事故。

　　由于产生伪影的原因很多,伪影形状和表现也各不相同,因此只有正确认识伪影的形成原理及其特征,才可以有效避免甚至消除伪影,提高图像质量。

二、伪影的产生

(一) X 线方面的原因

　　主要由 X 线的质量所引起,如量子噪声、散射线、因存在一定谱宽而导致衰减中的射线硬化效应等。CT 成像装置一般都采取一些办法对产生伪影的因素加以克服或对伪影进行矫正,如用双能量法对线束的硬化进行矫正,限制射线谱的宽度,以此来避免或降低 X 线束硬化伪影的产生,保证 CT 图像的质量。但当物体成分之间对 X 线的衰减能力相差很大,超出硬化矫正范围时,也不能避免射线束硬化的影响,而出现图像质量降低。

(二) 设备系统性能的原因

　　在检测系统中,因某个元件损坏或性能下降产生测量过程中的失准等,均会造成成像系统的测量误差。大部分测量误差均可在图像上表现为典型的图像干扰,如某一测量值有问题或丢失了某个测量值,则会产生图像上某部分的不连续显像;若丢失了某个方向上的投影测量值,则产生图像中明显的一道痕迹。这两种图像的质量变差,均由检测元件损坏所引起。若受检体某部分超出了测量区域,则会在图像中出现渐晕现象,且越靠近测量区域边缘所对应的图像部分表现越严重,从而出现均匀度误差增大。

成像系统的扫描及数据处理参数选择不当、图像重建算法不完善、扫描系统状态不稳定、检测器性能不一致、采集数据重复性能不好、X线发生系统高电压波动、测量电子线路的温度漂移以及 CT 图像显示和成像中的非线性等因素都会在不同程度上影响到最终的 CT 图像,产生不同的伪影。

(三) 受检体的原因

患者体位的移动、体内器官的运动或患者身体上的其他金属异物等会使图像上产生运动伪影及金属伪影等。

三、伪影的处理

(一) 与设备性能和成像技术相关的伪影

1. 线束硬化　X线不是单能的,而是包含一系列频率的波动。当连续能谱的 X 线经过人体时,能量较低的 X 线优先被吸收,而能量较高的 X 线较易穿透。在 X 线传播过程中,平均能量逐渐变高,射线逐渐变硬,称之为线束硬化效应。CT 所重建的图像,是物质衰减系数在人体横断面薄层的分布情况,即相当于人体组织密度的分布情况。线束硬化就相当于降低了物质的吸收密度,必然会影响 CT 图像的质量。射线硬化通常产生两类伪影,一类是 X 线管沿着不同的方向对某一物体进行扫描时,在密度不均匀组织横断面图像上的两个致密结构之间的暗区或条状伪影。这是由于只穿过一个物体的 X 线与穿过多个物体的 X 线之间存在差异,伪影将主要沿着连接物体的路径分布,例如颅底岩骨间 Hounsfield 条状伪影,或者增强扫描时血管里对比剂浓度太高与周围组织间会形成暗区或条状伪影(图 7-1)。另一类伪影是均匀物质中间的 CT 值比边缘部分的 CT 值低,造成中间黑、边缘白形成杯状伪影。

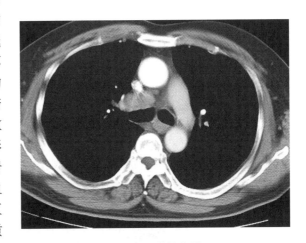

图 7-1　条状伪影

通过配置足够的 X 线过滤器过滤吸收更多的低能射线,可减少硬化效应产生。还可以利用线束硬化补偿校正软件,提高重建图像 CT 值的精度,减少射束硬化伪影,但不能完全消除线束硬化伪影。颅底岩骨间 Hounsfield 条状伪影可以采用薄层扫描减少颅底伪影。

2. 采样混叠　采样定理表明,原始数据的采样频率必须等于或大于被采样信号最高频率的 2 倍。CT 信号采样中,对于某一方向 X 线束,当径向和角度采样间距明显大于像素尺寸时,称之为该方向欠采样。不足的采样帧数或在一帧中过大采样间隔都会产生混叠条状伪影。然而第三代 CT 机信号采集最大频率受到 X 线管焦点尺寸、扫描仪几何形状、探测器单元尺寸等因素限制,不能满足香农定律。

采样间隔过大会使边缘锐利和小物体采样信息反投影重合不良,图像出现细条状混叠伪影。为克服混叠伪影,对第三代 CT 机已经提出了不同的方法:一个方法是通过测量系统探测器偏移1/4,可使采样频率提高两倍;另一个方法是采用探测器偏移 1/4 和飞焦点技术的组合可以进一步消除混叠采样;再者是自适应帧合成技术。CT 扫描机机架每旋转一圈,大约采集 1 000 次投影,进一步提高受诸多因素限制。

3. 部分容积效应　在同一扫描层面内含有 2 种以上不同密度而又相重叠的物质时,则在同一个探测器上有着多种密度的检测数据,输出信号为检测数据的平均值,所得的 CT 值不能如实反映其中任何一种物质的 CT 值,这种现象即为部分容积效应。部分容积效应对图像的影响表现为图像中 CT 值偏移和带状或条状伪影。当部分高对比结构处于扫描层厚内,而在各方向投影数据基本一致,图像表现为 CT 值的偏移。一个部分伸入物体位置偏离旋转中心,其体积进入扫描场内部分,随旋转扫描角度变化而变化,甚至完全在 X 线束路径之外。这种情况导致各方向投影数据集不一致,物体吸收系数的变化,通常表现为条状伪影。在 Z 轴方向解剖结构变化快、复杂的部位容易发生部分容积效应。颅脑颅后窝是这种伪影最严重的部位,主要表现为条状的明暗相间的伪影(图 7-2),位于层面内不同结构物体的边沿轮廓清晰度受到影响。

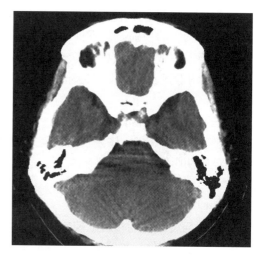

图 7-2　颅后窝条状明暗相间伪影

克服部分容积伪影的最有效和直接的方法是采用薄层扫描。如果薄层扫描使得噪声增加过多,可以将几个薄层相加产生一个较厚的层面,这样就能降低噪声而不会产生部分容积效应。另一可选的方法是根据相邻重叠的图像信息,用软件校正的方法减少部分容积效应。

4. 光子不足　扫描高度衰减的区域或参数选择不正确(管电流过低)时,由于穿过患者到达探测器的光子不足,也就是探测器采集的样本不足,图像噪声过大会产生严重的条纹伪影(图 7-3)。增加管电流,将会克服光子不足。但是当 X 线束经过较少衰减部位时,患者将会接受不必要的辐射。采用 kV/mAs 自适应调制技术可有效避免曝光不足或过量。其原理是设备智能监测被检体的几何尺寸,扫描至体层薄的部位时采用低电流,在体层厚的部位采用高电流成像。根据被检体大小调节曝光剂量,避免光子不足产生伪影。另外,注意患者摆位、优化扫描参数也可以克服光子不足引起的伪影。

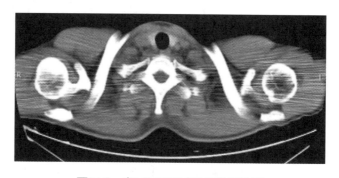

图 7-3　光子不足形成的条纹状伪影

5. 通道数据差异　在图像上,探测器通道数据差异产生的伪影常以带状和环形伪影的形式出现。假如某个探测器由于通道数据差异,每一帧被反投影产生一条直线,在整个采集中持续存在误差产生一组到旋转中心距离固定的直线,直线尾部被抵消而形成一个环。

环形和带状伪影是第 3 代 CT 机系统某个通道在数据采集或测量过程中性能差异所产生。如果连续若干相邻的通道存在差异,伪影以带状形式出现在图像中。如果通道数据只有部分帧数据和测量过程中存在差异,伪影以部分环形或带状出现。环形伪影的强度是由固定通道误差所产生的,无论对于平行的 X 线束还是扇形 X 线束,环形伪影(图 7-4)的强度与圆环半径成反比。靠近中心的探测器误差最大,所产生的圆环信号最亮,靠外周的探测器误差较小,所产生的圆环信号较暗,以部分环形或带状形式出现。如果通道数据只在一次帧采集或测量时出现误差就表现为一条状伪影。

在数据采集或测量中,当投影数据误差超过千分之几的数量级时,就可以导致图像中的伪影。环形或带状伪影的位置取决于造成此伪影的通道和物理旋转中心通道的距离,完善数据采集和测量系统是解决此类伪影的根本策略。不同 CT 厂家有各自专有的技术。此外,在图像后处理中去除残余环形伪影和带状伪影也是常用方法之一。

6. 投影数据不全　指的是部分投影不能获得足够数据用来重建图像的情形。对于大多数 CT 机而言,机架孔径尺寸和视野大小是不一样的,当被扫描物有一部分在扫描区域外时,则会出现部分投影数据被截断,不能充分被用于图像重建,因此产生伪影。

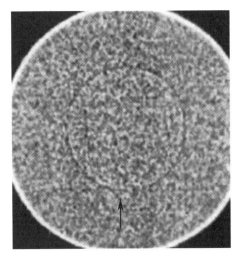

图 7-4　环形伪影

投影不完全产生的伪影主要表现为物体边界明亮的条纹伪影,投影数据截断越大,伪影越多。如果在测量区域以外有对比度不连续的物体,如做腹部扫描时患者手臂在腹部两侧,就会产生条状伪影(图 7-5),影响整幅图像。

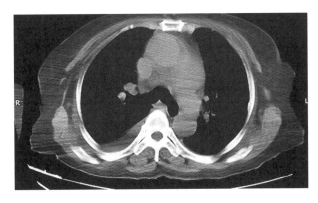

图 7-5　投影数据不全形成的条形伪影

减少伪影的方法:一是患者摆位,将扫描部位精确放置在扫描中心,减少测量区域以外的对比度不连续物体,如做胸腹部扫描时,可让患者把双手放置头部两侧;二是采用软件算法校正。

7. 散射伪影　X 线在穿透人体的过程中同人体组织的原子间发生了比较复杂的相互作用,如光电效应和康普顿散射效应。散射光子通常偏离原射线的传播路径而被其他的探测器接收,导致探测器接收的信号有一部分来源于散射,得到的信号偏离了 X 线强度的真实值。

散射效应降低了图像的对比度,增加了噪声,在图像中表现为低频条状伪影。

减少伪影的方法是使用准直器和软件校正技术。

8. 与 X 线管相关因素

(1)X 线管放电:X 线管老化会重复发生放电现象。此时,管电流和管电压的实际输出值明显下降,导致光子输出严重降低或消失,致使一个或多个投影数据受到影响,导致伪影产生。X 线管放电导致的伪影实质上是输出光子不足、低剂量所造成,形成条纹状伪影。

对于 X 线管放电现象不严重的 CT 机,可以用算法校正消除伪影,如合成投影技术、自适应滤波技术等;对于经常放电的 X 线管,最佳方法是更换 X 线管。

（2）X线管转子抖动：如果CT机发生X线管转子抖动的故障时，则会出现X线束偏离实际理想位置，形成X线管转子伪影。X线管转子抖动会导致图像出现大面积的条纹状伪影。减少伪影的方法是使用准直器和软件校正技术。

9. 与探测器相关因素 探测器作为CT成像的主要部件，其性能如探测器的暗电流偏置、增益、探元响应非线性、响应均匀性等都对成像质量有重要影响。各个探测器单元在性能上的不一致性，通常在重构图像中表现为或宽或窄的环状伪影。对此类伪影的校正，主要通过测量建立校正表，对投影数据进行预处理后重建。需要指出的是探测器的性能会随着入射射线能量、扫描模式以及环境的变化而变化，但有些差异是固定不变的（如因模式中不同层厚引起的差异），有些是变化的（环境方面）。因此可以建立两种校正表（"恒定"的和"变化"的），二者共同组成最终校正表，只对"变化"表进行定时更新，既减少了工作量，又不影响校正质量。

（二）与受检者相关因素

1. 受检者运动 在CT扫描数据采集过程中，若被测物体发生移位，将导致投影数据不一致，而产生运动伪影。CT扫描时，受检者点头运动、吞咽动作、心脏跳动、呼吸运动、胃肠蠕动等生理运动会使被测物体进入或离开扫描平面，产生亮暗交错的伪影，常见伪影有移动条状伪影和低密度阴影（图7-6）。对比剂使用不当也会导致运动伪影（如上腔静脉对比剂伪影的产生，一方面与对比剂注射的速率有关，另一方面与机器扫描时，对比剂在血管内是否流动有关，即所谓的层流伪影）。受检者的运动导致图像产生阴影或条纹状伪影，并且伪影的严重程度和受检者运动方向有关。

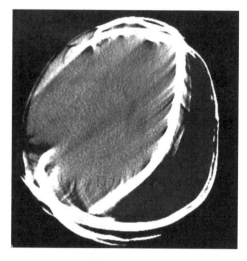

图7-6 头颅运动伪影

运动伪影可以采用以下不同方法减少伪影：①缩短扫描时间；②固定受检者减少移动，比如做胸腹扫描时告诉受检者屏气能有效克服运动伪影；③通过X线管扫描的开始位置与运动的方向对齐，使运动伪影最小化；④给受检者注射镇静剂；⑤心电门控技术；⑥应用特殊的重建技术（MCA运动伪影校正算法）。通常以中间帧为中心，通过对靠近扫描开始和结束的投影数据（一致性最差），应用较小的权重重建图像来消除或减弱运动带来的影响。

2. 金属伪影 当扫描范围内有金属物体时，CT图像会产生严重的金属伪影。这些伪影降低了断层图像中金属周围的清晰度，对断层结构的判断带来很大的困难。金属物体可以导致X线束硬化、部分容积、光子不足或使数据采集电子设备工作超出动态范围而引起伪影。金属伪影（图7-7）形状随着金属物体的形状和密度不同而变化。

减少金属伪影的方法有：①扫描前，要求受检者取下可移动的金属物体（如耳环、戒指、发卡、皮带、拉链和钥匙等），对于不能移动的物体，例如牙齿填充物、义齿、假肢，以及外科金属夹，可采用一定的机架角度避免金属进入扫描范围；②对于不能避开的金属物，提高管电压可减少线束硬化效应，或采用薄层扫描减少部分容积伪影；③应用金属伪影校正软件，但有效性有限，仍然会有金

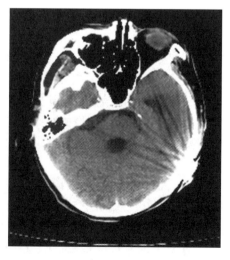

图7-7 从金属区域发出的条状伪影

属-组织界面周围细节丢失。采用对引起伪影的投影值进行合成投影插值,可降低围绕金属附近区域的伪影。

(三)螺旋CT固有特征伪影

由于螺旋CT扫描时,X线管曝光和检查床进动同时进行的独特扫描方式,采集的数据不是同一平面的投影数据,需要用插值算法重组数据后重建图像。当螺旋CT在扫描纵轴方向上具有一定梯度的物体时,获得的扫描数据在纵轴方向上不连续,经过插值算法重建后,图像边缘出现梯状伪影,在横断面其表现为阶梯样,在多平面重组和3D成像中表现为斑马样条纹。

在螺旋扫描方式下,阶梯伪影(stair step artifact)是因为采用了插值算法且被扫描物体表面有梯度而造成的,要减少伪影可以:①被扫描物体的中心线要与扫描中心重合;②尽量采取小螺距或薄层扫描;③采用合适的插值算法。

(四)CT操作者导致伪影

CT操作者直接面对受检者,其操作技术和知识储备对最终图像质量的形成有决定性作用。前面提到的因受检者运动导致的伪影可以通过操作者在扫描前对受检者进行适当训练和引导来减少或消除。例如,在做胸腹扫描时,可以通过训练受检者屏气来减少运动伪影。对不合作受检者进行相应固定或给予镇静剂,并掌握好剂量,减少伪影;在扫描前对受检者进行心理关怀,消除受检者紧张因素也可以减少不必要伪影。设置CT扫描方案不仅要根据疾病或器官的特异性,还要根据受检者的个体化来选择或调节扫描参数。例如当扫描大体型受检者时,应选择较高的管电压,较慢的扫描速度,较小的螺距,较大的重建层厚,这样就能减少或避免因光子不足和过量噪声产生的伪影;正确摆位能减少或消除不必要伪影。对进行肠道检查的受检者,提前清洁肠道,避免服用含金属类药物,或产气食品与药品。

(五)机器的校准

CT图像的数值是以水的CT值作为基准的,如果出现水的CT值非零时,则要进行机器的校准,可每日扫描校准,也可定期扫描水模校准。

第二节　CT图像评价客观指标

CT可用于身体任何部位组织器官的检查,其空间分辨力较磁共振高。其密度分辨力较DR高,解剖细节显示清楚。对病灶的定位、定量和定性诊断较普通X线检查有明显提高,已成为临床诊断及治疗不可缺少的成像技术。优质CT图像必须能如实地反映人体组织的解剖结构,提供足够的影像诊断信息。在准确的CT诊断中,CT图像质量发挥着至关重要的作用。评价CT图像质量的方法有空间分辨力、密度分辨力、信噪比和伪影等。

一、空间分辨力

(一)概念

空间分辨力(spatial resolution)又称高对比度分辨力(high contrast resolution),是指在密度分辨力大于10%(ΔCT>100HU)时,鉴别细微结构的能力,即显示最小体积病灶或结构的能力,是衡量CT图像质量的重要参数之一。其结果通常以毫米为单位或以每厘米的线对数(LP/cm)表示,换算关系为:

$$可辨最小物体直径(mm)=5 \div LP/cm \tag{7-1}$$

从式(7-1)可看出,线对数越多,图像能区分的最小物体越小,图像的空间分辨力越高。

CT图像的空间分辨力包括平面(X、Y轴方向)分辨力和纵向(Z轴方向)分辨力。通常所说的空间分辨力是指平面分辨力。纵向分辨力只用于表示受检者长轴方向的分辨力,影响图像多平面重组和三维重建质量。如果平面分辨力等于纵向分辨力,即各个方向上分辨力一致,称为"各向同性",目前,64层螺旋CT机的空间分辨力基本上达到了"各向同性"。

(二)影响因素

CT的空间分辨力主要受像素、CT成像的几何因素和图像重建算法的影响。像素是影响空间分辨力的主要因素之一。扫描图像矩阵中,像素越大,数目越少,图像的空间分辨力越低,能显示的图像细节越少。反之,扫描图像矩阵中像素越小,数目越多,图像的空间分辨力越高,能显示的图像细节越丰富。像素大小与矩阵、视野相关,三者的关系可表达为:

$$像素 = FOV/矩阵 \tag{7-2}$$

一般而言,矩阵越大图像分辨力越高,但并不是矩阵越大图像的质量越好,这是因为矩阵增大像素减小,在曝光量一定的情况下,每个像素所得的光子数减少,使像素噪声增加,并且使密度分辨力降低。

成像几何因素指成像过程中与数据采集有关的元器件和参数的设置,包括X线管焦点尺寸、探测器孔径大小、扫描层厚、焦点扫描野中心、探测器距离和采样距离。CT扫描使用大小两种X线管焦点,焦点小的X线管产生窄的X线,测量精度高,图像的空间分辨力高。例如在颅后窝成像时,使用小焦点扫描颅底图像质量优于大焦点。从X线管焦点发出的X线到达探测器,根据探测器的数量被分解成相对独立的射线数,因此空间分辨力与探测器孔径的大小有关。当被检物体小于探测器孔径大小时,该物体不能被分辨。扫描层厚也是影响图像空间分辨力的重要因素。层厚越薄,图像的空间分辨力越高;层厚越厚,图像的空间分辨力越低。不同器官、组织应选用不同的扫描层厚,才会得到最佳的图像质量。小病灶、微小结构的显示,应选用薄层扫描,以利观察细节和测量CT值,如肺内孤立性小结节、胆系或泌尿系梗阻平面、胰腺平面、内耳等特定部位的扫描。扫描野中心射线束的宽度被称为有效受照宽度,决定了空间分辨力大小,它与焦点尺寸、探测器孔径、一次投影线束通过的路径、焦点到探测器的距离和焦外辐射到探测器距离的比值有关。

重建算法是图像重建时所采用的一种数学计算程序。多数CT系统都可以在不改变有效受照宽度的情况下,通过选取不同的算法来改变断层图像的空间分辨力。图像重建过程中,为使图像边缘锐利,需要采用高通滤过加权卷积处理,使反投影图像边缘锐利清晰,根据卷积算法不同分为骨细节数学算法、软组织数学算法、标准数学算法。卷积算法决定了图像的清晰程度。其中骨细节数学算法强调了图像的空间分辨力,使图像边缘锐利、清晰。适用于骨细节的显示和密度相差很大的组织,可以很好地显示内耳、肺、骨盆等结构。软组织数学算法在图像处理上强调密度分辨力,使图像显示柔和。适用于观察密度差别不大的组织,如观察肝、脾、胰等。在图像处理上,标准数学算法平衡了密度分辨力和空间分辨力,适用于对图像分辨力无特殊要求的部位,如脑、脊柱等。

CT空间分辨力的检测方法主要有两种:一种是主观法,又称直接测试方法。是对具有周期性结构的标准试件进行测试,利用视觉直接辨别CT图像的空间分辨力,具有直观、方便的特点。例如在线对法测量中,测量模块内含有几组高密度针条,每组针条的宽度和排列方式有一定规律,形成由宽到窄黑白相间的直线组图像,利用视觉分辨单位距离内最多条数测定空间分辨力。另一种是间接测试方法。通过测试调制传递函数(MTF)反映图像的空间分辨力,是目前最常用的测试空间分辨力的方法。一般通过扫描细丝模型,并计算点函数获得MTF,减少了人为干预,结果客观,包含更多信息。

二、密度分辨力

(一)概念

密度分辨力(density resolution)又称低对比分辨力(low contrast resolution),是指在低对比

度情况下,图像对两种组织之间最小密度差别的分辨能力。一般以百分单位毫米数（%/mm）表示,或以毫米每百分单位（mm/%）表示。通常 CT 机的密度分辨力为（0.2%~0.5%）/（1.5~3mm）,大多数 CT 机在头颅扫描时能分辨 0.5%/2mm 的密度差。

（二）影响因素

密度分辨力取决于 X 线束的能量分布。密度分辨力主要受扫描层厚、噪声、重建算法、光通量、受检物体的大小、物体的对比度和系统 MTF 的影响。其中,噪声是主要的影响因素。噪声指在匀质断面图像中像素点与像素点之间的 CT 值的随机波动,其数值可以用均质水模在一限定范围内 CT 值的标准偏差表示。噪声可通过增加 X 线的光子数量得到改善。薄层扫描的层厚较薄,通过组织层面的 X 线光子量较少,图像噪声增加。为减少噪声必须加大扫描剂量。增加层厚,单位时间内 X 线光子量增加,图像的密度分辨力增加。

照射剂量又称为光通量,即 X 线通过受检者后到达探测器的光子数量。其数量多少直接受曝光条件的影响,即管电压、管电流和时间。CT 检查的 X 线发生装置与 CT 图像质量有着直接关系。X 线发射光子的过程是随机性的,通常可以给出图像中单位面积上光子的平均值,而不能给出准确的数值,这就是光子的自然起伏。原则上应探测器接收尽可能多的光子,而可观察的最小对比度则直接依赖于光子数量的多少,其还受被检物体的厚度、密度和原子序数的影响。总体来讲,曝光条件越大,X 线的光子数量越多,能量也越大。其中,管电流和时间的乘积决定 X 线的数量,管电压决定 X 线能量。

监视器的分辨力影响密度分辨力。通过调节窗宽、窗位可以改变图像的亮度和对比度,使图像能够更好地显示病变部位的结构。

体素是某一组织一定厚度的三维空间的体积单元。体素减少,层厚变薄,探测器接收到的 X 线光子的量相对减少。CT 图像中,像素显示的信息代表相应体素信息量的平均值。CT 图像像素对应的体素越大,密度分辨力越高,反之则降低。

CT 密度分辨力的检测方法为:用低对比度分辨力体模（钻有 5mm 左右的小孔,里面注有水或其他液体,其 CT 值的差保持在 0.5%）,在扫描时,使 X 线大部分通过水,小部分由塑料薄膜吸收,形成模糊的、低对比度图像。根据图像寻找能看到的最小孔径,能看到的孔径越小,CT 机的密度分辨力越高。一般情况下,大多数 CT 机的密度分辨范围为（0.25%~0.5%）/（1.5~3mm）。

对于 CT 图像的空间分辨力和密度分辨力,层厚是一个矛盾体。层厚越薄,小病灶容易显示,图像空间分辨力提高;但每一层探测器采集到的 X 线光子数相应减少,CT 图像的密度分辨力下降。增加层厚,空间分辨力下降,但由于探测器所采集到的 X 线光子数增多,CT 图像的密度分辨力相应提高。

重建算法对图像的密度分辨力和空间分辨力相互影响。骨细节算法使图像的边缘更清晰锐利,却降低了图像的密度分辨力;软组织算法提高了密度分辨力,但图像的边缘、轮廓空间分辨力下降。

三、时间分辨力

（一）概念

时间分辨力（temporal resolution）是指 CT 重建一幅图像,系统扫描获取原始数据所需的时间,即获取图像重建所需要扫描数据的采样时间,或扫描一周的最快速度;取决于机架旋转时间,并与数据采样和重建方式有关。

（二）影响因素

时间分辨力包括两个参数:扫描时间及扫描效率。扫描时间越短越好,这有利于减少受检者移动或不自主活动造成的伪影。与扫描时间有关的因素:X 线输出量、X 线使用效率、X 线的探测效率及快速扫描功能。扫描效率指单位时间内可以扫描的数目。这对于动态增强扫描或控制身体运动特别有意义。与扫描效率相关的因素有:扫描时间、X线管阳极热容量、连续扫描功能及进床速度。与时间分辨力关系密切的成像方式有冠脉CTA成像、CT灌注成像等,以下以冠脉CTA为例,介绍影响时间分辨力的主要因素。

1. 旋转时间 机架旋转时间(旋转一周360°所需时间)是时间分辨力的基础,目前最快机架旋转时间已达0.25秒以内,但仍不能完全满足冠脉CTA成像的要求。由于机架旋转速度的提高受离心力的影响,因此在冠脉CTA中采用了其他一些方法来提高时间分辨力。

2. 射线覆盖 在相同机架旋转时间内,增加射线覆盖范围,也可提高时间分辨力。与单辐射源CT相比,双辐射源可提高一倍时间分辨力。

3. 采集方式 在冠脉CTA成像中,可采用单扇区和多扇区图像采集方式提高时间分辨力。单扇区采集重建的基本要求是采用180°加上一个扇形角的扫描数据(扇形角为30°~60°),如机架旋转一周的时间为500ms,半周的时间是250ms,则180°加扇形角的时间分辨力是260~280ms。为了进一步提高时间分辨力,有时在冠脉CTA可采用多扇区重建方式。多扇区的时间分辨力计算方法是:

$$时间分辨力(TR)=Tr/2M \tag{7-3}$$

式中,Tr是机架旋转时间(ms),M是扇区数。如机架旋转时间是400ms,扇区数为4,则时间分辨力为400/8=50ms。

4. 螺距 螺距的设置间接地影响时间分辨力。对于冠脉CTA成像的螺距设置主要受受检者心率的影响。一般采用扇区重建的螺距范围大约是0.2~0.4,射线的重叠大约是60%~80%。

四、信噪比

(一) 概念

信噪比(signal-to-noise ratio,SNR)是信号和噪声的比值。是衡量CT图像质量的一个重要标准,其比值越大,图像质量越高。信号为探测器接收的光子数。噪声指一均匀物质扫描图像中各点之间CT值的上下波动,也可解释为图像矩阵中像素值的标准偏差。噪声与管电压、层厚、X线剂量及算法有关。噪声主要在X线发射、X线穿过物体时的吸收与衰减、探测器检测、数/模与模/数转换等过程中出现。噪声分为组织噪声和扫描噪声。组织噪声是由于各个组织之间的平均CT值有所差异造成。扫描噪声也叫光子噪声,表现为图像上密度相近的组织具有不同的CT值,是X线穿过人体组织后到达探测器的光子数量不足造成的。在图像上,噪声呈颗粒性,密度分辨力低,像素的均匀性差(图7-8)。噪声增加,信噪比下降。噪声是评价CT图像质量的指标

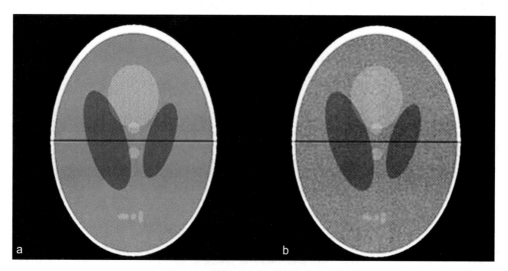

图7-8 原始图像与叠加了噪声的图像对比
a. 为原始图像;b. 为叠加了噪声的图像。

之一,如何降低噪声是 CT 图像质量控制的重要内容。

（二）影响因素

信噪比主要受噪声影响,而噪声会受到射线剂量、数据采集部件性能、重建算法,以及受检者检测尺寸大小等因素影响。射线剂量是主要影响因素。虽然加大射线剂量可以降低噪声水平,提高低对比度分辨力,但同时受检者吸收射线剂量相应增加,不宜优先选择。受检者尺寸是客观的,无法改变,只能从数据采集部件性能和重建算法方面降低噪声,以达到增加信噪比,提高图像质量的目的。

CT 图像噪声是指在均匀物质影像中,给定区域内 CT 值相对其平均值的变异。其大小可用感兴趣区中均质物质的 CT 值的标准偏差（standard deviation,SD）表示。噪声是影响 CT 图像质量至关重要的因素,它直接影响 CT 图像低对比分辨力（即密度分辨力）。当病变组织与正常组织的衰减系数相差较小时,高噪声 CT 图像将无法分辨病变。

1. 射线剂量 射线的强度和光子数量与剂量和毫安秒相关。在 CT 扫描中,剂量也就是 X 线穿透某一物体的能量。剂量的产生与管电流（mA）和扫描时间（s）有关,两者乘积称为毫安秒（mAs）。毫安秒增加,剂量同比例增加,光子数增加,图像噪声降低,密度分辨力增高（表 7-1）。反之剂量减少,图像密度分辨力降低。

表 7-1 扫描参数与噪声水平的关系

断层厚度/mm	X 线量/mAs	标准偏差/HU
2	500	4.59
2	670	4.30
4	500	3.20
4	670	2.99
8	500	2.40
8	670	2.18

注:管电压 125kV,扫描时间 7 秒。

光子数量与管电压（kV）:管电流不变,管电压增加,X 线的波长变短,射线强度增加,噪声减小。在实际使用的 X 线管范围内,管电压与噪声成线性递减关系。管电压较高,可使骨和对比剂的 CT 值有所降低,并且软组织显示的对比度也降低。但是,因电压增加降低了噪声,也能改变密度分辨力使图像细节显示更清楚。性能良好的 CT 机,图像噪声应与照射量（或毫安秒值）的平方根成反比,对这个反平方根规律的符合程度,称为 CT 的噪声特性。

2. 数据采集部件 其性能主要与 X 线探测器密切相关。探测器的灵敏度越高,噪声越低,信噪比越高。随着 CT 探测器技术的迅速发展,CT 在扫描技术和临床应用方面有了飞速的发展,尤其是在新型整合回路探测器的出现,一个芯片内含有全部的模/数转换过程,在一定程度上,可以降低电子噪声的干扰,使得信噪比增加,从而提高图像质量。

3. 像素大小 图像噪声与像素大小关系明显。视野（FOV）和矩阵共同决定像素大小,像素是 FOV 与矩阵的比值,矩阵越小,像素尺寸增大,单位体积的光子量增加,噪声减少,但是空间分辨力降低。

4. 层厚和螺距 CT 检查,通常视病变或被检解剖结构的大小确定层厚与螺距的值。层厚增加,噪声降低;层厚减少,噪声增加。螺距增加,扫描速度加快,扫描时间缩短,探测器接收的 X 线量较少,成像数据减少,噪声增加。

5. 重建算法 重建算法的选择对图像噪声有较大影响。高空间分辨力的重建算法会引入较大的噪声,图像信噪比降低。不同检查部位和要求应选用不同的重建算法,例如用于骨、肺组织重建,可采用比较锐利的重建算法获得高空间分辨力的图像。而用于软组织重建,可采用比较平滑的重建算法,图像噪声小,密度分辨力高,但空间分辨力降低。

6. 电子线路噪声、机械振动噪声和散射线 电子线路噪声主要是由电路中的数字电路和电源部分产生,完全消除此噪声是很困难的,但是可以选择合适的电路和器件来降低噪声的产生。根据振动引起噪声的原理,通过改进器件的连接方式降低机械振动产生的噪声。X 线与人体相互作用,发生散射,改变发射方向,散射线的存在,使噪声增加,图像质量降低。

7. 螺旋扫描图像噪声影响因素的特殊性 由于螺旋扫描与常规轴面扫描的扫描方式、重建算法不同,图像的层厚、噪声也有差异。层厚是指扫描野中心处灵敏度剖面分布曲线(sensitivity profile)的半高宽(full width at half maximum,FWHM)。当螺距为 1 时,螺旋扫描图像的 FWHM 较常规轴面扫描增宽,螺距越大,FWHM 增加越多。当螺距为 2 时,FWHM 增加近 1 倍。螺旋扫描中,每层图像所对应的检测器实际接收到的有效光子数比轴面扫描图像相应减少,图像噪声相应增加。在其他扫描参数相同时,螺旋扫描图像噪声略大于轴面扫描图像,螺距越大,噪声越大。另外,FWHM 的增加程度还因使用不同的内插法而变化,图像噪声也随之改变。据研究,当使用 360° 线性内插法时,图像噪声较常规 CT 降低 20%;使用 180° 高次内插法时,图像噪声较常规 CT 增加 30%。

五、对比度噪声比

(一) 概念

对比度噪声比(contrast-to-noise ratio,CNR)是影像对比度与噪声的比值。是评价影像质量的客观指标,可用于衡量图像对比度,在 CT 图像上能反映检测不同物质密度差异的能力。

(二) 影响因素

对比度主要由物质间的密度差(即不同物质对 X 线衰减的差异)决定,同时与 X 线的能量有关。因此,影响信噪比的因素也会对对比度噪声比产生影响。对比度噪声比通过对比度分辨力来刻画,通常用能分辨的最小对比度的数值表示。对比度分辨力高是图像能清晰显示微细组织结构的一个重要参数保证。低对比度分辨力指的是前面讲的密度分辨力。高对比度分辨力则是物体与均质环境的 X 线线性衰减系数差别的相对值大于 10% 时,能够分辨该物体的能力,高对比度分辨力的单位是 mm 或 LP/cm。低对比度下,或说物体与周围环境的线性衰减系数差别较小的情况下,物体需要具有足够的线度才可能被分辨或识别出来;在高对比度下,或说物体与周围环境的线性衰减系数差别较大的情况下,物体的线度不很大时,就可能被分辨或识别出来。

第三节 CT 图像评价主观指标

主观图像质量评价是以人作为观测者,以人的主观意识为判断的评价方法。本节从技术学要求和诊断学要求两个方面介绍 CT 图像评价主观指标。

一、技术学要求

(一) 基本信息的完整性要求

1. 患者信息 患者检查申请单的基本资料须准确无误,主要包括患者姓名、性别、年龄和 CT 检查号等一般情况。临床诊断、检查部位和目的等与现病史、主要症状、体征、既往史、实验室和其他影像检查结果和资料相符。如发现不一致时,应与患者及临床医生联系了解清楚,确定相关信息的准确性和符合度。

2. 设备信息 有完整的扫描设备厂家、设备型号、设备性能等相关信息。

3. 生理信息 根据临床要求的检查部位和目的,制定包括呼吸和心率等准备的扫描计划。呼吸状态以及心率等生理信息对图像质量均会产生不同影响。如平静呼吸、深吸气后屏气、呼气后屏气进行扫描的胸部图像,显示的肺纹理、肋膈角形态和肺体积等均会不一致,对图像的观察和诊断均可能不一致。高心率和低心率患者在不同心动周期重建时相冠脉图像质量均会不一致。了解患者的心率情况,可便于医生选择更加恰当的重建时相获得满意的图像进行诊断。

4. 增强对比剂信息 针对检查项目及检查目的,合理选择对比剂浓度和剂量。对比剂的用量一般按 1.5~2.0ml/kg 计算,儿童用量酌减。CT 血管造影流率 3.0~5.0ml/s。满足血管与周围组织对比要求,血管及软组织强化分期明确。

5. 互认信息要求 为持续推进国家检验检查结果互认工作,提高医疗资源利用率,减轻患者就医负担,持续改善医疗服务,可有明确的互认信息标志,可标明统一的地区及全国互认信息专业名称。

6. 图像信息 CT 检查图像上应该包含设备信息;患者信息(如患者姓名、性别、年龄、生理信息、检查号、检查时间等);扫描参数(管电压、毫安秒、重建函数、重建层厚、层间距、FOV、窗宽及窗位、对比剂);其他信息(体位、比例尺,受检医院,互认信息等)等。

7. 四角信息 图像信息以四角位置的形式标注清晰,在不影响图像观察的情况下,在图像四角应有相应的信息显示,标明和展示患者检查相关的各项检查参数和基本信息。

(二)患者部位及生理状态要求

1. 检查前准备

(1)金属异物:扫描区域若存在高密度金属物品,如发卡、项链、纽扣、皮带等,X 线难以穿透就会在其周围产生严重放射状伪影,干扰正常组织图像的显示,给影像诊断造成困难。因此为避免金属伪影,受检者在检查前应按要求去除被检部位的金属饰品或可能影响 X 线穿透力的物品。

(2)胃肠道准备:由于钡剂会严重影响干扰周围组织结构显示,检查前一周内做过消化道钡餐造影的患者不宜做腹部 CT。为确保胃肠道充盈,提高胃肠道内病变的检出率,同时起到水化的作用,促进对比剂排出体外,腹部检查前需禁食 4~6 小时,并于胃肠道检查前 15 分钟饮水500~800ml,检查前再饮水 200~300ml。全腹部或盆腔检查前 2 小时,患者需大量饮水,确保膀胱充盈,以"有尿意但尚能憋住"为最佳。

2. 运动伪影 在 CT 扫描过程中如患者体位或脏器位置发生变化,可造成图像传输的数据排列紊乱,重建的图像结构模糊、无法辨识,进而影响图像质量和临床诊断。当出现明显伪影,影响图像诊断时,应该及时联系受检者,通过充分沟通,做好充分准备后再次检查,以获得满意的图像。

3. 生理状态 神志不清或危重患者可能无法配合完成检查,容易导致检查失败。为了获得满意的图像,除了充分沟通外,需要家属及主管医生陪同。当需要在机房内陪同时,则要对家属做好辐射防护。因此,受检者意识、配合程度等均是影响图像质量的重要因素。

4. 体位 不同的检查部位受检者需采用相对应的体位进行扫描;如胸腹部扫描,患者需双上肢上举。气液胸患者应合理选择侧位进行扫描,以评估病变范围及程度。对于膀胱病变不易明确时,可于排尿前后分别进行扫描。对于意识不清或外伤患者,只能执行被动体位的情况,需在检查结束后于影像工作站上进行技师备注,告知诊断医师及临床医师。

5. 扫描范围 准确完整的扫描范围是对图像进行主观评价的前提。CT 图像的扫描范围应包括检查部位成像区域的上下左右边缘,检查部位及感兴趣区应能够完整清晰显示。针对不同的检查项目及临床检查目的,应合理选择扫描范围,减少不必要的扫描辐射;当扫描范围内发现病变时,应适当增加扫描范围保证病变扫描完整。对于需要屏气扫描的部位(如肺部、上腹部、下腹部等),需注意扫描范围内是否存在呼吸运动伪影。因为在扫描参数固定的情况下,成像的范围越长,扫描时间越长,患者屏气的时间也越长,越容易出现因屏气失败造成的呼吸运动伪影。

(三) 检查技师规范扫描要求

1. 双低扫描 双低扫描是指低的曝光剂量和低的对比剂用量。具有低辐射剂量、低碘摄入量的特点。旨在以最小的代价,获得满足诊断需求的清晰影像的同时,大幅降低辐射剂量和减少相关对比剂不良反应的发生。目前螺旋CT采用多种低剂量优化技术,在图像扫描环节,包括ECG自动毫安调节技术、控制螺距、根据患者的体重指数(BMI)确定个体化扫描参数等来降低辐射剂量;在图像重建环节,使用基于硬件水平提升的迭代算法IMR技术(又称ASiR、iDose4、SAFIRE和AIDR);在图像处理环节,推出2D或3D降噪技术等。低对比剂剂量是通过低浓度等渗对比剂的应用减少碘摄入,提高患者安全性和舒适性。如通过各种低剂量优化技术,配合个体化扫描方案,冠状动脉CTA的有效辐射剂量从以往的13~15mSv,可以控制在1mSv以下。双低技术被广泛运用于肺癌早期筛查、CT血管成像检查等,通过双低检查配合特殊的重建方式以及单能级成像等可以获得满足诊断的图像。

2. 图像互认 CT图像互认可以提高医疗资源利用率,减轻人民群众就医负担,保障医疗质量和安全。CT图像具有客观、稳定的特性,这为不同医疗机构之间的"互认"提供了基础。根据《医疗机构检查检验结果互认管理办法》要求,CT图像经过评价,满足国家级质量评价指标,并参加国家级质量评价合格的检查项目,互认范围为全国。满足地方质量评价指标,并参加地方质控组织质量评价合格的检查项目,互认范围为该质控组织所对应的地区。互认的影像资料应具备以下条件:患者基本信息和检查日期准确、检查过程规范、扫描参数统一规范、图像清晰、影像完整、质量可靠、达到诊断要求。

3. 扫描参数 针对不同检查项目及检查目的,应按照相应的常规检查规范合理制定扫描计划和范围。有特殊要求的CT检查如内耳道CT检查则需要进行小视野靶重建;当遇到多部位增强,需要考虑对比剂在肾脏和膀胱的代谢,以及评估患者碘摄入的总量,避免发生对比剂肾病等。对于特殊诊断要求,需要对检查部位进行多平面重组和曲面重组等CT后处理,以满足临床精准诊断的需要。

4. 增强扫描触发时间的合理选择 对于CT血管成像,经静脉注射对比剂,在受检者靶血管内对比剂充盈的高峰期(理想状态是处于最高峰期且感兴趣区内血管腔对比剂充盈均匀)进行数据采集,然后运用计算机后处理功能重建靶血管。通常采用智能血管追踪扫描技术(bolus tracking scan technology)监测感兴趣区血管,当CT值达到扫描计划阈值后自动触发启动扫描。扫描成功的图像靶血管重建应该边界清晰,清晰显示病变及解剖关系。若目标血管显示浅淡、边界模糊则表示扫描失败。

对于增强CT,针对检查项目及检查目的,合理制定扫描计划。对于头颅增强,因为有血脑屏障的存在,颅内占位增加延迟期扫描能更好显示占位的强化程度。肝脏、脾脏常规采用三期扫描,分别为动脉期、门静脉期和实质期,若怀疑肝血管瘤,则实质期的延迟扫描时间更长,直至病灶内对比剂充满;胰腺通常采用双期,分为动脉期和静脉期;肾脏通常应扫描皮质期、髓质期和分泌期。满足各期扫描的图像应该有严格区分,能够鉴别诊断。若分期不明确,未增加必要的延迟期,存在伪影等,则扫描失败。

5. 人文关怀 我们时常会遇见患者不配合导致检查图像产生伪影,甚至检查失败的情况发生。其中有很大一部分原因是医务人员和患者处于信息不对等的关系中,患者因为患病求医,又缺少对疾病的认知,容易产生紧张、焦虑和恐惧心理;若医务人员不重视对患者的人文关怀,丧失医患信任,就难以达到良好的配合。在面对患者时放射技师多一点耐心和微笑,积极主动地进行沟通;检查过程中尊重患者,保护患者隐私;对于不能配合的儿童或成人患者的陪同家属,应给予必要的防护用品;对于体弱患者做好保暖工作。都能更好地减轻患者和家属的紧张与焦虑情绪,获得患者配合,完成检查。

6. 伪影控制 伪影是 CT 图像成像过程中,因机器或人体本身等因素的影响而产生的被检体不存在而图像显示出来的假象。放射技师日常做好机器维护和保养工作,控制机房内温度在 18~22℃,湿度在 40%~60%。每日或停机四小时以上进行 X 线管预热,每两周或一个月进行空气校正,以避免和消除机器因素伪影。其次,根据检查目的,为患者做好个性化检查前准备,包括去除金属异物、胃肠道准备、呼吸训练、心率准备等,以避免和消除被检体因素伪影。

二、诊断学要求

(一)解剖细节显示要求

1. 解剖学位置准确 影像表现中的解剖位置准确,受检查部位应位于视野的中央。对于不同解剖结构显示也具有不同的扫描基线,需要根据诊断需求选择准确的扫描基线。例如观察颅中窝、颅后窝上部、眼窝等结构,以听眶线为扫描基线;观察第四脑室和基底节区的组织结构,则以听眉线为扫描基线。对于对称性的解剖结构,使其对称显示影像,不仅对比诊断价值高,还能降低部分容积效应影响。对于细微解剖结构和小病灶检查,需要采用薄层扫描或者靶扫描,例如胸腺、甲状腺等解剖结构观察,则使用 1~2mm 层厚的薄层扫描方式扫描;观察肺部结节,支气管扩张,肺部弥散病变等则采用高分辨率 CT 扫描或重建。另外,合理使用 CT 图像重组技术,可以把解剖结构或病灶的空间位置关系显示得更好。

2. 准确的对比度和空间分辨力 影像应使用正确的窗宽、窗位显示器官组织结构和毗邻关系。准确的重建算法,例如骨算法能凸显图像空间分辨力,用于内耳、肺和骨盆等提高组织边缘的锐利度和清晰度。

3. 增强扫描图像显示 增强扫描是在血管内注射对比剂后的扫描,由于不同脏器及病理组织的血流动力学差异,所以准确的扫描时相能帮助做出准确的诊断。使用实时增强监视的扫描方式可以准确地确定开始扫描的最佳时机,能够有效降低血流动力学差异引起的增强效果差异,获得准确的扫描时相。

4. 伪影 视野中影像显示清晰,无明显伪影,包括患者运动伪影、患者携带高密度异物所致的硬化伪影。如遇骨科钢板、心脏支架等金属植入物产生的伪影,需要根据所用设备进行特殊扫描或重建。例如采用双能 CT 检查,或是可采用高千伏扫描,同时还可以根据设备采用的去金属伪影技术重建。

(二)诊断信心提升要求

在临床实践中,影像诊断信心就是以患者的医学影像检查图像为主体,再结合临床表现和体征,以及其他辅助检查来综合判断。是否具备良好的图像对比度和清晰度,能否更好地分辨图像中各部位的层次与细节,发现更多的疾病相关征象,来提高病变和异常情况的检出率,提高影像诊断信心。

1. 良好的图像对比度 良好的图像对比度有助于分辨各部位的细节层次,增加细节显示的清晰度。检查前充分的胃肠道准备,有利于胃肠道壁及其病变的显示;选择不同的增强扫描时机,图像各部位强化程度不同,图像对比度不同;使用动态窗口技术,针对不同的细节显示,选用适当的窗宽、窗位。

2. 多期相扫描 多期相的扫描方案能提供更多强化信息,对病变性质的诊断有一定帮助。

3. 参数优化与多技术联合 优化重建参数,将多种后处理技术进行联合使用,采用动态的窗调节技术,通过容积重建任意方向实现旋转显示,尤其有利于发现和观察细小的病变。

4. 能谱/能量 CT 能谱/能量 CT 的图像能为诊断提供更多解剖信息与代谢功能信息,对病变显示、鉴别和疗效评价都有独特的价值。

5. 随访和总结 随访能加深医师对疾病的认识,加强其对疾病影像表现及诊断思维的再认识,对罕见疾病的影像表现应该结合文献进行学习总结,归纳其影像特点及诊断思维要点。同时随访也能拓宽医师的知识视野,对疾病的影像认识逐步系统化。

（雷子乔　戴贵东）

第八章 磁共振成像基本理论

磁共振成像（MRI）是 20 世纪唯一可与 X 线医学成像相提并论的医学技术创新，也是目前临床诊断与科学研究最重要的影像学检查方法之一。MRI 的物理学基础为核磁共振（nuclear magnetic resonance，NMR）现象，为了消除"nuclear"一词对核磁共振成像发展可能产生的负面影响，放射学家们一致同意将"核磁共振成像"简称为"磁共振成像"。MRI 是一种断层成像技术，利用磁共振现象获得携带人体信息的电磁信号，之后通过空间编码、图像重建等计算机技术将人体信息以断层图像的形式展示出来。随着硬件技术的不断发展，磁共振成像在临床上的应用日益广泛，对某些疾病的诊断和科学研究发挥着不可替代的作用。要获得高质量的 MR 图像，必须理解 MRI 的基本理论知识，本章主要介绍磁共振成像的基本物理原理、信号采集和图像重建等方面内容。

第一节 磁共振成像物理学基础

磁共振成像以核磁共振（NMR）这一物理现象为基础，核磁共振所研究的对象是原子核。

一、原子核与核磁矩

在 MRI 中，人体被置于磁场内，人体内的磁性（自旋磁矩不为零）原子核才能参与磁共振成像。

（一）原子核的自旋

在宏观世界中，速度不为零的物体具有动量，而绕某一个点或某一个轴做圆周运动的物体具有角动量（图 8-1）。角动量是一个矢量，通常记为 L，它是描述物体运动状态的物理量，在经典力学中表示为物体到原点的位移和其动量的叉积。

$$即 \quad L = r \times (mv) = m(r \times v) \quad (8-1)$$

在微观世界中，原子由原子核和绕核运动的电子组成。原子核又由带正电荷的质子和呈电中性的中子所组成。构成物质的基本微观粒子（电子、质子、中子和原子核等）除具有大小、电荷、质量等属性外，还有一种固有属性——自旋（spin）。自旋是微观物理学中的重要概

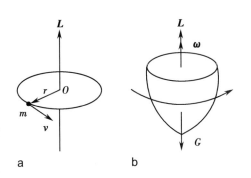

图 8-1 角动量
a. 质点的角动量；b. 自旋物体的角动量。

念，具有运动形式和角动量的双重含义。运动是指微观粒子高速绕其自转轴旋转，就如同地球的自转；角动量是度量自旋的重要物理量，是由其自旋运动产生的，因此，将描述自旋的自旋角动量（spin angular momentum）简称为自旋。

核外电子等微观粒子的运动分为自旋运动和轨道运动两种方式，它们除了具有自旋角动量，还具有描述轨道运动的轨道角动量（orbital angular momentum）。同样，质子和中子也具有自旋角动量和轨道角动量，而原子核内的质子和中子的自旋角动量与轨道角动量之和就构成了原子核

的总角动量,习惯上把原子核的总角动量称为原子核自旋(nuclear spin)。

在宏观世界中,物理量的取值通常是连续的,如温度、速度、动量等;而在微观世界中,物理量的取值是离散的,也就是量子化的。原子核自旋也是如此,原子核的自旋情况是由核的自旋量子数 I 来表征的,而 I 是原子核的固有特性,不同的原子核具有不同的 I 值。根据量子力学的计算,I 只能取整数或半整数,即只能取 0,1/2,1,3/2……,自旋量子数 I 的取值由原子核内部的质子数和中子数决定。实验发现,质子数和中子数都为偶数的原子核,其自旋 $I=0$,如 ^{16}O、^{12}C、^{32}S 等;质子数和中子数都为奇数的原子核,其自旋 I 为整数,如 $I=1$;质子数和中子数一个为奇数一个为偶数的原子核,其自旋 I 为半整数,如 ^{31}P 的 $I=1/2$,^{63}Cu 的 $I=5/2$,^{235}U 的 $I=5/2$。其关系如表8-1所示。

表8-1 原子核的自旋量子数

核的种类(Z/N)	质子数(Z)	中子数(N)	自旋量子数(I)	核的自旋
偶/偶核	偶数	偶数	0	无
奇/偶核	奇数	偶数	1/2,3/2,5/2,……	有
偶/奇核	偶数	奇数	1/2,3/2,5/2,……	有
奇/奇核	奇数	奇数	1,2,3,……	有

由上表可见,所有自旋量子数 I 不为零的原子核都有自旋。

原子核的自旋运动常用自旋角动量 P_I 来描述,它是一个矢量。P_I 的方向与核的自旋轴相互重合,即与核旋转方向的平面相互垂直。根据量子力学的计算,原子核的自旋角动量 P_I 只能取一系列离散值,其计算式为:

$$P_I = \frac{h}{2\pi}\sqrt{I(I+1)} = \hbar\sqrt{I(I+1)} \tag{8-2}$$

式中,h 为普朗克常数,$\hbar$ 为约化普朗克常数,$\hbar=h/2\pi$。由于 I 值是量子化的,因此,P_I 的值也是量子化的。

(二)原子核的磁矩

原子核的质子是带正电荷的粒子,粗略地说,原子核的电荷均匀分布在表面上,因此,可以将原子核看成是一个均匀带电球体。由于 $I\neq0$ 的原子核具有自旋,而上述电荷也随之围绕自旋轴旋转,其效应相当于环形电流。根据电流的磁效应,此环形电流会使得原子核的周围出现磁场。中子虽然呈现电中性,但是由于它内部的电荷分量分布不均匀,自旋时也能产生磁场。因此,自旋不为零的原子核(简称自旋核)就会具有一定的磁性,此时的自旋核就像是一个小磁体,如图8-2所示。

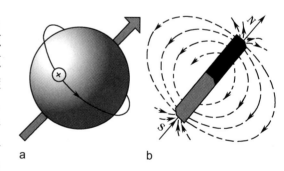

图8-2 核的自旋及其磁效应
a.自旋的原子核;b.自旋核的磁效应。

为描述自旋核在其周围空间所产生的磁场特性,引入一个物理量——磁矩(magnetic moment)μ_I。磁矩 μ_I 是矢量,它的方向垂直于上述环形电流的方向,且与自旋角动量 P_I 的方向处在同一条直线上。μ_I 和 P_I 之间存在正比例关系。

即 $$\mu_I = \gamma P_I \tag{8-3}$$

式中,γ 为比例系数,称为原子核的磁旋比(gyromagnetic ratio),又称旋磁比,是核的特征常数,与核的运动无关。当 $\gamma>0$ 时,μ_I 与 P_I 同向;当 $\gamma<0$ 时,μ_I 与 P_I 反向。不同的原子核具有不同的磁旋比,$\gamma=g_I e/(2m_p c)$,g_I 为取决于原子核种类的无量纲的数,称为朗德因子或 g 因子;e 为电子的电荷数;m_p 为质子的质量;c 为光速。将 γ 的表达式和式(8-2)代入式(8-3)中,得到式(8-4):

$$\boldsymbol{\mu}_{I} = g_{1} \frac{e\hbar}{2m_{p}c} \sqrt{I(I+1)} = g_{1} \boldsymbol{\mu}_{N} \sqrt{I(I+1)} \tag{8-4}$$

式中, $\mu_{N} = e\hbar/(2m_{p}c)$ 称为核磁子(nuclear magneton)。

当原子核与电子组成原子时,原子的总磁矩就是它们各自的磁矩之和,对于多电子的原子,要根据原子的构造求出电子的总磁矩 $\boldsymbol{\mu}_{e}$。因 $\boldsymbol{\mu}_{I}$ 比 $\boldsymbol{\mu}_{e}$ 小得多,故当 $\boldsymbol{\mu}_{e} \neq 0$ 时,原子的磁矩主要由 $\boldsymbol{\mu}_{e}$ 决定;当 $\boldsymbol{\mu}_{e} = 0$ 时,原子的磁矩才由 $\boldsymbol{\mu}_{I}$ 决定。

(三)磁共振成像的磁性核

自旋不为零的原子核都是磁性核,也只有磁性核才能和静磁场相互作用产生磁共振现象。在生物组织中存在很多的磁性核,如 ^{1}H、^{14}N、^{13}C、^{19}F、^{23}Na、^{31}P 等,其特征参数见表8-2。

表8-2　一些磁性核的特性参数

核素	相对含量	相对灵敏度	自旋量子数	g 因子	磁矩	磁旋比 γ (10^{8}rad·s^{-1}·T^{-1})
^{1}H	99.98%	1	1/2	5.585 5	2.792 7	2.675 3
^{13}C	1.1%	0.016	1/2	1.404 6	0.702 16	0.672 8
^{14}N	0.36%	0.001	1	0.702 3	0.403 57	0.193 4
^{19}F	100%	0.830	1/2	5.256	2.627 3	2.517 9
^{23}Na	100%	0.093	3/2	1.478	2.216 1	0.703 1
^{31}P	100%	0.066	1/2	2.262	1.030 5	1.084 0

在MRI中,磁性核产生的信号强度对图像质量及成像时间起着至关重要的作用。磁性核对磁共振信号强度的影响主要取决于两个因素,一是磁性核在组织中的浓度;二是磁性核的相对灵敏度,即等量的不同磁性核产生的信号强度之比(与磁性核的磁化强度有关)。氢原子(^{1}H)核内只有一个质子,不含有中子,所以 ^{1}H 核又称为氢质子,^{1}H 占生物组织原子总数的2/3,它的磁化强度也是人体常见磁性核中最高的。所以,目前临床MRI应用最多的就是 ^{1}H 成像,^{1}H 的MRI图像也称为质子像。人体内的多数 ^{1}H 存在于水分子之中,少部分 ^{1}H 存在于脂肪和蛋白质分子之中。水分子由十个核外电子,两个氢核,一个氧核构成。理论上,水分子的分子磁矩是粒子的轨道磁矩、自旋磁矩的矢量和。但是,十个核外电子正好构成一个满壳层,满壳层电子的总轨道角动量为零,总的磁矩也就为零。十个电子也构成五个电子对(配对电子),一对电子的自旋角动量为零,五对配对电子的总自旋也就为零。氧原子核是偶-偶核,故其自旋为零。因此,从磁矩方面考察,一个水分子的磁矩相当于两个"裸露"的氢核的磁矩。实际在MRI中,共振频率的计算依据氢核的进动频率,组织、器官信号的强度反映了氢核的多少。应指出,来自脂肪的氢核与来自水分子"裸露"的氢核的进动频率是有差别的。

原子核的自旋是产生MR现象的物理基础,具有 ^{1}H 等磁性原子核的物质(包括人体在内)是产生MR的基本条件之一。但在自然状态下,原子核的排列处于一种无序的状态,即原子核磁矩的朝向是随机的、瞬息即变的。因此,在每一瞬间,不同朝向原子核的磁矩将会相互抵消,宏观上物质不显示磁性。

^{129}Xe(氙)也可以应用于磁共振成像。氙的原子序为54,自然产生的氙由8种稳定同位素组成,其中 ^{129}Xe 和 ^{131}Xe 是磁性原子核,其自旋不为零,可用于磁共振成像。

二、静磁场中的自旋核

在人体进入磁场之前,磁性核的磁矩 $\boldsymbol{\mu}_{I}$ 选择的方向(即所谓的取向)处于一种杂乱无章的状态,磁矩 $\boldsymbol{\mu}_{I}$ 沿空间各方向呈一种等概率分布;当人体被置于磁体中时,人体内部的磁性核会受到静磁场的作用,使得其运动状态发生改变。下面讨论磁性核在静磁场 $\boldsymbol{B}_{0}$ 中的变化。

(一) 核自旋的空间量子化

将磁性核置于静磁场 B_0 之中,自旋角动量 P_I 将受到磁场力矩的作用而定向排列,这就是自旋的空间量子化。P_I 在静磁场中只能有若干个特定的取向,取向的数量取决于核的自旋量子数 I 值的大小,为 $2I+1$ 种。在直角坐标系中取 Z 轴与 B_0 同向,根据量子力学的原理,原子核的 P_I 在 Z 轴上的投影 P_Z 也只能取 $2I+1$ 种不连续的数值,其计算式为:

$$P_Z = \frac{\hbar}{2\pi}m = \hbar m \quad (m=I,I-1,I-2,\cdots-I) \tag{8-5}$$

式中,m 等于原子核的自旋磁量子数(spin magnetic quantum number)I,对应 P_I 在空间的 $2I+1$ 种取向(图 8-3)。^{1}H 是医用 MRI 中最常使用的核,它的自旋量子数 I 为 1/2,有 $m=1/2$ 和 $m=-1/2$ 两种空间取向。由式(8-5)可知,P_Z 的各个可能的取值之间相差 $\hbar$ 倍。

P_I 在 Z 轴上投影的最大值常用 P_{max} 表示,它的值为:

$$P_{max} = \hbar I \tag{8-6}$$

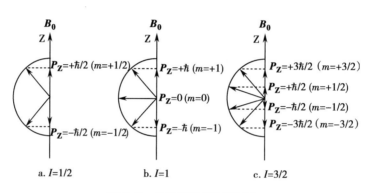

图 8-3　核自旋的空间量子化

(二) 核磁矩的空间量子化

静磁场 B_0 除了影响原子核的自旋 P_I 外,同样会影响磁矩 μ_I,使 μ_I 进行空间量子化。磁矩 μ_I 在静磁场中只能有 $2I+1$ 个特定的取向,μ_I 在 Z 轴上的投影 μ_Z 也只能取 $2I+1$ 种不连续的数值,其计算式为:

$$\mu_Z = \gamma P_Z = \gamma \hbar m = g_I \mu_N m \quad (m=I,I-1,I-2,\cdots-I) \tag{8-7}$$

$I=1/2,1$ 和 3/2 三种情况下 μ_I 的空间取向如图 8-4。在各种情况下 m 均有 $2I+1$ 个取值。对于 ^{1}H,由于其自旋量子数 $I=1/2$,μ_I 在 B_0 中仅有两种不同的取向,在 B_0 方向上的分量分别为 $\gamma\hbar/2$ 和 $-\gamma\hbar/2$。

μ_I 在 Z 轴上投影的最大值 μ_{max} 为:

$$\mu_{max} = \gamma P_{max} = \gamma \hbar I \tag{8-8}$$

自旋角动量 P_I 和磁矩 μ_I 空间投影的不连续性(即空间量子化)是微观世界的特征之一。

(三) 核磁矩在磁场中的能量和塞曼效应

由前述可知,自旋角动量 P_I 不为零的原子核为磁性核,都具有自旋磁矩,磁性核在没有静磁场作用时保持在基态,即处于能量为 E_0 的能级上。若把这种核置于 B_0 中,磁场对 μ_I 的作用力将使原子核在原来基态能量的基础上出现一定的附加能量。设 B_0 与直角坐标系 Z 轴同向,B_0 与 μ_I 间的夹角为 θ,由于 μ_I 与 B_0 的相互作用,原子核的附加能量 ΔE_m 等于这两个向量点积的负值。

即　　$\Delta E_m = -\mu_I B_0 = -\mu_I B_0 \cos\theta \tag{8-9}$

式中,μ_I 和 B_0 分别为 μ_I 和 B_0 的模,由于 $\mu_I \cos\theta = \mu_Z$,就是 μ_I 在静磁场方向的投影,所以有:

$$\Delta E_m = -\mu_Z B_0 \tag{8-10}$$

由此可知,磁性核的附加能量等于核磁矩在静磁场方向上的投影与静磁场的磁感应强度乘

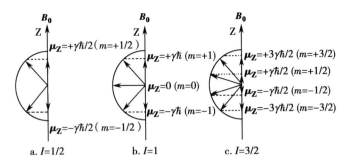

图 8-4　核磁矩的空间量子化

积的负值。根据式（8-7）和式（8-10），可以得出 $\boldsymbol{\mu}_1$ 在各个能级上的附加能量表达式：

$$\Delta E_m = -\boldsymbol{\mu}_Z \boldsymbol{B}_0 = -\gamma\hbar m\boldsymbol{B}_0 = -g_I\boldsymbol{\mu}_N m\boldsymbol{B}_0 \tag{8-11}$$

上式中的磁量子数 m 只有 $2I+1$ 个取值。由上式可知，当无静磁场时，磁性核保持基态 E_0 的能量状态，且核自旋的取向是随机的。当磁性核处于静磁场中，磁性核的能量在 E_0 的基础上出现量子化的增量，磁性核所具有的这些不连续的能量值称为原子核的能级，不同能级上附加能量的绝对值与磁感应强度成正比。按照能量值的大小将各个能级绘制出来的图形称为能级分布图，图 8-5 为自旋量子数 I 不同的原子核的能级分布图。

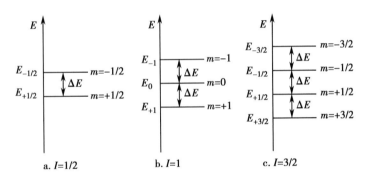

图 8-5　不同自旋量子数的原子核在静磁场中的能级分布图

由式（8-11）和图 8-5 可知，能级的数目取决于自旋量子数 I。在静磁场作用下，原子核自旋有 $2I+1$ 种取向，即有 $2I+1$ 种不同的 θ 角，相应的也有 $2I+1$ 个取值，因此能级的总数为 $2I+1$ 个。磁量子数 m 为正值的各个状态，$\boldsymbol{\mu}_1$ 与 $\boldsymbol{B}_0$ 的方向相同，对应的附加能量为负值，称之为低能态；m 为负值的各个状态，$\boldsymbol{\mu}_1$ 与 $\boldsymbol{B}_0$ 的方向相反，对应的附加能量为正值，称之为高能态。由于 m 的可能取值依次地相差 1，因此两相邻能级的能量差为：

$$\Delta E = -\gamma\hbar\boldsymbol{B}_0 = -g_I\boldsymbol{\mu}_N\boldsymbol{B}_0 \tag{8-12}$$

由式（8-12）可知，在 $\boldsymbol{B}_0$ 中磁性核的磁能级分裂是等间距的，相邻两能级间的能量差随 $\boldsymbol{B}_0$ 的增强而增大，即磁性核在磁场中的附加能量与磁性核所在位置的磁场强度成正比。

综上所述，磁性核处于基态的一个能级在 $\boldsymbol{B}_0$ 的作用下产生了 $2I+1$ 个附加能量，从而分裂成为 $2I+1$ 层能级。物理学上把这种基态能级在 $\boldsymbol{B}_0$ 的作用下发生分裂的现象称为塞曼效应（Zeeman effect）（又称为 Zeeman 劈裂、Zeeman 分裂或者能级劈裂）。经塞曼分裂形成的能级就是塞曼能级或磁能级。

^{1}H 的自旋量子数 $I=1/2$，在静磁场中的自旋状态有两种取向，此时基态的能量 E_0 分裂为不同能量的两个能级（图 8-6），其 ^{1}H 的附加能量分别为：

$$\Delta E_{-1/2} = \gamma\hbar\boldsymbol{B}_0/2 = g_I\boldsymbol{\mu}_N\boldsymbol{B}_0/2 \tag{8-13}$$

$$\Delta E_{1/2} = -\gamma\hbar\boldsymbol{B}_0/2 = -g_I\boldsymbol{\mu}_N\boldsymbol{B}_0/2 \tag{8-14}$$

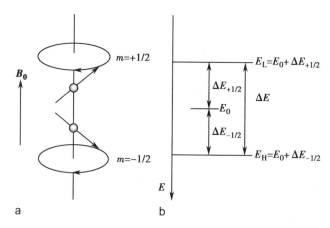

图 8-6 ^{1}H 在静磁场中的两种取向及能级分裂

a. 两种取向;b. 能级分裂。

与静磁场 $\boldsymbol{B_0}$ 同方向的 $\boldsymbol{\mu_I}$ 处于低能级,与静磁场 $\boldsymbol{B_0}$ 反方向的 $\boldsymbol{\mu_I}$ 处于高能级,则处于低能级的 ^{1}H 总能量 E_L 和处于高能级的 ^{1}H 总能量 E_H 分别为:

$$E_L = E_0 - \gamma \hbar \boldsymbol{B_0}/2 = E_0 - g_I \boldsymbol{\mu}_N \boldsymbol{B_0}/2 \tag{8-15}$$

$$E_H = E_0 + \gamma \hbar \boldsymbol{B_0}/2 = E_0 + g_I \boldsymbol{\mu}_N \boldsymbol{B_0}/2 \tag{8-16}$$

(四) 磁性核在静磁场中的旋进

进动(precession)指一个自转的物体受外力作用导致其自转轴绕某一中心作与自转方向相同的旋转,又称旋进。在刚体力学中以陀螺的转动为例(图 8-7),当陀螺垂直自转时,因其所受的重力矩为零,故其将保持不变的角动量进行自转;当陀螺的自转轴与重力方向出现倾角 θ 时,其所受的重力矩不为零,根据右手定则,力矩方向垂直于陀螺自转轴与重力形成的平面,此力矩连续地改变陀螺角动量的方向,使陀螺在自转的同时,其自转轴又围绕着一个锥面转动。

磁性核有一定的自旋角动量 $\boldsymbol{P_I}$ 和磁矩 $\boldsymbol{\mu_I}$,在静磁场 $\boldsymbol{B_0}$ 作用下,它将如旋转陀螺在地球引力场中旋进一样运动,称为磁性核的旋进(图 8-8)。

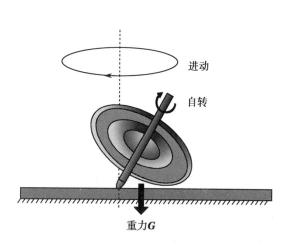

图 8-7 陀螺的自转与进动

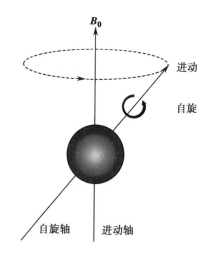

图 8-8 磁性核在静磁场中的旋进

在静磁场 $\boldsymbol{B_0}$ 作用下,核磁矩 $\boldsymbol{\mu_I}$ 会有特定的空间取向,使 $\boldsymbol{\mu_I}$ 和 $\boldsymbol{B_0}$ 之间存在特定的夹角,则 $\boldsymbol{\mu_I}$ 与 $\boldsymbol{B_0}$ 之间的相互作用就会产生一个施加在磁性核上的力矩 $\boldsymbol{T}$:

$$\boldsymbol{T} = \boldsymbol{\mu_I} \times \boldsymbol{B_0} \tag{8-17}$$

$\boldsymbol{T}$ 的方向可由右手定则确定,垂直于 $\boldsymbol{\mu_I}$ 和 $\boldsymbol{B_0}$ 形成的平面。设 $\boldsymbol{\mu_I}$ 和 $\boldsymbol{B_0}$ 之间的夹角为 θ,则式(8-17)的大小关系是:

$$T = \mu_1 B_0 \sin\theta \tag{8-18}$$

在力矩 T 的作用下,磁性核的 P_1 或 μ_1 会发生变化,力矩 T 与 μ_1(或 P_1)的改变具有相同的方向,都始终垂直于 μ_1(或 P_1)和 B_0 形成的平面,导致 μ_1(或 P_1)的方向连续改变,但大小保持不变,这就使磁性核 μ_1(或 P_1)在以静磁场为轴的圆锥面上以恒定的角速度旋进,磁性核在自旋的同时又围绕静磁场方向发生的进动也称为拉莫尔旋进(Larmor precession)。

原子核的旋进角频率 ω_0 由拉莫尔进动方程给出:

$$\omega_0 = 2\pi f_0 = \gamma B_0 \tag{8-19}$$

式中,f_0 为原子核的旋进角频率,由式(8-19)可知,旋进角频率 ω_0 与旋磁比 γ 和核静磁场的强度大小 B_0 成正比,与 μ_1 和 B_0 之间的夹角无关。对于 ^{1}H 来说,$\gamma = 2.67 \times 10^8 \mathrm{rad \cdot s^{-1} \cdot T^{-1}}$,则当 $B_0 = 1\mathrm{T}$ 时,$\omega_0 = 2.67 \times 10^8 \mathrm{rad \cdot s^{-1}}$,$f_0 = \omega_0/2\pi = 42.58\mathrm{MHz \cdot s^{-1}}$,意味着一秒钟 ^{1}H 的磁矩要绕 B_0 旋进 42.58×10^6 圈。

对着 Z 轴观察,当 γ 为正值时(ω_0 为正),则表明 μ_1 是按顺时针方向旋进的;当 γ 为负值时(ω_0 为负),μ_1 按逆时针方向旋进。

(五) 宏观磁化矢量的产生

前面讨论了孤立原子核的性质(自旋和磁矩)以及它在静磁场中的运动规律(能级分裂和进动)。但人们尚不能检测单个原子核的行为,只能测量样品或被检体中大量同种核的集体行为。原子核群的集体行为表现为一些可测的宏观量,根据这些宏观量才能进行判断或显像。

为了研究大量磁性核磁矩的宏观特性,布洛赫提出了原子核磁化矢量(magnetization vector)的概念,以其在磁场中的运动规律来表征核的集体行为。磁化矢量是单位体积内总数为 N 的所有 μ_1 的矢量和,用 M 表示。即

$$M = \sum_{i=0}^{N} \mu_{1i} \tag{8-20}$$

M 是一个矢量,它的大小和方向可用线段的长短和箭头来表示,M 在磁场中的运动规律可以用来表征核的集体行为。

当静磁场 $B_0 = 0$ 时,在无 B_0 作用的情况下,磁性核系统中各个原子核的热运动使 μ_1 的空间取向处于杂乱无章的状态。从统计学的角度看,μ_1 在空间各方向上出现的概率均等,各 μ_1 互相抵消,对外不呈现宏观磁效应,宏观总磁矩为零,μ_1 的矢量和等于零:

$$M = \sum_{i=0}^{N} \mu_{1i} = 0 \tag{8-21}$$

当静磁场 $B_0 \neq 0$,在 B_0 的作用下,各原子核的磁矩有 $2I+1$ 种空间取向,进行能级分布,各原子核一边自旋一边围绕磁场方向以 $\omega_0 = \gamma B_0$ 的角频率旋进,μ_1 与 B_0 间的夹角 θ 保持不变。从原子核能量的角度看,其核能呈现塞曼分裂,磁矩在不同取向上的旋进轨迹可用不同圆锥来形象地表示,圆锥面上的矢线代表原子核磁矩的取向。处于低能级的原子核沿上圆锥轨迹进动,处于高能态的原子核沿下圆锥轨迹进动。例如,在静磁场中处于低高两个能级的氢核 ^{1}H 分别在上下两个圆锥轨迹上旋进(图 8-9)。

根据以上的分析可知,处于低能级和高能级上的核数分布将决定原子核群体的磁化矢量 M。

磁性核的能级分布情况受以下两种因素作用:①B_0 作用下,磁性核的 μ_1 趋向于 B_0 方向(即低能级方向),使系统自身达到尽可能低能量的稳定状态;②受热运动的影

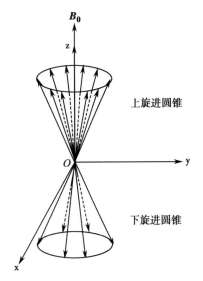

图 8-9　静磁场中氢核旋进的圆锥轨迹

响,核在高低能级之间发生跃迁,高低各个能级上的核数目或者核密度有相同分布的趋势。这两种因素共同作用最后达到动态平衡。平衡状态下,磁性核数目服从玻尔兹曼分布(Boltzmann distribution)。

$$即 \quad N_i = Ne^{-E_i/kT} \tag{8-22}$$

式中,N_i 表示第 i 个能级上的核数,E_i 为该能级上的能量,N 为系统的总核数,T 为绝对温度,$k = 1.381 \times 10^{-23} J \cdot K^{-1}$ 为玻尔兹曼常数。

处于热平衡状态的 ^{1}H,设处于高能状态的 ^{1}H 的数目为 N_H,处于低能状态的 ^{1}H 核的数目为 N_L,高低能级上的 ^{1}H 核数之比为:

$$\frac{N_H}{N_L} = e^{-\Delta E/kT} \approx 1 - \frac{\Delta E}{kT} = 1 - \gamma \boldsymbol{B}_0 \hbar / kT \tag{8-23}$$

当温度为 300K,静磁场场强为 1T 时,此核数之比为 0.999 993,处在低能级上的 ^{1}H 数目略多于处在高能级上的 ^{1}H 核数目,说明两个能级上的粒子数差异非常小,大约是百万分之七左右。如果观察的层面中包含有 200 万 +7 个质子,则会有 100 万 +7 个低能级质子,和 100 万个高能级质子,正是这 7 个质子导致了宏观磁向量的出现。

增大静磁场场强 $\boldsymbol{B}_0$,高低能级上粒子数差异增大;提高温度,高低能级上粒子数差异减小。

原子核高低能级上数目的差异使得各 $\boldsymbol{\mu}_I$ 不能完全抵消。$\boldsymbol{M}$ 在 Z 轴上的分量 $\boldsymbol{M}_Z$ 不再为零。通常把 $\boldsymbol{M}$ 在 Z 轴方向上的投影 $\boldsymbol{M}_Z$ 叫作 $\boldsymbol{M}$ 的纵向分量,把 $\boldsymbol{M}$ 在 XY 平面上的投影 $\boldsymbol{M}_{XY}$ 叫作 $\boldsymbol{M}$ 的横向分量,而 $\boldsymbol{M}_{XY}$ 可分解成 $\boldsymbol{M}_X$ 和 $\boldsymbol{M}_Y$ 两部分,分别表示 $\boldsymbol{M}$ 在 X 和 Y 轴上的投影。

$\boldsymbol{B}_0$ 只能确定各磁矩旋进轴的取向、旋进角频率及 Z 坐标(即 Z 分量的数值),但不能确定 $\boldsymbol{\mu}_I$ 的 X 和 Y 坐标,即不能确定旋进核的旋进相位。对于具有大量核的系统,每个 $\boldsymbol{\mu}_I$ 旋进的初相位是随机的。从统计学的角度看,在绕 $\boldsymbol{B}_0$ 方向旋进的过程中,核系统的相位分布也是一种等概率的分布,即各核的相位在 XY 平面上是均匀分布的。因此,它们在 XY 平面上的投影 $\boldsymbol{M}_{XY}$ 可以相互抵消,即 $\boldsymbol{M}_{XY} = 0$。

在平衡状态下,$\boldsymbol{M}$ 的大小等于它的 $\boldsymbol{M}_Z$,方向与 $\boldsymbol{B}_0$ 的方向一致。磁性核在 $\boldsymbol{B}_0$ 中的这种磁化矢量称为净磁化矢量(net magnetization vector),用 $\boldsymbol{M}_0$ 表示。现在以 ^{1}H 为例,讨论 $\boldsymbol{M}_0$ 的大小。

如果把系统中所有旋进相位相同的核矢量和用一个箭头表示,并将其始端平移到坐标原点,则可以绘制出矢量分布图(图 8-10)。由于旋进相位的分布是均匀且对称的,空间各个方向上核

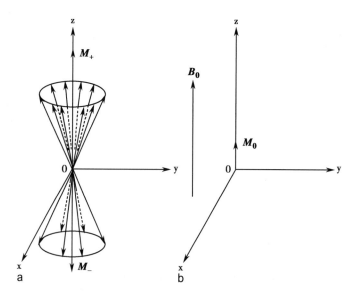

图 8-10 静磁场中 ^{1}H 的磁化矢量
a. 合成矢量及其方向;b. 净磁化矢量 $\boldsymbol{M}_0$。

的总磁矩均可用相同长度的矢量线来表示。热平衡时 ^{1}H 的旋进只有与 $\boldsymbol{B_0}$ 同向和反向两种取向，在这两个取向上各旋进矢量线构成了上下两个圆锥面（图 8-10a）。图中分别用 $\boldsymbol{M_+}$ 和 $\boldsymbol{M_-}$ 表示低、高能级上的 ^{1}H 在 $\boldsymbol{B_0}$ 同向和 $\boldsymbol{B_0}$ 反向上的矢量和。由于低能级上的核数略多于高能级上的核数，因此 $\boldsymbol{M_+} > \boldsymbol{M_-}$，即出现平行于 $\boldsymbol{B_0}$ 的 $\boldsymbol{M_0}$（图 8-10b），$\boldsymbol{M_0}$ 为 $\boldsymbol{M_+}$ 和 $\boldsymbol{M_-}$ 的矢量和。

$$M_Z = M_0 = M_+ + M_- > 0 \tag{8-24}$$

由于 $\boldsymbol{\mu_1}$ 按照统计学规律分布，其横向分量互相抵消，对于磁矩的总矢量和没有贡献，即 $M_{XY}=0$。而各个 $\boldsymbol{\mu_1}$ 的纵向分量对于 $\boldsymbol{M_0}$ 有贡献，即 $\boldsymbol{M_0}$ 就等于系统平衡时 M 的纵向分量 M_Z，而 M_Z 是不可测的。

$\boldsymbol{M_0}$ 的大小与磁性核的密度 ρ、静磁场 $\boldsymbol{B_0}$ 的大小及环境温度有关。磁性核的密度 ρ 越大，$\boldsymbol{M_0}$ 也越大；静磁场 $\boldsymbol{B_0}$ 越大，高低能级粒子数差异增大，$\boldsymbol{M_0}$ 也越大；环境温度增高，高低能级粒子数差异减小，$\boldsymbol{M_0}$ 也就减小。

三、射频场激发

共振是自然界普遍存在的一种能量交换的物理现象。它是指一个运动系统在接收外来能量之时，当外来能量的频率与运动系统的频率相同时，外来能量最易被运动系统吸收。例如有一组固有频率不同的音叉，当打击组外的另一个音叉使其以自身固有频率振动并产生声波时，该声波会使组内与之具有相同固有频率的音叉吸收能量并振动发音，这个过程就称之为"共振"。音叉共振是在外来声波的激励下产生的，而磁共振则是在外来电磁波的激励下产生的。

在 MRI 中，电磁波的频率处于无线电波频率范围内，而无线电波是发射后向各方向传播的，故称其为射频（radio frequency）波，简称 RF 波；因为电磁波仅作短暂的发射（以毫秒计），因此又称其为射频脉冲（radio frequency pulse），简称 RF 脉冲。

原子核在 $\boldsymbol{B_0}$ 中的净磁化矢量 $\boldsymbol{M_0}$ 与 $\boldsymbol{B_0}$ 方向平行，且叠加于 $\boldsymbol{B_0}$。并且由于 $\boldsymbol{M_0}$ 不是振荡磁场，无法单独检测出来，不能直接用于 MR 成像。为了检测到质子群的净磁化矢量 $\boldsymbol{M_0}$，收集 MR 信号并成像，需要使 $\boldsymbol{M_0}$ 偏离 $\boldsymbol{B_0}$ 方向，在垂直于 $\boldsymbol{B_0}$ 方向的横向平面有净磁化矢量。为了达到此目的，通常在 MRI 中采用 RF 脉冲作为激发源。

向 $\boldsymbol{B_0}$ 内的 ^{1}H 施加满足上述要求的 RF 脉冲并发生 MR 现象，产生两个同时进行的作用：①低能级的质子吸收 RF 脉冲的能量，跃迁到高能级，使之在 $\boldsymbol{B_0}$ 中排列方向由同向变为反向，进而抵消了相同数目的低能级质子的磁矩，M_Z 随之变小；②受 RF 射频磁场的磁化作用，旋进的质子的相位趋向于射频磁场的方向，即处于"同相"。此时，在 XY 平面上叠加起来就形成了一个新的宏观磁化量，即横向磁化矢量（transverse magnetization vector）M_{XY}，该磁化矢量继续绕 Z 轴旋进，逐渐偏离 Z 轴。新获得的 M_{XY} 不再与 $\boldsymbol{B_0}$ 叠加，在 XY 平面设置接受线圈时，由于 M_{XY} 的旋进，就相当于线圈内的磁场大小和方向在变化。根据法拉第电磁感应原理，通过闭合回路的磁通量发生变化时，闭合回路内会产生感应电压，该电压的大小与磁通量的变化率成正比。因此，XY 平面上的线圈两端就会随着磁场大小和方向的变化感应出交流电动势，此电动势就是线圈接收到的 MR 信号，该信号同样具有旋进角频率。

四、磁共振现象

当物质的磁性原子核在 $\boldsymbol{B_0}$ 中受到一定频率的电磁波作用时，在它们的能级之间会发生共振跃迁，这就是磁共振现象。从上述过程中可知，磁共振现象的产生必须具备三个基本条件：磁性原子核、恒定的 $\boldsymbol{B_0}$ 及能产生一定频率电磁波的交变磁场。

（一）磁共振现象产生的条件

从量子力学的角度，磁共振现象可以通过核的能量变化来说明。已知将原子核置于 $\boldsymbol{B_0}$ 中时，其能级产生塞曼分裂，相邻两能级之间的能量差为 ΔE。因此一个原子核要从低能态向高能态跃迁产生共振,吸收的能量必须等于 ΔE。而且只有当磁量子数差(Δm)为 ± 1 时,相邻两能级间的跃迁才能发生。

假设激发共振所采用的电磁波频率为 v,当由激发电磁波的 v 所决定的能量与相邻两个能级之间的能量差 ΔE 相等时,原子核两个能级之间就会发生跃迁,这就是 MR 现象。上述条件可描述为:

$$hv = \Delta E = \gamma \hbar \boldsymbol{B}_0 \tag{8-25}$$

式中的 hv 表示电磁辐射的能量。则共振条件可表述为:

$$v = \frac{\gamma B_0}{2\pi} \tag{8-26}$$

上式还可以写成如下形式:

$$\boldsymbol{\omega} = \gamma \boldsymbol{B}_0 \tag{8-27}$$

这一关系式正是拉莫尔方程(Larmor equation)或拉莫尔公式,是原子核在 $\boldsymbol{B}_0$ 中旋进的角频率的公式,它规定了自旋核在磁场中产生共振的必要条件,即外界施加的电磁波的频率必须与自旋核(通常是氢核 ^{1}H)在静磁场中的旋进角频率相同。

除了对电磁波的频率有上述要求外,对电磁波的方向也有要求。电磁波中既有磁矢量又有电矢量,磁共振中起作用的只有磁矢量 $\boldsymbol{B}_1$,而且 $\boldsymbol{B}_1$ 必须垂直于 $\boldsymbol{B}_0$,这就是对施加的电磁波方向的要求。

(二)磁化矢量 M 的激发和章动

磁共振的宏观表现所要讨论的是前文引入的磁化矢量 M 的变化规律。

处于静磁场 $\boldsymbol{B}_0$ 中的自旋核群体在热平衡时,所有核的总磁矩 M 等同于一个与 $\boldsymbol{B}_0$ 同向的纵向磁化矢量 $\boldsymbol{M}_0$,是 M 在 Z 轴上的投影。此 $\boldsymbol{M}_0$ 又叫作热平衡磁化强度。

关于 M 的相位特征,即其在 XY 平面上的投影特点,通常使用相位相干和不相干来表征。相位的相干是指所有 $\boldsymbol{\mu}_1$ 的旋进是同相的,即它们在 XY 平面上的投影是会聚的;相位的不相干是指所有 $\boldsymbol{\mu}_1$ 的旋进相位在圆锥上是均匀分布的,即它们在 XY 平面上的投影是发散的。相位相干时 $\boldsymbol{M}_{XY} \neq 0$,不相干时 $\boldsymbol{M}_{XY} = 0$。

由上述可知,热平衡时系统的特点是:

$$\boldsymbol{M}_Z = \boldsymbol{M}_0 \tag{8-28}$$

$$\boldsymbol{M}_{XY} = 0 \tag{8-29}$$

但是,$\boldsymbol{M}_0$ 与 $\boldsymbol{B}_0$ 相比是很微弱的,为了检测 M 的变化,必须将其从与 $\boldsymbol{B}_0$ 的平行关系中分离出来。在 $\boldsymbol{B}_0$ 的垂直方向上施加适当频率的电磁波,使 M 偏离 Z 轴一定的角度,就可达到分离 $\boldsymbol{M}_0$ 和 $\boldsymbol{B}_0$ 的目的。此过程叫作磁化矢量的激发。

在 $\boldsymbol{B}_0$ 的垂直方向上施加频率与原子核旋进角频率相同的射频波对原子核系统进行激发,原子核系统因磁共振而吸收该射频波的能量,导致两种结果(图 8-11):其一是部分处于低能级上的核吸收能量跃迁到相应的高能级上,使高低能级上的核数接近并趋于相等,纵向磁化矢量 $\boldsymbol{M}_0$ 减小到 $\boldsymbol{M}_Z$;其二是处在各能级上的原子核的进动相位、进动速度和进动方向会趋向于一致(趋向于射频场方向),即出现相位相干,$\boldsymbol{M}_0$ 将偏离 $\boldsymbol{B}_0$ 方向,出现横向磁化矢量 $\boldsymbol{M}_{XY}$。这时,M 同时包含垂直方向上的纵向磁化矢量 $\boldsymbol{M}_Z$ 和水平方向上的横向磁化矢量 $\boldsymbol{M}_{XY}$。系统激发后的特征可描述为:

$$\boldsymbol{M}_Z < \boldsymbol{M}_0 \tag{8-30}$$

$$\boldsymbol{M}_{XY} \neq 0 \tag{8-31}$$

为了更精确地说明系统激发后 M 的运动状态,现引入固定坐标系 XYZ 和旋转坐标系 X′Y′Z′ 进行讨论。固定坐标系的 Z 轴、旋转坐标系的 Z′ 轴和 $\boldsymbol{B}_0$ 的方向重合,且 X′Y′ 轴围绕着 Z′ 轴旋转,并取旋进角频率为 $\boldsymbol{\omega}_0$(图 8-12)。

为了获得角频率为 $\boldsymbol{\omega}_0$ 的射频磁场,可以在 X 轴方向上施加一个交变磁场 $\boldsymbol{B}_{1X}$,其强度变化规

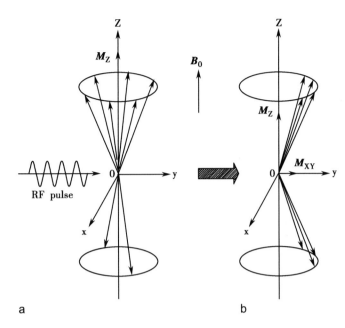

图 8-11 射频脉冲对原子核系统产生的两种效应

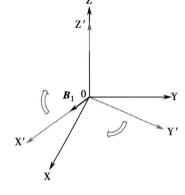

图 8-12 固定坐标系和旋转坐标系

律为 $B_{1X}=2B_1\cos\omega_0 t$，其振幅为 $2B_1$，角频率为 ω_0，该频率与磁性核的旋进角频率相同。为了更方便理解，将该交变磁场分解为大小均为 B_1、角速度均为 ω_0，且旋转方向相反的两个旋转磁场 B_1^+ 和 B_1^-（图 8-13）。它们在 X 轴上的投影方向相同，大小分别为 $B_1\cos\omega_0 t$ 和 $B_1\cos(-\omega_0 t)$，而在 Y 轴上的投影方向相反，大小相等，正好相互抵消；在 X 轴的叠加，两个旋转磁场 B_1^+ 和 B_1^- 刚好等于上述交变磁场。两个旋转磁场中，必定有一个旋转与拉莫尔旋进同向，而另一个则反向。只有旋转方向与原子核旋进同向的磁场能与其发生相互作用，即可通过该磁场来驱动 MR 的发生，而与原子核旋进反向的磁场作用则可以忽略。因此，后续讨论交变磁场 B_{1X} 对原子核的影响时，只考虑可驱动 MR 发生的旋转磁场，简称为 B_1。由于旋转坐标系 X'Y'Z' 与旋

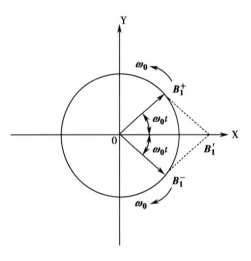

图 8-13 旋转磁场

转磁场 B_1 具有相同的角频率 ω_0，在坐标系 X'Y'Z' 中可认为 B_1 是静止的，或者说是垂直于 Z 轴的。视为静磁场的旋转磁场 B_1 可以任意取向，通常取 X 方向，与 X'轴重合。

在静磁场中处于热平衡状态的自旋核群体，其磁化矢量 M 的大小为 M_0，方向与静磁场同向，静磁场 B_0 对 M 的作用力矩为零。加入射频场 B_{1X} 作用后，设磁矢量 B_1 在 X'轴上，且与 M 相互垂直。B_1 与 M 相互作用产生的磁力矩将使 M 绕着 B_1 旋进，旋进角频率为：

$$\omega_1=\gamma B_1 \tag{8-32}$$

显然，这时 M 将偏离 B_0 的方向。一旦 M 与 B_0 相偏离，M 就又立即受到 B_0 的磁力矩作用，使它同时又绕着 B_0 旋进，旋进角频率为：

$$\omega_0=\gamma B_0 \tag{8-33}$$

在 XYZ 坐标系中，当 B_1 以角频率 ω_0 旋转时，B_1 就相当于作用在 M 上的静磁场，它将使 M 绕着 B_1 的旋进持续下去。因此激发后的 M 相当于处在两个静磁场中，因而两种旋进会同时并稳定地进行。

RF 脉冲是一个在 XY 平面上的旋转磁场 B_1,其磁场方向垂直于 Z 轴,沿着 XY 平面以拉莫尔频率转动。B_1 相对于 B_0 来说很小($\omega_1 \ll \omega_0$),M 绕着 B_1 的旋进通常进行得非常缓慢,其旋进角频率一般在音频范围内。物理学上把此缓慢旋进称为章动(nutation)。因此,旋进是指在固定坐标系中,M 绕 Z 轴的转动,而章动则指在满足共振条件时,M 绕 X' 轴的转动。可见,M 在以角频率 ω_0 绕着 B_0 高速旋进的同时,又以角频率 ω_1 绕着 B_1 缓慢章动,两种运动相叠加,在固定坐标系 XYZ 中观察,矢量 M 的运动就局限在以 M_0 为半径的球面上,其轨迹为一条从球面顶点开始逐渐展开的螺旋线(图 8-14a)。M 围绕 B_0 的章动使 M 与 B_0 之间的夹角 θ 不断地增大,通常将该夹角 θ 称为章动角或翻转角(图 8-14b)。章动角 θ 的增大速度,即 M 偏离 B_0 的速度决定于射频场 B_1 的大小,ω_1 为单位时间内 M 在 XYZ 坐标系中旋转的角度。假设 B_1 场的持续时间为 τ,则:

$$\omega_1 = \gamma B_1 \approx \theta/\tau \tag{8-34}$$

由此可知:

$$\theta = \gamma B_1 \tau \tag{8-35}$$

上式表明,只要在 B_0 的垂直方向施加一旋转磁场 B_1,M 就会偏离 B_0 方向,偏离的角度取决于 B_1 的场强度与持续时间 τ。因此,可通过控制射频场强度 B_1 和持续时间 τ 两个量来改变 M 的翻转角 θ。

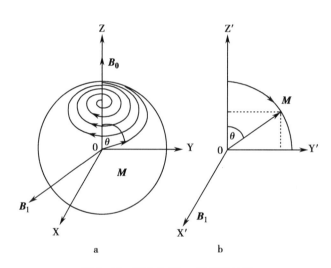

图 8-14　磁化矢量 M 的运动轨迹

射频场以脉冲形式发射,射频结束时,章动后的 M 与 Z 轴之间的翻转角 θ 为多少度,则相应地称该射频脉冲为多少度射频脉冲。例如,能够使 M 翻转到 XY 平面上的 RF 脉冲称为 90° 脉冲;能够使 M 翻转到反方向上的 RF 脉冲称为 180° 脉冲。一般来说,能够使 M 偏离 B_0 并与其成 θ 角的 RF 脉冲称为 θ 角脉冲,如图 8-15 所示。在固定坐标系 XYZ 中,90° 脉冲使得 M 偏离 B_0 方向 90° 角,其矢量端点运动轨迹为从球面顶点开始逐渐展开的半球面螺旋线,最后到达 XY 平面(图 8-15a);在旋转坐标系 X'Y'Z' 中,M 在 Y'Z' 平面上绕轴偏转 90° 到 Y' 轴,此时 $M_Z = 0$,$M_{XY} = M_0$(图 8-15b)。在固定坐标系 XYZ 中,180° 脉冲使得 M 偏离 B_0 方向 180° 角,其矢量端点运动轨迹为从球面顶点开始逐渐展开的球面螺旋线,最后到达该球面的最低点(图 8-15c);在旋转坐标系 X'Y'Z' 中,M 在 Y'Z' 平面上绕轴偏转 180° 到 -Z' 轴,而在此时 $M_Z = -M_0$,$M_{XY} = 0$(图 8-15d)。

综上所述,磁共振现象就是原子核在旋进中吸收外界能量产生的一种能级跃迁现象。外界能量是由垂直于 B_0,且以拉莫尔频率变化的交变磁场 B_1 提供的。B_1 场强度和持续时间 τ 决定了核系统磁化矢量 M 偏离 B_0 的角度 θ 的大小。

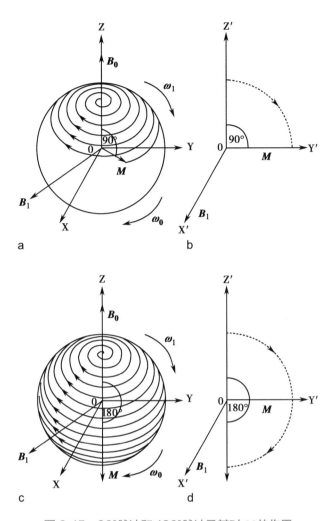

图 8-15　90°脉冲和 180°脉冲及其对 M 的作用

第二节　弛豫与弛豫时间

　　弛豫（relaxation）是物理学中一个广泛使用的概念。弛豫实际上就是"松弛"、"放松"之意，例如被拉紧的弹簧在外力撤除之后会逐渐恢复到原来的平衡状态，像这种向原有平衡状态恢复的过程就是弛豫。在磁共振成像的研究中也一样，除了注意 B_0、RF 脉冲对磁性系统的作用力以外，还需要观察系统的弛豫。在能级分化的量子力学系统中，弛豫通常指粒子受到激发后，以非辐射的方式释放能量回到基态而达到玻尔兹曼平衡的过程。在磁共振相关领域中，弛豫是指原子核发生共振后在非平衡的高能级状态向平衡的低能级状态恢复的过程。

一、弛豫的概念

　　原子核群体系统在静磁场中达到热平衡状态，两个相邻能级之间的核数满足玻尔兹曼分布，使低能核稍多于高能核而形成最大的纵向磁化矢量 M_0。对系统施加合适的 RF 脉冲会产生磁共振现象，部分处于低能级上的原子核跃迁到高能级上，使得 M_0 偏离 Z 方向而向 XY 平面翻转，出现了横向磁化矢量 M_{XY}，原有的平衡关系被打破，系统因吸收能量而处于激发态。而与此同时，高能态的核向周围环境转移能量及时回到低能态，核体系统仍保持低能态核数比高能态核数微弱过剩的热平衡状态，维持玻尔兹曼分布，保证共振吸收继续进行。这种不经过对外辐射能量

197

而逐渐恢复到原平衡态的过程称为弛豫,反映了核体系统中微观粒子之间和粒子与周围环境之间的相互作用。根据自旋核与外界交换能量的形式,主要包括两种:自旋-晶格弛豫和自旋-自旋弛豫。

医学 MRI 中所指的弛豫通常是指磁化矢量 M 的弛豫过程,它是自旋-晶格弛豫和自旋-自旋弛豫的宏观反应。自旋-晶格弛豫和自旋-自旋弛豫在 RF 激发期间已经进行,伴随着自旋核的能量变化,并无对外辐射。而 M 弛豫反映的是在 RF 激发终止之后自旋核系统的总能量变化过程,视为释放能量的过程。讨论 M 的弛豫是从激发脉冲的中断开始的,实际上,弛豫和激发并不是两个完全分开的过程。只要 M 偏离 B_0(即 B_1 场开启),弛豫过程就已开始。这是因为自旋-晶格弛豫所反映的质子与环境之间,自旋-自旋弛豫所反映的自旋核之间的能量交换在共振吸收开始阶段已经进行。但由于 RF 激发脉冲的宽度一般比核的 T_1 和 T_2 弛豫时间要短得多,射频场作用期间的弛豫可以忽略不计。

由上述知,处于热平衡的核系统受到垂直于 B_0 方向脉冲的激发,M 会偏离平衡位置某个角度,使 $M_Z \neq M_0, M_{XY} \neq 0$,即 M 的纵向分量 M_Z 小于平衡值 M_0,并出现横向分量 M_{XY}。RF 脉冲停止之后,受激发的原子核系统从受激发不平衡态逐渐恢复到平衡态,把此过程称为弛豫过程。M 在宏观上反映了这一弛豫过程,M 的弛豫过程就是原子核系统的弛豫过程。M 弛豫包括两方面:一方面是 M_Z 的恢复;另一方面是 M_{XY} 的消失。通常将 M_Z 由最小恢复到原来大小的过程称为纵向弛豫(longitudinal relaxation),它是自旋-晶格弛豫的反映,或称 T_1 弛豫。将 M_{XY} 由最大逐步消失的过程称为横向弛豫(transverse relaxation),它是自旋-自旋弛豫的反映,又称之为 T_2 弛豫。

二、T_1 弛豫

晶格是指包含有自旋核的整个自旋分子体系,是磁共振成像中原子核磁矩对应的周围环境的空间点阵。晶格中原子和分子存在旋转、平移、振动等多种热运动方式,由此产生具有各种频率的瞬息万变的交变磁场。若其中之一频率与某一自旋核旋进角频率相同,如在高能态核的附近有使它跃迁到低能态的磁场,则处于高能态上的核就有可能把能量转移给这个交变磁场,即作为转动、平移、振动的热能传递到晶格中去,释放能量的核自身弛豫到低能态,自旋核系统总能量也趋于热平衡的低能态。这种发生在自旋核与外界环境之间的能量交换、导致磁共振引起的非平衡状态恢复到平衡状态的过程称为自旋-晶格弛豫(spin-lattice relaxation)或热弛豫(thermal relaxation)。

(一)自旋-晶格弛豫时间(T_1)

MR 中,自旋体系受到射频波的激发使 M_Z 减小。中断射频场后,自旋体系借自旋-晶格弛豫而恢复到玻尔兹曼平衡。核系统通过自旋-晶格弛豫从共振激发态恢复到平衡态的 63% 所需要的时间称之为自旋-晶格弛豫时间,通常用 T_1 表示。

T_1 由样品的物理状态和环境温度而定,如核的运动状态和所处的位置等。T_1 的大小代表了自旋-晶格弛豫过程的效率高低,T_1 越小,表示效率越高。液体的 T_1 较小,约为几秒;固体分子的热运动受到限制,不能有效地产生自旋-晶格弛豫,其 T_1 较长,可达几小时。在生物组织中,T_1 的值在几百毫秒到数秒之间。

(二)T_1 弛豫的过程

T_1 弛豫实现的机制主要是通过自旋原子核与周围环境进行能量交换,使自旋核将能量通过晶格扩散,从高能态跃迁到低能态,核系统恢复到玻尔兹曼分布。T_1 弛豫又称纵向弛豫或自旋-晶格弛豫,此弛豫过程如图 8-16 所示。

对于 90° 脉冲、180° 脉冲、θ 角脉冲所形成的翻转,T_1 弛豫过程分别是 M_Z 从 0、$-M_0$ 和 $M_0\cos\theta$ 恢复到 M_0 的过程。

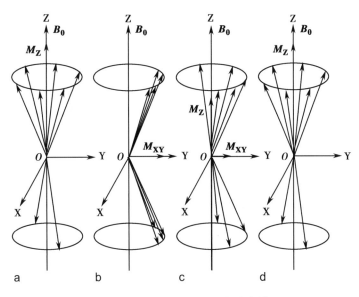

图 8-16 自旋核系统的纵向弛豫过程

自旋核系统完成 T_1 弛豫过程所需要的时间通常用 T_1 表示。T_1 的大小取决于原子核与周围环境之间的相互作用。

受激核系统的 T_1 弛豫符合指数规律。纵向磁化矢量 $\boldsymbol{M}_Z$ 的恢复规律为：

$$\boldsymbol{M}_Z = \boldsymbol{M}_0 \left[1 + (\cos\theta - 1) e^{-\frac{t}{T_1}} \right] \tag{8-36}$$

式中，$\boldsymbol{M}_0$ 为稳定状态的磁矢量，θ 为 $\boldsymbol{M}$ 偏离 $\boldsymbol{B}_0$ 的角度。如果激发使用的是 90° 脉冲，即弛豫开始时 θ 为 90°，则上式化为：

$$\boldsymbol{M}_Z = \boldsymbol{M}_0 \left(1 - e^{-\frac{t}{T_1}} \right) \tag{8-37}$$

$\boldsymbol{M}_Z$ 的变化曲线如图 8-17。弛豫开始瞬间，即 $t=0$ 时，$\boldsymbol{M}_Z=0$；经过 T_1 时间，$\boldsymbol{M}_Z$ 已经恢复至稳态值 $\boldsymbol{M}_0$ 的 63%（即 $1-e^{-1}=0.63$），因此，T_1 是 $\boldsymbol{M}_Z$ 弛豫至其稳态值 63% 所需的时间；经过 $3T_1$ 时间，$\boldsymbol{M}_Z$ 已经恢复至其稳态值 $\boldsymbol{M}_0$ 的 95%（即 $1-e^{-3}=0.95$），弛豫过程基本完成（图 8-17）。

不同组织中的氢核处于不同的化学环境中，它们有不同的 T_1 值，见表 8-3；正常组织与异常组织的 T_1 也有明显差异。人体内游离水分子具有较长的 T_1 值（1 500~3 000ms），如脑脊髓液、水肿区、囊性病变、坏死组织及肿瘤等，而人体内脂肪组织的 T_1 值则较短（几百毫秒）。

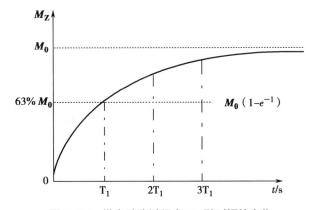

图 8-17 纵向弛豫过程中 M_Z 随时间的变化

表 8-3 常见组织在不同磁场强度下的 T_1 弛豫时间

组织	1T 场强的 T_1 值/ms	1.5T 场强的 T_1 值/ms
脂肪	220	250
肝	420	490

组织	1T 场强的 T_1 值/ms	1.5T 场强的 T_1 值/ms
肾	587	650
脾	680	778
肌肉	730	863
脑白质	680	783
脑灰质	809	917
脑脊液	2 500	3 000

三、T_2 弛豫

原子核自旋产生的微小磁场会影响到邻近的其他原子核,这使得各个磁矩所具有的磁场相互影响,使各个自旋核所处的局部环境各异,进动频率出现分化,进动相位不断变化,圆锥面上相位不均匀分布的原子核逐渐散开呈相位均匀分布,即失相位。这种发生在两个自旋核之间的能量交换的过程称为自旋-自旋弛豫(spin-spin relaxation)。

(一)自旋-自旋弛豫时间(T_2)

MR 中,自旋体系受到射频波的激发使 M_{XY} 出现。中断射频场后,自旋体系借自旋-自旋弛豫而恢复到相位均匀分布。核系统这种通过自旋-自旋弛豫从共振激发态恢复到平衡态的 37% 所需要的时间称之为自旋-自旋弛豫时间,通常用 T_2 表示。

自旋-自旋弛豫的特点是能量交换过程在相同的自旋核之间进行,弛豫效率非常高。固体分子中各个原子的位置相对固定,自旋核可更有效地交换能量,因而其 T_2 特别短;在黏度系数大的溶液中,同样其 T_2 也较小。生物组织的 T_2 值在 30~150ms 之间,例如脂肪的 T_2 约为 100ms。一般情况下,T_1 大于 T_2(T_1 约为 T_2 的 4~10 倍)。

(二)T_2 弛豫的过程

T_2 弛豫实现的机制主要是通过自旋原子核之间磁场的相互影响使各自旋核进动频率出现分化,进动逐渐失相位,使横向磁化矢量 M_{XY} 从最大值逐渐恢复到平衡状态 0。T_2 弛豫又称横向弛豫或自旋-自旋弛豫,此弛豫过程如图 8-18。

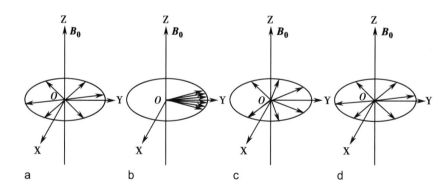

图 8-18 自旋核系统的横向弛豫过程

自旋核系统完成 T_2 弛豫过程所需要的时间通常用 T_2 表示。T_2 的大小取决于原子核之间的相互作用。

受激核系统的 T_2 弛豫符合指数规律。横向磁化矢量 M_{XY} 的恢复规律为:

$$M_{xy} = M_0 \sin\theta e^{-\frac{t}{T_2}}$$

（8-38）

如果激发使用的是90°的脉冲,则上式化为:

$$M_{xy} = M_0 e^{-\frac{t}{T_2}}$$

（8-39）

M_{XY} 的变化曲线如图 8-19。弛豫开始瞬间,即 $t=0$ 时,$M_{XY}=M_0$;经过 T_2 时间,M_{XY} 已衰减至其初始值 M_0 的 37%(即 $e^{-1}=0.37$),因此,T_2 是 M_{XY} 弛豫至其最大值 37% 所需的时间;经过 $3T_2$ 时间,M_{XY} 已衰减至其最大值 M_0 的 5%(即 $e^{-3}=0.05$),弛豫过程基本完成。

不同组织的 T_2 时间是不同的,见表 8-4;正常组织与异常组织的 T_2 时间也有明显差异。人体内含游离水分子较多的组织 T_2 值较长,如脑脊液、肾组织、囊肿、脓肿、炎症组织、肿瘤等;人体内脂肪组织的 T_2 值中等;而人体的脾脏、肝脏、肌肉、含水较少或纤维化明显的肿瘤(如肺癌、成骨性肿瘤、胰腺癌)等组织的 T_2 值较短。

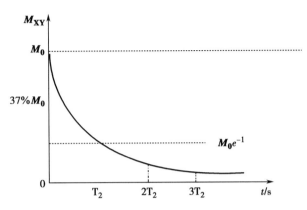

图 8-19 横向弛豫过程中 M_{XY} 随时间的变化

表 8-4 常见组织的 T_2 弛豫时间

组织	T_2/ms	组织	T_2/ms
肝	43	脂肪	84
肌肉	47	脑白质	92
肾	58	脑灰质	101
脾	62	脑脊液	1 400

四、T_2^* 弛豫

从理论上讲,如果静磁场 B_0 是绝对均匀的,那么 T_2 弛豫或相位发散过程的快慢完全由核系统的 T_2 时间决定。但在实际中,静磁场 B_0 并不是绝对均匀的,导致各原子核在略有差异的静磁场 B_0 中自旋,其旋进角频率自然也会略有差异,这必然加速了 T_2 弛豫的过程,实际的 T_2 弛豫比核的本征特性所决定的弛豫要快。一般把核系统所固有的 T_2 弛豫时间称为本征 T_2 弛豫时间,把实际测得的 T_2 称为实际 T_2 弛豫时间,或准 T_2 弛豫时间,记作 T_2^*。T_2 和 T_2^* 弛豫中 M_{XY} 的变化曲线对比如图 8-20。

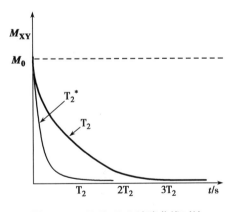

图 8-20 T_2 和 T_2^* 弛豫曲线对比

五、宏观磁化矢量的综合弛豫轨迹

上面定量地研究了两种最主要的弛豫过程,T_1 弛豫和 T_2 弛豫。由上可知在中断射频脉冲的作用后,磁性核系统开始向平衡状态恢复,同时启动纵向和横向磁化矢量的恢复过程,两个过程相互独立,但宏观表现为总磁化矢量 M 的变化。

对于 90°RF 脉冲作用后的弛豫,M_{XY} 恢复到零时 M_Z 不会同时恢复到 M_0,因为纵向弛豫和横向弛豫是两个完全独立的过程,它们产生的机制是不同的。一般同一组织的 T_1 远比 T_2 长,也就是说,横向磁化在 RF 脉冲停止后很快完成弛豫而衰减为零,但纵向磁化的恢复却需要较长时间才能完成。

图 8-21 是 90°RF 脉冲作用后宏观 M 的弛豫示意图。

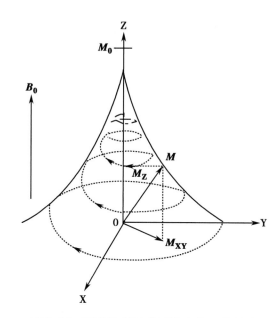

图 8-21　90°RF 脉冲作用后宏观 M 的弛豫

对于 180°RF 脉冲作用后的弛豫,M_{XY} 为零,而在磁性核系统向平衡状态恢复的过程中,并没有外来因素改变核磁矩的均匀分布状态,所以,M_{XY} 将一直保持为零不变;而 M_Z 则由负向最大逐渐增加到零,再由零向正向最大恢复。

第三节　磁共振信号检测与处理

在磁共振的激发与弛豫过程中人体组织吸收和释放能量,那么只要设法检测组织吸收能量的差异和弛豫信号,就可以得到生物组织的特征信息,再设法确定信号发生的空间位置,这便是 MRI 的基本原理。磁共振信号的检测是在 RF 脉冲结束后开始的,这样做可以避免 RF 信号的耦合。本节主要讲述自由感应衰减信号的形成、检测及处理。

一、自由感应衰减信号

(一)自由感应衰减信号

自由感应衰减(free induction decay,FID)信号是磁化矢量 M 在自由旋进(进动)时产生的 MR 信号,自由旋进是指射频场停止后磁化矢量 M 在恒定静磁场 B_0 中的旋进。

在 MRI 设备中,激发 RF 加载时间为微秒量级,但功率很大,其磁场分量方向与 Z 轴垂直。激发过程中,处于静磁场 B_0 中的样品逐渐被磁化,并在热平衡状态时沿静磁场 B_0 方向形成一个稳定的磁化强度 M_0,即 $M_Z = M_0$、$M_{XY} = 0$。RF 停止发射后,系统磁化矢量 M 处于弛豫过程,其释放的能量会在接收线圈中产生感应信号,即 FID 信号。

(二)自由感应衰减信号的形成与检测

假设在 90°RF 脉冲的作用下,样品中的磁性核发生了磁共振,导致样品的磁化矢量 M_0 偏离 B_0

方向 90° 到达 XY 平面上。90°RF 脉冲后，$M_Z=0$、$M_{XY}=M_0$，M_{XY} 开始在 XY 平面上一边以角速度 $\omega_0=\gamma B_0$ 绕 Z 轴旋进，一边以时间常数 T_2 作指数衰减，这就是磁化矢量 M 在静磁场 B_0 中的自由旋进。

由于横向磁化矢量 M_{XY} 本身就是一个磁场，若在 XY 平面放置接收线圈，M_{XY} 在 XY 平面的旋进和衰减就会使穿过线圈的磁通量不断变化。根据法拉第电磁感应定律，通过闭合回路的磁通量发生变化时，闭合回路会产生感应电压，感应电压的大小与磁通量的变化率成正比，在接收线圈两端就感应出一个交变电信号 $f(t)$，该信号的角频率为 ω_0，振幅随 M_{XY} 以横向弛豫时间常数 T_2 作指数衰减。由于 $f(t)$ 是在自由旋进过程中感生的，故被称为自由感应衰减信号（图 8-22）。实际中，FID 信号在 RF 开始时即产生，最开始的一段 FID 信号因其混有相当强度的激发 RF 尾波，会对于同样是射频波段的自由感应衰减造成遮盖而不接受，称为空白时间（dead time）。

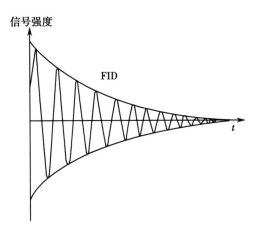

图 8-22　自由感应衰减信号

在静磁场均匀情况下，FID 信号的衰减速度反映了样品内部的自旋-自旋弛豫相互作用的时间常数 T_2。但静磁场不可能绝对均匀，因此信号较快衰减为零。由于静磁场的非均匀性使组成磁化矢量的各个核磁矩的旋进角频率不相同，从而产生散相，随时间增加散相越来越明显，最后所有核磁矩的相位呈现随机分布，它们相互抵消，总的磁化强度为零。实际观测的 FID 信号不仅受自旋-自旋弛豫影响，还与静磁场 B_0 自身的非均匀性有关，其时间常数为 T_2^*（图 8-23）。

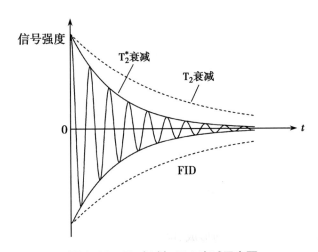

图 8-23　T_2 衰减与 T_2^* 衰减示意图

FID 信号对磁场非均匀性敏感，且使序列扫描参数不易操控，因此，很少用于常规 MRI 扫描序列，但 FID 信号在 MR 波谱成像以及投影采集成像技术中还有应用。

二、FID 信号的傅里叶变换

在旋转坐标中，磁化强度 M 按照指数规律衰减，如式 8-40，

$$\begin{cases} M_Z = M_0\left(1 - e^{-\frac{t}{T_1}}\right) \\ \\ M_Y = M_0 e^{-\frac{t}{T_2}} \end{cases} \tag{8-40}$$

式中,T_1 是纵向弛豫时间,由受检组织的自旋核通过自旋-晶格相互作用将能量转化为内能;T_2 是本征横向弛豫时间(也称相位记忆时间),由受检组织的自旋核通过自旋-自旋相互作用将能量和角动量传递给邻近自旋核的过程,引起了相位发散。

(一)样品中只有一个共振频率且等于 RF 脉冲中心频率的 FID 信号($\omega_1 = \omega_0$)

90°RF 脉冲停止后,时域信号为 FID 信号,在复数空间表示时域上 FID 信号为:

$$s(t) = \boldsymbol{M}_Y(t) + i\boldsymbol{M}_X(t) = (\boldsymbol{M}_0 e^{i\omega_0 t}) e^{-\frac{t}{T_2}} \tag{8-41}$$

FID 信号在 XY 平面上以 ω_0 旋进,同时以 T_2 时间常数弛豫衰减,对上式进行傅里叶变换为:

$$F(\boldsymbol{\omega}) = \int_{-\infty}^{\infty} s(t) e^{-i\omega t} dt = \int_{-\infty}^{\infty} (\boldsymbol{M}_0 e^{i\omega_0 t}) e^{-\frac{t}{T_2}} e^{-i\omega t} dt$$

$$= \frac{\boldsymbol{M}_0}{\frac{1}{T_2} + i(\omega - \omega_0)} = \frac{\boldsymbol{M}_0 / T_2}{\left(\frac{1}{T_2}\right)^2 + (\omega - \omega_0)^2} - i\frac{\boldsymbol{M}_0 \quad (\omega - \omega_0)}{\left(\frac{1}{T_2}\right)^2 + (\omega - \omega_0)^2} \tag{8-42}$$

$$= \frac{T_2}{1 + T_2^2(\omega - \omega_0)^2} - i\frac{\boldsymbol{M}_0 T_2^2(\omega - \omega_0)}{1 + T_2^2(\omega - \omega_0)^2} \boldsymbol{M}_0$$

式中,实部代表吸收信号线形,即磁共振吸收曲线;虚部表示色散信号线形。ω_0 是线圈端的载波频率,在旋转坐标系中,$\omega_0 = \omega$ 即拉莫尔进动频率。FID 在时域上的信号衰减以及频率的信号如图 8-24。

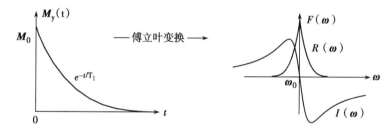

图 8-24　FID 信号及其傅里叶变换

(二)样品中只有一个共振频率不等于 RF 脉冲频率的 FID 信号($\omega_1 \neq \omega_0$)

当线圈共振频率与进动频率存在频差 $\Delta\omega = \omega_1 - \omega_0$ 时,横向磁化矢量在旋转坐标系中以 $\Delta\omega$ 进动,在滤掉 ω_0 后,$s(t) = \mathrm{M}_\perp(t) + j\boldsymbol{M}_X(t)$ 是衰减震荡信号,其频域信号为:

$$F(\boldsymbol{\omega}) = \frac{\boldsymbol{M}_0 T_2}{1 + T_2^2(\omega - \omega_0 - \Delta\omega)^2} - i\frac{\boldsymbol{M}_0 T_2^2(\omega - \omega_0 - \Delta\omega)}{1 + T_2^2(\omega - \omega_0 - \Delta\omega)^2} \tag{8-43}$$

其实部代表共振吸收峰,峰值位于 $\omega_1 = \omega_0 + \Delta\omega$ 处,如图 8-25 所示。实际的 $\boldsymbol{M}_{XY}$ 衰减信号中,很多自旋核磁矩受所处电磁微环境的影响,实际受到的磁场与主磁场 $\boldsymbol{B}_0$ 会有差异,因此它们的频率不严格符合拉莫尔进动频率 ω_0,这种差异在主磁场 $\boldsymbol{B}_0$ 不均匀时更加明显。

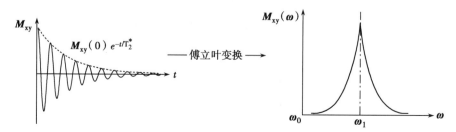

图 8-25　共振频率与 RF 脉冲中心频率有差异时,FID 信号及其傅里叶变换

(三) 样品中有两个共振频率的 FID 信号 ($\omega_1 \neq \omega_2 \neq \omega_0$)

两个频率都不等于 ω_0 的 FID 中会出现"拍"(即振幅在空间上的变化);其傅里叶变换在频域上有两条共振线,如图 8-26 所示。

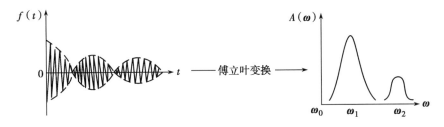

图 8-26　有两个共振频率 ($\omega_1 \neq \omega_2 \neq \omega_0$) 的 FID 信号

(四) 样品中有多个频率的 FID 信号

若 FID 信号含有多个共振频率,其傅里叶变换后沿频率轴会显示有多个共振线,如图 8-27 所示。尽管时域信号 FID 复杂难以辨认,但经一维傅里叶变换后获得的波谱,是各条谱线的线性函数。

出现多个共振频率是因为分子中同一核或不同分子中的同种核,由于其周围化学环境有差别,造成其局部场略有差异,故其共振频率有一个微小的移动,称为化学位移(chemical shift)。这是我国著名学者虞福春和普罗克特于

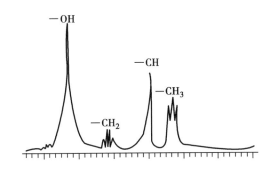

图 8-27　由水、乙醇、丙酮组成混合物的质子 MR 谱

1950 年在布洛赫实验室工作时发现的。这一重大发现形成了 MR 波谱分析的理论和实验基础。

第四节　磁共振成像的空间定位

一、梯度场与磁共振成像的空间定位

(一) MRI 系统的坐标系

要进行磁共振成像,仅有磁共振信号是不够的,必须同时确定信号产生的空间位置。1973 年劳特伯尔首次应用梯度磁场对 MR 信号进行空间编码,在现代的 MRI 系统中,梯度子系统是重要的组成部分。

如果按照 B_0 的方向进行分类,MRI 系统的磁体可分为纵向磁体和横向磁体,其中超导磁体多数均采用纵向磁体。恰好受检者通常也是以仰卧位进行检查,因此习惯上把 Z 轴定义为受检者体轴的方向,并规定正向指向检查床。Z 轴确定后,X 轴、Y 轴及其正向可通过右手规则定义,即右手握住 Z 轴,当右手的 4 个手指从正向 X 轴以 90° 转向正向 Y 轴时,大拇指的指向就是 Z 轴正向。将坐标原点移至磁体中心就得到 MRI 系统的坐标系统(图 8-28a)。这里,指定坐标系为了讨论问题和梯度场控制的需要,与 B_0 无关。

使用这种坐标定义方式获得的图像在计算机显示时,以屏幕为中心,屏幕上方为 Z 轴正方向,向左为 X 轴正方向,向前为 Y 轴正方向(图 8-28b)。这样 X 轴、Y 轴、Z 轴分别对应系统解剖学中的冠状轴(coronal axis)、矢状轴(sagittal axis)、垂直轴(vertical axis),平行于 XY 平面、YZ 平面、XZ 平面的解剖切面分别对应系统解剖学中的冠状面(coronal plane)、矢状面(sagittal

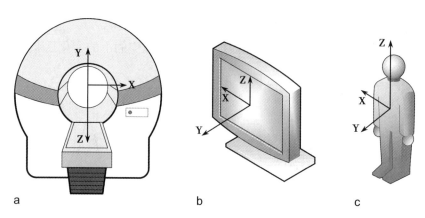

图 8-28　MRI 系统的坐标系
a. MRI 系统坐标；b. 显示坐标；c. 解剖坐标。

plane）、水平面（horizontal plane）（又称横断面）（图 8-28c）。

（二）梯度场作用原理

1. 梯度场的概念　梯度是指一个空间位置函数的变化率,数学中的梯度指的是标量场中某一点上的函数值的变化率和方向,对于三维空间上的连续函数,可以用偏导数来表示原函数的 X、Y、Z 各方向的变化率。那么设磁场在三维空间的分布符合如下函数。

$$\boldsymbol{B} = \boldsymbol{B}(x, y, z) \tag{8-44}$$

显然,自然界中的磁场分布是连续变化的,函数 $\boldsymbol{B}(x, y, z)$ 一定有一阶连续偏导数,于是对于磁场中每一个点 (x, y, z) 都可以确定该点磁场的变化率。

$$G = \frac{\partial B}{\partial x} i + \frac{\partial B}{\partial y} j + \frac{\partial B}{\partial z} k \tag{8-45}$$

该向量便是磁场 $\boldsymbol{B}$ 在点 (x, y, z) 处的梯度。

2. 梯度场的产生及作用　根据磁共振产生条件 $\omega_0 = \gamma B_0$,改变 B_0 即可改变氢核的共振频率 ω_0,使受检者不同部位的 RF 激发频率不同,就可把位置关系转化为频率关系。即在静磁场 B_0 中附加一个微小变化的磁场 $\Delta \boldsymbol{B}$,$\Delta \boldsymbol{B}$ 的方向与 B_0 的方向完全相同(或相反),$\Delta \boldsymbol{B}$ 的大小完全按照线性变化,这里 $\Delta \boldsymbol{B}$ 称为梯度磁场(简称梯度场,也称伴随场,记为 G_z)。对于梯度场,在单位长度上的变化率是一定的。为了获得不同方向上断层的信息,梯度场的指向还可以与 $\Delta \boldsymbol{B}$ 方向垂直,即沿着 X 轴或者 Y 轴方向,分别记为 G_x 和 G_y。甚至还可以通过不同方向的正交梯度场组合 $G = a G_x i + b G_y j + c G_z k (a, b, c$ 为任意值),产生任意方向、任意大小的梯度场。

3. 梯度场与主磁场的叠加　B_0 是均匀磁场,大小和方向是固定不变的。但是,梯度磁场 $\Delta \boldsymbol{B}$ 的大小和方向均是可变的。$\Delta \boldsymbol{B}$ 产生后叠加在 B_0 之上,使 $B_0 + \Delta \boldsymbol{B}$ 随之发生梯度性的变化,如图 8-29。图中用水平箭头表示 B_0 的方向,用向上的箭头表示各个点上的场强。图 8-29a 为要施加的线性梯度场,箭头的长短表示各点上梯度场的大小,箭头的方向为梯度场的方向(箭头向上

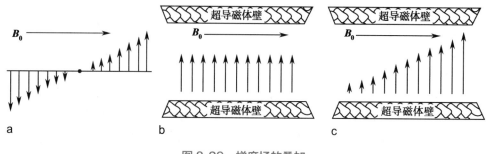

图 8-29　梯度场的叠加

为正,向下为负);图 8-29b 中各点的箭头同样高,说明所有点上的场强相同;图 8-29c 表示 ΔB 和 B_0 的叠加使得每个点上的场强发生了变化,表明每点的拉莫尔频率也不同了。

应注意的是,梯度场中心的场强总为零,表明 ΔB 和 B_0 叠加后磁体中心的场强总是不变的,且总磁场 $B_0+\Delta B$ 的方向仍为 B_0。

(三) 磁共振成像的空间定位

MRI 的空间定位技术就是通过层面选择和空间编码来建立体素的空间坐标的方法。

层面选择一般用层面选择梯度来完成。G_X、G_Y 和 G_Z 中的任何一个均可以用来选择层面,也可以由两个或三个梯度共同完成,这取决于扫描层面的位置。在上述定义的坐标系统中,分别以 G_X、G_Y 和 G_Z 作层面选择梯度时,就可以进行矢状面、冠状面和水平面的成像(假设受检者仰卧于检查床上)。层面选定后,MR 信号被限定在指定平面内,这时 MRI 线圈中可得到成像层面内所有质子同时发出的复合共振信号,应对此信号加以分辨,才能重建出二维图像。

空间编码是平面内信号定位。将选层梯度以外的两个梯度确定为平面内定位梯度,根据二者在定位中所起的作用分别称为相位编码梯度和频率编码梯度。沿这两个梯度方向的位置信息相应地称为相位编码和频率编码。例如获取水平面图像时,系统以 G_Z 作层面选择,并对 G_Y 和 G_X(或 G_X 和 G_Y)分别进行相位编码和频率编码,就可得到扫描平面内任一点的坐标。可见,空间定位的顺序是选层、相位编码和频率编码,是 G_X、G_Y 和 G_Z 共同确定一个空间点的坐标,对该坐标相应空间体素发出的 MR 信号进行检测就得到所需的图像对比度。

在 MRI 的空间定位中,三个梯度的性能是完全相同的,每次 MR 成像均需三个梯度的共同作用,每个梯度均可作为选层梯度、相位编码梯度和频率编码梯度,这取决于层面所在的位置(相位编码和频率编码的方向由操作者指定)。三个梯度的时序与所使用的成像方法和扫描序列有关。

二、选层与选层梯度

(一) 选层梯度

选层的目的是使样品中某位置一定厚度范围内的质子旋进被激发产生 MR 信号,而其他位置的旋进没有受到激发,不产生信号,只有在选择层面采集获得的信号对图像有贡献。通常我们以 G_Z 来进行层面的选择,根据

$$\omega_Z = \gamma (B_0 + z G_Z) \qquad (8\text{-}46)$$

这样利用带宽很窄的 RF 就可对与 Z 轴垂直的有限范围内的断层上的氢核进行选择性激发(selective excitation),这里 z 是层面位置的坐标,ω_Z 便是该层面的特有共振频率,它是 z 的位置函数。在层内所有氢核的拉莫尔进动频率都相同,称为等自旋面,层面选择如图 8-30 所示。

(二) 选层脉冲

选择性激发是用一个有限频宽(窄带)的 RF 脉冲,仅对共振频率在该频带范围内的质子进行共振激发的技术。选层 RF 和梯度场同时决定了实际激发的氢核数量和位置。在选层过程中,发射一定中心频率和带宽的选择性

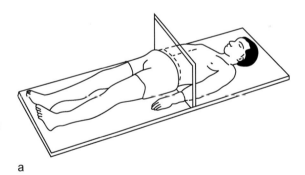

a

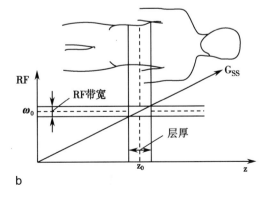

b

图 8-30　成像层面的选择

a. 层面的选择;b. 激发脉冲带宽与层厚的关系。

RF 脉冲,同时接通选层梯度场与 RF 脉冲配合进行选层。下面介绍方波脉冲函数、sinc 脉冲函数和高斯脉冲函数的选层特点。

1. 方波脉冲函数　假定采用方波脉冲宽度为 τ:

$$f(t)=\begin{cases}1, & \left(-\dfrac{\tau}{2}<t<\dfrac{\tau}{2}\right)\\ 0, & (t\text{为其他值})\end{cases} \tag{8-47}$$

根据傅里叶变换

$$F(\omega)=\frac{2\sin\omega\tau/2}{\omega} \tag{8-48}$$

所以脉宽为 τ 的方波对应的频带宽度为 $\omega_0\pm2\pi/\tau$,τ 与频带宽度成反比,即方波越窄,频带越宽,方波及其傅里叶变换如图 8-31 所示。但是,用较窄的方波进行非选择性激发是较合适的,故又称为非选择性 RF 脉冲。这种强而窄的脉冲,其谱带较宽,常用于非选择性激发,也称为硬脉冲。这种硬脉冲不能用于选择层面,一般多用于 NMR 波谱和三维成像,特点是时宽小,强度大,功率也较大。

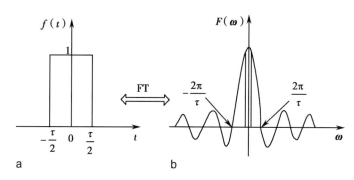

图 8-31　方波脉冲函数及其傅里叶变换
a. 方波函数;b. 方波函数的频谱。

2. 时域 sinc 脉冲函数　sinc 函数的形式如下:

$$\mathrm{sinc}(x)=\frac{\sin x}{x}, \quad (-\infty<x<\infty) \tag{8-49}$$

根据傅里叶变换

$$F(\omega)=\begin{cases}1, & \left(|\omega|<\dfrac{1}{2}\right)\\[4pt] \dfrac{1}{2}, & \left(|\omega|=\dfrac{1}{2}\right)\\[4pt] 0, & \left(|\omega|>\dfrac{1}{2}\right)\end{cases} \tag{8-50}$$

可见 sinc 函数的频率谱是一窄矩形波,通过改变加载脉冲的 x 值,可以调整 sinc 函数频谱宽度。如图 8-32 所示,sinc 函数的频谱是一个很窄的矩形波。通过改变自变量 x 的值,可以调节 sinc 函数的频谱宽度。在选层梯度中,用它激发选中的层面比较理想,这种脉冲又称为空间选择性激发脉冲。sinc 函数的频谱都是等高的,用它做激发源时,类似于在 ΔZ 内施加了均匀的 RF 磁场,可使 ΔZ 内所有的自旋核都得到激发,获得的层面是标准的立方体形层面。这种弱而宽的脉冲,其谱带较窄,常用于选择性激发,也称为软脉冲。

需要注意的是,sinc 函数的取值区间是 $-\infty<x<\infty$,在实际应用中只能取有限时间宽度,这种

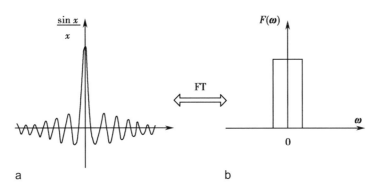

图 8-32　sinc 脉冲函数及其傅里叶变换
a. sinc 函数；b. sinc 函数的频谱。

截止效应导致了其频率分布并不是严格的矩形，在选择层面的边缘部分有较严重的形变，影响图像锐度。要克服这些形变，只能增加时间宽度。要获得较好质量的层面选择，主瓣两侧应该至少包括 2 个副瓣，高质量的层面选择甚至包括 3 个以上副瓣，但会影响成像速度；在快速成像时，有时只包括 1 个副瓣，甚至只用主瓣；在更急速的成像中也有用高斯脉冲作为激发函数的。

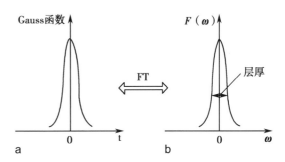

图 8-33　高斯脉冲函数及其傅里叶变换
a. 高斯函数；b. 高斯函数的频谱。

　　3. 高斯脉冲函数　其波形及傅里叶变换，如图 8-33 所示。利用高斯函数进行激发时，其层面的外形也是高斯型，边缘变钝。由于产生 sinc 函数波形的时间较长，有时用高斯脉冲进行选择激发，来节省扫描时间。

（三）层面厚度

　　按照受检者仰卧位进行扫描，只要 RF 频率满足 $\omega_Z=\gamma(B_0+zG_Z)$，就可以对层面位置进行选择。但是所有的脉冲频率都具有一定宽度，在 z 断层位置的附近氢核都有可能被激发，即

$$\Delta\omega=\gamma\Delta zG_Z \tag{8-51}$$

　　式中 ω_Z 表示频率中心位置，$\Delta\omega$ 表示拉莫尔进动频率带宽，z 表示选中断层的中心位置，ΔZ 表示层厚。当梯度场固定时，只要满足这个 RF 频率范围，氢核会被选择性激发，而层外组织不满足共振条件，不会被激发。RF 的带宽越宽，被激发的层面ΔZ 就越厚。从公式中还可以看出，当 RF 宽度一定时，G_Z 越大，层面厚度ΔZ 就越薄。

　　显然，层面厚度ΔZ 越薄，成像的 Z 轴分辨力就越高；但是层面厚度ΔZ 过薄，会导致被激发的组织内包含的氢核过少，信噪比过低，达不到成像要求的质量；同时 RF 带宽过低，还要增加激励时间，影响成像速度。一般对于低场强 MRI 设备，可以选择层面厚度是平面分辨力的几倍水平，也就是 X 轴或 Y 轴分辨力是 Z 轴分辨力的几倍；对于高场强 MRI 设备，可以选择层面厚度与平面分辨力相当，即达到成像容积内像素分辨力"各向同性"。

　　所以确定成像层面厚度需要平衡 Z 分辨力、信噪比和成像速度间的关系。一般会用最大梯度场获得最薄断层。在合理的范围内提高 Z 轴分辨力，提高微小病灶的检出率。

三、相位编码与相位编码梯度

　　相位编码（phase encoding）是利用相位编码梯度场 G_Y 造成质子有规律的旋进相位差，再用此相位差来标定体素空间位置的方法。当引起共振的 RF 脉冲结束后，每个体素内的质子均发生

横向磁化，M 倒向 XY 平面旋进，旋进的相位与 M 所处的场强有关。G_Y 的加入，将使各体素 M_i 的相位发生规律性的变化，利用这种相位特点可实现体素位置的识别，这就是相位编码的作用。

下面结合图 8-34 来说明相位编码的原理，图中 v_1、v_2 和 v_3 分别表示相位编码方向上三行相邻的体素。设开始时所有体素的 M_1、M_2 和 M_3 均有相同的相位，并以相同的角频率旋进，如图 8-34a 所示。$t=0$ 时刻，G_Y 开启。由图 8-34b 可知，在 G_Y 作用下，相位编码方向上各行体素将处于不同的磁场中，因而该方向上 M_i 将以不同角频率旋进，其旋进角频率为

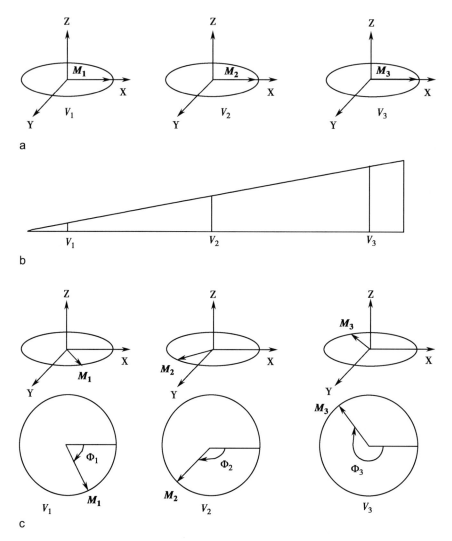

图 8-34　相位编码原理示意图
a. G_Y 加入前磁化矢量的相位；b. G_Y 梯度；c. G_Y 对相位的作用。

$$\boldsymbol{\omega}_Y = \gamma\left(\boldsymbol{B_0} + y\boldsymbol{G_Y}\right) \tag{8-52}$$

式中 y 表示位置，ω_Y 表示在相位编码方向位置 y 处的体素 M_i 的旋进角频率，G_Y 表示 Y 方向的梯度磁场强度。可见在梯度磁场较强的位置，体素的旋进角频率较高，即旋进速度较快。那么假定相位编码梯度磁场 G_Y 作用的时间为 t_Y，那么在梯度磁场 G_Y 停止的瞬间，相位编码方向上的各个体素旋进的相位有如下关系

$$\boldsymbol{\varphi}_Y = \boldsymbol{\omega}_Y t_Y = \gamma\left(\boldsymbol{B_0} + y\boldsymbol{G_Y}\right) t_Y \tag{8-53}$$

此时的相位差就是

$$\Delta\boldsymbol{\varphi}_Y = y\gamma\boldsymbol{G_Y} t_Y = \Delta\boldsymbol{\omega}_Y t_Y \tag{8-54}$$

所以，相位编码结果 $\Delta\varphi_Y$ 包含了 Y 轴位置变量 y。同时 $\Delta\varphi_Y$ 的结果也与场强大小 G_Y 成正比，

这与层面选择的梯度磁场一致。附加梯度磁场 G_Y 停止后,各个体素又只受到静磁场 B_0 作用,ω_Y 再次恢复到 G_Y 加载前的频率,但是相位差却保留下来,称为相位记忆(phase memory)。从这个意义上讲,相位编码就是通过梯度磁场对选中层面内各行间的体素进行相位标定,实现了行与行之间体素位置识别的技术。相位编码仅可确定层面内一维方向的体素。

在每个数据采集周期中,相位编码梯度只是瞬间接通,因此,它总是工作于脉冲状态。有多少个数据采集周期,该梯度就接通多少次,梯度脉冲的幅度也就变化多少次(即每次施加时采用 G_Y 的梯度值均不同)。一般将相位编码梯度的一次变化称为一个相位编码步(phase encoding step)。例如对于 128×128 的图像来说,需要 128 个相位编码才能完成。通常梯度值是逐次递增的,其增量 ΔG_Y 应由 $G_{Y\max}$ 和采样周期数共同决定。

图 8-34 表示的是一次相位编码脉冲后引起的相位变化情况,其实,每个采样周期中图中的相位变化过程都会重复一遍。相位编码方向上的步数直接关系到扫描时间的长短。相位编码梯度 G_Y 仅使 Y 向的体素出现旋进相位差,而 X 向的体素却以相同的共振频率旋进,故称为等自旋线。由此可知,一次 G_Y 的作用,即一个 t_Y 后在选中层面中就出现若干条等自旋线。

相位编码梯度场 G_Y 作用期间,磁共振信号并不采集,所以相位编码梯度也叫准备梯度,记作 G_{PE}。

四、频率编码与频率编码梯度

相位编码梯度场 G_Y 仅使体素在 Y 轴方向出现相位差,而 X 轴方向的却仍以相同的频率进动,因此相位编码后,X 轴方向仍然是一行行的等自旋线,无法辨别每个体素的位置分布。同理继续在 X 轴方向增加梯度磁场 G_X,这次采用频率编码对 Z 轴方向上的体素进行区分。

频率编码(frequency encoding)利用频率梯度场 G_X 使选中断层内水平方向的体素按照位置 x 的关系进行分布,即用自旋核的频率信息来表示其位置信息的编码方式。梯度场 G_X 加载后,层面内与 Y 轴平行的各列上的体素的磁化矢量按照下面公式进行拉莫尔进动

$$\omega_X = \gamma(B_0 + xG_X) \tag{8-55}$$

式中 ω_X 是位置 x 的函数,即 x 的位置决定了该处体素的进动频率。这表明 RF 脉冲信号中编码了 X 坐标的位置信息,接收到的信号就可以把体素的磁化矢量按照位置关系进行还原了。

频率编码梯度场 G_X 加载后,选中断层内将出现与 X 轴垂直的等频率编码线,等自旋线上的体素 M_i 的旋进角频率相同,两条等自旋线间的频率差为

$$\Delta\omega_X = \gamma\Delta xG_X \tag{8-56}$$

式中 $\Delta\omega_X$ 为两条等自旋线间的距离。

与相位编码不同的是,每个周期的频率编码脉冲都是相同的,即频率编码以相同的幅度和周期反复出现。另外频率编码的加载时机是在磁共振信号采集时,所以频率梯度场也叫读出(read out)梯度或者测量梯度,记作 G_{RO}。

在选中的断层下,一幅分辨力为 $n \times n$ 像素的断层图像上,各个体素中自旋核的进动频率和相位就如图 8-35 分布。但是接收线圈中采集到的信号却是断层内所有体素所产生的 MR 信号的总和。在二维傅里叶变换图像重建算法中,可以根据各个体素内频率和相位的微小差异,将信号按照不同的频率和相位进行重新拆分,达到还原体素点对应磁化强度的目的。

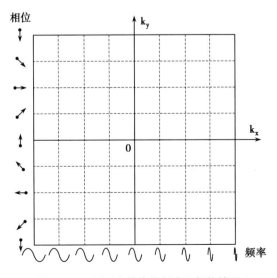

图 8-35　断层内体素的频率和相位编码

五、二维磁共振数据采集

下面用一个典型的成像周期时序图为例(图 8-36),描述 MR 成像二维数据的采集过程。

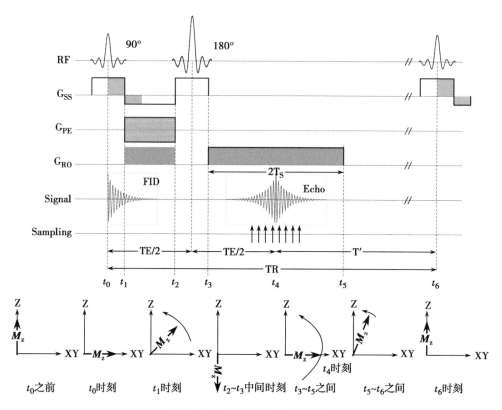

图 8-36　梯度周期与成像时序

图 8-36 表示一个成像或扫描周期(采集一次数据所需要的时间)内 3 个梯度在相应时刻接通和关闭的情况。设 G_Z 为选层梯度,G_X、G_Y 分别为频率编码和相位编码梯度。对 $n_X \times n_Y$ 大小的二维成像,至少需要重复 n_Y 次成像周期,才能获得重建一幅图像所需要的数据。实际工作中为了提高信噪比,有时还须增加信号叠加平均的次数,这时周期重复的次数要成倍增加。

在图 8-36 中,每个成像周期首先开启的是选层梯度 G_Z($t_0 = 0$ 时刻),同时,90°RF 产生,使激发限制在 G_Z 所决定的平面内。这时受激层面的 M_Z 立刻倾倒至 XY 面。t_1 时刻 G_Z 关断,相位编码梯度 G_Y 加入,对层面内各共振质子群(体素)进行相位编码。$t_1 \sim t_2$ 为 G_Y 的持续时间,称为相位编码梯度的脉宽(t_Y)。此时,FID 信号已出现,但暂不检测。G_Y 在这里只起预备作用,故 t_Y 也称为准备期。随着 G_Y 的关断(t_2 时刻),G_Z 再一次开启,其目的是重聚 RF 脉冲,且仅作用于选定层面。

在 t_3 时刻出现频率编码梯度 G_X,但一直持续到 t_5 时刻,这段时间正好包含了回波信号。$t_3 \sim t_5$ 时间段是读出梯度 G_X 的持续时间。采样从回波信号的峰值(约 t_4 时刻)开始。因此,G_X 的脉宽 t_X 又叫检测期。$t_5 \sim t_6$ 是一段延迟时间,以等待 M_Z 恢复至它的稳态值 M_0,为下次扫描做准备。从 t_6 开始进入下一个成像周期。$t_0 \sim t_6$ 这段时间是重复时间(repetition time,TR),它反映了每个扫描周期的长短;$t_0 \sim t_4$ 称为回波时间(echo time,TE)。

在 MR 成像过程中,对于 n_Y 行的图像,至少需要加入 n_Y 个相位编码步,即重复 n_Y 次扫描周期才能完成。每个周期中 G_X 的大小保持不变,G_Y 按照 G_{Y1}、$G_{Y2}\cdots G_{Yn}$ 的值递增。在回波信号出现后,每个周期将在 G_X 的配合下采集 n_X 个数据。这 n_X 个数据中已经包含了相位编码和频率编码的信息,但它们不足以重建图像。因此,上述过程要重复 n_Y 次,最后得到一个 $n_X \times n_Y$ 的原始数据矩阵(离散数据矩阵),再进行二维图像重建。

在上述成像周期中,不是一次扫描仅得到矩阵的一行或一列数据,下一次又获得另一行或一列数据。实际上每次扫描得到的 n_X 个数据中已包含了所有体素的信息,重复 n_Y 次扫描完全是图像重建的需要,即求解 $n_X \times n_Y$ 个体素信息。

上述典型数据采集周期的总扫描时间 TA 可按下式估算:

$$TA = n_Y \times TR \times NSA \tag{8-57}$$

式中,NSA 表示信号平均次数(number of signal averages,NSA),可见 $t_总$ 与频率编码方向上的像素数无关。由于一般成像序列的 TR 较长,序列的执行时间也就不可能缩短。长 TR 的主要原因是受激自旋系统需要充分弛豫。实际上,成像周期中仅有约 5% 的时间用于数据采集,另外 95% 的时间处于等待之中。

第五节　k 空间与图像重建

一、k 空间

(一)k 空间的基本概念

MRI 的每一个信号都含有全层的信息,相位和频率标记了位置,时间则被隐含,MRI 设备的模数转换器件将信号采集好后,为了更方便、快速地对采集的时域信号进行变换,就须构造一个空间进行数据存储,这个空间就是 k 空间(k-space),也称傅里叶空间,k 仅是习惯记法,并无特殊含义。它是带有空间定位编码信息的 MR 信号原始数据的填充空间。与其他成像设备不同的是,MRI 在信号测量过程中并不直接得到图像,而仅获取包含空间编码信息的原始数据。这些数据就是用 k 空间(一个空间频率的矩阵)来描述,可见 k 空间实际上是 MRI 信号的原始数据离散化存储空间。每一幅 MR 图像都有其相应的 k 空间数据。对 k 空间的数据进行傅里叶逆变换,就能对原始数据中的空间定位编码信息进行解码,得到 MR 的图像数据,即把不同信号强度的 MR 信息分配到相应的空间位置上(即分配到各自的像素中),即可重建出 MR 图像。频率和相位决定了信号在 MR 图像中的空间位置,而幅值则决定了信号的强度。

(二)k 空间的基本特征

在二维 MR 信号采集过程中,每个 MR 信号的频率编码梯度场的大小和方向保持不变,而相位编码梯度场的方向和场强则以一定的步级发生变化(图 8-37a),每个 MR 信号的相位编码变化一次,采集到的 MR 信号填充 k 空间 KY 方向的一条线(图 8-37b),因此把带有空间信息的 MR 信号称为相位编码线,也称 k 空间线或傅里叶线。

从 K_Y 方向看,填充在 k 空间中心的 MR 信号的相位编码梯度场为零,这时 MR 信号强度最大,主要决定图像的对比度,而不能提供相位编码方向上的空间信息,将这条 k 空间线称为零傅里叶线或中心傅里叶线($K_Y=0$)(图 8-37a)。而填充 k 空间最周边的 MR 信号的相位编码梯度场强度最大($K_Y=-128$ 和 $K_Y=+128$),得到的 MR 信号中各体素的相位差别最大,能提供相位编码方向的空间信息,因施加的梯度场强度大,MR 信号的幅度很小,其 MR 信号主要反映图像的解剖细节,即空间分辨力。从 k 空间中心($K_Y=0$)到 k 空间的周边($K_Y=-128$ 或 $K_Y=+128$),其间各条 k 空间线的相位编码梯度场是逐渐递增的,越靠近 $K_Y=0$,MR 信号幅度越大,越决定图像的对比度,也称低频傅里叶线;越靠近 k 空间周边,MR 信号所含的空间信息越多,越决定图像的解剖细节,也称高频傅里叶线。

从 $K_Y=0$ 向 $K_Y=-128$ 或 $K_Y=+128$ 的这两个方向上,各个 MR 信号的相位编码梯度场递增的

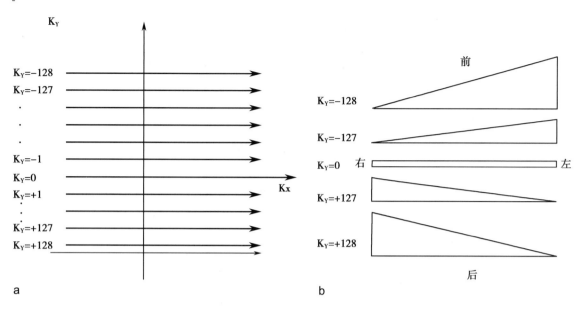

图 8-37　k 空间填充与相位编码梯度示意图

步级是一样的,仅梯度场的方向相反(图 8-37b),因此这两个方向上的 MR 信号或称相位编码线是镜像对称的,即 $K_Y=-128$ 与 $K_Y=+128$ 对称,$K_Y=-127$ 与 $K_Y=+127$ 对称,依此类推。从 K_X 方向看,在每一条相位编码线的频率编码方向上,其数据是由从回波信号的采样获得。由于回波信号在时序上是对称的,故 k 空间的 K_X 方向也是对称的。

由上述可知,k 空间的特性主要表现为:①k 空间中的点阵与图像的点阵不是一一对应的,k 空间中每一点包含有扫描层面的全层信息,而图像阵列中的每个点(即像素)的信息仅对应层面内相应体素的信息;②填充 k 空间中央区域的 MR 信号主要决定图像的对比度,填充 k 空间周边区域的 MR 信号主要决定图像的空间分辨力;③k 空间在 K_X 和 K_Y 方向上都呈现镜像对称的特性。

(三)k 空间的填充形式

k 空间与成像的物理空间没有直接对应的关系,k 空间频率的编码率也不直接影响最终图像的编码率,k 空间的上下左右位置与物理空间也没有对应关系,但 k 空间上每个数据点对断层上所有体数据的还原却都有贡献。FOV 相同时,相位编码方向的像素越多,图像在相位编码方向的像素直径就越小,空间分辨力越高;但所需要进行相位编码的步级数越多,所需的采集时间就越长。

选择不同方式采集信号数据并将其放置于 k 空间中,该过程称为 k 空间的填充,k 空间轨迹的排列顺序由 k 空间轨迹来描述。k 空间轨迹与采用的脉冲序列有关,主要有:标准长方形直线型、EPI 型、辐射型及螺线型(图 8-38)。

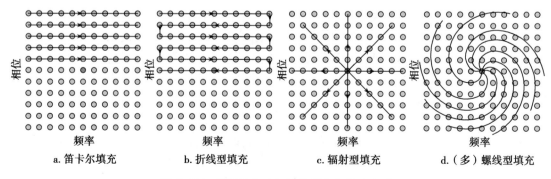

a. 笛卡尔填充　　b. 折线型填充　　c. 辐射型填充　　d.(多)螺线型填充

图 8-38　常见的 k 空间数据采集和填充方式

（1）标准长方形直线型:大多数 MRI 技术的数据线是直线轨迹,在激发后采集一条直线,在重复时间 TR 后,再次激发得到另一条线,扫描时间等于 K_Y 的线数 ×TR×NSA(NEX),优点是激发相对于信号衰减对比 T_2^*,其数据采集时间短,在这一时间中可能产生化学位移、磁敏感性及其他场缺失伪影等最少。直线型轨迹可应用于自旋回波(SE)、梯度回波(GRE)、反转恢复(IR)等序列,其主要类型有:①连续排列:每次激发得到一条独立的 K_Y,方向是从 k 空间的一侧到另一侧,标准成像的应用每次激发其相对对比度保持不变(稳态成像);②中心排列:每次激发得到一条独立的 K_Y,以 k 空间中心线为起点依次向两侧扩展排列,目的是使成像具有初始相对对比度如使用 RF 预脉冲及注射对比剂(非稳态成像);③反中心排列:每次激发得到一条独立的 K_Y,由 k 空间两侧向内连续依次排列,目的是使成像具有最终相对对比度如使用 RF 预脉冲(非稳态成像);④快速自旋回波(FSE):在每一次激发后,180°RF 后得到多条 k 空间线,在长 TR 扫描中,减少整个扫描时间。

（2）平面回波成像（EPI）型:EPI 轨迹是一次脉冲激发快速扫过覆盖整个 k 空间矩阵或者 k 空间的大部分的数据,起点在 k 空间的一个角,终点在对角位置。如果整个 k 空间在一次激发中填充,称为单次激发,扫描时间是 TR,由于其成像速度快及对血氧水平依赖(BOLD)非常敏感,在功能性 MRI 研究非常有用,但信号缺失及 T_2^* 损失限制了成像的高分辨力;如果用多次激发代替一次激发来完成整个 k 空间的采集,则称为多次激发 EPI,其扫描时间是 TR 的倍数,可用于填充大的 k 空间矩阵,得到空间分辨力更高的图像,与单次激发 EPI 相比信号缺失及 T_2^* 损失少。

（3）辐射型:辐射扫描的 K 轨迹呈放射状分布,k 空间中心区域的轨迹线密度高,利于提高图像的信噪比及对比度,但也降低了图像空间分辨力。该技术对运动及流动不敏感,由于相位编码梯度很小,允许采用短 TE,辐射扫描实际上采用投影重建技术,因此数据处理时间较长。

（4）螺线型:螺旋扫描中整个 k 空间被螺线覆盖,每个 RF 脉冲可采集螺线的一周、几周甚至整条,因此其成像速度非常快,适用于快速动态成像如心脏成像等。在三维成像中,螺线扫描类似于 CT 中的螺旋扫描,用于监控动态过程。①旋外:用螺线型轨迹覆盖整个 k 空间,从中心点开始向外旋转,应用于单次激发及短 TE,对称覆盖 k 空间并开始于 k 空间中心部,减少了运动伪影及对磁场的依赖性;②旋内:从 k 空间外周某点开始向内旋进,应用于高信噪比的单次激发及长 TE 成像中,可以结合对 BOLD 敏感的旋外数据减少信号下降;③多螺旋:用多条螺旋线覆盖整个 k 空间,每条螺线相互交叉并且每条数据是分别得到,再进行重建。常用于快速成像,但个如单次激发螺旋成像,可将 k 空间填得更密以提高成像的空间分辨力和信噪比。

二、图像重建

在 MR 成像中,经 RF 脉冲激发和梯度磁场空间编码后获得复合信号,再由计算机将采集到的复合信号经一系列过程转换成图像信号,这个过程称为图像重建(image reconstruction)。在主磁场下,通过射频脉冲与梯度磁场的不同组合,可以设计出不同的成像方法。主要有点成像法、线成像法、面成像法和体积成像法等。早期磁共振成像采用基于投影的方法;现代磁共振成像主要采用基于傅里叶变换的方法,其原理由 Ernst 等人于 1974 年提出。

(一)图像重建方法

1. 点成像法　每次同时施加三个方向的梯度磁场,选择一个点获取信号,此后通过调整梯度磁场大小,选择不同的点获取信号,最后获取全部的点信号重建图像,主要包括敏感点法和场聚焦法。由于每次只获取一个点的信号,该方法耗时多且效率低。

2. 线成像法　是由 CT 断层成像方法发展而来,施加选层梯度后,同时施加另外两个维度上的梯度磁场组合来实现某个线条内的质子共振并获取信号,此后通过不断调整梯度组合实现不同角度数据线(即投影)的采集。主要包括敏感线成像法、线扫描以及多线扫描成像法和化学位移成像法等。多线扫描法与 CT 投影重建类似,采集到足够的线投影后再通过反投影算法得出每个体素的信号幅值。采用该方法的设备又称为 CT-MRI。因每次仅获取一个投影线的信号,故效率也比较低。

3. 面成像法 它通过不同时间段分别施加选层梯度场、相位编码梯度场和频率编码梯度场对整个层面内的信号进行空间信息标记,最后通过傅里叶变换来实现空间位置的解析。由于每次都获取整个层面的信号,因此成像效率明显高于前两种方法。二维傅里叶变换法是目前最为广泛采用的方法,也是理解磁共振成像的关键。它是利用三个梯度分别实现选层、频率编码与相位编码。相位编码是建立空间位置与相位之间的对应关系:$\theta_Y = \omega_Y \Delta t = \gamma y G_Y \Delta t = \gamma y \tau \Delta G_Y$。相位编码可分为两种:一种固定 G_Y,改变 t 来实现相位编码,由 Kumar、Welti 和 Edelstein 等人提出修改成形,取其首字母缩写称为 KWE 法,其原始数据空间称为 k 空间,至今仍沿用;另一种是固定 t,通过 G_Y 来实现相位编码,由 Hunchison 等发明,故称 Hunchison 法。前者在二维磁共振波谱中常用,磁共振成像一般采用后者。

4. 体积成像法 是在面成像法的基础上发展起来的,不使用选层梯度进行层面的选择,而是施加两维的相位编码梯度和一维的频率编码梯度同时对组织进行整个三维体积的数据采集和成像。由二维傅里叶变换发展的三维傅里叶变换方法,由于每次采集整个成像容积内的信号,因此效率更高。

(二)傅里叶变换图像重建原理

1. 一维傅里叶变换 傅里叶变换(Fourier transform,FT)是一种线性积分变换,常将非周期或暂态信号在时域(或空间域)和频域间进行变换。这里时域(time domain)是指信号中随时间变化的成分,频域(frequency domain)是指在对信号中和频率有关部分进行分析。一维傅里叶变换如下:

$$F(\omega) = \int_{-\infty}^{+\infty} f(t) e^{-i\omega t} dt \tag{8-58}$$

其反变换形式如下:

$$f(t) = \frac{1}{2\pi} \int_{-\infty}^{+\infty} F(\omega) e^{i\omega t} d\omega \tag{8-59}$$

式中 ω 表示旋进角频率,t 表示时间。傅里叶变换常用来分解信号中各频率成分。

傅里叶变换可用于频率编码序列数据的解码,MRI 系统直接采集到的通过频率梯度场编码的 X 轴方向数据是时域数据,通过傅里叶变换可将其分解为不同频率信号的强度。根据频率便可还原信号在 X 轴位置,这里 $\omega = \gamma x G_X$,再将各个频率的强度用灰度值来表示,就完成了 X 轴方向上一行数据的还原。这就是傅里叶图像重建算法的基本原理。

2. 一维傅里叶变换图像重建与 k 空间 设在 XY 平面磁场矢量 B 以角速度 ω 旋转,接收平面线圈法线方向沿 Y 轴,面积为 S,平面线圈内将产生感应电动势 ε。若旋转的磁场是均匀的(当空间距离小于电磁波长 $\lambda = 2\pi c/\omega$ 时可忽略空间变化,1T 时真空中对应电磁波长 $\lambda = 7mm$),设 $t = 0$ 时线圈法线与磁场方向垂直,则 $\varepsilon = BS\omega \cos\omega t$。

由此定律来讨论自旋核一维分布的样品。设体素沿 X 方向,自旋核密度为 $\rho(x)$。施加 90°RF,磁化矢量 M_0 旋转倒向 XY 平面后加线性梯度场 G_X 进行编码。设 RF 结束时 $t=0$,磁化矢量 M_{XY} 旋进角频率为 $\omega = \omega_0 + \Delta\omega = \omega_0 + \gamma x G_X$,并按 $M_{XY} = M_0 e^{-T_E/T_2}$ 衰减。在接收线圈中产生的感生电动势就是采集到的信号 $S(t)$,是一个随时间变化的信号,称为时域信号,其强度与 ω、B 成正比。

如果令 $k_X = \gamma G_X t$,其量纲为 Hz·cm^{-1},称为空间频率。它表示沿空间某一方向单位距离内波动的周期数,是一个矢量,又称波数,以它为变量把时间 t 隐含到空间频率之中。将采集到的时域信号 $S(t)$ 变为空间频率表示的函数 $S(k_X)$,此函数恰好是自旋核密度的傅里叶变换式。因此从傅里叶逆变换很容易得到自旋核的密度分布,实现图像重建:

$$\rho(X)=\int S(k_X)e^{i2\pi k_X x}dk_X \qquad (8-60)$$

对于 MRI,每次采集到的是所有体素发出的信号之和,采集一次得到一个 $S(k)$,形成一个数据点存储到 MRI 系统计算机上的一个区域内。对于一维的情况,若有 N_X 个体素,需要采集 N_X 次,才能解出每个体素对应的密度分布实现图像重建。采集的 N_X 个信号数据组成一行,形成一个一维的数据空间,按一定顺序存储在用 k 作变量的数据空间,也称为 k 空间。在实际 MRI 仪器制造中,直接把接收到的时域信号 $S(t)$ 通过傅里叶变换转为频域函数:

$$S(k_X)=\int S(t)e^{-i2\pi k_X x}dX \qquad (8-61)$$

进行 k 空间填充,然后作傅里叶逆变换实现图像重建。

3. 二维傅里叶变换　一维傅里叶变换只能处理仅使用频率编码的时序数据。MRI 的成像层数据包含两个相互垂直的频率编码 G_X 和相位编码 G_Y,这里需要使用二维傅里叶变换。二维傅里叶变换如下:

$$F(\omega_1,\omega_2)=\iint_{-\infty}^{+\infty}f(t_1,t_2)e^{-i(\omega_1 t_1+\omega_2 t_2)}dt_1 dt_2 \qquad (8-62)$$

其反变换形式如下:

$$f(t_1,t_2)=\frac{1}{4\pi^2}\iint_{-\infty}^{+\infty}F(\omega_1,\omega_2)e^{i(\omega_1 t_1+\omega_2 t_2)}d\omega_1 d\omega_2 \qquad (8-63)$$

式中 ω_1,ω_2 表示频率,t_1,t_2 表示时间。

每一次开启频率梯度场 G_X 读取一行信号的检测时间,频率可以解析为 $\omega_1=\gamma x G_X$;Y 方向上是一次性开启相位梯度场 G_Y 对选中切面内的体素进行相位编码的预备阶段,由于存在相位记忆效应,其后每次读取 X 方向数据都采用同一编码相位,相位可以解析为频率 $\omega_2=\gamma x G_Y$。

4. 二维傅里叶变换图像重建与 k 空间　通过在两个方向施加梯度场使信号带有平面位置信息,可实现二维傅里叶图像重建。具体方法是在 Y 方向施加相位编码梯度场 G_Y,持续 t_1 时间,使 Y 坐标不同的体素得到不同的相位,然后在 X 方向施加频率编码梯度场 G_X,持续 t_2 时间,在频率编码的同时采集信号。对于 $n\times m$ 体素空间,一次相位编码对应一次频率编码,但一次采集信号 m 个,每间隔 τ 时间采集一个信号,填充到 k 空间的一行。相位编码要进行 n 次,得到 $n\times m$ 个 $S(k_X,k_Y)$ 数据填到 k 空间。

由一维推广到二维得到信号 $S(k_X,k_Y)$,其中 $k_X=\gamma G_X t_2$,$k_Y=\gamma G_Y t_1$。相当于 $S(k_X,k_Y)$ 有效自旋密度分布函数的二维傅里叶变换,积分范围为自旋核所在的区域。对 $S(k_X,k_Y)$ 进行二维傅里叶逆变换,可得到有效自旋核密度的分布函数,实现图像重建。

$$\rho(X,Y)=\int S(k_X,k_Y)e^{i2\pi(k_X,k_Y)}dk_X k_Y \qquad (8-64)$$

与一维情况相同,$S(k_X,k_Y)$ 通过获取时域信号 $S(t_1,t_2)$ 的二维傅里叶变换得到:

$$S(k_X,k_Y)=S(t_1,t_2)e^{-i2\pi(k_X,k_Y)}dXdY \qquad (8-65)$$

进行 k 空间填充,然后作傅里叶逆变换实现图像重建。因为计算机只能做离散数据的傅里叶变换,因此还需要将上式中的频率项 k_X 和 k_Y 进行离散化。

5. 三维成像　三维成像是同时激发和采集一个大的体积容积内(相当于一个特别厚的断层)的数据,三维成像被激发样品不再是一个断层。所以在容积块内沿 Z 轴方向(平行于梯度场 G_Z 方向)还要额外增加梯度场 G'_Z,G'_Z 的作用类似于相位编码梯度场 G_Y,在梯度场 G_Z 方向上进行相位梯度编码,层厚取决于梯度场 G'_Z 的大小,层面数取决于进行相位编码的次数。Z 轴的相位编码时机在 Y 轴相位编码前。在采集时,每次对 Z 轴方向进行相位编码,Y 轴方向都要重复采集 Y 轴相位编码步

数 N_Y;而每次对 Y 轴方向进行相位编码,X 轴方向又都要重复采集 X 轴频率编码步数 N_X。

三维傅里叶变换同样是根据自旋核密度函数的时域空间采集值来还原其在频域空间的取值。MRI 三维成像可以一次采集较厚断层的数据,再还原为薄层图像,这样可以避免二维成像中层面间由于激发不充分导致的图像质量下降,真正做到无间隔数据采集。

（李祥林　黎学兵　常世杰）

第九章 磁共振成像脉冲序列理论

磁共振成像可多平面、多参数成像,优势显著,主要通过采用特定的脉冲序列来实现。磁共振成像具有多种多样的脉冲序列,这些复杂的脉冲序列是磁共振成像的灵魂,不同脉冲序列,获取的 MR 图像具备不同特点。磁共振成像序列按采集信号类型不同可分为:自由感应衰减序列、自旋回波序列、梯度回波序列、平面回波序列和杂合序列等。临床常用序列多由自旋回波序列与梯度回波序列衍生而来,不同磁共振成像设备制造商其磁共振脉冲序列命名不尽相同,并不断设计出新序列。不同的脉冲序列可实现不同的临床目的,提供不同的临床解决方案,充分理解脉冲序列的基本结构和特点是保证 MR 图像质量和提高诊断准确率的前提。本章主要介绍 MRI 脉冲序列的基本知识、各种常用的脉冲序列及其临床应用。

第一节 脉冲序列概述

一、基本概念

磁共振成像过程中,射频脉冲、梯度磁场、信号采集时刻等参数的时序组合称为脉冲序列(pulse sequence)。影响磁共振信号强度的因素可分为两大类,一类是人体组织自身的特性参数如组织的质子密度、T_1 值、T_2 值、液体流动、水分子扩散运动等;另一类就是脉冲序列的各种参数。如果所有的影响因素掺杂在一起,很难确定到底是何种因素造成的信号强度改变,这显然对诊断非常不利。实际成像技术中,可以通过设计各种脉冲序列和成像参数,重点突出某种因素使其对信号强度及图像的对比起决定性作用。

根据应用需求的不同,从业人员开发出了种类繁多的成像序列,临床使用的多达几百上千种,而且还在不断推陈出新。但任何脉冲序列都不是凭空产生的,任何脉冲序列及参数的设置目的主要有两个:①清晰显示目标组织或病变;②缩短成像时间。实际使用中,用户需要深刻理解各种成像序列的原理和特点,特别是常用脉冲序列,才能在临床应用中合理选择脉冲序列,正确调整成像参数,最终获取最具有诊断价值的图像。可以调整的成像参数主要有射频脉冲、梯度磁场及信号采集时刻。射频脉冲的调整包括带宽、幅度、施加时刻及持续时间等;梯度磁场的调整包括梯度磁场施加方向、梯度磁场强度、施加时刻及持续时间等。磁共振成像的目的就是通过调节各种脉冲参数,获取人体组织的特性参数差异进行诊断。

在介绍 MRI 脉冲序列之前,有必要先了解一些与 MRI 脉冲序列相关的基本概念。这里介绍的仅为 MRI 常用脉冲序列中一些共有的概念,特殊序列的相关概念将在各自序列中介绍。

(一) 时间相关的概念

1. 重复时间(repetition time,TR) 磁共振信号空间定位中,傅里叶变换不能在一次回波信号中对同频率不同相位的信号进行解析,因此在相位编码方向需要多次重复激励,采集多个回波信号进行图像重建(每次激发实施不同的相位编码梯度)。重复时间指脉冲序列中重复激发的间隔时间。在自旋回波序列中 TR 即指相邻两个 90° 脉冲中点的时间间隔;在梯度回波序列中 TR 是指相邻两个小角度脉冲中点之间的时间间隔;在反转恢复序列中,TR 是指相邻两个 180° 反转预脉冲中点之间的时间间隔;在单次激发序列中,由于只有一个90°脉冲激发,TR为无穷大。

2. 回波时间（echo time,TE） 是指激发产生宏观横向磁化矢量的脉冲中点到回波中点的时间间隔。在自旋回波序列中TE指90°脉冲中点到自旋回波中点的时间间隔。在梯度回波序列中指小角度脉冲中点到梯度回波中点的时间间隔。

3. 有效回波时间（effective echo time,EET） 快速自旋回波（fast spin echo,FSE）序列或平面回波成像（echo planar imaging,EPI）序列中,一次90°脉冲激发后有多个回波产生,分别填充在k空间的不同位置,而每个回波的TE是不同的。填充到k空间中央的回波对图像对比贡献最大,因此在FSE序列中,把90°脉冲中点到填充k空间中央的回波中点的时间间隔称为有效回波时间。

4. 回波链长度（echo train length,ETL） 该概念出现在FSE序列或EPI序列中。ETL是指一次90°脉冲激发后所产生和采集的回波数目。回波链的存在将成比例减少TR的重复次数。在其他成像参数保持不变的情况下,与相应的单个回波序列相比,具有回波链的快速成像序列的采集时间缩短为原来的1/ETL,因此ETL也被称为快速成像序列的时间因子。

5. 回波间隔（echo spacing,ESP） 是指回波链中相邻两个回波中点之间的时间间隔。ESP越小,整个回波链采集所需时间越少,可间接加快采集速度,提高图像的信噪比。

6. 反转时间（inversion time,TI） 仅出现在具有180°反转预脉冲的脉冲序列中,这类序列有反转恢复序列、快速反转恢复序列、反转恢复EPI序列等。一般把180°反转预脉冲中点到90°脉冲中点的时间间隔称为TI。

7. 激励次数（number of excitation,NEX） 也称信号平均次数（number of signal averaged,NSA）,是指脉冲序列中所有相位编码步级的重复次数。NEX增加有利于减少伪影并增加图像信噪比,但同时也增加了信号采集时间。一般的序列需要两次以上的NEX,在快速MRI脉冲序列特别是屏气序列中NEX一般设为1,甚至小于1。

8. 采集时间（acquisition time,TA） 也称扫描时间,是指整个脉冲序列完成信号采集所需要的时间。在不同序列中TA的差别很大,一幅图像的TA可以是数十毫秒（如单次激发EPI序列）,也可以是数十分钟（如SE T_2WI 序列）。

二维MRI的采集时间可以按下式计算:

$$TA = TR \times n \times NEX \tag{9-1}$$

式中,TA表示采集时间;TR为重复时间;n为NEX=1时TR需要重复的次数;NEX为激励次数,NEX越大,TR需要重复的总次数越多。对于没有回波链的序列如SE序列或GRE序列,n就是相位编码的步级数,对于具有回波链的序列如FSE、EPI等序列,n等于相位编码步级数除以ETL。

三维MRI由于是容积采集,需要增加层面方向的相位编码,容积内需要分为几层则需要进行同样步级的相位编码,因此其采集时间可以按下式计算:

$$TA = TR \times n \times NEX \times S \tag{9-2}$$

式中,S为容积范围的分层数,其他同二维采集。S越大,TR需要重复的总次数越多。

从上述两个TA的计算公式可以得知,实际上影响TA的因素主要是TR的长短和TR需要重复的总次数。

（二）空间分辨力相关的概念

空间分辨力指MRI成像中分辨人体组织空间尺寸大小的能力,与图像像素所代表体素的实际大小相关,体素越小空间分辨力越高。空间分辨力受层厚、层间距、扫描矩阵、视野等因素影响。

1. 层厚（slice thickness） MRI中层厚由层面选择梯度场强和射频脉冲带宽共同决定,在二维图像中,层厚即被激发层面的厚度。层厚越薄,图像在层面选择方向的空间分辨力越高,但由于体素体积变小,图像的信噪比降低。因此在选择层厚的时候既要考虑到空间分辨力,也要考虑到图像信噪比。

2. **层间距(slice gap)** 是指相邻两个层面之间的距离。MRI 中层间距与 CT 中层间距的概念不同。CT 中层间距是指相邻的两个层面厚度中心的间距,如层厚和层间距均为 1cm,则两层之间没有间隔。而 MRI 中,如层厚和层间距均为 1cm,则两层之间有厚度为 1cm 的组织没有成像。MRI 中层面组织的选择是通过射频脉冲来实现的,受梯度场线性、射频脉冲的频率特性等影响,扫描中设定层面附近的质子也会受到激发,这样就会造成层面之间的信号相互影响(图 9-1),这种效应称为层间干扰(cross talk)或层间污染(cross contamination)。为了减少层间污染,二维成像时往往需要设置一定的层间距。在图 9-1 中,由于梯度线性和射频脉冲选择性的限制,层面邻近的质子将同时受到激发。当层间距较小时(图 9-1a),邻近层面内的质子受到激发因而出现层间干扰。增加了层间距后(图 9-1b),层间干扰减少或基本消失。

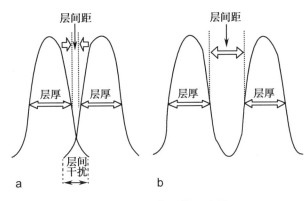

图 9-1 层间干扰示意图

3. **矩阵(matrix)** 指构成二维图像的行和列的数目,MRI 中矩阵大小由频率编码数和相位编码数决定。频率编码数不直接影响图像采集时间;相位编码数取决于相位编码的步级数,数目越大,图像采集时间越长。MR 图像中像素与成像体素一一对应,在其他成像参数不变的前提下,矩阵越大,体素越小,图像层面内的空间分辨力越高。

4. **视野(field of view,FOV)** 是指 MR 成像的实际范围,即图像区域在频率编码方向和相位编码方向的二维面积,如 30cm × 30cm。在矩阵不变的情况下,FOV 越大,成像体素越大,图像层面内的空间分辨力越低。

5. **矩形 FOV** 一般 FOV 是正方形的,实际成像中,大部分解剖部位的各方向径线尺寸不同,如腹部横断面的前后径明显短于左右径,若采用正方形 FOV,前后方向有较大的区域空间编码被浪费;若采用前后径短左右径长的矩形 FOV,如 26cm × 40cm,则可充分利用 FOV。一般选择相位编码方向与矩形 FOV 的短径方向一致,在空间分辨力保持不变的情况下,需要进行的相位编码步级数减少,因而采集时间按比例缩短。

(三)其他参数

1. **翻转角(flip angle,FA)** 在射频脉冲的作用下,组织的宏观磁化矢量将偏离平衡状态(即 B_0 方向),其偏离的角度称为翻转角。宏观磁化矢量翻转的角度取决于射频脉冲的能量,能量越大翻转角越大。而射频脉冲的能量取决于脉冲的强度和持续时间,增加能量可通过增加脉冲的强度或/和持续时间来实现。MRI 常用的翻转角为 90°、180° 和梯度回波序列常用的小角度(<90°)。翻转角越小,所需要的能量越小,激发后组织纵向弛豫所需要的时间越短。

2. **比吸收率(specific absorption rate,SAR)** 也称特殊吸收率,指单位时间内单位质量物质吸收的电磁辐射能量。磁共振成像中,为了定量评估射频脉冲能量对人体组织的影响,引入电磁学中 SAR 值进行描述。射频脉冲功率越大、施加持续时间越长、间隔时间越短,SAR 值越高。

二、脉冲序列构成

一般的脉冲序列由五个部分构成,即射频脉冲、层面选择梯度、相位编码梯度、频率编码梯度及 MR 信号。在 MRI 射频脉冲结构示意图中,这五部分一般以从上往下的顺序排列,每一部分在时间上的先后顺序一般是从左到右排列的。以 SE 序列为例来介绍脉冲序列的基本构建(图9-2)。在图9-2中,第一行是射频脉冲,SE 序列的射频脉冲由多次重复的 90°脉冲和 180°脉冲构成;第二行是层面选择梯度场,在 90°脉冲和 180°脉冲时施加;第三行是相位编码梯度场,在 90°脉冲和聚相 180°脉冲之间施加;第四行是频率编码梯度场,必须在回波产生的过程中持续施加;第五行是 MR 信号,SE 序列中 90°脉冲后将产生一个最大的宏观横向磁化矢量,由于主磁场的不均匀和组织的 T_2 弛豫的双重作用,宏观横向磁化矢量呈指数式衰减,表现为 MR 信号很快减弱,这种信号变化方式即自由感应衰减(free induction decay,FID)。由于 180°脉冲的聚相位作用,在 TE 时刻将产生一个自旋回波,回波是从无到有,从小到大,到最大强度后又逐渐变小直到零的 MR 信号。

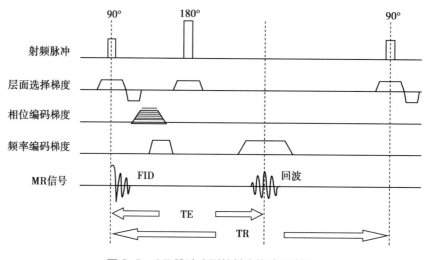

图 9-2 SE 脉冲序列的基本构建示意图

图 9-2 所示为 SE 序列的基本构建。其他脉冲序列的基本构建也由上述五个部分组成,只是所给的参数及其在时序上的排列有所变化。

上述脉冲序列的基本构建还可以简化成两个部分,即自旋准备和信号产生(图9-3)。所谓的自旋准备就是利用梯度场匹配进行的射频脉冲激发,在需要成像的区域产生宏观横向磁化矢量的过程,也可在这个阶段对某些组织信号进行选择性抑制。而信号产生是指生成 MR 信号并对信号进行空间编码的过程。信号产生后由接收线圈采集,经过傅里叶变换即可重建出 MR 图像。

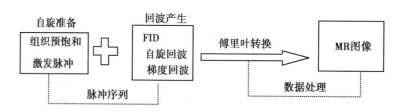

图 9-3 MRI 脉冲序列结构示意图

三、脉冲序列分类

MRI 脉冲序列的分类方法有多种,按脉冲序列的用途可分为通用序列和专用序列;按成像的速度可分为普通序列和快速成像序列。目前最常用的分类方法是按采集信号类型进行分类,可分为:①FID 类序列:指采集的 MR 信号是 FID 信号,如部分饱和序列等;②自旋回波类序列:指采集到的 MR 信号是利用 180°聚相脉冲产生的自旋回波,包括常规的自旋回波序列,快速自旋回波序列等;③梯度回波类序列:指采集到的 MR 信号是利用读出梯度场切换产生的梯度回波,包括常规梯度回波序列、扰相梯度回波序列、稳态进动成像序列等;④杂合序列:指采集到的 MRI 信号有两种以上的回波,通常是自旋回波和梯度回波,如快速自旋梯度回波序列和平面回波成像序列等。

第二节　自旋回波序列

一、自旋回波序列的基本形式

自旋回波(spin echo,SE)序列是磁共振成像中最基础、最经典的序列,所有自旋回波类序列都是 SE 序列的基础上改进和开发设计的。SE 序列的特点就是在 90°脉冲激发后,利用 180°聚相脉冲对该层面的横向磁化矢量进行重聚,以得到自旋回波。

(一) 180°脉冲的聚相位作用

90°脉冲激发后,质子群将产生宏观横向磁化矢量,射频脉冲关闭后,横向磁化矢量因质子进动相位的离散而快速衰减。造成质子相位离散的原因有两个,一个是组织本征 T_2 弛豫,另一个是主磁场的不均匀。为了使 MR 图像反映组织本征 T_2 弛豫对比,必须把主磁场不均匀造成的质子失相位效应剔除,所采用的办法就是在采集信号前施加 180°聚相脉冲。

180°聚相脉冲的聚相位作用可用图 9-4 来演示。在图 9-4 中,在旋转坐标系内,沿 Z 轴方向看 XY 平面的横向磁化矢量变化,假定质子的进动方向为逆时针方向,且进动方向保持不变;图 9-4a 示 90°脉冲激发后质子的横向磁化分矢量相位一致(质子 1~4);图 9-4b 示随着时间推移,由于主磁场不均匀,质子的横向磁化分矢量逐渐失相位,到了 180°脉冲施加前的即刻,质子 4 进动最慢,相位落在最后面,质子 1 进动最快,其相位走在最前面;图 9-4c 示施加 180°聚相脉冲后即刻,所有质子的相位反转了 180°,即进动最慢的质子 4 的相位到了最前面,进动最快的质子 1 的相位落到最后面,与施加 180°脉冲前的即刻(图 9-4b)相比,各质子的相位先后顺序倒排,但相位的差值保持不变,180°聚相脉冲后,各质子将以原来的频率继续进动,即质子 4 依然进动最慢,而质子 1 依然进动最快;图 9-4d 表示经过一定时间后,进动最快的质子 1 正好赶上进动最慢的质子 4,各质子的相位重聚。

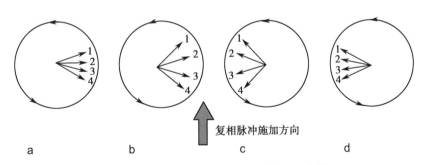

复相脉冲施加方向

图 9-4　180°聚相脉冲的聚相位作用示意图
a. 90°脉冲后;b. 质子失相位;c. 180°脉冲后;d. 质子相位重聚。

(二) 自旋回波序列的基本构建

SE 序列是由 1 个 90°激发脉冲加上 1 个 180°聚相脉冲组成的,一次 90°+180°组合脉冲施加后仅能产生一个回波信号。由于相位编码的需要,一幅矩阵为 256×256 的 MR 图像需要用不同的相位编码梯度场编码,并采集 256 个回波方能完成 k 空间的填充,即需要进行 256 次 90° 和 180° 的脉冲重复。

在 SE 序列中,用 90° 脉冲产生一个最大的宏观横向磁化矢量,然后利用 180° 聚相脉冲产生一个自旋回波(图 9-5)。在图 9-5 中,SE 序列是由一连串 90° 和 180° 脉冲构成的,90° 激发脉冲后一定时间(TE/2,为 90° 脉冲中点与 180° 脉冲中点的时间间隔)给予 180° 聚相脉冲,再经过一个 TE/2 后,将产生一个自旋回波。

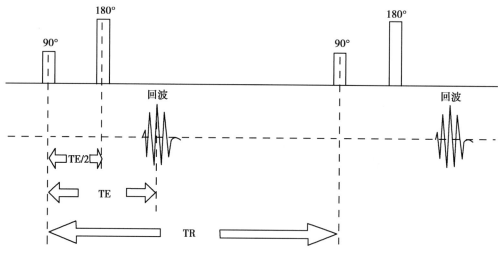

图 9-5　SE 序列结构示意图

在图 9-6 中,细曲线为甲组织的弛豫曲线,粗曲线为乙组织的弛豫曲线。图 9-6a 为两种组织的纵向弛豫示意图,如果选用的 TR 很长,那么在每一次 90° 脉冲激发时(向下空心箭头所示),甲、乙两种组织的纵向磁化矢量都回到平衡状态,因此采集到 MR 信号几乎不受组织纵向弛豫的影响。图 9-6b 为两种组织的横向弛豫示意图,如果选用的 TE 很短,那么每一次 90° 脉冲产生的横向磁化矢量还没有开始衰减前即采集了 MR 信号(向下空心箭头所示),则采集到的 MR 信号几乎不受组织横向弛豫的影响。

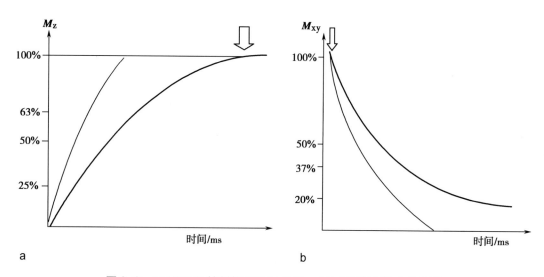

图 9-6　TR 和 TE 控制着组织 T_1 和 T_2 成分在图像对比中的作用

二、加权成像

SE序列中,图像的T_1成分主要由TR决定;图像的T_2成分主要由TE决定。任何磁共振脉冲成像序列中,无论怎么设置TR、TE参数,都无法完全单独消除T_1、T_2、质子密度任何一种因素对信号强度的影响,只能重点突出其中某种参数对信号的影响,因此所有获得的MR图像均称为某参数的加权成像(weighted imaging,WI)。SE序列中通过对TR和TE的调整,可以决定在MR图像中所含有的T_1和T_2成分,获得不同的加权图像:T_1加权成像(T_1 weighted imaging,T_1WI)、T_2加权成像(T_2 weighted imaging,T_2WI)及质子密度加权成像(proton density weighted imaging,PDWI)。

(一)T_1加权成像

在SE序列中选用很短的TE可基本剔除组织T_2权重(图9-7b)。选择一个合适短的TR,通常选取组织的平均T_1值或中间值,突出组织之间纵向恢复的差异。在每一次90°脉冲激发前,不同组织由于纵向弛豫的快慢不同,宏观纵向磁化矢量的恢复程度不同(图9-7a),90°脉冲后产生的宏观横向磁化矢量就不同,此时立刻利用180°脉冲产生回波(选用很短TE),采集的MR信号主要反映组织纵向弛豫的差异,获得T_1WI。在图9-7a中,细曲线为甲组织的弛豫曲线,粗曲线为乙组织的弛豫曲线,假设甲乙两种组织的质子密度相同。选用一个短的TR,在每一个(除第一个)90°脉冲施加前(图9-7a向下空心箭头),由于甲组织较乙组织纵向弛豫更快,甲组织已经恢复的宏观纵向磁化矢量大于乙组织,两者之间的宏观纵向磁化矢量差别即为T_1对比(两条横线之间的距离)。90°脉冲将使宏观纵向磁化矢量的差别偏转,成为宏观横向磁化矢量的差别,用180°聚相脉冲产生自旋回波来记录这种宏观横向磁化矢量的差别。此宏观横向磁化矢量的差别是由于纵向弛豫不同造成的,因此,获得的图像为T_1WI。选用很短的TE(图9-7b向下空心箭头)是为了尽量减少组织横向弛豫对图像对比的干扰。

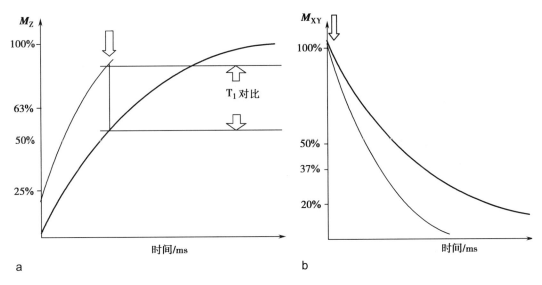

图9-7　SE序列T_1WI示意图

SE序列T_1WI选用最短的TE,一般为8~20ms。根据所需要的T_1权重选用不同的TR,TR一般为200~600ms。在一定的范围内TR越短T_1权重越重。

(二)T_2加权成像

SE序列中如选用很长的TR,保证每一次90°脉冲激发前各种组织的纵向磁化矢量都已经回到平衡状态,就可以基本剔除组织的纵向弛豫对图像对比的影响。90°脉冲激发后,各组织的宏观横向磁化矢量将由于T_2弛豫而发生衰减。由于各组织的T_2弛豫快慢不一,在某同一时刻,各组织残留的宏观横向磁化矢量就会存在差别,利用180°脉冲在一个合适的时刻产生一个自旋回波,这样采集的 MR 信号主要反映各种组织残留宏观横向磁化矢量的差别,也即 T_2 弛豫差别,得到的图像就是 T_2WI(图9-8)。

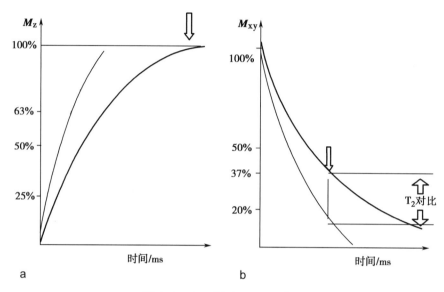

图9-8 SE 序列 T_2WI 示意图

SE 序列 T_2WI 通过设置较长 TR 以消除组织 T_1 弛豫对信号的影响,但 TR 延长将成比例增加 MR 信号的采集时间,因此 TR 也不宜过长。实际应用中,0.5T 以下的低场机,TR 选择1 500~2 000ms;1.5T 及以上的磁共振设备中,一般 TR 选择 2 000~4 000ms。选择不同的 TE 则可得到不同权重的 T_2WI,TE 一般设为 50~150ms,TE 越长 T_2 权重越重。在图9-8中,细曲线为甲组织的弛豫曲线,粗曲线为乙组织的弛豫曲线,假设甲乙两种组织的质子密度相同,选用一个很长的 TR,这样在每一个90°脉冲施加前(图9-8a 向下空心箭头),甲、乙两种组织的纵向磁化矢量都回到平衡状态,90°脉冲产生的宏观横向磁化矢量就不会受 T_1 弛豫的影响。90°脉冲后,甲乙两组织将发生 T_2 弛豫,由于甲组织 T_2 弛豫快,到 TE 时刻(图9-8b 向下空心箭头)甲组织残留的宏观磁化矢量将小于乙组织,这种宏观横向磁化矢量的差别即为 T_2 对比(图9-8b 两条横线之间的距离),这样甲组织产生的 MR 信号强度将小于乙组织。这时图像的对比主要是由于甲乙两组织的 T_2 弛豫不同造成的,因此获得图像为 T_2WI。

(三) 质子密度加权成像

SE 序列中,如果选择很长的 TR 基本剔除了组织纵向弛豫对图像对比的影响(图9-6a),这样每次90°脉冲前不同组织间的宏观纵向磁化矢量差别即为质子密度(proton density,PD)差别。90°脉冲后把这种宏观纵向磁化矢量的差别变成宏观横向磁化矢量的差别,这时利用180°聚相脉冲马上产生一个自旋回波(选择很短的 TE),基本剔除组织横向弛豫对图像对比的影响(图9-6b)。这样得到的每一个 MR 信号的对比实际上来自各组织的质子密度差异,因此采用长 TR、短 TE 得到的是质子密度加权成像。利用 SE 序列进行质子密度加权成像,TR 应该与 T_2WI 的 TR 相似,而 TE 应该与 T_1WI 的 TE 相似。

所谓加权成像,实际上是重点突出某方面特性,也就是说图像的对比主要取决于组织的某项特性(如 T_1 值、T_2 值、质子密度等),但实际上组织其他方面的特性还是会影响到图像的对比。实际 MRI 中不同组织的质子密度是不同的,因此在 T_1WI 中质子密度的差别也会影响图像的对比。另外,尽管尽量采用最短的 TE,但采集回波毕竟是需要时间的。在 SE 序列中,TE 最短也需要8~10ms,尽管很短,但在这段时间组织的横向弛豫还是不可避免要发生的,因此 T_1WI 的图像对

比还是会受到组织 T_2 弛豫差别的影响。一般把这种质子密度和 T_2 弛豫对 T_1WI 对比的影响称为权重干扰。同样 T_2WI 的对比将受到组织 T_1 弛豫及质子密度差异的干扰,而质子密度加权图像的对比也将受到组织 T_1 弛豫和 T_2 弛豫差别的干扰。在利用 SE 序列进行加权成像时,一般只能做到尽量减少干扰,而做不到完全消除影响。

三、自旋回波序列的特点

SE 序列是 MRI 的经典序列,在临床上得到广泛应用,具有以下优点:①序列结构比较简单,信号变化容易解释;②图像具有良好的信噪比;③图像的组织对比良好;④对磁场的不均匀敏感性低,因而磁化率伪影很轻微;⑤利用 SE 序列进行 T_1WI,采集时间一般仅需要 2~5 分钟。

SE 序列也存在一些缺点:①90°脉冲能量较大,纵向弛豫需要的时间较长,需采用较长的 TR(特别是 T_2WI),且一次激发仅采集一个回波,因而序列采集时间较长,T_2WI 常需要十几分钟以上;②由于采集时间长,体部成像时容易产生伪影;③采集时间长,难以进行动态增强扫描;④为减少伪影,NEX 常需要 2 次以上,用于增加采集时间。

鉴于上述特点,目前即便是低场磁共振仪,也很少利用 SE 序列进行 T_2WI 和 PDWI。SE 序列目前多用于获取 T_1WI,是颅脑、骨关节、软组织、脊柱脊髓等部位的常规 T_1WI 序列。对于体部特别是腹部来说,虽然把 SE 序列作为常规 T_1WI 序列,配合呼吸补偿技术,可获得质量较高的 T_1 加权图像。但对于呼吸不均匀的患者,图像容易产生运动伪影,同时由于采集时间长,不能利用 SE 序列进行动态增强扫描,临床使用中逐渐采用梯度回波序列替代 SE 序列作为腹部常规 T_1WI 序列。

第三节　快速自旋回波序列

快速自旋回波序列早期也称弛豫增强快速采集技术(rapid acquisition with relaxation enhancement,RARE),在不同厂家 MRI 设备上名称不同,通常称为 FSE(fast spin echo),也称为 TSE(turbo spin echo),本章采用 FSE 的名称加以阐述。

一、快速自旋回波序列的基本形式

SE 序列中一次 90°+180°组合脉冲施加后仅能产生一个回波信号,一幅矩阵为 256×256 的图像需要重复施加 256 次(NEX=1 时),即需要 256 次 TR,每次激发采用不同的相位编码,才能完成 k 空间的填充。为了缩短采集时间,FSE 序列在一次 90°射频脉冲激发后连续施加多个(2 个以上)180°聚相脉冲产生多个自旋回波,每个回波施加不同相位编码,填充在 k 空间的不同位置上(图 9-9)。图 9-9a 示在一次 90°射频脉冲后用 5 个 180°聚相脉冲产生 5 个自旋回波(即 ETL=5)。上述的 5 个回波的相位编码不同,填充在 k 空间相位编码方向的不同位置上,实际上 5 个回波的回波时间是不同的,由于填充的 k 空间中央的回波决定图像的对比度,因此如果把第三个回波填充在 k 空间中心(图 9-9b),则有效 TE 为 90°脉冲中点到第三个回波中点的时间间隔(图 9-9a)。

由于一次 90°脉冲后施加多个 180°脉冲,每个 180°脉冲都会再次产生一个回波,因而产生的不是单个回波,而是一个回波链。90°脉冲后所产生的自旋回波数目定义为 FSE 序列的回波链长度(ETL)。在其他成像参数不变的情况下,ETL 越长,重复周期次数越少,采集时间将成比例缩短。如果 ETL=n,则该 FSE 序列的采集时间为相应 SE 序列的 $1/n$,所以 ETL 也称为时间因子。举例说明:设 TR=3 000ms,扫描矩阵 256×256,NEX=2(即需要 256×2=512 次 TR),利用 SE 序列成像的采集时间 TA=3s×256×2=1 536s(25min36s);如果保持上述成像参数不变,利用 ETL=8 的 FSE 序列来成像,TR 次数为 512/8,即 64 次,采集时间 TA=3s×(256/8)×2=192s

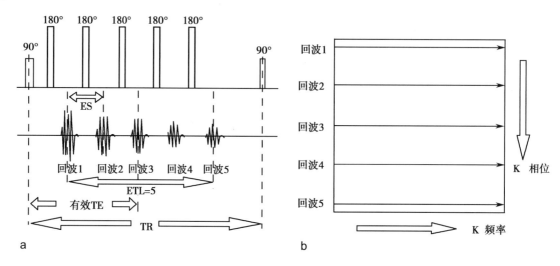

图 9-9　FSE 序列基本结构和 k 空间填充示意图

（3min12s），仅为相应 SE 序列 TA 的 1/8。

二、快速自旋回波序列的特点

FSE 序列极大缩短了扫描时间，在临床上得到广泛应用，同时因为多回波技术的应用，对图像的质量也带来一定影响，主要表现为相比 SE 序列的图像模糊。

（一）快速成像

与相应 SE 序列相比，FSE 序列的采集时间随 ETL 的增加而成比例缩短，即 FSE 序列的采集时间为相应 SE 序列采集时间的 1/ETL。临床使用中，FSE 通常用于 T_2WI，为了提高图像质量并增加扫描层数，与 SE 序列相比适当延长了 TR 时间，因此采集时间（TA）的缩短没有理论上那么明显。

（二）回波链中每个回波信号的 TE 不同

FSE 序列中，在一次 90° 脉冲后利用多个 180° 聚相脉冲来产生多个自旋回波信号，实际上每个回波信号的 TE 是不同的，因此 FSE 的图像实际上是由不同 TE 的回波构成。填充 k 空间中心的回波主要决定图像的对比，通过相位编码的调整，可以把回波链中的任何一个回波填充在 k 空间中心（图 9-10）。如果把第一个回波填充在 k 空间中心（即选择很短的有效 TE），将基本剔除组织的 T_2 弛豫对图像对比的影响，得到的将是 T_1WI 或 PDWI；如果把一个长回波链中的最后一个回波填充在 k 空间中心（选择很长的有效 TE），得到的将是权重很重的 T_2WI；如果在回波链中选择一个合适的回波信号填充在 k 空间中心（选择合适长的有效 TE），将得到权重合适的 T_2WI。实际上填充 k 空间各个位置的回波信号对图像对比都有不同程度贡献，而回波链中各回波的 TE 不同，因此与相应 SE 序列相比，FSE 序列的 T_2 对比将有不同程度降低，ETL 越长，对图像对比的影响越大。

（三）FSE 序列图像的模糊效应

在 90° 脉冲后，由于 T_2 弛豫，宏观横向磁化矢量将随时间推移逐渐衰减，即随着 TE 的延长，任何组织的信号强度都在衰减。如果不考虑相位编码梯度场对组织信号的影响，则 FSE 序列的回波链中第一个回波信号最强，往后信号强度逐渐减弱，最后一个回波信号最弱（图 9-10a）。这种强度具有差别的回波信号填充在 k 空间中，在傅里叶变换中将发生定位上的错误，从而导致图像模糊。ETL 越长，填充 k 空间的回波信号强度差别越大，图像越模糊。因此，ETL 延长尽管可以缩短采集时间，但将增加图像模糊，并影响图像对比。减少图像模糊的办法除了在采集时间能够接受的前提下缩短 ETL，ESP 缩小也可以减少图像模糊。在图 9-10a 中，FSE 序列利用 5 个 180° 脉冲，产生 5 个自旋回波。各回波的 TE 是不同的，回波 1 的 TE 最短，回波 5 的 TE 最长（图

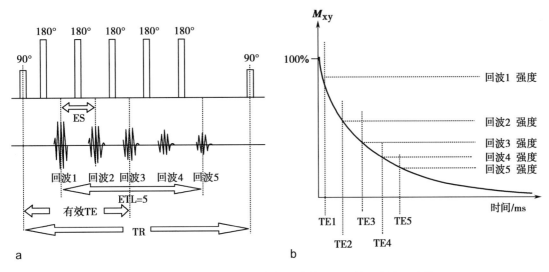

图 9-10 FSE 序列回波链中各回波的 TE 和信号强度示意图

9-10b），可以通过对相位编码的调整，把回波链中任何一个回波填充在 k 空间中心，决定图像的权重和对比。同时由于 T_2 弛豫，各回波的信号强度也不相同，回波 1 的信号强度最大，回波 5 的信号强度最弱（图 9-10b）。

（四）脂肪组织信号强度增高

脂肪组织的信号强度增加是 FSE 序列的又一特点。在 SE T_2WI 上脂肪组织呈现中等偏高信号（灰白），而在 FSE T_2WI 上，脂肪组织呈现高信号（白）。这主要由于两个方面的原因：①脂肪组织内的质子之间存在着自旋-自旋耦合，又称 J-耦合。这种耦合结构可增加磁场的波动，加快了质子失相位，因此脂肪组织的 T_2 值并不长。FSE 序列连续的 180° 脉冲可打断 J-耦合，因而脂肪组织的质子失相位减慢，延长脂肪组织的 T_2 值，因而增加脂肪组织的信号强度；②180° 脉冲引起的磁化转移效应也是增加脂肪组织信号强度的一个原因。FSE 序列中，ETL 越长，ESP 越小，脂肪组织信号强度的增加将越明显。

（五）能量沉积增加

FSE 的序列结构为 90° 脉冲激发后利用连续的 180° 聚相脉冲激发产生回波。180° 脉冲能量很大，如此大的能量连续激发，传递到人体组织的能量将在短时间内很快积聚，SAR 值将明显升高，可引起体温升高等不良反应，这在高场强的 MRI 设备中将表现得更为突出。ETL 越长，ESP 越小，SAR 值增加得越明显。

三、快速自旋回波序列的衍生序列

随着软硬件技术的进步，FSE 序列有了很大的改进，同时在 FSE 基础上开发了更多的衍生序列，了解这些技术上的改进，有助于在临床应用中合理调整成像参数，更好地发挥 FSE 序列的优势。

（一）提高射频功率，缩短回波间隔

由于射频放大器功率的提高、射频线圈的改进以及梯度线圈性能的进步，FSE 序列回波链的 ESP 已经有了明显缩短。目前 1.5TMRI 设备中 FSE 序列的 ESP 已经从原来的 15~20ms 缩短到 7~15ms。

ESP 缩短的优点有：①回波链中各回波的信号强度差别缩小，减少了图像模糊；②回波链中各回波的 TE 差别变小，在 ETL 相同的情况下提高了图像的 T_2 对比；③各回波信噪比提高，从而提高了整体图像的信噪比；④同样的 TR 间期可采集更多的层面，或可以适当缩短 TR，从而缩短

TA;⑤可适当延长 ETL,仍可保持原有的图像质量,同时缩短了 TA。

ESP 缩短的缺点有:①180°脉冲更为密集,单位时间在人体内的能量沉积增大;②脂肪组织的信号强度进一步增强,可能会增加伪影和降低图像的对比。

(二)调整聚相脉冲角度,减少各回波间的幅度差别

FSE 序列中各回波之间的幅度存在差别(图 9-11),这种差别在傅里叶变换中会引起图像模糊,差别越大图像越模糊。图 9-11a 示回波链中回波 1 的信号幅度最高,随后各回波的幅度逐渐降低,回波 5 的信号幅度最低。由于 T_2 弛豫初期最快,回波 1 和回波 2 之间的信号幅度差别最大。如果回波链中前面的回波填充在 k 空间的中央区域(如 T_1WI 或 PDWI 时),图像的模糊将更为明显。

调节聚相脉冲角度可以缩小各回波间的幅度差异。聚相脉冲角度不同对质子相位的相聚程度不同,回波信号不同,角度越接近 180°,聚相效应越明显。在回波链中的第一回波施加的聚相脉冲角度最小,这样第一回波的幅度将明显降低,随后各回波施加的聚相脉冲角度逐渐增大,直至增加到 180°,这样回波链中各回波的幅度将较为接近,可大大降低图像模糊。这对于 FSE 的 T_1WI 及 PDWI 序列尤为重要。如图 9-11c 所示为调整后的聚相脉冲序列,回波 1 的聚相脉冲角度为 140°,回波 2 为 155°,回波 3 为 165°,回波 4 和回波 5 为 180°,这样各回波之间的幅度差别明显变小。

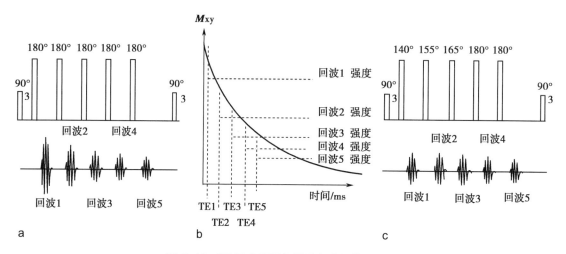

图 9-11 FSE 序列聚相脉冲角度调整示意图

(三)快速恢复 FSE 序列

快速恢复 FSE(fast recovery FSE,FRFSE)序列与 SE 序列一样,均采用 90°射频脉冲进行激发,并能够产生最大的宏观横向磁化矢量,因而得到的图像有较好的信噪比。90°脉冲传递给质子的能量较大,因而受激发组织的纵向弛豫将需要较长的时间,当利用 FSE 序列进行 PDWI 或 T_2WI 时,需要选择很长的 TR,以尽量剔除纵向弛豫对图像对比的污染。然而在其他成像参数不变的情况下,TR 的延长意味着 TA 的延长。如果能够加快组织的纵向弛豫,则可选用较短的 TR,成像速度将加快。FRFSE 序列就是促使组织加快纵向弛豫的方法(图 9-12)。图 9-12a 为常规 FSE 序列,图 9-12b 为 FRFSE 序列。这两个序列的其他成像参数均相同,FSE 序列采用 5 个 180°聚相脉冲采集 5 个回波(ETL=5),FRFSE 序列也采用 5 个 180°脉冲,但最后一个 180°脉冲产生的回波不采集(ETL=4),而在该回波的 TE 时刻采用一个负 90°脉冲,把最后一个 180°脉冲产生的横向磁化矢量偏转回到 B_0 方向,从而加快了组织的纵向弛豫速度。

FSE T_2WI 之所以要选择较长的 TR,主要是因为 T_1 值很长的组织纵向弛豫太慢。以 1.5T 扫描机行头颅 FSE T_2WI 为例,如果选择 TR=2 000ms,TE=100ms,ETL=8,ESP=10ms,矩

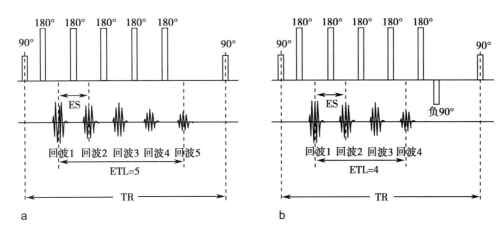

图 9-12 常规 FSE 与 FRFSE 序列的比较

阵 = 256×256, NEX = 2, 则 TA = $2s \times (256/8) \times 2 = 128s$（2min8s）。脑白质的 T_1 值约为 450ms, 脑灰质的 T_1 值约为 500ms, 实际上当 TR = 2 000ms, 对于脑白质和灰质来说, 纵向弛豫已经绝大部分完成, 基本剔除了纵向弛豫对图像对比的影响, 也就是说, TR 已经足够长; 但脑脊液的 T_1 值约为 3 500ms, TR = 2 000ms 时, 其宏观纵向磁化矢量还没有恢复到平衡状态时的一半, 因此脑脊液信号将不表现为高信号而仅为中等偏高信号, 如果把 TR 延长到 4 000ms, 脑脊液的信号强度将明显升高, 但 TA 则延长到 4min16s。

FRFSE 设计的目的是人为加快长 T_1 组织的纵向恢复, 从而缩短 TR 来进一步缩短采集时间。以上述头颅 T_2WI 为例, 成像参数不变, 回波链中最后一个回波采集时, 脑组织的宏观横向磁化矢量衰减到最大值的约 45%, 而脑脊液的宏观横向磁化矢量还保留最大值的 90% 以上, 负 90°脉冲将把这些横向磁化矢量偏转回 $\boldsymbol{B}_0$ 方向, 施加下一个 90°脉冲时脑脊液的宏观纵向磁化矢量已经恢复到平衡状态的 90% 以上, 这样 TR = 2 000ms 的 FRFSE T_2WI 上脑脊液的信号强度将明显增高。实际上 FRFSE 就是利用一般 T_1 值长的组织, 其 T_2 值也长的特点, 把回波链采集后残留的较大横向磁化矢量快速偏转返回到 $\boldsymbol{B}_0$ 方向, 加快了 T_1 值很长的组织的纵向磁化矢量恢复, 从而可以选用较短的 TR 进行 T_2WI 采集, 缩短成像时间。

（四）单次激发 FSE 序列

单次激发 FSE（single shot FSE, SSFSE）序列是采集速度更快的 FSE 序列。常规的 FSE 序列是在一次 90°射频脉冲激发后, 利用多个 180°脉冲采集多个自旋回波, 需要多次 90°脉冲激发后才能完成 k 空间的填充。与常规 FSE 序列相比, SSFSE 有以下特点: ①一次 90°脉冲激发后, 利用连续的 180°脉冲采集填充 k 空间所需要的所有回波信号, 即一次 90°脉冲后完成了 k 空间的填充, 如果图像的矩阵 = 256×128, 即相位编码步级为 128, 则 ETL = 128; ②由于回波链很长, 为了保证回波链中后面的回波有一定的信号, SSFSE 回波链的 ESP 很短, 目前在 1.5T 扫描机上一般为 4~5ms; ③由于是单次激发, 所以该序列中不存在 TR 的概念, 因为该序列 90°激发前所有组织的宏观纵向磁化矢量都处于平衡状态, 实际上 TR 为无穷大, 所以没有纵向弛豫对图像对比的干扰, 同时也因为此原因 SSFSE 序列一般不能进行 T_1WI, 而仅用于 T_2WI; ④由于回波链太长, 图像的模糊效应将比较明显, T_2 对比也将受到影响; ⑤由于 ETL 很长, ESP 很短, 脂肪组织的信号强度很高; ⑥由于 180°脉冲连续又集中, 人体内的能量沉积比较集中, SAR 值明显升高, 为了降低 SAR 值, SSFSE 常采用小于 180°的聚相脉冲产生回波; ⑦成像速度很快, 如果矩阵为 256×160（即 ETL = 160）, ESP = 4ms, NEX = 1（SSFSE 常选用 NEX 为 1）, 则单层图像的 TA 为 640ms, 因此是亚秒级的成像速度, 由于 TA 很短, 在体部成像时即便受检者不能屏气也没有明显的呼吸运动伪影; ⑧由于 ETL 很长, 回波链中大部分回波的 TE 较长, 因此得到的 T_2WI 的权重很重。

鉴于上述特点, SSFSE 的临床应用主要有: ①颅脑超快速 T_2WI（仅用于不能配合检查的受检者);②腹部屏气超快速 T$_2$WI;③屏气或呼吸触发水成像[如磁共振胰胆管成像(MRCP)、磁共振尿路成像(MRU)等]。

(五)半傅里叶采集单次激发 FSE 序列

该序列是基于 SSFSE 的修改序列,部分设备称之为 HASTE(half-Fourier acquisition single-shot turbo spin-echo)序列,可通过在 SSFSE 的基础上选择 NEX=0.5 即可。实际上 HASTE 序列也是在一次 90° 脉冲后利用连续的聚相脉冲采集填充 k 空间所需要的所有回波,所不同的是 HASTE 序列采集的回波只需要填充 k 空间的一半多一点即可,剩余的 k 空间则根据 k 空间对称性原理进行填充。图 9-13a 为 k 空间的结构示意图,在 k 空间的相位编码方向上,回波信号呈镜像对称,即 Ky=−128 的回波与 Ky=+128 是对称的。图 9-13b 所示只填充略多于一半的 k 空间,即填充 Ky=−128 到 Ky=+8 即可,剩余 k 空间的相位编码线(虚线部分)利用对称性原理进行模拟填充即可。

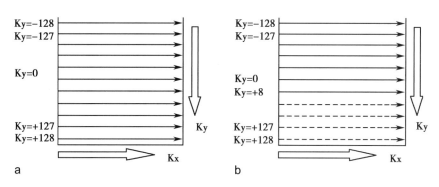

图 9-13　半傅里叶采集技术示意图

根据 k 空间在相位编码方向是镜像对称这一特点,实际上只需要填充 k 空间的一半就够了,如图 9-13b 中只需填充 Ky=−128 到 Ky=0 即可,k 空间的剩余部分利用对称性原理进行模拟填充即可。实际上图像数据采集时间节约了一半,但由于 k 空间中央的数据决定图像对比,因此,一般采集的数据需要填充 k 空间的一半多一点,即 k 空间中央区域的数据是需要采集的。如相位编码的步级为 256,需要采集的数据一般为 128+8=136 或 128+16=144 即可。这种技术称为半傅里叶采集技术,也称半 k 空间技术或部分 k 空间技术。这种技术不单可以用于 HASTE 序列,实际上几乎可以用于所有的 MRI 脉冲序列,是磁共振成像中常用的快速成像方法。

与 SSFSE 序列相比,HASTE 序列具有以下特点:①由于只需要采集填充略多于一半 k 空间的回波信号,TA 只需要原来的一半多一点,成像速度进一步加快;②理论上空间分辨力保持不变;③由于实际采集的回波信号只有原来的一半,理论上图像信噪比有所降低,相当于原来的 70% 左右,实际采集中由于回波链中前面回波信号较强,后面回波信号较弱,而 HASTE 序列采集的是信号较强的回波,因此信噪比降低并不明显;④人体内能量的沉积减少;⑤脂肪组织信号高和 T$_2$ 对比较差的问题依然存在。

HASTE 序列的临床应用与 SSFSE 序列的相仿,主要用于神经系统或腹部超快速 T$_2$WI,也可用于腹部水成像如 MRCP、MRU 等(图 9-14)。

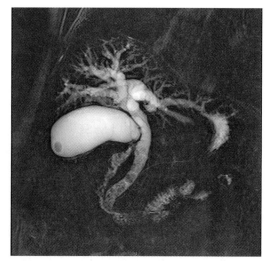

图 9-14　HASTE 序列 MRCP 成像

第四节 反转恢复序列

反转恢复(inversion recovery,IR)序列是 SE 序列的延伸,实质上也是 SE 序列。它的序列描述见图 9-15 所示。从图中可以看到 IR 序列除了前面多出一个 180° 激发脉冲外,后面的脉冲形式与 SE 序列完全一致。

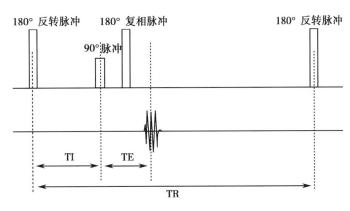

图 9-15 IR 序列结构示意图

一、反转恢复序列的基本形式

IR 序列的基本形式是由一个 180°RF 激发脉冲(也称为反转脉冲),一个 90°RF 激发脉冲和一个 180° 聚相位脉冲组成。它的原理是系统先发射一个 180°RF 激发脉冲,将与静磁场方向一致的磁化矢量 M_z 由 Z 轴全部反转到负 Z 轴方向,随后 RF 脉冲关闭。在静磁场的作用下,反转到负 Z 轴方向的磁化矢量开始进行 T_1 弛豫,在负 Z 轴方向上的纵向磁化矢量逐渐减小,经过零点之后在 Z 轴方向上的纵向磁化矢量逐渐增大。由于 180°RF 激发脉冲的能量要大于 90°RF 脉冲,因此 180°RF 脉冲关闭后组织的 T_1 弛豫时间也明显延长。因不同物质的 T_1 时间是不同的,它们的恢复速度就不同,经过一段时间后,它们之间的差别就显示出来,此时系统再施加一个 90°RF 激发脉冲,在 Z 轴或负 Z 轴上部分磁化矢量由于吸收能量偏转到 XY 平面,形成横向磁化矢量,随后的失相位及聚相位过程与 SE 序列完全一致,这部分的磁化矢量就是最后 MR 信号的来源。

IR 序列中第一个 180°RF 激发脉冲中点与 90°RF 激发脉冲中点之间的时间间隔,称为反转时间(inversion time,TI)。TI 决定图像的 T_1 对比和权重。把 90°RF 激发脉冲中点到回波中点的时间间隔定义为 TE,IR T_1WI 序列应该选择很短的 TE,以尽量剔除 T_2 弛豫对图像的影响。把相邻的两个 180° 反转脉冲中点的时间定义为 TR。IR 序列中应该选择很长的 TR(至少相当于 SE T_2WI 或 FSE T_2WI 的 TR)。

二、反转恢复序列的特点

IR 序列的成像参数主要包括 TI、TE 和 TR。TI 是 IR 序列图像对比的主要因素,尤其是 T_1 对比。TI 的作用类似于 SE 序列中的 TR,而 IR 序列中的 TR 对 T_1WI 的作用很小,但 TR 必须足够长才能保证在下一个脉冲序列重复之前,纵向磁化矢量得以恢复。

IR 序列的特点是:①与常规 90°RF 激发相比,180°RF 激发脉冲后组织纵向弛豫过程延长,组织间的纵向弛豫差别加大,即 T_1 对比增加,相当于 90° 脉冲的 2 倍左右,明显高于 SE T_1WI 序列

（图 9-16）；②180°RF 激发脉冲后组织的纵向弛豫过程中,磁矢量从负 Z 轴最大逐渐变小到零,而后由零逐渐增大到 Z 轴最大。如果当某种组织的纵向磁化矢量恰好到零时给予 90°RF 激发脉冲,则该组织由于没有纵向磁化矢量所以也没有横向磁化矢量,就不能产生信号。利用这个特征就可以选择性地抑制某一特定 T_1 值的组织信号。临床上最典型的应用有两个,即以脂肪抑制为目的短反转时间反转恢复（short time inversion recovery,STIR）序列和以自由水抑制为目的的液体抑制反转恢复（fluid attenuated inversion recovery,FLAIR）序列;③IR 序列较 SE 序列的扫描时间会增加,因为 IR 序列较 SE 序列多出了一个 TI 时间,且 TR 很长;④增加流动相关伪影,由于某些组织的抑制而导致图像 SNR 降低,额外的 180° 翻转脉冲还可能增加 SAR 值。

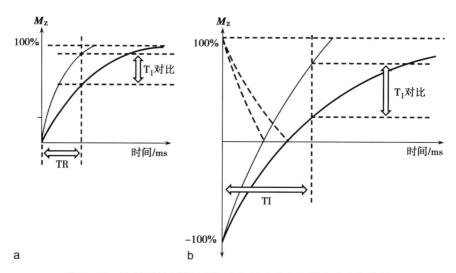

图 9-16　180° 反转预脉冲后与 90° 脉冲后组织纵向弛豫的比较

　　由于 IR 序列成像较慢,现在这个序列已经基本不被使用,临床上广泛使用的是它的衍生序列,即 IR 与 FSE 序列结合的快速反转恢复序列等衍生序列。

　　图中纵坐标为纵向磁化矢量（Mz）的大小（%）,横坐标为时间（ms）;细曲线为甲组织的纵向弛豫曲线,粗曲线为乙组织的纵向弛豫曲线,甲组织的纵向弛豫速度快于乙组织。图 9-16a 示 90° 脉冲后两种组织开始纵向弛豫,经过 TR 后两种组织的纵向磁化矢量的差别即 T_1 对比。图 9-16b 示 180° 反转脉冲使纵向磁化矢量偏转到负 Z 轴方向,180° 脉冲结束后,两种组织开始纵向弛豫,纵向磁化矢量从负 Z 轴最大逐渐缩小到零,又从零逐渐增大到 Z 轴最大,同时由于纵向弛豫过程延长,甲组织和乙组织的 T_1 对比加大,约为 90° 脉冲激发后的 2 倍。

三、反转恢复序列的衍生序列

（一）快速反转恢复序列

　　了解了 IR 序列原理后,快速反转恢复（fast inversion recovery,FIR）序列的理解就非常简单了。IR 序列是由一个 180° 反转预脉冲和一个 SE 序列构成的,而 FIR 序列则是一个 180° 反转预脉冲和一个 FSE 序列构成的（图 9-17a）,由于 FIR 序列中有回波链的存在,与 IR 相比,成像速度大大加快。目前被广泛使用的 STIR、FLAIR、T_1 FLAIR 都是属于这个序列。

　　图 9-17a 为 FIR 序列结构图。FIR 序列先施加一个 180° 反转脉冲,在适当时刻（TI）再施加一个 90° 脉冲,90° 脉冲后利用多个 180° 聚相脉冲（图中为 3 个）,因此存在回波链（图中 ETL=3）。可以把回波链中的任何一个回波填充在 k 空间中央,把 90° 脉冲中点与填充 k 空间回波中点的时间间隔定义为有效 TE。两个相邻的 180° 反转脉冲中点的时间间隔定义为 TR。图 9-17b 为 STIR 和 FLAIR 序列原理示意图。图中纵坐标为纵向磁化矢量（Mz）的大小（%）,横坐标为时间

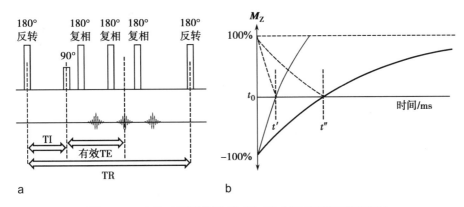

图 9-17 FIR 序列结构及 STIR、FLAIR 序列原理示意图

（ms）；细曲线为脂肪组织的纵向弛豫曲线，粗曲线为脑脊液的纵向弛豫曲线。

从图 9-17b 可以看出，当 180°RF 激发脉冲停止后，所有的磁化矢量从负 Z 轴逐渐向 Z 轴方向开始 T_1 弛豫。但是由于不同组织的 T_1 弛豫时间不同，所以向 Z 轴恢复的速度不一样。T_1 弛豫时间短的脂肪恢复得快（细曲线所示），T_1 弛豫时间长的脑脊液（水）恢复得慢（粗曲线所示）。当脂肪组织恢复到 Z 轴方向零点时（即选择 TI 等于 t_0 到 t' 时），脑脊液还没有完全恢复，在负 Z 轴上还有少量的磁化矢量，如果在这个瞬间发射 90°RF 激发脉冲，那么所有在 Z 轴以及负 Z 轴上的磁化矢量就被激发到 XY 平面，形成新的横向磁化矢量进而产生 MR 信号。由于脂肪组织在这一瞬间 Z 轴以及负 Z 轴上的磁化矢量分量为 0，所以在 XY 平面就不会产生横向磁化矢量，最终脂肪组织就不能产生 MR 信号从而被完全抑制。同样的道理，利用当水恢复到 Z 轴方向零点时（即选择 TI 等于 t_0 到 t'' 时），施加 90°脉冲，就可以把脑脊液的信号抑制掉。

IR 序列的对比度主要由 TI 决定。不同组织从负 Z 轴恢复到 Z 轴零点的时间是不一致的。主要是因为不同组织的 T_1 值不同，其磁化矢量恢复曲线不同，过零点的时间也不同。因此选择合适的 TI，在某些组织过零点时进行 90° 射频激发可以实现该组织信号的抑制。一般 TI 的选择满足以下公式：

$$TInull = T_1(\ln 2) \approx 0.69 \times T_1 \qquad (9-3)$$

可以利用选择不同的 TI 选择性抑制不同 T_1 值组织的信号。抑制某种组织信号的 TI 等于该组织 T_1 值的 69%（一般用 70% 计算）。

FIR 序列具有以下特点：①与 IR 序列相比，FIR 序列成像速度明显加快，在其他成像参数不变的情况下，采集时间缩短的倍数等于 ETL；②由于回波链的存在，FIR T_1WI 序列的 T_1 对比因受 T_2 的影响而降低，不如 IR 序列；③由于回波链的存在，可出现与 FSE 序列相同的模糊效应；④与 FSE T_1WI 序列相比，由于施加了 180° 反转预脉冲，FIR T_1WI 序列的 T_1 对比度提高了（图 9-18）。

（二）短反转时间反转恢复序列

短反转时间反转恢复（short time inversion recovery，STIR）序列采用短 TI 和短 TE，使 T_1 较短的脂肪组织达到选择性抑制的作用。

如上所述，如果用 FIR 序列进行脂肪抑制成像，就要当脂肪组织在零点的时候进行 90°RF 激发脉冲。在 1.5T 的静磁场下，脂肪组织恢复到零点的时间是 150ms 左右，即 TI 时间是 150ms，相对其他组织而言这是个短的 TI 时间，使用这个 TI 时间的 FIR 序列被称为短反转时间反转恢复（STIR）序列，可用来进行 T_2 权重脂肪抑制成像。STIR 序列推荐扫描参数：TR>3 000ms；TE>40ms；TI＝140~160ms；ETL＝10~16。在高场强 MRI 设备中脂肪抑制的方法有多种，有些特殊部位的脂肪抑制以 STIR 的脂肪抑制效果最好，例如颈部的矢状面和冠状面脂肪抑制成像（图 9-19）。但这种方法的脂肪抑制不如化学位移的方法具有特异性，因为只要是 TI 时间在零点

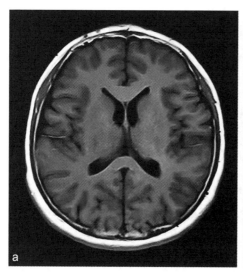
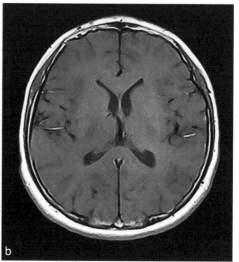

图 9-18　颅脑 FIR T$_1$WI 与 FSE T$_1$WI 比较

的任何组织都会被抑制掉,这也是 STIR 序列很少用于 T$_1$WI 成像的原因。STIR 序列中因脂肪组织被抑制,只有部分组织参与 MR 成像,故图像的信噪比相对较低。

(三)液体抑制反转恢复序列

液体抑制反转恢复(fluid attenuated inversion recovery,FLAIR,或 T$_2$ FLAIR)序列采用长 TI 和长 TE,使 T$_1$ 较长的自由水达到选择性抑制的作用。

如果用 FIR 序列来进行水抑制成像,就要当水在零点的时候进行 90°RF 激发脉冲。在 1.5T 的静磁场强度下,水 T$_1$ 恢复到零点的时间为 2 200ms 左右,即 TI 时间是 2 200ms,应用这个 TI 时间的脉冲序列叫作水抑制翻转恢复序列(FLAIR),这里的水仅指自由水,这个序列主要用来进行 T$_2$ 权重的水抑制成像,因此也称为 T$_2$ 液体抑制反转恢复(T$_2$ fluid attenuated inversion recovery,T$_2$ FLAIR)序列,主要用于神经系统的成像,例如脑组织和脊髓的 MR 成像(图 9-20a)。由于 T$_2$WI 本身对病理组织的显示较敏感,如果再将自由水的高信号通过 FLAIR 序列抑制掉,脑脊液呈低信号,而病变组织中水肿的组织及肿瘤组织仍呈现 T$_2$WI 的高信号,这样病变显示会更清晰,更容易

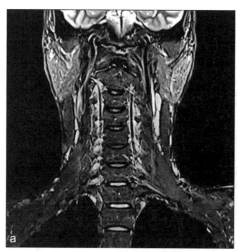
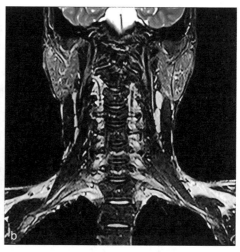

图 9-19　STIR 抑脂图像与 FS FSE 抑脂图像比较

a. 颈部 STIR 抑脂图像,脂肪抑制充分、均匀;b. 颈部 FS FSE 抑脂图像,局部磁场不均影响了抑脂效果,脂肪抑制不充分。

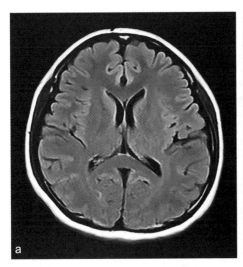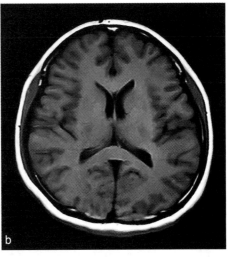

图 9-20　颅脑 T_2 FLAIR 图像和 T_1 FLAIR 图像

a. 颅脑 T_2 FLAIR；b. 颅脑 T_1 FLAIR。

识别。尤其是当病变与富含脑脊液的结构邻近时（如脑室旁病变）效果更好。因此这个序列是脑 MRI 常规检查中不可缺少的一个序列。

FLAIR 序列扫描参数注意事项：①TR 时间要至少大于 4 倍的 TI 时间，ETL 及有效 TE 与 FSE T_2WI 类似，否则自由水的信号会抑制不彻底；②扫描必须进行两次采集，不然自由水的信号抑制不全。FLAIR T_2WI 序列推荐扫描参数：TR>8 000ms；TE>120ms；TI＝2 000~2 200ms。

（四）T_1 液体抑制反转恢复序列

T_1 液体抑制反转恢复（T_1 fluid attenuated inversion recovery，FIR T_1WI 或 T_1 FLAIR）序列实际上就是在短 ETL 的 FSE T_1WI 序列前加上一个 180° 翻转脉冲。由于人体组织的 T_1 随着磁场强度的增加而增加，从 1.5T 到 3.0T 人体软组织 T_1 增加 25%~40%，而体液的 T_1 则几乎没有改变，因此组织的 T_1 对比度会有所下降，特别是脑组织的 T_1WI 图像。为了强化脑组织的 T_1 对比度，也可以用 FLAIR 序列来实现，即选择脑白质和灰质的 T_1 恢复过程中，磁化矢量差别最大的时间点作为 TI 时间，这个脉冲序列被称为 T_1 水抑制反转恢复序列（T_1 FLAIR）。

若想得到两种组织的最佳 T_1 对比图像，理论上通常选 TI 值接近两种组织的 T_1 值，尽量减小 TE，可以得到最佳的 FIR T_1WI，通常 TR 等于 TI 的 3 倍时 SNR 高。实际工作中可以根据不同场强的 MR 机来调整扫描参数：在 1.5T 场强的 MR 机上，TI 一般推荐在 720ms 左右；在 3.0T 场强的 MR 机上，TI 一般推荐在 860ms 左右。T_1 FLAIR 序列可以形成重 T_1WI，因此主要用来进行脑组织的 T_1 权重成像（图 9-20b）。临床上主要用于显示脑灰质和脑白质，它所显示灰、白质的对比度优于 SE T_1WI 和 FSE T_1WI 序列但不如 IR T_1WI 序列（IR T_1WI 序列扫描时间太长）。

（五）反转恢复单次激发 FSE 序列

利用 180° 反转预脉冲与单次激发 FSE 相结合可得到反转恢复单次激发 FSE（IR-SSFSE）序列。IR-SSFSE 序列也可采用 STIR 技术进行脂肪抑制或采用 FLAIR 技术抑制脑脊液信号，是超快速序列，主要用于不能配合的受检者。

（六）多反转预脉冲序列

是指序列每执行一次使用 2 或 3 个 180° 反转预脉冲，称作双反转或三反转脉冲技术，利用这种技术可以抑制不同 T_1 值的 2 或 3 种组织的信号，多反转预脉冲序列技术既可以与快速自旋回波结合也可以与快速梯度回波结合应用在神经和心脏 MR 成像上。

1. 双反转快速自旋回波序列　主要用于心血管、心脏等成像，为有效抑制血液信号，采用双反转序列来达到黑血成像的目的。在采集信号之前,所有组织都存在正向的宏观磁化矢量,首先施加第一个反转脉冲,这个反转脉冲是非层面选择的180°脉冲,将所有组织的磁化矢量都反转到负Z方向。接着一瞬间立马施加第二个反转脉冲,这个反转脉冲是层面选择的180°反转脉冲,只有被选择的层面反转180°,等于返回原来状态,成像层面的组织磁化矢量是在正方向,而成像层面以外的所有组织磁化矢量是在负方向。被反转到负方向的组织会进行纵向弛豫,逐渐向正方向恢复。当血液组织的磁化矢量刚好过零点时,施加90°射频脉冲,则血液组织信号被抑制,也就是层面外的所有血液组织信号被抑制掉。而层面内的血液由于流空也不会产生信号,所以整个血液信号被抑制(图9-21)。

2. 三反转快速自旋回波序列 三反转快速自旋回波序列是双反转快速自旋回波序列基础上施加第三个180°反转脉冲进行脂肪抑制。

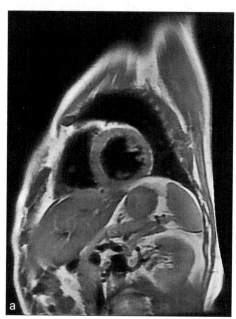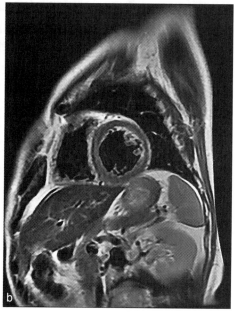

图9-21 心脏双反转序列图像
a. 心脏双反转 TSE 的 T_1WI 图像;b. 心脏双反转 TSE 的 T_2WI 图像。

第五节 梯度回波序列

一、梯度回波序列的基本形式

梯度回波(gradient recalled echo,GRE)序列也称场回波序列,由于 SE 序列扫描时间很长,所以研发了 GRE 序列。与 SE 序列相比,GRE 序列不仅可以缩短扫描时间,而且图像的空间分辨力和 SNR 均无明显下降。通过调整参数可以得到 T_1、T_2 和 PD 权重的图像。GRE 序列的基本组成形式见图9-22。和其他所有序列一样,常规 GRE 序列也由射频脉冲、层面选择梯度、相位编码梯度、频率编码梯度(或称读出梯度)及 MR 信号五部分构成。GRE 序列与 SE 序列相比,缩短采集时间的方法主要有两点:①使用小于90°的小角度 α 激发脉冲;②使用翻转梯度磁场代替180°激发脉冲使质子发生相位重聚。

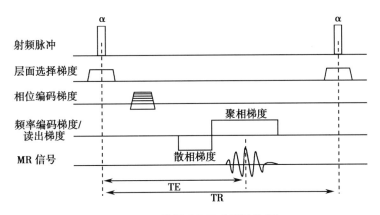

图 9-22　常规 GRE 序列结构图

小角度脉冲中点与回波中点的时间间隔定义为 TE;两次相邻的小角度脉冲中点的时间间隔定义为 TR。

梯度回波是在射频脉冲激发后,在读出方向即频率编码方向上先施加一个梯度场,这个梯度场与主磁场叠加后将造成频率编码方向上的磁场强度差异,使沿该方向上质子的进动频率也随之出现差异,从而加快了质子失相位,组织的宏观横向磁化矢量很快衰减到零,把这一梯度场称为散相梯度场(图 9-23a、b)。这时立刻在频率编码方向施加一个强度相同方向相反的梯度场,原来在散相梯度场作用下进动频率低的质子进动频率加快,原进动频率高的质子进动减慢,这样由于散相梯度场造成的质子失相位将逐渐得到纠正,组织的宏观横向磁化矢量逐渐恢复,经过与散相梯度场相同的作用时间后,因散相梯度场引起的质子失相位得到完全纠正,组织的宏观横向磁化矢量逐渐恢复直到信号幅度的峰值,把这一梯度场称为聚相梯度场(图 9-23a、c)。从此时间点后,在聚相梯度场的继续作用下,质子又发生反方向的散相位,组织的宏观横向磁化矢量又开始衰减直至到零。这样产生一个信号幅度从零到最大、又从最大到零的完整回波(图 9-23a)。由于这种回波的产生是利用了梯度场的方向切换产生的,因此称为梯度回波。

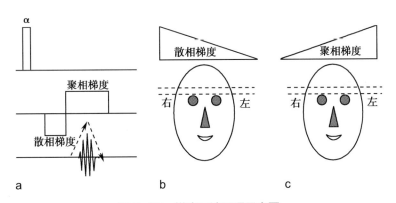

图 9-23　梯度回波原理示意图

二、梯度回波序列的特点

GRE 序列产生图像对比要比 SE 序列复杂得多,其图像对比不仅取决于组织的 T_1、T_2,还与 B_0 场的不均匀性、组织的磁敏感性和流动性相关。但是主要依赖于激发脉冲的翻转角 α、TR、TE 三个因素。

(一)采用小角度激发,成像速度加快

采用小于90°的射频脉冲对成像组织进行激发即采用小角度激发,通常称小角度脉冲为α脉冲,α角一般介于10°~90°之间。在Z轴方向上组织的宏观磁化矢量偏转的角度取决于射频脉冲的能量(由射频的强度和持续时间决定),小角度激发即给组织施加能量较小的射频脉冲,造成组织的宏观磁化矢量偏转角度小于90°。

小角度激发有以下优点:①脉冲的能量较小,SAR值降低;②在XY平面产生宏观横向磁化矢量的效率较高,与90°脉冲相比,30°脉冲的能量仅为90°脉冲的1/3左右,但产生的宏观横向磁化矢量达到90°脉冲的1/2左右(图9-24b、c);③小角度激发后,在Z轴方向组织可以残留较大的纵向磁化矢量(图9-24c),纵向弛豫所需要的时间明显缩短,因而可选用较短的TR,从而极大缩短扫描时间,这就是GRE相对SE序列能够快速成像的原因;④磁共振的信号强度大小与M_Z翻转到XY平面的大小成正比,尽管GRE的α脉冲使M_Z投影到XY平面的矢量比例减小,但是α脉冲使M_Z的变化也很小,脉冲激发前的M_Z接近完全恢复,能形成较大的稳态,因此GRE序列可产生较强的MR信号,产生的图像具有较高的SNR。后文会介绍稳态的概念和形成过程。

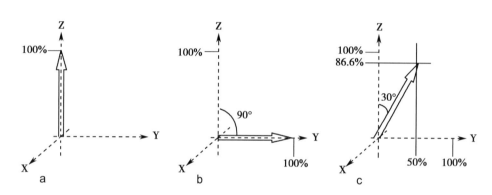

图9-24 平衡状态、90°激发后和小角度激发后的宏观磁化矢量变化

图9-24a为平衡状态下,组织的宏观纵向磁化矢量为100%,没有宏观横向磁化矢量;图9-24b为90°脉冲激发后,宏观磁化矢量偏转90°,即产生了一个最大的宏观横向磁化矢量(100%),纵向磁化矢量变为零;图9-24c为30°脉冲激发后,宏观磁化矢量偏转30°,产生的横向磁化矢量为90°脉冲的50%,而纵向磁化矢量保留了平衡状态下的86.6%。

(二)获取T₂*加权像,固有信噪比低

当射频脉冲结束后,组织的宏观横向磁化矢量逐渐衰减,衰减主要由于质子失相位。

造成质子失相位的原因有两部分:一是组织真正的T_2弛豫;二是主磁场不均匀。SE序列的180°脉冲可剔除主磁场不均匀造成的质子失相位从而获得真正的T_2弛豫信息。GRE序列施加的散相梯度场将加快质子的失相位,图9-25所示虚曲线(T_2^* GRE)下降明显快于细曲线(T_2^*),而聚相梯度场只能剔除散相梯度场造成的质子失相位,但并不能剔除主磁场不均匀造成的质子失相位,因而获得的只能是组织的T_2^*弛豫信息而不是T_2弛豫信息。

因T_2^*弛豫明显快于T_2弛豫,所以在相

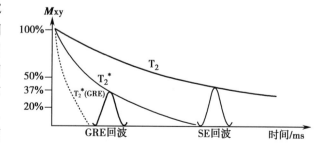

图9-25 T_2弛豫、T_2^*弛豫及施加离相位梯度场引起横向磁化矢量衰减示意图

同的 TE 下,GRE 序列得到的回波的幅度将明显低于 SE 序列,即使当 GRE 序列的 TE 比 SE 序列的 TE 短,其回波幅度也常常不如 SE 序列;另一方面,GRE 序列常用小角度激发,射频脉冲激发所产生的横向磁化矢量本身就比 SE 序列小。因此总的来说,GRE 序列 T_2^* 图像的固有信噪比低于 SE 序列(图 9-25)。

图 9-25 所示同一种组织的三种横向磁化矢量的衰减,粗曲线为 T_2 弛豫曲线;细曲线为 T_2^* 弛豫曲线;虚曲线为施加散相梯度场后的组织横向磁化矢量的衰减曲线。

(三)对磁场的不均匀性敏感

自旋回波类序列的特点之一是对磁场不均匀性不敏感,因为 180° 聚相脉冲可剔除主磁场不均匀造成的质子失相位。在 GRE 序列中,回波的产生依靠梯度场的切换,不能剔除主磁场的不均匀造成的质子失相位。因此,GRE 序列对磁场的不均匀性比较敏感。这一特性的缺点在于容易产生磁化率伪影,特别是在气体与组织的界面上。优点在于容易检出能够造成局部磁场不均匀的病变,如出血、钙化和金属异常沉积等。

(四)血流常呈现高信号

与 SE 序列不同,GRE 序列的 TE 时间很短,短 TE 会使 TR 缩短。因此,静止组织的饱和效应和血液的流入增强效应使流动血液呈高信号。

(五)GRE 序列的 T_1、T_2、PD 的加权成像特点

与自旋回波类序列一样,利用常规 GRE 序列可以进行加权成像,但由于施加的射频脉冲以及产生回波的方式不同,GRE 序列与自旋回波类序列也存在一些差别:①自旋回波类序列均采用 90° 脉冲激发,因此图像的纵向弛豫成分由 TR 决定。而在 GRE 序列中,激发角度采用小于 90° 的 α 脉冲,且 α 脉冲激发角度可随时调整,因此 GRE 序列图像的 T_1 成分受 TR 和 α 角度双重调节;②由于采用小角度激发,组织纵向弛豫所需的时间缩短,因此相对 SE 序列来说,GRE 序列可选用较短的 TR;③GRE 序列图像的横向弛豫成分也由 TE 来决定,但由于 GRE 序列采集的回波未剔除主磁场不均匀造成的质子失相位,仅能反映组织 T_2^* 弛豫信息,因此利用 GRE 序列仅能进行 T_2^*WI,而不能获得 T_2WI。

GRE 序列的加权像与扫描参数组合见表 9-1。

表 9-1　GRE 序列的加权像与扫描参数组合

序列	TR/ms	TE/ms	FA/°
T_1WI	<50	<10	70~90
T_2^*WI	>100	15~25	5~20
PDWI	>100	<10	5~20

1. GRE 序列的 T_1 加权成像　与 SE 序列一样,利用 GRE 序列进行 T_1WI 也需要选择短的 TE 以尽量剔除 T_2^* 弛豫对图像对比的影响,同时因为读出梯度场切换所需的时间明显短于 180° 脉冲所需的时间,因此 GRE 序列的最短 TE 明显短于 SE 序列。T_1WI 则取决于 TR 和激发角度,保持 TR 不变,激发角度越大,这样在下一次 RF 脉冲激发之前,因不同组织向 Z 轴恢复的程度不同,图像的 T_1 权重越重;保持激发角度不变,TR 越短,图像的 T_1 权重越重。GRE 序列一般选用较大的激发角度,如 50° 到 80°,这时常需要采用相对较长的 TR(如 TR=100~200ms),而当 TR 缩短到数十毫秒甚至数毫秒时,激发角度则可调整到 10° 到 45°。需要指出的是并非 T_1 权重越重组织的对比越好,在实际应用中,应该通过调整 TR 和激发角度来选择适当的 T_1 权重。

2. GRE 序列的 T_2^* 加权成像　FSE 序列出现前,GRE 序列常被用于 T_2^*WI,因为 SE T_2WI 序列成像时间太长。与 SE 或 FSE 序列 T_2WI 序列相比,GRE T_2^*WI 的成像参数具有以下特点:①小角度激发和相对短的 TR:GRE T_2^*WI 序列一般激发角度为 10°~30°,TR 常为 200~500ms,这

样只有很少的磁化矢量被翻转到 XY 平面,纵向恢复将很迅速完成,因此弱化了 T$_1$ 对比度;②相对短的 TE:由于 GRE 序列反映的是组织的 T$_2$* 弛豫信息,而组织的 T$_2$* 弛豫明显快于 T$_2$ 弛豫,因此为了得到适当的 T$_2$* 权重,TE 相对较短些,一般为 15~40ms。

3. GRE 的质子密度加权成像　GRE PDWI 在临床上应用较少,GRE 序列的 PDWI 的图像就是要尽量消除 T$_1$、T$_2$* 的影响,消除 T$_1$ 对比度要用较小的翻转角,消除 T$_2$* 对比需要较短的 TE 时间。选用与 T$_2$*WI 相似的激发角度和 TR,选用尽量短的 TE,即可得到 PDWI。

三、梯度回波序列的衍生序列

（一）扰相梯度回波序列

扰相梯度回波序列（spoiled gradient echo,SPGR）,又称为毁损梯度回波序列,也是一种 GRE 序列,单纯从序列结构图上看,和 GRE 序列一样,只是增加了对剩余磁化矢量的处理功能。

当 GRE 序列的 TR 明显大于组织的 T$_2$ 值时,下一次 α 脉冲激发前,组织的横向弛豫已经完成,即横向磁化矢量几乎衰减到零,这样前一次 α 脉冲激发产生的横向磁化矢量将不会影响后一次 α 脉冲激发所产生的信号。但当 TR 小于组织的 T$_2$ 值时,下一次 α 脉冲激发前,前一次 α 脉冲激发产生的横向磁化矢量尚未完全衰减,该残留横向磁化矢量将对下一次 α 脉冲产生的横向磁化矢量产生干扰,这种干扰主要以带状伪影的方式出现,且组织的 T$_2$ 值越大、TR 越短、激发角度越大,带状伪影越明显。

为了消除这种伪影,必须在下一次 α 脉冲施加前去除这种残留的横向磁化矢量,采用的方法就是在前一次 α 脉冲的 MR 信号采集后,下一次 α 脉冲来临前对质子的相位进行干扰,使其失相位加快,从而消除这种残留的横向磁化矢量。干扰的方法有两种:①施加扰相梯度场,可只施加于层面选择方向或三个方向都施加;②施加扰相射频脉冲。较常用的是施加扰相梯度场,人为增加磁场不均匀性,加快质子失相位,从而消除残留的横向磁化矢量（图 9-26）。

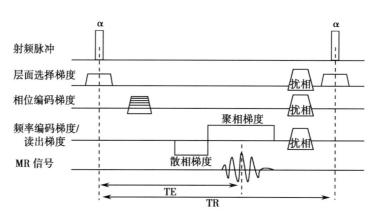

图 9-26　扰相 GRE 序列结构示意图

一般把施加了扰相梯度场或扰相射频脉冲的梯度回波序列称为扰相 GRE 序列。临床上常用的序列有:SPGR、FLASH（fast low angle shot）、FFE（fast field echo）等。

与常规 GRE 序列（图 9-22）相比,扰相 GRE 序列唯一的不同就是在前一次 α 脉冲的回波采集后,下一次 α 脉冲来临前,在层面选择方向、相位编码方向及频率编码方向都施加了一个很强的梯度场,人为造成磁场不均匀,加快了质子失相位,以彻底消除前一次 α 脉冲的回波采集后残留的横向磁化矢量。

扰相梯度回波 T$_1$WI 在临床上的应用非常广泛,在很多部位已经成为常规检查序列。如腹部屏气二维和三维 T$_1$WI;三维时间飞跃法（time of flight,TOF）或相位对比法（phase contrast,

PC）血管成像技术；对比增强磁共振血管成像（contrast enhanced magnetic resonance angiography，CE-MRA）都是利用扰相 GRE T_1WI 序列进行的。在 FSE 序列出现之前，扰相 GRE T_2^*WI 在临床上得到广泛应用，特别是用于脊柱和骨关节病变的检查，但随着 FSE T_2WI 的广泛应用，扰相 GRE T_2^*WI 序列的应用已大大减少，原因在于对磁场均匀性的高要求。在 1.5T 扫描机上，扰相 GRE T_2^*WI 的 TR 常为 200~600ms，TE 常为 15~40ms，激发角度常为 10°~30°，根据扫描参数的不同，采集时间通常为 2~5 分钟。目前扰相 GRE T_2^*WI 序列主要用于：①关节病变的检查，特别是膝关节半月板损伤及关节软骨的检查，常作为首选序列（图 9-27）；②脊柱病变，特别是退行性病变的检查；③出血病变的检查，如脑出血、关节出血等，对出血病变的检查比 FSE T_2WI 序列更为敏感。SPGR 序列的加权像与扫描参数组合见表 9-2。

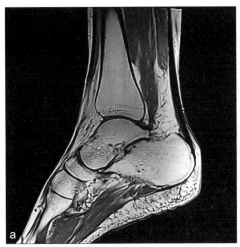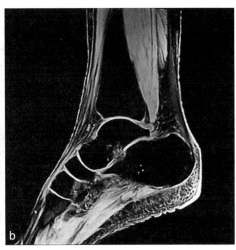

图 9-27　踝关节 SE T_1WI 与 FS SPGR 图像比较
a. SE T_1WI，清楚显示踝关节的骨及韧带；b. FS SPGR 图像，清晰显示软骨。

表 9-2　SPGR 序列的加权像与扫描参数组合

序列	TR/ms	TE/ms	FA/°
T_1WI	无明显要求	<10	70~90
PDWI	无明显要求	<10	5~20

（二）稳态进动梯度回波序列

稳态进动梯度回波序列（gradient recalled acquisition in the steady state，GRASS）是利用残留的横向磁化矢量，对剩余磁化矢量的另一种解决方法。

1. 利用残留的横向磁化矢量　在扰相 GRE 序列中，利用扰相梯度场或扰相射频脉冲可以去除前一个回波采集后残留的横向磁化矢量（图 9-28a），也可以不去除，反而利用这种残留的横向磁化矢量。

在稳态进动快速成像序列中，不施加扰相梯度场，这样前一个回波采集后残留的横向磁化矢量就得以保留。梯度回波类序列中，在层面选择方向、相位编码方向及频率编码方向都施加了编码梯度场，这些梯度场同样会造成质子失相位，如果在这些空间编码梯度施加后，在这三个方向上各施加一个与相应的空间编码梯度场大小相同方向相反的梯度场，那么空间编码梯度场造成的失相位将被剔除，也即发生相位重聚（图 9-28b）。这样残留的横向磁化矢量将得到最大程度的保留，并对下一个回波信号做出贡献。

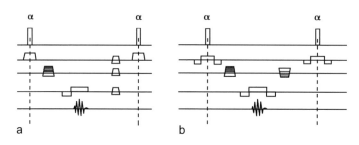

图 9-28　扰相 GRE 序列与 true FISP 序列的比较

图 9-28a 为扰相 GRE 序列,该序列在前一次脉冲激发的回波采集后,后一个射频脉冲来临前在层面选择方向、相位编码方向及频率编码方向都施加一个强大的扰相梯度场,以去除残留的横向磁化矢量。图 9-28b 为真稳态进动梯度回波(true fast imaging with stead-state precession, true FISP)序列,与扰相 GRE 序列完全相反,true FISP 序列不施加扰相梯度,而在层面选择方向、相位编码方向和频率编码方向都施加了与相应编码梯度大小相同方向相反的梯度场,使由于这三个编码梯度场造成的质子失相位得到纠正,从而在下一次射频脉冲激发前,前一次脉冲激发残留的横向磁化矢量得以最大程度地保留。

2. GRE 序列的稳态概念　在了解稳态进动快速成像序列前,有必要了解 GRE 序列中的稳态概念。实际上 GRE 类序列中可以认为存在两种稳态,即纵向稳态和横向稳态。

(1)纵向稳态:射频脉冲激发后,组织的宏观磁化矢量将偏离平衡状态,射频脉冲的能量越大,宏观磁化矢量偏转角度也越大。射频脉冲关闭后,宏观纵向磁化矢量将逐渐恢复到平衡状态,即发生纵向弛豫。但纵向弛豫的速度不是恒定不变的,宏观磁化矢量偏离平衡状态越远,纵向弛豫越快,偏离越少则纵向弛豫越慢。梯度回波中由于施加的是小角度脉冲,因此,射频脉冲激发后,仍残留有较多的宏观纵向磁化矢量,如果 TR 间期不足以使所有组织都完成纵向弛豫,则下一次脉冲激发前组织的宏观纵向磁化矢量由两部分构成:①前一次激发后残留的宏观纵向磁化矢量;②TR 间期中纵向弛豫所恢复的纵向磁化矢量。

设射频脉冲激发角度为 60°,TR 为 150ms。第一个脉冲激发后,某组织残留的宏观纵向磁化矢量为平衡状态的 50%,假设第一个 TR 间期内纵向弛豫可使宏观磁化矢量增加 20%,则在第二个射频脉冲激发前组织的宏观纵向磁化矢量为平衡状态的 70%(50%+20%)。第二个射频脉冲激发后,该组织残留的纵向磁化矢量为平衡状态的 35%(70%×50%),与第一个脉冲激发后相比,其宏观纵向磁化矢量偏离平衡状态更远,因此纵向弛豫速度加快,在第二个 TR 间期内,纵向弛豫可使宏观纵向磁化矢量增加得更多(假设为 30%),则在第三个射频脉冲激发前,组织的宏观纵向磁化矢量约为平衡状态的 65%(35%+30%)。第三个射频脉冲激发后,该组织的宏观纵向磁化矢量为平衡状态的 32.5%(65%×50%),这时宏观纵向磁化矢量偏离平衡状态更远,射频脉冲结束后,组织的纵向弛豫更快。假设在第三个 TR 间期内可恢复的纵向磁化矢量为平衡状态的 31%,则第四个射频脉冲施加前,组织的宏观纵向磁化矢量为平衡状态的 63.5%。以此类推,经过数个脉冲后,在以后每一个射频脉冲激发前,该组织的宏观纵向磁化矢量将基本保持一致,约为平衡状态时的 63% 左右。把梯度回波序列中这种经过数个射频脉冲激发后,在之后各个射频脉冲激发前,组织的宏观纵向磁化矢量保持稳定状态的现象称为纵向稳态。纵向稳态存在于任何梯度回波序列中(图 9-29)。

(2)横向稳态:扰相 GRE 序列中,在下一个 α 脉冲激发前,残留的横向磁化矢量已经完全消除。如果不施加扰相梯度场,并用聚相位梯度场剔除空间编码梯度场造成的失相位,那么前一次残留的横向磁化矢量将对以后的回波信号做出贡献。射频脉冲关闭后,横向磁化矢量衰减,即 T_2^* 弛豫,且 T_2^* 弛豫的速度与横向磁化矢量的大小有关,后者越大衰减就越快,越小则衰减越慢。

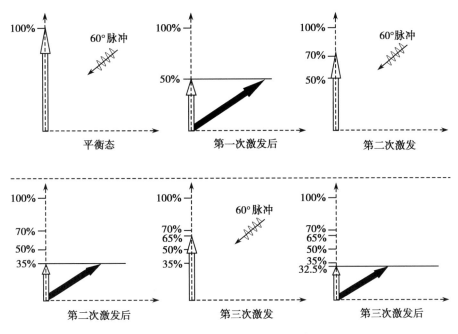

图 9-29　梯度回波纵向稳态示意图

如同纵向稳态一样,实际上经过几次 α 脉冲激发,在以后每一个 α 脉冲激发前,组织的残留横向磁化矢量将保持稳定,这就是所谓的横向稳态。

3. 稳态进动成像序列　扰相 GRE 序列由于施加了扰相梯度场,实际上仅存在纵向稳态。如果序列中不施加扰相梯度场,且利用与空间编码梯度场反向的聚相梯度场,那么该序列将在纵向和横向都达到稳态,这一类序列即为稳态进动成像序列。

如果聚相梯度场仅施加在相位编码方向,这种序列称为稳态进动快速成像序列(fast imaging with stead-state precession,FISP)。如果在层面选择、相位编码及频率编码方向上均施加了聚相梯度场,这种序列称为真稳态进动快速成像序列(图 9-28)。

(1)FISP 序列:临床上常用的其他序列还有,GRASS(gradient recalled acquisition in the steady state)、T_2-FFE(T_2 fast field echo)等。

(2)真稳态进动快速成像序列:由于在层面选择、相位编码和频率编码方向上都施加了聚相梯度场,几乎完全剔除了三个空间编码梯度场造成的质子失相位,因此该序列在纵向和横向上均达到了真正的稳态,故而得名。临床上常用的检查序列有:true FISP、FIESTA(fast imaging employing steady state acquisition)、B-FFE(balance fast field echo)等。

true FISP 序列是近年来推出的新序列,目前在临床上逐渐得以广泛应用。该序列采用很短的 TR、很短的 TE 和较大的激发角,在 1.5T 的扫描机中,TR 常小于 5ms,TE 常小于 2ms,采用 40°~70° 的射频脉冲激发。在这种参数下,组织的信号强度取决于其 T_2^*/T_1 的比值(表 9-3),因此 T_2^* 值较长的成分,如脑脊液、胆汁、胃肠液、血液等均呈现很高信号。

表 9-3　不同组织的 T_1、T_2 时间及比值

组织	T_2/ms	T_1/ms	T_2/T_1
脑白质	90	780	0.115 3
脑灰质	100	920	0.108 6
脑脊液	1 140	2 200	0.518 1
脂肪	80	250	0.32

续表

组织	T_2/ms	T_1/ms	T_2/T_1
肌肉	50	900	0.055 6
肝脏	40	490	0.081 6
肾脏	70	650	0.107 7

true FISP 序列具有以下特点：①成像速度快，单层图像采集时间常在 1 秒以内，因此没有明显运动伪影；②由于采用极短的 TR 和 TE，血液流动造成的失相位程度较轻，同时由于三个方向聚相位梯度的流动补偿效应，流动的血液包括心腔和血管内的血液均呈现高信号；③长 T_2^* 的液体包括血液、脑脊液、胆汁等呈现明显高信号，液体与软组织间形成很好的对比；④软组织之间对比很差，常不能检出实质性脏器内部的实性病变，如肝细胞癌等；⑤对磁场不均匀比较敏感，容易出现磁化率伪影。鉴于上述特点，该序列常用于液体和软组织之间的对比，而不适用于实质性脏器内部实性病变的检查。

目前临床应用主要包括：①配用心电门控或心电触发技术进行心脏成像，可清晰显示心腔结构，并可进行心脏功能分析；②配用心电触发技术进行冠状动脉成像，无须使用对比剂；③大血管病变如动脉瘤、主动脉夹层等病变的检查；④利用 3D true FISP 序列进行水成像，主要用于内耳水成像及 MR 脊髓造影（MRM）；⑤在肝胆胰脾病变的检查中，有助于胆道梗阻、门静脉血栓等病变的检出，但不适用于肝脏实性病变的检出；⑥可用于胃肠道占位病变的检查。

（三）快速梯度回波和快速扰相梯度回波

与 GRE、SPGR 相比较，快速梯度回波和快速扰相梯度回波（FSPGR）主要的区别是在 k 空间的采集上。FGRE、FSPGR 快速序列的 k 空间采用阶段性采集方式，而不是连续地采集，辅以呼吸门控或心电门控，即在每个呼吸和/或心跳周期最适合的位置开始 RF 脉冲激发、信号采集，直到填充完整个 k 空间。此外，该技术使用小角度 RF 激发脉冲以及非常短的 TE，使得 TR 时间明显缩短，从而降低整体扫描时间至 20ms 左右。这两个快速序列在临床上应用非常广泛，特别是 FSPGR，已成为腹部扫描的 T_1WI、动态增强扫描的常规序列，辅助以屏气及心电门控可完全去除心脏搏动伪影及呼吸伪影。

1. 多回波合并梯度回波序列　是一次小角度射频脉冲激发后，利用读出梯度场多次切换，采集多个梯度回波，采集的回波采用同一个相位编码，最后把这些回波合并起来填充在 k 空间的同一个相位编码线上，相当于多次重复采集单个回波的梯度回波序列，提高信噪比。可以增加采集带宽，加快采集速度，提高空间分辨力，减少磁敏感伪影，有效 TE 为各个回波 TE 的平均值（图 9-30）。临床上常用的检查序列有：MEDIC（multiple-echo data image combination）、MERGE（multiple echo recalled gradient echo）、COSMIC（coherent oscillatory state acquisition for the manipulation imaging contrast）、mFFE（multiecho fast field echo）等。

多回波合并梯度回波序列具有以下特点：①在较高采集带宽的情况下仍具有较高的信噪比；②对部分组织成像效果好，比如关节软骨；③多回波能够很好地减轻磁敏感伪影；④有效的抑制动脉搏动伪影；⑤成像速度相对较慢；⑥软组织对比欠佳。

目前临床应用主要包括：①膝关节 T_2^*WI，关节液显示为高信号，关节软骨呈现略高信号，可以显示关节表面的缺损；②3D MEDIC T_2^*WI 可较清楚地显示脊神经根（图 9-31）。

2. 磁化准备超快速梯度回波序列　是利用梯度回波序列到达稳态之后，采用一组非常短的 TR 连续采集达到稳态的多个信号，而在此之前施加一个磁化准备脉冲。该序列结构分为两部分：磁化准备部分（产生所需要的对比度）和图像采集部分（快速读出信号），见图 9-32。序列的对比度主要由磁化准备脉冲部分决定，磁化准备脉冲可以是多个射频脉冲的组合，能提供 T_1、T_2 及其他各种对比。常用的磁化准备脉冲有 180° 反转脉冲、90° 脉冲，形成 T_1WI；90°-180°-负 90° 的

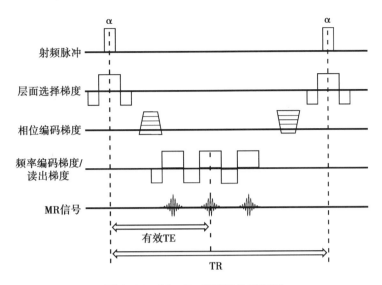

图 9-30 Medic 序列结构示意图

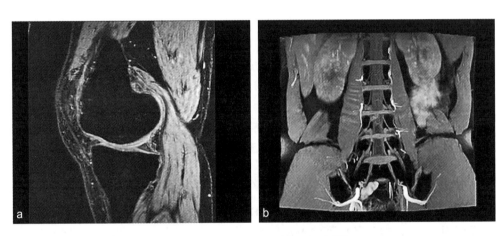

图 9-31 MEDIC T$_2$*WI 序列图像

a. MEDIC T$_2$*WI 序列膝关节图像;b. 3D MEDIC T$_2$*WI 序列图像经 MIP 重建显示腰骶丛神经。

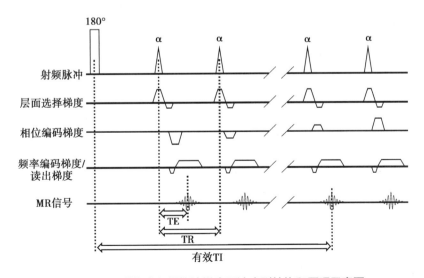

图 9-32 磁化准备超快速梯度回波序列结构和原理示意图

组合脉冲,形成 T₂WI。当施加完磁化准备脉冲后,梯度回波信号达到稳态,采用多个小角度射频脉冲激发快速采集一连串的信号,填充 k 空间。由于此时信号已经达到稳态,并且因为前面磁化准备脉冲的作用已经形成了基本的对比度,所以信号读出部分的 TR 可以非常短,达到 3~6ms,扫描速度大大提高。临床上常用的检查序列有:FLASH(turbo FLASH)、MP-RAGE(magnetization prepared rapid gradient echo)、Fast GRE(gradient recalled echo)、MP-FGRE(magnetization prepared fast gradient recalled echo)、TFE(turbo field echo)等。

磁化准备超快速梯度回波序列具有以下特点:①图像对比度及权重主要取决于磁化准备脉冲,与 TR、TE、激发角无关;②序列采集部分采用超短的 TR 及 TE,TR 可短至 3~6ms,TE 可缩短为 1~3ms,大大提高了扫描速度;③可以为单激发或多激发序列。

目前临床应用主要包括:①用于颅脑高分辨三维成像,该序列 T₁WI 的对比度好,颅脑灰白质对比明显;②用于心肌灌注成像,评价心肌活性;③用于无创心脏冠脉 MRA 成像,磁敏感伪影轻。

第六节　平面回波成像序列

平面回波成像(echo planar imaging,EPI)最早由英国 Nottingham 大学物理系 Petter Mansfield 博士与他的同事 Pykett 于 1977 年提出。由于 EPI 对梯度系统的要求非常高,主要体现在高幅度梯度场、高梯度切换率(slew rate)、梯度场极性的高速转换及开关以及对涡流的补偿等。例如,常规成像序列的梯度场强一般为 10~15mT/m,而 EPI 序列则要求梯度场在 25mT/m 以上,因此在临床上的应用一直到 20 世纪 90 年代中后期才得以实现。EPI 是目前最快的 MR 图像采集方式,其中单次激发 EPI 序列可在数十毫秒内完成一幅图像的采集,每秒钟获取的图像达到 20 幅以上。目前临床大多数 EPI 序列用于脑功能成像、扩散成像、灌注成像和心脏成像等方面。

一、平面回波成像技术和特点

EPI 并不是一种序列技术,它实际上仅是 MR 成像的一种数据采集方式。EPI 是在梯度回波的基础上发展而来的,它本身采集到的 MR 信号也属于梯度回波。一般的梯度回波是在一次射频脉冲激发后,利用读出梯度场的一次正反向切换产生一个梯度回波。EPI 技术则是在一次射频脉冲激发后,利用读出梯度场的连续正反向切换,每次切换产生一个梯度回波,因而将产生多个梯度回波来快速填充 k 空间。因此可以说 EPI 采集模式是 MR 扫描序列中速度最快、利用梯度场效率最高的技术。EPI 序列产生这些回波的方式类似于标准的梯度回波序列(图 9-33)。因此,EPI 可以理解成"一次射频脉冲激发采集多个梯度回波"的采集模式。MR 成像的脉冲序列包括 SE 和 GRE 两类,EPI 作为数据采集方式常与 SE 或 GRE 结合应用形成 SE-EPI 或 GRE-EPI。

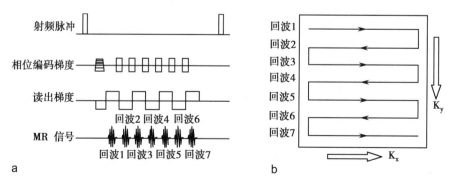

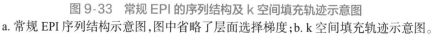

图 9-33　常规 EPI 的序列结构及 k 空间填充轨迹示意图
a. 常规 EPI 序列结构示意图,图中省略了层面选择梯度;b. k 空间填充轨迹示意图。

从图 9-33a 可以看出,EPI 序列利用读出梯度场连续切换产生回波,先施加的是反向散相梯度场,然后切换到正向,成为聚相梯度场,产生第一个梯度回波。正向梯度场施加的时间过第一回波中点后,实际上又成为正向散相梯度场,施加一定时间后,再切换到反向,这时反向梯度场成为聚相梯度场,从而产生与第一个回波方向相反的第二个梯度回波。反向梯度场施加的时间过第二个回波中点后又成为反向散相梯度场。如此周而复始,产生一连串正向和反向相间的梯度回波,正由于 EPI 序列中这种正向和反向相间的梯度回波链,决定了其 MR 原始数据在 k 空间中需要进行迂回填充(图 9-33b)。

k 空间迂回填充方式代替了正负两个方向的频率编码震荡梯度场的读数,即 EPI 首尾相接进行 k 空间填充,从而提高了 k 空间填充速度。但往返式 k 空间数据填充会产生一些问题。因为在采集和填充一个信号过程中,在自左到右的不同时间点存在微小的相位偏差,若每次 k 空间填充均是自左到右则相位偏差可忽略。但 EPI 是往返迂回填充方式,相位偏差将会累积。脂肪内质子的进动频率与水内质子的进动频率相差 220Hz(1.5T 场强时),多次相位差累积将增大频率差,形成伪影。由于脂肪的信号较高,造成 EPI 序列有严重的化学位移伪影产生,因此 EPI 图像常常需要脂肪抑制技术。

另一种需要解决的 EPI 伪影是水质子的偏共振引起的伪影。对于梯度回波序列,组织空气交界面附近的区域出现局部磁场小的非均匀性,邻近低磁化率区域和高磁化率区域的磁场均匀性会受到破坏。在此区域由于水质子相位位移,EPI 图像会表现为影像扭曲、解剖变形。

影像变形是 EPI 需要解决的问题。对于 EPI 序列,ESP 定义为相邻两个读出梯度场中心之间的时间间隔,ESP 影响图像的影像形状扭曲程度,缩短 ESP 非常重要。缩短 ESP 最有效的方法是使用强梯度场,它是在购置设备前要优先考虑的重要因素,因为高性能梯度场可以提高各种脉冲序列的系统性能。影响 ESP 大小的因素主要有:①频率矩阵:频率矩阵决定频率点的数量,频率矩阵越大,采集的点数越多,ESP 越大,采样时间越长,影像变形越明显;②斜坡采样:使用斜坡采样即 MRI 系统利用梯度的上升或下降时间采集信号,采样速度加快,ESP 缩短,影像变形会变小;③梯度切换率:梯度切换率越高,ESP 相应缩短,影像变形越小;④梯度场振幅:是指梯度场在变化的过程中能够达到的最大值,梯度场振幅越高,ESP 越大,影像变形越重。

对于 EPI 成像技术,影像变形可以有效控制但是不能完全消除。因此 EPI 序列存在明显的磁化率效应伪影和几何畸变。

EPI 图像的对比度是通过基本序列实现的,如 SE、GRE 序列等。在相同 TR 和 TE 的情况下,SE-EPI 图像的对比度与标准脂肪抑制快速自旋回波图像类似。在相同 TR、TE 和翻转角的情况下,梯度回波 EPI 产生的对比度与标准脂肪抑制梯度回波类似。

EPI 图像的信噪比低,主要原因是接收带宽太大,因为只有足够大的带宽,才能使 ESP 和 TE 减少,影像变形及伪影才会减小。如果 EPI 序列使用合适的表面线圈及合适的参数,可得到较理想的信噪比、空间分辨力和扫描时间。但对于同样的采集参数,EPI 的信噪比比其他序列要低。

二、平面回波序列的分类

EPI 序列的分类方法主要有两种:一种按激发次数分类;另一种按 EPI 准备脉冲分类。

(一) 按激发次数分类

1. 多次激发 EPI(multiple shot echo planar imaging,MS-EPI) MS-EPI 是指一次射频脉冲激发后利用读出梯度连续切换采集多个梯度回波,填充 k 空间的多条相位编码线,需要多次射频脉冲激发和相应次数的 EPI 采集及数据迂回填充才能完成整个 k 空间的填充。MS-EPI 所需要进行的激发次数,取决于 k 空间相位编码步级和回波链长度(ETL)。如 k 空间相位编码步级为 64,ETL=16,则需要进行 4 次激发。因此实际上从数据采集的角度来说,MS-EPI 与 FSE 很相似,两种序列均是在一次射频脉冲激发后采集多个回波,填充 k 空间的多条相位编码线,需要重复多次激发方能完成整个k空间的填充,在相同的TR、TE下产生相似的T₂对比。两种序列的不同之处在于:①FSE序列是利用180°聚相脉冲采集自旋回波链,而MS-EPI是利用读出梯度场的连续切换采集梯度回波链;②FSE的k空间是单向填充,而MS-EPI的k空间需要进行迂回填充;③由于梯度场连续切换比连续的180°脉冲所需的时间要短得多,SAR值也要低得多。因此MS-EPI回波链采集要比ETL相同的FSE序列快数倍。多次激发SE-EPI一般用于腹部屏气T₂WI。读出梯度方向阶段性采集平面回波(readout-segmented EPI,RS-EPI)弥散加权成像(diffusion weighted imaging,DWI)技术是近年来发展起来的一种DWI成像新技术,它属于MS-EPI的一种,由一个图像和一个2D导航回波组成,在读出梯度方向将k空间采集轨迹分成若干个节段,并连续采集数据,缩短读出梯度脉冲和EPI的读出时间,通过减少单位体素内的带宽来保持图像的高保真度。同时,由于RS-EPI序列在行半傅里叶重建前运用了相位矫正技术,从而确保采集信号强度的再聚焦,得到稳定的高分辨力图像。

2. 单次激发EPI(single shot echo planar imaging,SS-EPI) 它是EPI序列的标准形式,是指在一次RF脉冲激发后连续采集的梯度回波,即在一个RF脉冲激发后采集所有的成像数据,用于重建一个平面的MR图像,这种序列被称为单次激发EPI。

对于SS-EPI序列来说,要在一次激发获取重建图像的所有数据,则要求读出梯度场在整个回波链的读取时间内进行上百次(取决于相位编码步数)的连续振荡。因此,单次激发EPI对设备硬件,包括静磁场强度尤其是梯度系统的要求特别高,一般要求梯度场强在20mT/m以上,梯度切换率为每毫秒80mT/m以上。尽管如此,单次激发EPI仍然存在信号强度低、空间分辨力差、视野受限及磁敏感伪影明显等缺点。

SS-EPI序列与单次激发FSE(SSFSE)序列相似,均是在一次射频脉冲激发后完成k空间全部数据的采集。两种序列的不同之处在于EPI是利用梯度场,而SSFSE是施加180°聚相脉冲使相位重聚,故EPI采集的速度比SSFSE序列更快。SS-EPI序列是目前采集速度最快的MR成像序列,单层图像的采集时间可短于100ms。

3. SS-EPI与MS-EPI的优缺点 ①SS-EPI的成像速度明显快于MS-EPI,因此更适用于对速度要求很高的功能成像,但其SNR低,几何畸变大;②MS-EPI由于ETL相对较短,在多个TR内采集全部回波,图像质量一般优于SS-EPI,SNR更高,EPI常见的伪影更少。

(二)按EPI准备脉冲分类

EPI技术需要结合一定的准备脉冲方能成为真正的成像序列,而且EPI序列的加权方式,权重和用途都与其准备脉冲密切相关。主要包括以下几种。

1. 梯度回波EPI(GRE-EPI)序列 GRE-EPI是最基本的EPI序列,结构也最简单,是在α脉冲后利用EPI采集技术采集梯度回波链(图9-33)。α脉冲后,回波链采集的信号衰减曲线实际上就是T₂*衰减曲线(FID),因此也把该序列称为FID-EPI序列。GRE-EPI序列一般采用SS-EPI方法来采集信号。GRE-EPI序列一般用作T₂*WI序列。单次激发GRE-EPI的TE一般为30~50ms,TR无穷大,单层采集时间仅需数十毫秒,1秒可完成数十幅图像采集。GRE-EPI与GRE的相同点是都有小于90°的α射频脉冲激发,用读出梯度来产生梯度回波,在相同的TR及有效TE下产生类似T₂*加权像;不同点就是GER-EPI一个TR期间内产生多个梯度回波,填充k空间的多条相位编码线。GRE-EPI序列主要用于:①灌注加权成像(perfusion weighed imaging,PWI),PWI主要依赖外源性示踪剂的动态磁敏感对比(dynamic susceptibility contrast,DSC)技术,利用GRE-EPI图像的T₂*权重特性,获取组织注射钆对比剂后的首过灌注信息;②基于血氧水平依赖(blood oxygenation level dependent,BOLD)效应的脑功能成像。

2. 自旋回波EPI(spin echo-echo planar imaging,SE-EPI)序列 是EPI与自旋回波序列结合。如果EPI采集前的准备脉冲为一个90°脉冲加一个180°脉冲,即自旋回波序列,则该序列被称为SE-EPI序列(图9-34a)。180°脉冲将产生一个标准的自旋回波,而EPI方法将采

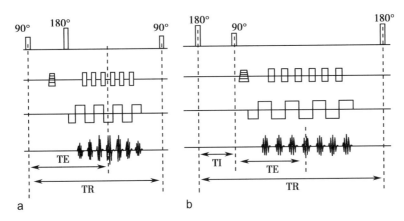

图 9-34 SE-EPI 及 IR-EPI 序列结构示意图

集一个梯度回波链,一般把自旋回波填充在 k 空间中心,而把 EPI 回波链填充在 k 空间其他区域。由于与图像对比关系最密切的 k 空间中心填充的是自旋回波信号,因此认为该序列得到的图像能够反映组织的 T_2 弛豫特性,因此该序列一般被用作 T_2WI 或水分子 DWI。

图 9-34a 所示 SE-EPI 序列的预脉冲是 SE 序列,后用 EPI 采集。180° 聚相脉冲产生的自旋回波填充在 k 空间中心决定图像的对比,EPI 采集的梯度回波链主要决定图像的结构细节。把 90° 脉冲中点与自旋回波中点的时间间隔定义为 TE,把两次相邻的 90° 脉冲中点的时间间隔定义为 TR,如果是单次激发 SE-EPI,则 TR 为无穷大。

图 9-34b 所示 IR-EPI 序列最早施加的是 180° 反转预脉冲,180° 脉冲后,组织将发生纵向弛豫。经过一定时间后,由于纵向弛豫速度不同各组织的宏观纵向磁化矢量将出现差别,这时利用 90° 脉冲把这种宏观纵向磁化矢量差别偏转 90°,变成宏观横向磁化矢量差别,立刻使用 EPI 技术采集回波来记录这种宏观横向磁化矢量差别。把 180° 反转预脉冲中点与 90° 脉冲中点的时间间隔定义为 TI;把 90° 脉冲中点与填充 k 空间中心的回波中点的时间间隔定义为有效 TE;把两次相邻的 180° 反转脉冲中点的时间间隔定义为 TR,如果是单次激发 IR-EPI 序列则 TR 为无穷大。

SE-EPI 序列可以是单次激发 EPI,也可以是多次激发 EPI:①单次激发 SE-EPI T_2WI 序列:在临床上应用较多,TR 为无穷大,因此剔除 T_1 弛豫对图像对比的干扰,根据需要和软硬件条件的不同,TE 一般为 50~120ms。该序列成像速度很快,单层图像的采集时间在数十到一百毫秒。SE-EPI 用于脑部超快速 T_2WI 时,该序列图像质量不及 FSE T_2WI,一般用于临床情况较差或不能配合检查的患者;用于腹部屏气 T_2WI 时,该序列的优点是成像速度快,数秒钟可完成数十幅图像的采集,即便不能屏气也没有明显的呼吸伪影,缺点在于磁化率伪影较明显;在该序列基础上施加弥散敏感梯度场即可进行水分子 DWI 和弥散张量成像(diffusion tensor imaging,DTI)。②多次激发 SE-EPI T_2WI 序列:在临床应用较少,激发次数常为 4~16 次,一般用于腹部屏气 T_2WI。

3. 反转恢复 EPI 序列 反转恢复 EPI(inversion recovery EPI,IR-EPI)序列是指 EPI 采集前施加的是 180° 反转恢复预脉冲。实际上 IR-EPI 有两种:①在 GRE-EPI 序列前施加 180° 反转预脉冲(图 9-34b),这种序列一般为 ETL 较短(ETL=4~8)的多次激发 EPI 序列,常用作超快速 T_1WI 序列,利用 180° 反转预脉冲增加 T_1 对比,利用短 ETL 的 EPI 采集技术不但加快了采集速度,也可选用很短的 TE 以尽量剔除 T_2^* 弛豫对图像对比的干扰;②在 SE-EPI 前施加 180° 反转预脉冲,这种序列可以采用单次激发 EPI 或多次激发 EPI,可作为脑部超快速 FLAIR 扫描,在此基础上施加扩散敏感梯度场也可进行 DWI 扫描。

(冯发文 李祥林)

第十章　磁共振特殊成像理论

磁共振成像技术应用非常灵活,除了上一章介绍的基本成像序列技术之外,临床应用研究过程中针对不同诊断需求开发出了许多的特殊成像技术,比如定量成像、组织抑制成像、血管成像、功能成像、波谱成像等。这些技术是在基本成像序列的基础上,通过改进或利用相应的物理学原理实现不同的图像特点,极大地丰富了磁共振技术内涵,也使得磁共振技术的应用不断得以拓展。本章将主要介绍这几种特殊成像技术的基本原理。

第一节　定量成像

磁共振定量成像与普通的加权成像(T_1WI、T_2WI、PDWI)不同。磁共振加权图像是不同权重序列成像得到的组织灰度图,像素之间的灰度差异反映信号强度信息,信号的强弱除与组织特性有关之外,还与设备性能、患者自身、技师操作等多种因素有关,因此无法仅凭加权图像的信号强弱分析组织的生理学和病理学变化。而磁共振定量技术通过某些特殊序列,可以实现对组织固有特性的定量测量,从而帮助临床判断该组织的病理性质或生理状态。广义的磁共振定量技术包括磁共振铁定量技术、磁共振脂肪定量技术等,狭义的磁共振定量技术仅包括基于弛豫时间的定量技术,即 T_1 定量技术、T_2 定量技术和 T_2^* 定量技术。

一、T_1 定量技术

T_1 定量技术(T_1 mapping)是一种通过获取 T_1 值来定量评估组织特性的磁共振定量成像技术,常应用于心脏和肝脏的磁共振成像。

图像的信号强度与组织的 T_1 值、序列参数(如 TR、TE、TI)等存在函数关系,通过多个参数已知的序列获取不同 T_1 权重的图像,然后结合信号强度信息,可以计算出组织中每个体素的 T_1 值,合成一张 T_1 值测量图,测量图上的信号强度直接反映 T_1 值的大小,这就是 T_1 定量技术的基本原理。

SE 序列、GRE 序列、IR 序列都可以用来生成 T_1 定量图,但考虑到临床扫描速度、图像分辨力等问题,IR 序列使用更为广泛。在 IR 序列中,组织的信号强度与组织的 T_1 值、序列 TI 和 TR 有关,因此在一个 TR 内,采集多个信号强度,根据不同的 TI 条件下组织的信号强度不同,就可以计算出组织的 T_1 值。采用 IR 序列不需要重复扫描,一次扫描便可以计算组织的 T_1 值。因为需要完全恢复纵向磁化矢量,标准 IR 序列测量 T_1 值需要的时间大概是 T_1 值的 5 倍左右,这对于心脏磁共振来说时间仍过长。经过不断的改良优化,目前临床常用的 T_1 mapping 序列有改良的 look-locker 反转恢复(modified look-locker inversion recovery,MOLLI)序列、加速 MOLLI(shorten modified look-locker inversion recovery,ShMOLLI)序列、饱和恢复单次激发采集(saturation recovery single-shot acquisition,SASHA)序列等。

二、T_2 定量技术

T_2 定量技术(T_2 mapping)是一种通过获取 T_2 值来定量评估组织特性的磁共振定量成像技

术,常应用于骨关节、心脏和肝脏的磁共振成像。

在 SE 序列中,图像信号与组织 T_2 值、序列 TE、TR 存在函数关系。因此使用多回波的 FSE 序列,在一个 TR 内采集多个不同 TE 的回波信号,得到多个不同 T_2 权重的图像信号,利用这种方法便可以求得组织的 T_2 值。理论上,只需要在一个 TR 内获取扫描两个回波(两个 TE)就可以通过数学方程组计算出 T_2 值。但是随着回波时间 TE 的增加,信号强度的下降呈现非线性趋势,因此仅仅扫描两个 TE 值计算出来的 T_2 值并不准确。除此之外,回波链越长,扫描时间也会相应增加。因此兼顾测量准确性和扫描时间,一般推荐序列的回波链长度为 4~6。

三、T_2^* 定量技术

T_2^* 定量技术(T_2^* mapping)是一种通过获取 T_2^* 值来定量评估组织特性的磁共振定量成像技术,常应用于心脏和肝脏的磁共振成像。

T_2^* mapping 的常用序列是多回波的 GRE 序列。在 GRE 序列中,由于施加的聚相梯度场只能剔除散相梯度场造成的质子失相位,但并不能剔除主磁场不均匀造成的质子失相位,因而获得的是组织 T_2^* 弛豫信息,而非 T_2 弛豫信息。计算原理与 T_2 mapping 类似,T_2^* mapping 利用多回波 GRE 序列获取多个不同 TE 值对应的信号强度计算出组织的 T_2^* 值。与 T_2 mapping 相比,T_2^* mapping 的优势在于对磁场不均匀性敏感,所以常用于检出钙化、出血、金属沉积等造成局部磁场不均匀的病变。临床上通过测量心肌组织的 T_2^* 值可以判断心肌组织是否存在异常的铁沉积,这对诊断地中海贫血及血友病有一定价值。

第二节　组织抑制成像

相比 X-CT 图像而言,磁共振技术的优越性在于其组织对比度丰富,可以通过不同序列或调整序列参数实现组织对比度的逆转。除此之外,磁共振图像还可以有选择性地将某种组织的信号抑制掉,即在图像上该组织体现为黑色。这种组织抑制技术在临床上是很有价值的,常用的组织抑制成像主要包括脂肪抑制成像和水抑制成像。

一、脂肪抑制成像

脂肪抑制技术是指采用特殊的磁共振成像技术使组织中的脂肪不产生 MR 信号。临床上需要进行脂肪抑制成像的情况主要涉及以下三种:①在 T_1WI 和 T_2WI 序列中脂肪信号均很强,导致组织在感兴趣区间的对比丢失,如 T_2WI 像很难区分撕裂的半月板及其邻近组织等;②在使用顺磁性造影剂时,非脂肪组织的弛豫时间与脂肪的弛豫时间接近,病变强化信号与脂肪组织相似(如眶区与乳腺),缺乏对比;③呼吸运动时胸腹壁脂肪信号在相位编码方向上出现运动等伪影,严重降低图像质量并影响诊断。一般临床上使用的脂肪抑制成像技术主要有五种:STIR、CHESS、Dixon,相位位移法和综合法。

(一) STIR

STIR(short TI inversion recovery)是脂肪抑制成像技术中最简单的一种,它其实是上一章已经介绍过的 IR 序列,用较短的 TI(恢复时间)来达到抑制脂肪信号的目的。按脂肪组织的 $0.69T_1$ 来设置 TI,可以实现最好的脂肪抑制效果。如脂肪在 1.5T 的场强中,质子的 T_1 为 250ms,故 TI 选择 160~170ms。

(二) 化学位移选择饱和技术

化学位移选择饱和技术(chemical-shift selective saturation,CHESS)是一种较常用的脂肪抑制成像技术。如图 10-1 所示,由于质子在脂肪分子及水分子中进动频率不同(称之为化学位移

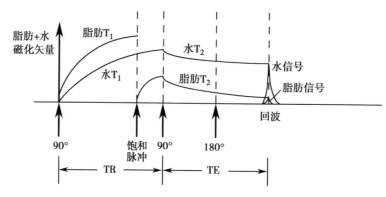

图 10-1　CHESS 脂肪抑制成像

特性),先通过施加特定的(频率与脂肪中质子的进动频率相等)90°脉冲,仅激发脂肪分子中的质子,再迅速地施加非选择性的 90°脉冲和 180°脉冲以产生回波信号。由于特定射频与 90°脉冲之间间隔很小,脂肪组织纵向弛豫尚未恢复,纵向恢复到纵轴的磁化矢量较小,因而 90°脉冲后翻转至 XY 平面的横向磁化矢量也较小,从而信号得到抑制,在图像上表现为黑色,达到了抑制脂肪的目的。

但该技术有两大不足:一是不适用于低场 MR 系统。由于在低场条件下,水和脂肪中质子的化学位移相差很小,很难实现选择性地使脂肪内质子产生预饱和;二是为了使脂肪最大限度地达到预饱和,要求外磁场有很高的磁场均匀度。

(三)相位位移法

相位位移法(phase-shift)相当于脂肪成分的"探测器"。它不仅可以获得脂肪成分抑制的 MR 图像,同时也获得非脂肪抑制图像,可用于判断成像物体中是否混有脂肪成分。

该方法的基本原理如图 10-2 所示。同一体素中,若同时存在脂肪和水两种成分,因为两者的进动频率不同,发生共振后,两者的横向弛豫出现在周期的"同相和反相",即同相时信号相加而最强;反相时信号相抵而最弱。这种周期性的信号增强和减弱代表该部位内混有脂肪成分,因此可用于鉴别畸胎瘤(含皮脂)和内膜异位囊肿(含血)以及正常肝和肝脏的脂肪浸润(图 10-3)。

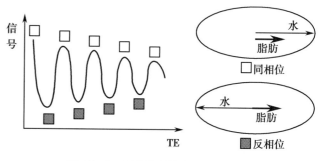

图 10-2　相位位移法脂肪抑制成像

理论上,当磁场强度为 1.5T 时,脂肪中质子的进动频率小于水中质子约 224Hz,224Hz 对应的进动周期为 4.46ms,可见脂肪质子和水质子的同相与反相过程是在很短的时间内完成的。因此要获得反映这一波动特征的 MR 信号且不干扰其相位,要求采用快速的梯度回波序列,通过选择不同的 TE 值,来获得脂肪和水中的质子同相位和反相位 MR 图像。

研究表明,在磁场强度为 1.5T 的条件下,当 TE=2.2ms、6.6ms、11.0ms、15.4ms、19.8ms 时,可分别获得反相位的 MR 图像;当 TE=4.4ms、8.8ms、13.2ms、17.6ms、

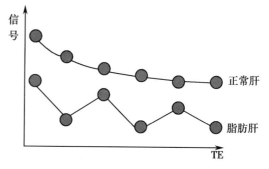

图 10-3　正常肝与脂肪信号比较

22ms 时,可分别获得同相位的 MR 图像。不同磁场强度的 MR 成像仪,可通过理论计算和实际试验获得同相位和反相位的系列图像。

该方法与 CHESS 比较,具有两大优势:①不受外磁场强度限制,在低场 MR 成像仪上同样适用;②对磁场均匀性要求不高。因此,该方法极易得到推广。

(四) Dixon 法

该方法最早由 Dixon 于 1984 年提出,有时也称作脂肪减影成像法。该方法仍基于化学位移特性。它的具体步骤如图 10-4 所示。

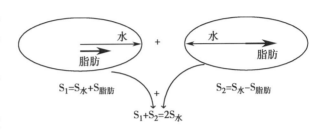

图 10-4 Dixon 法脂肪抑制成像技术

1. 首先采用"90°~180°"脉冲序列产生脂肪和水质子同相位的磁共振图像。由于该 90° 脉冲的中心频率设置为水中的质子的共振频率,经脉冲作用后,由于水质子的共振频率与脉冲中心频率一致,XY 平面内的横向磁化以水为主,同时也有部分脂肪质子的横向磁矩混入,因此 180° 脉冲后的回波信号包括两种成分,即 $S_1 = S_{脂肪} + S_{水}$。

2. 通过仔细调节 90° 至 180° 脉冲之间的间隔,使得水与脂肪质子进动相位差刚好为 180° 时,则此时产生的回波信号大小 $S_2 = S_{水} - S_{脂肪}$。

3. 将上述两次回波信号相加,即 $S = S_1 + S_2 = 2S_{水}$,从而减掉了脂肪组织的信号,而其他组织信号得到两倍加强(图 10-4)。

当然该方法的不足之处是 90° 至 180° 脉冲之间的时间间隔需要工程师精确调节。

(五) 综合法(hybrid method)

综合法(hybrid method)综合 CHESS 和 Dixon 两种方法。它可以最大限度地抑制脂肪成像,但此方法对主磁场的均匀性要求更高,其基本原理如图 10-5 所示。首先都施加脂肪预饱和脉冲进行脂肪信号的抑制,对于后续激发过程中产生的微弱脂肪信号则通过不同的 TE/2 时间分别获取的水脂和图像 S_1 和水脂差图像 S_2,"减影"后即可获得完全消除脂肪信号的图像。在 1.5T 设备下,两次序列的 TE/2 的时间差 t 应该设置为 2.24ms 的奇数倍。

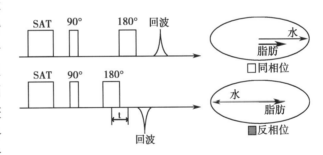

图 10-5 综合法脂肪抑制成像技术

二、水抑制成像

水抑制成像技术又称为黑水技术,顾名思义,是让水在图像上体现为黑色低信号的磁共振成像技术。临床上一般在两种情况下需要用到水抑制成像技术:①进行体内代谢物磁共振波谱分析时,由于活体组织中的水的浓度约比代谢物浓度大 4 个数量级,试验中需要将代谢物的信号放大到可以观测的幅值,水信号的幅值将使信号接收系统进入饱和放大程度,从而造成谱线的畸变,因此需要进行水信号抑制;②组织发生病变时,含水量将增加,在 T_2WI 像上将比正常组织的信号高,为了与在 T_2WI 像上同样是较高信号的脂肪组织区别,也需要用到水抑制成像技术。另外侧脑室等自由水较多的结构,T_2WI 像上水信号干扰无法看清实质器官结构。

针对两种不同的水抑制应用,实际上实现水信号抑制的方法也有两种。对于第一种水信号抑制,主要采用选择性频率脉冲激发法,即利用自由水和代谢物中的结合水的化学位移的不同导致的共振频率差异,施加频带比较窄的软脉冲,使结合水中的氢质子被激发至饱和,然后结合水的氢质子将能量传递给自由水的氢质子,以至于自由水的氢质子达到饱和状态,从而不能够产生信号。对于第二种水抑制技术,一般采用 FLAIR 序列来实现。其原理与利用 STIR 序列实现脂肪抑制相似,就是选择合适的 TI 时间,使得水质子纵向弛豫刚好过零点的时候,施加 90° 脉冲,则此时能够翻转到横向的水体组织的磁化矢量也为零,不产生 MR 信号,在图像上显示黑色。由此,设置 TI 等于 0.693 倍的水的 T_1 值,可实现最佳的水抑制图像。

对于不同场强,水质子的 T_1 时间有差异,因此 TI 时间也应该做相应的改变。图 10-6 是应用 FLAIR 序列进行水信号抑制前和抑制后的脑部图像。

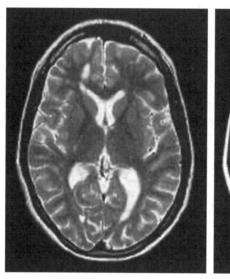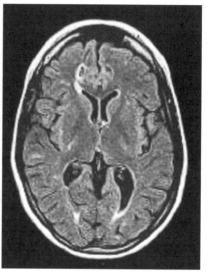

图 10-6　脑部横断位的 T_2 像与水抑制图像

三、磁化传递成像

磁化传递(magnetization transfer,MT)技术是一种选择性的组织信号抑制技术。它通过选择性地抑制大分子蛋白质的结合水的信号,可有目的地增加图像对比,获得更多的组织结构信息。

(一)人体内水分子的状态

人体组织中的水分子以两种不同的状态存在:①自由运动的水分子(自由水),即:自由池(free pool);②大分子蛋白质结合的水分子(结合水),即:结合池(bound pool)。由于结合水捆绑在大分子上,其 T_2 衰减迅速,T_2 值通常只有数十微秒,因此常规 MRI 技术通常不能采集到结合水的信号,而只能采集到自由水的信号。

(二)磁化传递技术的原理

自由水的进动频率范围很窄,在频谱上显示为一个窄峰;而结合水的进动频率范围明显大于自由水,大约相差 500~2 500Hz(图 10-7a)。MT 的预饱和脉冲仅仅是偏离组织共振中心频率的脉冲,其中心频率与自由水共振频率相差 1 000~2 000Hz(一般为 1 200Hz),带宽为数百至数千Hz。当 MT 饱和脉冲施加给组织后,组织中的结合水被激发而饱和,而自由水则几乎不受影响。

但是,由于结合水中的质子与自由水中的质子始终在进行快速的交换,因此,饱和状态的结合水就会把从 MT 脉冲获得的能量传递给自由水中的质子,导致自由水被饱和。当真正的成像脉冲施加时,这部分被饱和的自由水将不能产生信号,自由水峰振幅减小,最终导致组织信号的衰减(图 10-7b)。此过程的实质是:结合水把饱和的磁化状态传递给自由水。因此,该过程被称为磁化传递或磁化转移。

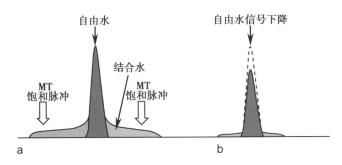

图 10-7　磁化传递技术

a. 结合水内质子的磁共振频率与自由水的磁共振频率大约差 1 000~2 000Hz，
自由水与结合水不停地化学交换处于动态平衡；b. 偏离磁共振频率的饱和脉冲
将抑制结合水信号，结合水将饱和的磁化状态传递给自由水。

（三）磁化传递技术的应用

目前，MT 技术主要应用于以下几个方面。

1. 用于增强扫描　由于磁共振对比剂主要缩短自由水的 T_1 弛豫时间，因此，施加 MT 技术后：①被强化组织受 MT 影响小，其信号衰减不明显；②未被强化组织的信号得到抑制。两者间的对比度增加，使一些轻微强化的组织得以更好地显示。

2. 用于增加时间飞跃法（time of flight，TOF）血管成像的对比度　TOF MRA 技术利用血液流入增强效应，制造出流动血液与静止组织之间的对比（详见第十章第二节），因此背景组织信号的抑制非常重要。利用 MT 技术，能够更好地抑制静止组织的信号，而血液信号衰减程度很小，因此增加了静止组织与血液的对比，有利于小血管的显示（图 10-8）。

3. 磁化转移率的应用　通过磁化传递技术还可以间接地乃至半定量地反映组织中的蛋白含量的变化。常用的指标是磁化传递率（magnetization transfer ratio，MTR）：$MTR = \dfrac{M_0 - M_s}{M_0} \times 100\%$。其中，$M_0$ 为未施加磁化传递脉冲时图像上的信号强度值，M_s 为施加磁化传递脉冲后图像上的信号强度值。

MTR 目前多用于多发性硬化及阿尔茨海默病的研究。

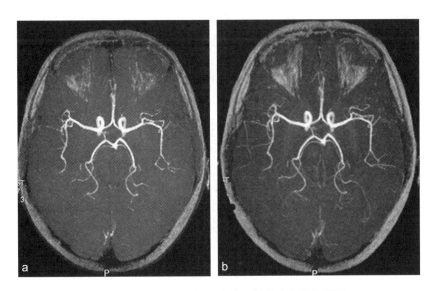

图 10-8　磁化传递技术有助于颅内小血管的显示
a. 未施加 MT 技术的头部血管；b. 施加 MT 技术的头部血管。

第三节　磁共振血管成像

磁共振血管成像（MR angiography，MRA）是利用血液的流动效应使血管信号出现增强或者减弱，从而与周围的静息组织形成信号对比的成像技术。信号增强还是减弱以及变化程度与扫描野内血管形态、血流形式、流速、层厚、序列参数和流动效应都有密切关系。基本的磁共振血管成像方法有三种：时间飞跃法（TOF）MRA、相位对比法（phase contrast，PC）MRA以及对比增强MRA（contrast enhancement MRA，CE-MRA）。每种方法都是为了尽可能地提高血流与静息组织的信号对比度。为更好地理解磁共振血管成像，首先需要了解血液的流动类型以及流动带来的磁共振效应。

一、血流的基本类型

血液的各种流动效应与血液在血管中的流动形式有关。按照血流速度沿血管径向分布的不同，可以分为层流和湍流两种。当血液通过血管狭窄处（比如血管分叉或下游有阻塞）时，还会出现涡流。

（一）层流

主要发生在静脉中，血液在血管内与血管长轴呈平行流动。血液的流动速度与在管腔的位置有关，靠近管壁的血液流速慢，在血管中心的血液流速为平均流速的2倍。

（二）湍流

血液在血管内未沿血管轴向直线流动，而是向其他方向迅速不规则地非轴向流动，血管内血液的层流和湍流常同时存在，交替变更。湍流主要体现在动脉管中。

（三）涡流

血液通过血管的狭窄处后，在血流的两侧形成旋涡状运动。这种运动在磁共振成像中易引起质子失相位（相位弥散）导致信号丢失。涡流是与层流和湍流并存的另一种血流模式。

二、流动效应

血液流动产生的流动效应对于静息组织成像而言带来的是伪影，需要采取措施尽量消除。然而，当目标成像部位为血管及血液时，它就成为了MRA的基础。要了解MRA，必须先了解不同血液流动形成的流动效应。按照产生机制不同，流动效应可以分为两大类：一类是时间飞越效应（TOF）；另外一类是相位弥散效应（dephasing）。基于这两类效应，也就有了两类血管成像方法：时间飞跃法和相位对比法。

（一）时间飞越效应

时间飞越效应（又称为饱和效应）主要包括两种：高速血流的流空效应和低速血流的流入增强效应。其本质是流动质子存在于成像层面的时间和射频脉冲作用于成像层面的时间发生了错位。这类效应一般出现在血流垂直于成像层面的情况下。

高速血流的流空效应如图10-9所示，对于静息组织，SE回波序列过程中，90°激发和180°激发均产生了作用，产生了全部质子的回波信号。但对于血流中的质子，90°射频激发时，受激质子在阴影标记的层面内（图10-9a），但到了180°射频激发的时候，由于流动，一部分质子（甚至是全部质子）向下游流出了成像层面（图10-9b）。

根据回波产生的原理，只有经过90°和180°射频两次激发的质子才能产生回波，故血流内经历过90°激发但流出了成像层面后未接受180°激发的质子不能产生回波，另外180°激发时从上游流入的未经前一次90°激发的质子也不能产生信号，只有两次激发时都存在于成像层面内的部

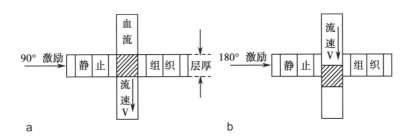

图 10-9 高速血流的流动效应

分质子才能产生信号,因此血流信号会减弱。减弱程度与流速相关,流速越高,信号越低。

由此可见,信号减弱程度与层厚、流速以及 TE 有关。在 90° 和 180° 之间的 TE/2 时间内,满足使接受了 90° 激发的质子刚好全部流出成像层面的流速称为截止流速 Vc,表达式为:$Vc = 2\Delta Z/TE$。ΔZ 为设定层厚。该式说明 Vc 随层厚增加或 TE 减小而增加。比如层厚 10mm,TE 为 30ms 时,Vc 为 67cm/s,相当于人体动脉血流的最高流速,此时动脉管腔内血液会因为流空效应而出现低血流信号。但如果层厚增加或者 TE 缩短,则仍能采集到血流的部分信号。

与高速血流的流空效应相反,慢速血流将会体现出流入增强效应。当血流速度相对于 TE 时间短很多时,在一次 SE 序列周期内,可以认为血流组织与静息组织是类似的。但在下一个序列周期到来时,即经过了 TR 时间后,静息组织由于经历了上一周期的激发,T_1 弛豫还未恢复完全,但对于血流而言,上一周期被激发采集信号的血流有一部分流出了成像层面,取而代之的是从上游流入的一部分新鲜血液。这部分新鲜血流质子在第二个周期内将产生完全磁化的信号,因此血流信号高于静息组织信号,这就是慢速血流的流入增强效应。

血流速度从零逐步增加时,流入的新鲜血液质子越多,流入增强效应越明显。但当达到一定流速时,全部成像层面均为新流入的血流质子,增强效应不再增加,这个速度称为临界速度 Vd。Vd 与层厚和 TR 有关,遵循:$Vd = \Delta Z/TR$。可见厚层较厚、TR 较短,则临界速度较高。比如层厚 10mm,TR 为 1s 时,$Vd = 1cm/s$。这个速度相当于静脉里的慢速血流,因此静脉会因为流入增强效应而体现出高信号。

上述描述的只是一个层面的情况,实际成像时会同时采集多个层面,慢速血流的流入增强效应也会发生在多层面之间。要同时实现多层面的流入增强效应,流速与层厚以及 TR 的关系稍复杂,但基本原理相同。

(二)相位效应

相位效应主要包括层流的奇数回波自旋相位弥散效应和偶数回波自旋相位重聚效应,以及湍流的回波自旋相位弥散效应。

磁场梯度在成像过程中有重要意义,主要是确定 MR 信号的频率与相位信息。在梯度磁场中,沿磁场梯度方向不同位置的质子由于所处的场强不同,导致进动频率有差异,经过一定时间的积累后形成相位的差异。对于静息组织的质子而言,施加一个 180° 射频脉冲,经过相同的时间可以将这种相位差异抵消掉。但对于以层流形式流动的血流质子而言,当多次回波对称 SE 序列采集数据时(图 10-10),在奇数回波时刻,质子自旋相位散相,信号强度较低,但在偶数回波时刻,质子自旋相位重聚,产生较强的回波信号。

这种奇数回波失相和偶数回波聚相的原理可以通过下面的描述得以简要分析。均匀磁场下的相移为:

$$\varphi(t) = \int_0^t \gamma G r \, dt \qquad (10-1)$$

式中 G 为梯度场强度,r 为质子沿磁场方向所处的位置(以磁场中心为原点)。设质子以流速 V 沿梯度磁场方向流动时,有:

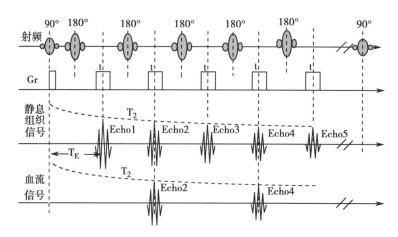

图 10-10　多次回波对称 SE 序列形式以及 MR 信号的波形

$$r = r_0 + Vt \tag{10-2}$$

r_0 为 $t=0$ 时刻（90°脉冲施加时刻）质子的初始位置。因此式（10-1）写为：

$$\varphi(t) = \int_0^t \gamma G r_0 \mathrm{d}t + \int_0^t \gamma G V t \mathrm{d}t \tag{10-3}$$

式（10-3）为两项之和，第一项可看作是静息质子的相移，第二项是流动引起的相移。应用该相移公式对于图 10-10 所示的对称多次回波 SE 序列计算流动质子在半整数倍 TE 和整数倍 TE 时的相位情况，需要考虑 180°脉冲的作用是使磁化矢量反向，在效果上相当于将梯度场进行了极性转换，因此计算时遇到 180°射频时，只需要将梯度 G 的正负号进行切换即可。具体相位情况见表 10-1。

表 10-1　对称多次回波 SE 序列周期内不同时刻的流动质子的相移情况

时间	回波序号	相移情况（静止质子）	相移情况（流动质子）
0	0	0	0
TE/2			
TE	1	0	
3TE/2			
2TE	2	0	0
5TE/2			
3TE	3	0	
7TE/2			
4TE	4	0	0
9TE/2			
5TE	5	0	
11TE/2			
6TE	6	0	0

（三）流动效应的综合效果

在血流成像中，不同流动效应产生的效果可能彼此叠加，也可能相互抵消。如果成像时间内血流的流动规律基本不变，则某种效应可能起到主导作用。但如果血流规律有变化，则体现为多种效应的综合效应,血流信号就会比较复杂。总体来说,在血流缓慢流动时采集数据占主要部分时,血流一般呈现高信号;在血流快速流动或涡流期采集数据占主要部分时,血流一般呈低信号。

三、时间飞跃法血管成像

基于流入增强效应,利用快速梯度回波序列进行血管成像的技术又称为时间飞跃法(TOF)。成像前,反复激发成像容积或层面内静止组织,使得静止组织饱和,实际成像时静止组织低信号、血流则由于流入增强效应产生高信号,即为 TOF 的基本原理。TOF 成像的前提是血流流速须低于流空效应的截止流速 Vc。因此,当 ROI 部位血流较快时可设置厚层厚、短 TE,提高截止流速,从而使血流显示出高信号;当血流流速较慢(流速小于流入增强效应截止时间 Vd)时,血流与静息组织之间的对比度随血流流速度加快而升高。总之,增加层厚、缩短 TR,都有利于提高血流与周围组织的对比度。根据层面采集的模式又分为 2D-TOF 和 3D-TOF 两种。

2D-TOF 法连续采集薄层组织,即对兴趣血管所在部位一层一层地激发、采集信号,然后将各层图像内的血管信号通过最大密度投影重建(maximum intensity projection,MIP)得到血管与血流影像。该方法能较好地抑制背景组织信号,并且由于单层采集,层面内血流饱和现象较弱,利于慢速血流的显示;然而,同样由于单层采集,若原始图像变形则在重建过程中易发生层间配准错误从而血管影扭曲。3D-TOF 则是激发一个成像容积,采用三维采集技术,使得体素更小、空间分辨力更高,从而减少体素内流动质子的去相位,具有一定优越性。然而,若血流流速较慢,容积内血流在流入过程中受多次激发而趋于饱和,信号强度将降低,因此 3D-TOF 技术不适合慢速血流如静脉血的显示。

四、相位对比法血管成像

相位对比法(PC)采用带有双极流动相位编码梯度的快速梯度回波技术进行数据采集,利用静息组织与血流在双极流动编码梯度下的演化相位差异实现组织对比。双极流动相位编码梯度的工作原理如图 10-11 所示。静息组织中的质子在经历双极梯度后,梯度对其相位的改变得以抵消(正极性时快于正常进动频率,负极性时慢于正常进动频率),且相位随梯度施加时间的演化是线性关系。但对于流动质子而言,由于流动导致的位置变化,会使得其相位弥散速度加快,并且呈现出非线性规律。经历过负极性梯度后,流动导致的相位弥散并不能完全消除,而是会形成一个累加相位信息。该相位大小与流速成正比。

对于磁共振成像而言,相位重聚可以采集到最大信号,相位散相则采集的信号强度会下降。但如果连续施加两次双极性脉冲梯度(极性变化相反,即第一次为正负梯度,第二次为负正梯度),并且采集两次信号,将两次信号进行差值处理,那么静息组织的信号则被完全消除掉,剩下的

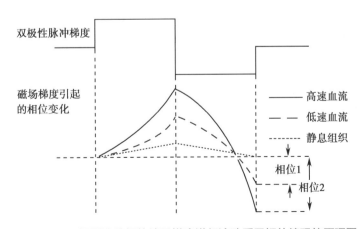

图 10-11 双极型流动相位编码梯度进行流动质子相位编码的原理图

流动质子的信号则被显示出来。最后同样经过 MIP 重建得到血管的相位对比图像。

在实际应用中,造成散相的不仅是血液的流动,还可能是由于主磁场不均匀或梯度涡流。为了区分,除采集上述流动敏感相位图像外,还需采集一幅利用流动补偿技术消除流动相位效应的背景相位图像。在这个背景相位图像中,散相仅由主磁场不均匀等硬件基础造成,将其与流动敏感相位图像做"减影"即可得到纯粹的流动相位图像。

与 TOF 一样,PC 法也分为 2 种:2D-PC 和 3D-PC。2D-PC 通过逐层获取图像后进行堆砌重建,3D-PC 实行容积扫描。

2D-PC 血管造影使用相位对比流动增强技术显示血流,然后经 MIP 重建血管图像。它的主要优点是扫描时间短,并可以依靠流速编码选择性地显示某一段血管。这一点对观察病变血管是很有帮助的。应选择最小的 TR 时间和尽可能多的激励次数。2D-PC 法的优点是成像时间短,可选择不同血流速度成像;缺点是不能再提供不同角度的成像,采样体素大,增大了体素内失相位。

3D-PC 采样时系统将等同地获得来自三个方向上的三套原始数据,然后将其结合形成最后的血流成像。3D-PC 的优点:能对各种流速进行编码,显示动脉与静脉;减少体素内的失相位;优良的背景抑制效果;与 2D-PC 比较有更好的信噪比;与 3D-TOF 相比饱和效应更小。

3D-PC 的缺点:成像时间长;需要先行 2D-PC 造影以确定最佳流速编码;对湍流引起的信号丢失较 TOF 法更敏感。

五、对比剂动态增强血管成像

随着磁共振成像设备软件和硬件的发展,尤其是梯度磁场技术的发展,MR 扫描速度越来越快,一种新的 MRA 方法即对比增强 MRA(CE-MRA)得以实现。CE-MRA 适用范围广,实用性强,尤其对生理运动区的胸部(包括心脏大血管、肺血管)血管、腹部血管以及搏动性强的四肢血管显示极佳。例如,在肢体血管成像中,CE-MRA 能够克服普通 TOF 和 PCA 技术成像时间较长、过高评价血管狭窄、搏动伪影等明显的缺点,并具有高空间分辨力。

CE-MRA 的原理是:利用顺磁性造影剂 Gd-DTPA 能够缩短 T_1 的特性,将造影剂"团注"入上肢静脉,把握药物到达目的血管段的时间,选取合适的层块和 FOV,采用快速梯度回波序列扫描,能够在 T_1 像上得到三维的高信号的血管影像及其附近解剖结构。

CE-MRA 使用极短 TR 与极短 TE 的快速梯度回波序列,在如此短 TR 与 TE 的情况下,各种组织的纵向磁化都很小,其信号强度也很小。如果在血管内团注磁共振顺磁性对比剂,血液的 T_1 弛豫时间会极度缩短,血管 T_1 弛豫时间远短于背景组织的 T_1 弛豫时间,血液呈高信号,在血管与背景间形成强烈对比。

另外,根据对比剂到达各级血管的首过时间,可以设定最佳数据采集时间,有目的地选择动脉或静脉成像。用于这种动态 CE-MRA 的脉冲序列的扫描时间要求非常短,才能与各级血管的首过时间同步。扫描时间一般为 10~20ms,对于胸、腹部应该行屏气扫描。另外,CE-MRA 中一般采用 0.1~0.3mmol/kg 的对比剂注射剂量。

在 CE-MRA 中,还可以采用数字减影技术,在钆对比剂注射前和注射过程中获得的两组图像之间作对应像素信号强度相减,减影 MRA 相对于非减影 MRA 提高了对比度,改善了对血管的显示。

目前常用的 CE-MRA 方法有:经验法、团注测试法(test bolus)、智能化对比剂示踪磁共振血管成像(smart prep-MRA)和透视触发(MR fluoroscopy)。

六、其他磁共振血管成像

除了常用的 TOF 和 PC 血管成像技术外,还有一些其他血管成像技术或者是辅助技术用以提高血管成像质量,比如空间预饱和技术、黑血技术(black-blood technology)和心电门控技术。

黑血技术是基于高速血流流空效应的血管成像技术。选择一定的层厚和稍长的 TE 时间,由于流空效应的存在,高速血流会呈现黑色影像。也可以采用预饱和区来抑制血流的信号实现黑血技术,血管的黑色与周围静息组织之间会形成明显的对比,而且没有流动伪影出现。通过最小密度投影重建(MinIP)技术得出只显示黑色的血管图像。与血流信号增强的成像技术相比,黑色血管与周围组织的对比度稍弱,部分动静脉不易区分。另外,MinIP 图像上存在固定信号空洞(如鼻窦)的情况下,对影像的判读会带来影响。尽管如此,黑血 MRA 在确定严重血管狭窄等疾病方面还是有重要临床意义的。

对心脏及心周大血管进行成像时,可采用心电门控技术提高图像质量。在心电门控的触发下,同一层面的信号每次都来自心电周期的同一个时相,可以使运动伪影减弱到最低程度。在时间维度上对同一层面采集一系列图像,以电影的形式进行循环播放,可实现心血管系统的动态观察。另外还可以用心电信号触发梯度回波序列的执行,在一个心动周期的不同时相采集电影式的单层面影像,5 分钟内可实现覆盖完整心电周期各时相的一系列影像,时间分辨力可达 25ms。

第四节 功能磁共振成像

功能磁共振成像(functional magnetic resonance imaging,fMRI)是相对于主要显示解剖结构的常规 MRI 技术而言,能反映器官的血流、代谢等功能变化的新成像技术。它分为广义功能磁共振和狭义功能磁共振两种。广义功能磁共振包括弥散加权成像(diffusion weighted imaging,DWI)、弥散张量成像(diffusion tensor imaging,DTI)、灌注加权成像(perfusion weighted imaging,PWI)、磁共振波谱(magnetic resonance spectroscopy,MRS)成像以及血氧水平依赖(blood oxygen level dependent,BOLD)成像;而狭义的功能磁共振则仅指血氧水平依赖的脑功能成像。

一、弥散加权成像及衍生序列

(一)弥散加权成像

弥散加权成像是一种主要体现组织内水分子扩散情况的技术。作为目前在人体上进行水分子弥散运动测量与成像的唯一方法,它为磁共振成像提供了一种崭新的影像对比。

1. 弥散及弥散系数

(1)弥散(diffusion):是分子在媒介中的一种无规律的、随机的热运动,也就是布朗运动(Brownian motion),它与温度、分子浓度等有关,其量化单位为 mm^2/s。

(2)弥散系数(D):是指水分子弥散运动的速度,即水分子在单位时间内随机弥散运动的范围,其量化单位为 mm^2/s。弥散系数越大,水分子的弥散距离就越大。

2. 弥散成像原理

(1)物理基础和序列脉冲

1)DWI 序列:在常规 MRI 序列的基础上,DWI 是在 X、Y、Z 轴三个互相垂直的方向上施加弥散敏感梯度,从而获得反映体内水分子弥散运动状况的 MR 图像。目前最常用的是 SE 序列与弥散梯度的结合。在 SE 序列中,两个弥散梯度位于 180°脉冲前后,其大小和方向均相同(图 10-12)。

2)DWI 的信号:在 DWI 序列中,水分子沿弥散梯度方向运动越快,则失相位越明显,信号下降越多。其计算公式如下:

$$SI = SI_0 \times e^{(-b \times D)} \tag{10-4}$$

SI 为施加了弥散梯度(即 $b \neq 0s/mm^2$)后的组织信号强度,SI_0 为未施加弥散梯度(即

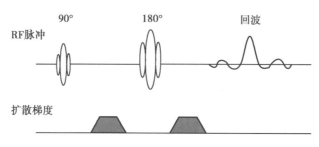

图 10-12　SE 序列与弥散梯度组成的 DWI 序列

$b=0s/mm^2$）的组织信号强度，b 为弥散敏感因子，D 为弥散系数。

3）弥散敏感因子（b value）：是对弥散运动能力检测的指标，其单位是 s/mm^2。b 值的计算公式为：

$$b=\gamma^2 G^2 \delta^2 \left(\Delta-\frac{\delta}{3}\right)$$ （10-5）

其中，γ 代表旋磁比；G 代表弥散梯度场强度；δ 代表弥散梯度场的持续时间；Δ 代表两个弥散梯度场的间隔时间。

随着 b 值的提高，图像的弥散权重加大，水分子的弥散敏感性增加，但是图像的信噪比下降（图 10-13）。

4）表观弥散系数（apparent diffusion coefficient，ADC）：在人体生理环境中，D 值受多种因素影响，而 MRI 并不能区别分子运动的原因，如：呼吸、心跳、热梯度、压力梯度、离子间的相互作用等。所以常用表观弥散系数来衡量水分子在人体组织环境中的弥散运动，即：把影响水分子运动

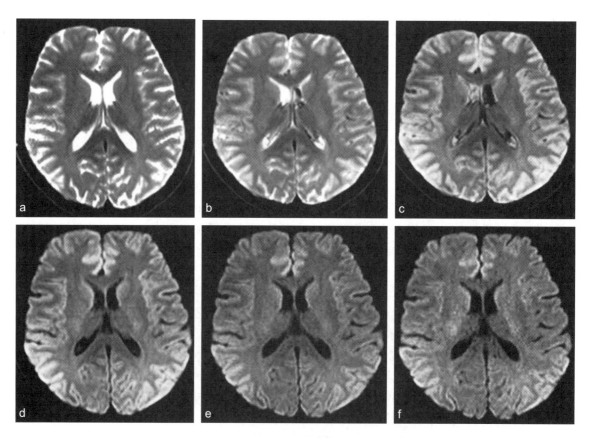

图 10-13　不同 b 值的大脑弥散图像
a. $b=0$；b. $b=300$；c. $b=600$；d. $b=1\,000$；e. $b=1\,500$；f. $b=2\,000$。

的所有因素都叠加成一个参数,反映水分子在弥散敏感梯度方向上的弥散运动情况。

根据 Stejskal-Tanner 公式,可计算获得 ADC 值:

$$ADC = [\ln(S_1 / S_2)] / (b_2 - b_1) \tag{10-6}$$

b_1、b_2 分别代表不同 b 值,S_1、S_2 分别代表不同 b 值(b_1,b_2)条件下的信号强度。

ADC 值越高,代表组织内该弥散梯度方向上水分子弥散运动越强;反之则相反。

(2)DWI 和 ADC 的图像对比:根据 DWI 的序列可知,DWI 序列的图像对比由两部分组成:①由 SE 序列的 TR、TE 决定的 T_2 对比;②由弥散梯度引起的水分子弥散运动情况。因此,DWI 不仅体现水质子弥散运动后的失相位造成的信号丢失,同时还体现组织的 T_2 对比,这种现象称之为 T_2 穿透效应(T_2 shine through effect)或 T_2 效应(T_2 effect)。

当 b 值较小、TE 时间较短、病变 T_2 值较长时,T_2 穿透效应明显。

ADC 不包含组织的 T_2 对比信息,消除了 T_2 穿透效应,只反映组织的真正的弥散状况。因此在临床上,常常将 ADC 图与 DWI 图像结合起来,共同诊断。

(3)b 值的相关知识点

1)常规的 b 值:对于 DWI 成像而言,b 值的合理设置非常重要。b 值越高,对水分子的弥散运动情况越敏感,但图像的 SNR 越低。若 b 值过小,对水分子的弥散运动的检测不敏感,而组织的信号衰减受到其他运动的影响大,如血流灌注等。另外,b 值较低,由于受血流灌注的影响,所测的 ADC 偏高。

2)体素内不相干运动(intravoxel incoherent motion,IVIM)成像:在生物组织中,水分子的运动主要由两方面组成:①水分子的弥散运动:即布朗运动,它与组织的物理特征有关,可用于描绘组织的特性;②毛细血管网中血流的微循环:即灌注。

常规弥散序列不能区分上述两种水分子运动,但 IVIM 可用于量化 DWI 图像中的两种运动成分。

根据 IVIM 理论,信号衰减与 b 值间的关系可以用如下公式描述:

$$SI_b/SI_0 = (1-f) \times \exp(-b \times D) + f \times \exp[-b \times (D+D^*)] \tag{10-7}$$

b 值为弥散敏感因子;f 为灌注分数,代表与微循环相关的弥散分数;D 为真正的弥散系数,代表纯水的水分子弥散运动(缓慢的弥散运动成分),单位为 mm^2/s;D^* 为假弥散系数,代表体素内微循环的不相干运动,即灌注相关的弥散运动,或称为快速的弥散运动成分,单位为 mm^2/s;S_0 及 S_b 分别为 $b=0$ 及其他值($10,20,30,50\cdots s/mm^2$)时的信号强度。

由于 D^* 显著大于 D,通常情况下,D^* 可高于 D 数十个数量级。因此,当 $b>200s/mm^2$ 时,其对信号衰减的影响可忽略不计,则式(10-7)可简化为:

$$SI_b/SI_0 = \exp(-b \times D) \tag{10-8}$$

此时 D 值可以通过式(10-8)得到。使用多组 b 值进行 IVIM 的 DWI 成像,配合基于式(10-7)的非线性拟合算法,可得到 f 值和 D^* 值。

一般认为,$b \leqslant 200s/mm^2$ 时,主要反映水分子在组织血流灌注,b 值在 200~1 000s/mm² 左右获得的 ADC 主要反映水分子在组织细胞弥散,也被称为纯水弥散图。

(二)衍生序列

弥散张量成像(DTI)是建立在 DWI 的基础上,在 6~55 个(理论上可更多)线方向上施加弥散敏感梯度而获得的图像。DTI 主要参数为平均弥散率(mean diffusivity,MD),各向异性包括部分各向异性(fractional anisotropy,FA)、相对各向异性(relative anisotropy,RA)、容积比(volume ratio,VR),还可分别建立 FA、RA、VR 图。其中 FA 较 RA 更敏感,临床使用更普遍(图 10-14)。同 DWI 一样,DTI 也具有较高的临床应用价值,如:动态显示并监测脑白质的生理演变过程,三维显示大脑半球白质纤维束的走行和分布,避免术中纤维束损伤等(图 10-15)。

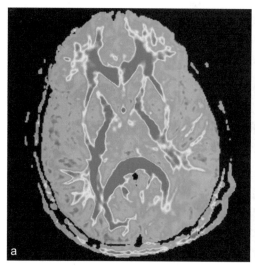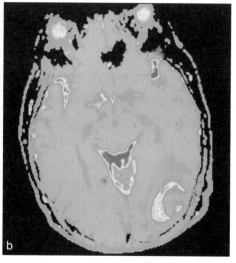

图 10-14 FA 图和 ADC 图

a. FA 图;b. ADC 图。

弥散峰度成像(diffusion kurtosis imaging, DKI)是 DTI 的延伸。DTI 的理论基础是假设生物组织内水分子扩散为高斯随机分布的,而 DKI 是基于正态分布和非正态分布的不同而量化非高斯运动的一种常见的无量纲统计。因此,DKI 可以比 DTI 更准确地量化扩散运动。不同于 DTI 序列,DKI 序列使用至少 3 个 b 值,且 DKI 序列使用至少 30 个独立扩散梯度方向。

弥散谱成像(diffusion spectrum imaging, DSI)是一种先进的神经成像技术。在 DTI 模型中,每个纤维都有一个独特的体素内方向,由主特征向量表示,然而,在纤维交叉的情况下,DTI 无效。而 DSI 利用概率密度函数描述弥散

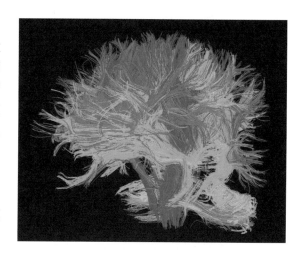

图 10-15 DTI 的白质纤维束追踪

运动完整的空间分布,可以准确地对交叉纤维和体内纤维取向的复杂分布进行成像。

二、灌注加权成像

灌注加权成像(perfusion weighted imaging,PWI)是建立在流动效应基础上的成像方法。它可以描述血流通过组织血管网的情况,无创地评价组织的血流灌注状态,了解组织的血流动力学及功能变化,对临床诊断及治疗均有重要的参考价值。根据磁共振灌注加权成像原理,PWI 主要分为两种:对比剂首过法 PWI 和动脉自旋标记(arterial spin labeling,ASL)PWI。

(一)对比剂首过法灌注成像

1. 基本原理

(1)成像方式:对比剂首过灌注成像属于动态增强磁共振成像(dynamic contrast enhanced MRI,DCE MRI)范畴。其成像技术的方法与 CT 增强灌注扫描方法大致相同,即:在注射对比剂前、中、后持续不断地对目标组织进行图像采集,得到对比剂在该组织引起的信号变化过程,从而推算出该组织的血流灌注情况。

(2)对比剂作用:与 CT 的灌注不同,磁共振 PWI 多使用顺磁性造影剂,如:Gd-DTPA。当

顺磁性的钆造影剂进入毛细血管床后,便在毛细血管内外建立起多个小的局部磁场,形成微观上的磁敏感梯度,类似于在毛细血管与组织间建立了无数小梯度磁场,这样不仅使组织质子所经历的磁场均匀性降低,而且导致质子相位相干的损失,即:加速了质子的失相位过程,从而使组织的T_1、T_2弛豫时间均缩短。这一变化可通过 MR 图像信号强度的变化来体现并获取。

（3）信号变化与组织对比剂浓度的关系:团注对比剂后,带有对比剂的血液首次流过目标组织时,将缩短该组织的 T_1 或 T_2^* 弛豫率,引起组织信号强度变化。在一定浓度范围内,血液 T_1 值与 T_2^* 值的变化率与血液中对比剂的浓度大致成线性关系。通过式（10-9）可将信号强度-时间曲线转化为组织对比剂浓度-时间曲线:

$$C_t(t) \propto k \cdot \Delta R_2 = -\frac{k}{\text{TE}} \ln\left(\frac{S(t)}{S_0}\right) \tag{10-9}$$

$C_t(t)$ 表示某时间点上组织中对比剂的浓度,$S(t)$ 表示注射对比剂后某时间点上组织的信号强度,$S(t_0)$ 为注射对比剂前组织的信号强度,k 为常数,TE 为回波时间。

2. 常用序列　由于需要探测团注对比剂后造成的组织信号的快速变化,时间分辨力要求较高,故 PWI 一般用 EPI 等快速成像序列。

GRE-EPI 序列能同时具备以下特点:①对钆对比剂引起的 T_2^* 信号变化敏感;②成像速度快,一个 TR 内扫描一次全脑。因此,GRE-EPI 序列是目前头部造影剂首过灌注法最常用的序列。

3. 常用评价指标　头部磁共振 PWI 图像可通过后处理得到 4 种主要的伪彩图像:脑血容量（cerebral blood volume, CBV）、脑血流量（cerebral blood flow, CBF）、平均通过时间（mean transit time, MTT）和达峰时间（time to peak, TTP）（图 10-16）。

（1）脑血容量:单位体积中脑组织中的血管腔的容积。可用对比剂浓度-时间曲线求得,即曲线下面积。

（2）脑血流量:单位时间内通过单位体积脑组织的血流量。可用脑血容量（CBV）除以平均通过时间（MTT）得到。

（3）平均通过时间:血流通过一定体积脑组织的平均时间。

（4）达峰时间:脑组织内的血药浓度达到峰值的时间。

与 CT 灌注成像能定量评价组织不同,磁共振 PWI 获得的是半定量值。其参数值受众多因素影响,如:团注对比剂的量、速度、对比剂的顺磁性、个体血管容量、个体心排血量等。磁共振 PWI 所获得的参数值不能用于不同个体间的比较,也不能用于同一个体前后两次的比较。常采用内部参照的方式获得半定量值。如病变区域与对侧正常脑组织区域的灰、白质对比,得到半定量的相对值。然后,将这个相对值用于个体内及个体间的比较。

（二）动脉自旋标记法

1. 基本原理　ASL 是一种利用血液作为内源性示踪剂的磁共振 PWI 方法。与对比剂首过磁共振 PWI 成像不同,它无须用到任何对比剂,因此具有更高的安全性（图 10-17）。

动脉自旋标记灌注的一般过程如下。

（1）流向感兴趣区的动脉血的自旋方向被 RF 脉冲反转或用预饱和技术将动脉血中的分子标记,这部分血流称之为标记血。标记血流向成像平面时,其磁化矢量按 T_1 时间常数向平衡态恢复。经过一段时间后,进入感兴趣区的标记血与未受干扰的组织自旋作用,组织净磁化矢量变小,导致信号下降。此时对感兴趣区进行成像,得到"标记图像",其图像对比取决于原来的静态组织和标记血的量。

（2）为了消除静态组织的信号（通常比血流灌注大）,可对感兴趣区进行一次未经标记血灌注的成像,即"未标记图像"。

（3）将"标记图像"与"未标记图像"进行逐像素的相减,得到仅与流入成像平面的标记血

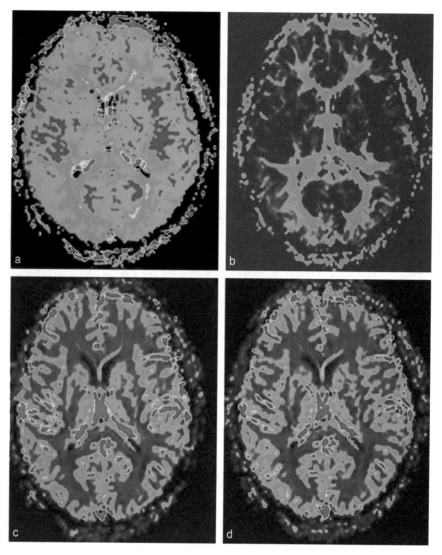

图 10-16　大脑的灌注后处理图像
a. 达峰时间；b. 相对平均通过时间；c. 相对脑血容量；d. 相对脑血流量。

相关的"差值像"。

需要注意的是，"差值像"的信号强度较弱，动脉自旋标记技术获得的图像信噪比非常小，通常需要多次采集"标记像"及"未标记像"，再进行信号平均，来获取图像足够的信噪比。

2. 动脉自旋标记方法的分类　对动脉血进行标记的方法很多，通常分为三大类：①连续动脉自旋标记（continuous arterial spin labeling，CASL）；②脉冲动脉自旋标记（pulsed arterial spin labeling，PASL）；③伪连续动脉自旋标记（pseudo-continuous arterial spin labeling，pCASL）。

（1）连续动脉自旋标记技术：连续标记感兴趣层面近端的动脉血（图 10-18），使被标记的动脉血连续流入感兴趣区，从而导致被灌注组织的磁化强度达到稳态。

在进行头部 CASL 时，标记层面通常位于 Willis 环下方，包括颈内动脉及椎动脉，且标记平面应与血流方向垂直。标记层面常由一个与血流同向的恒定梯度场和一个恒定的低功率 RF 场创建。

（2）脉冲式动脉自旋标记：应用一个选择性的 RF 脉冲，脉冲式地标记成像层面近端的血液。经过一段时间，标记的血与组织充分混合后进行成像。相较于 CASL，该反转标记脉冲的标记区域较大（图 10-19），但作用时间很短。

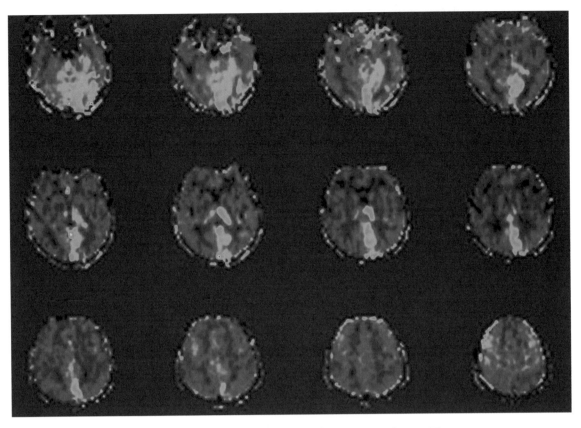

图 10-17 通过 ASL 获取的相对(related,rel)CBF 图

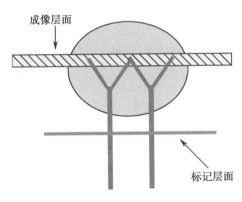

图 10-18 连续自旋动脉标记

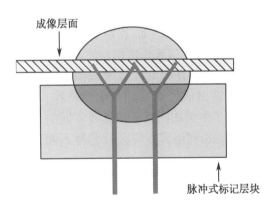

图 10-19 脉冲式动脉自旋标记

（3）伪连续动脉自旋标记：pCASL 采用一连串持续时间短、间隔均匀的选择性 RF 脉冲,并在 RF 发射期间施加梯度波进行标记。pCASL 技术无需很长的连续脉冲标记,其使用的 RF 脉冲链较短,对流动的自旋进行翻转标记。

（4）pCASL 与 PASL、CASL 的比较:

1）优点:①PASL 技术的 RF 能量蓄积较小,更适用于高场磁共振仪;②PASL 受组织磁化转移的影响小;③PASL 技术相对比较简单,易于实现。

2）缺点:①成像覆盖范围窄;②信噪比较低。

3）pCASL 具有 CASL 高信噪比的特点,同时克服其高 SAR 值和磁化传递效应的缺陷,pCASL 是目前国际推荐的大脑 ASL 研究的首选方案。

3. 影响 ASL 准确性的因素及弥补办法

（1）由于需要在成像层面下方施加一标记脉冲，这会导致成像层面的磁化转移，从而引起 SNR 的降低。此时，可以在基线状态时，在成像层面的上方等距离处施加另一个 RF 脉冲进行弥补。

（2）血液从标记层面流入成像层面的过程内，由于 T_1 弛豫可造成信号的丢失。弥补的办法有：①在连续标记后延la，达到组织磁化的稳态；②可应用层面选择反转恢复技术，对成像层面进行直接标记；③在成像层面的下方采用间断脉冲进行标记，以缩短从标记到成像这一过程的时间（但该方法敏感性低，低流速的血液难以检查）。

三、磁共振波谱成像

磁共振波谱（MRS）是目前唯一能无创地观察活体组织代谢及生化变化的技术。它利用不同代谢产物的质子进动频率的差异，区分各种代谢产物，从而达到诊断的目的。

（一）基本原理

1. 不同原子核内质子的进动 理论上，当原子核进入磁场后，具有奇数核子的原子核均可产生各自不同的进动频率，如 ^1H、^{31}P、^{23}Na、^{13}C、^{19}F、^7Li 等。其中，临床应用最多的是 ^1H 和 ^{31}P，尤其是氢质子磁共振波谱成像。

相较于其他原子核而言，氢质子的旋磁比最大，高达 42.58MHz/T，并且其在生物体中的含量最高，可产生的 MRS 信号更容易被采集。另外，氢质子波谱成像所需的激发和接收频率与常规 MRI 成像一致，不需要配置额外的激发和接收装置。因此，氢质子波谱的临床应用最为广泛，相关技术也更为成熟。

2. 相同原子核在不同分子中的进动 当进入特定的均匀的外加静磁场后，即使是同一原子核处于不同的分子中，其原子核进动频率也会出现差别。其原因在于原子核外的电子云分布情况不同。这种不同将导致原子核局部磁场强度不同，从而引起该原子核的进动频率出现微小的改变，即化学位移现象。如，相对于脂肪分子的氢质子而言，水分子的氢质子的核外电子云分布稀疏，其对静磁场的屏蔽作用相对较小，故水分子内的氢质子进动频率较脂肪分子高。

3. 化学位移在磁共振波谱成像的意义 磁共振波谱成像的基础是化学位移。由于不同分子中的相同原子核具有不同的进动频率，MRS 利用其差异区分各种不同的代谢产物。

（二）MRS 的谱线

在磁共振波谱成像中，各类代谢产物的信息是以谱线图的形式表示出来的（图 10-20）。这一谱线图，就是磁共振波谱的谱线。

1. MRS 的横轴 表示化学位移。由于不同代谢产物的氢质子具有不同的进动频率，分布于 MRS 横轴的不同位置。因此，MRS 横轴上特定的点代表着特定的代谢产物。

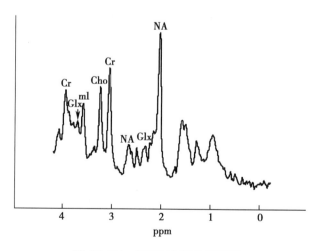

图 10-20 氢质子 MRS 谱线图。
Cr, 肌酸；Glx, 谷氨酸酯 & 谷氨酸盐；ml, 肌醇；Cho, 胆碱；NA, N- 乙酰基门冬氨。

由于不同化合物在不同磁场下的进动频率不便于记忆，因此，我们常常用"百万分之几（parts per million, ppm）"来表示不同的代谢物［式（10-10）］：

$$\delta = (f_{测} - f_{标})/f_{标} \times 10^6$$

（10-10）

其中,δ表示物质在 MRS 分析时显示的 ppm 大小,$f_{测}$表示被测原子核共振频率;$f_{标}$表示该原子核参考标准共振频率。

^{1}H 质子 MRS 检测时,一般以四甲基硅中的甲基(—CH₃)的氢质子进动频率作为参考,其化学位移为 0ppm,其他化合物与之对比;磷谱测量时,采用磷酸肌酸(PCr)为参照物,化学位移为 0ppm。

2. MRS 的纵轴 表示化合物信号强度,与各种具有不同化学位移原子的相对含量相关。可通过测量特定代谢物的峰高(即幅度)或峰下面积(即共振峰积分面积)来确定该化合物的含量。

3. MRS 谱线图的相关指标

(1)半高宽:化合物最大峰高一半处的谱线宽度,称之为半高宽(full width at half maximum,FWHM),亦称为线宽(line width)(图 10-21)。

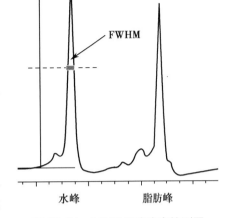

图 10-21 MRS 的半高宽的测量

半高宽与化合物的 T_2 时间和磁场均匀性有关。它决定 MRS 谱线的分辨力。通常认为,半高宽越窄,说明磁场越均匀,频谱分辨力越高。

[1]H 谱用水峰的半高宽检测磁场的均匀性,而 [31]P 谱用 PCr 峰的半高宽来检测。

(2)抑水百分数:在生物体中,水的含量较高,其信号远大于其他组织,不利于探测其他信号微弱的代谢产物。因此,MRS 信号采集前,通常采用化学位移选择饱和技术(CHESS)先行水抑制。

一般认为,抑水的百分数越高,则水信号抑制越彻底,MRS 波谱质量越好。

当然,部分需要以水信号作为参照物的 MRS 成像则不采用抑水,如:肝脏的脂肪测定,常用脂肪的峰下面积除以水的峰下面积所得的指标进行计算。

(3)信噪比:也是决定磁共振波谱质量的重要因素。在频率域,通常定义为最大代谢产物的峰高除以无信号区噪声的振幅的均方根。在时间域,定义为零点时的信号振幅除以自由信号衰减末端噪声的信号。

MRS 的信号较弱,需要多次采集并平均后方能获得足够的 SNR。这也是 MRS 采集时间较长,临床广泛应用受限的主要原因。

(三)磁共振波谱技术

1. 空间定位技术 是将被检测范围局限在一定容积的感兴趣区(volume of interest,VOI)内的技术。目前常用的技术主要是基于梯度磁场法。

(1)深部分辨表面线圈波谱分析法(depth resolved surface coil spectroscopy,DRESS):是一种最简单的一维 MRS 定位方法。它选择一个梯度脉冲激发与体表面间隔一定距离并平行于表面线圈的单一层面,使 ROI 信号来源于该层面。即在 90° 脉冲发射的同时,施加一 G_Y 梯度场,所采集的层面深度由梯度场和脉冲频率决定,层厚与脉冲的带宽相关。

(2)单体素选择法(single voxel selection):常应用三个互相垂直的层面选择脉冲,而采集的仅为与三个层面均相交的点(或体素内的回波信号)(图 10-22),该方法定位准确。常用的单体素空间定位采集技术有:①活体影像选择波谱(image selected in-vivo spectroscopy,ISIS);②激励回

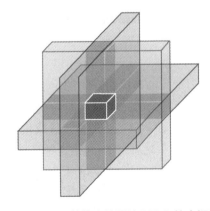

图 10-22 单体素选择法 MRS 的空间定位图示

波采集模式(stimulated echo acquisition mode, STEAM);③点分辨波谱(point resolved spectroscopy, PRESS)。其中以 STEAM 与 PRESS 最常见。

1)ISIS:在施加梯度场的同时采用三个 180°选层反转 RF,运用一个 90°RF"读出"Z 轴磁化矢量,然后采集数据。需要对所选择的体素进行八次独立扫描,每次扫描三个梯度的开关及 90°脉冲后采集数据加减按程序要求进行。ISIS 方法不用聚焦脉冲或回波形式,其反转 RF 适用于 RF 不均匀的表面线圈。成像信号依赖于反转的磁化向量,大大减少 T_2 弛豫引起的信号损失,尤其适用于研究 T_2 短的原子核,如 ^{31}P-MRS。由于 ISIS 技术需采集多次扫描数据进行加减,该技术对运动伪影比较敏感,扫描时间相对较长。

2)STEAM:连续采用三个 90°选层脉冲分别加在三个垂直梯度场中,产生三个互相垂直的平面,这三个层面交叉区域则为该 STEAM 序列的 VOI,采集信号来自该 VOI。而序列产生的其他回波信号则通过施加另一个大的打击梯度,使其散相位而去除。由于 STEAM 使用回波方法,适用于 T_2 时间相对长的原子核,如:^{1}H-MRS。

3)PRESS:由 90°-180°-180° 三个选择性脉冲加在三个相互垂直连续梯度上的单体素定位技术。与 STEAM 不同的是,PRESS 中的 180°脉冲既作为选层脉冲又作为聚焦脉冲,减少了 STEAM 序列的信号丢失。

(3)多体素技术:又称为化学位移成像波谱法(chemical shift imaging, CSI)。用相位编码对检测层面区域内的多个体素进行编码,在一次测量中可对该层面内的多个体素同时检测,获得一定区域的波谱。该法可进行二维和三维定位,每次检测多个体素,容易将正常区域与病变区域的波谱同时比较。由于每个体素的容积较小,信号强度较低,所以采集时间长(图 10-23)。

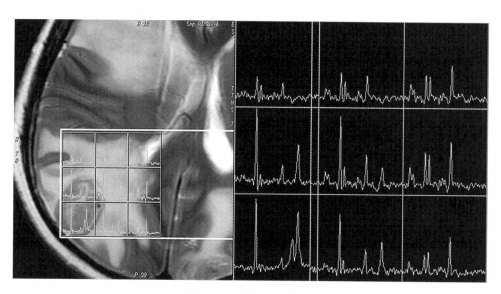

图 10-23　多体素波谱成像

2. 波谱代谢产物的定量　各代谢产物的峰下面积与被测量的代谢产物的含量成正比。可通过共振峰的高度(代表共振信号的强度)及宽度(代表共振频率范围),计算峰下面积。定量方法有三种:绝对定量、半定量或相对定量。

(1)绝对定量:包括外标准法和内标准法。

1)外标准法:同时扫描已知浓度化合物体模和被检查部位,比较二者化合物的绝对浓度。该方法受设备和生物因素影响较大。

2)内标准法:利用体内已知浓度的化合物(如水、肌酸)作为参照进行化合物浓度计算,该方法受设备和生物学因素的影响较小。在生理变化过程中,要求化合物浓度保持恒定且必须已知,目前多采用该法。由于生物体本身和有关因素的影响，绝对定量在实际工作中较难实现。

（2）半定量：直接测量该代谢产物的峰下面积。

（3）相对定量：对波谱中不同代谢产物的信号强度（积分面积）进行比较，这是最常用的方法。

四、脑功能磁共振成像

广义功能磁共振包括很多，如 PWI，DWI，MRS 等。狭义的功能磁共振则专指血氧水平依赖（BOLD）效应的脑功能磁共振成像技术。

（一）概述

大脑是生物体内结构和功能最复杂的组织，是人体接受外界信号、产生感觉、形成意识、进行逻辑思维、发出指令、产生行为的指挥部；是人体内外环境信息获得、存储、处理、加工和整合的中枢。近年来，随着新技术的迅猛发展，脑功能研究成为一个研究热门。

血氧水平依赖脑功能磁共振（blood oxygenation level dependent functional magnetic resonance imaging，BOLD-fMRI）是一种新兴的影像学检查技术。它结合了功能、影像和解剖三方面的因素，探测大脑在不同条件下，神经活动相关的生理变化，是一种在活体人脑定位各功能区的有效方法。

临床应用 fMRI 能对神经活动进行成像。fMRI 检查协助脑外科医生制定手术计划，避免术中损伤皮层。fMRI 可用于评价脑卒中患者的中枢损害及功能重组情况，在指导康复中起重要作用。fMRI 脑功能研究正在从单一的功能研究转向多功能协同研究；由常规的感觉、运动、视觉、听觉的研究向语言、认知、情感、记忆等方面扩展和深入。

（二）基本原理

BOLD 成像的基本原理是基于血液中氧合血红蛋白和脱氧血红蛋白含量的变化而进行成像的。

血液中的氧合血红蛋白是弱的反磁性物质，而脱氧血红蛋白是顺磁性物质。顺磁性物质可缩短组织的 T_2 和 T_2^* 弛豫时间，脱氧血红蛋白的增多将导致该组织 T_2 和 T_2^* 信号的降低。相反，反磁性的氧合血红蛋白的比例的增加，将延长组织的 T_2 或 T_2^* 弛豫时间，从而导致该组织 T_2 或 T_2^* 信号的增高。

当大脑的某个区域被激活而兴奋时，该区域的耗氧量增加，导致脱氧血红蛋白含量的迅速降低；该区域局部血管扩张，血流灌注增加，大量含氧丰富的新鲜血液流入，带来更多的氧合血红蛋白；氧合血红蛋白与脱氧血红蛋白的比例增高，导致 T_2WI 或 T_2^*WI 上相应区域脑组织的信号强度增加。一般认为，脑组织被激活时，其信号强度增高；而脑组织活动被抑制时，其信号强度降低。

（三）BOLD-fMRI 成像的条件

1. 高场强的 MR 扫描仪　要求 MR 设备的场强在 1.5T 以上。BOLD 效应与 MR 场强有关，场强越高，效应越强。

2. 高信噪比的超快速扫描序列　由于 BOLD-fMRI 常用于探测大脑受到特定刺激后的激活情况，需要较高的时间分辨力。目前，BOLD-fMRI 多采用梯度回波 T_2^*WI 序列的单次激发平面回波成像（EPI）。该序列可在 1 个 TR 内完成整个大脑的一次采集（通常约 2~3s），TR 的长短也决定着 BOLD-fMRI 的时间分辨力。

3. 功能刺激-反应系统　该系统包括心理实验软件及程序、刺激呈现设备（如：LCD 投影仪）、受试者反应采集设备（如：可反馈受试者选择的按键盘或鼠标）等。然而静息态 fMRI（resting-state fMRI）不需要设置刺激任务，因此，功能刺激-反应系统不是功能成像的必备条件。

（四）BOLD-fMRI 的分类

BOLD-fMRI 可分为任务态的 fMRI（task-based fMRI）和静息态 fMRI（resting-state fMRI）。

任务态的fMRI,顾名思义,是指在受试者执行特定任务,如记忆、识别和运动任务等,同时进行fMRI扫描。与经典的心理学范式相结合,任务态的fMRI可以用来识别与情感、记忆等相关的脑区的功能变化。通过比较受试者在执行任务和不执行任务时的图像,可以用数学模型和统计方法计算出任务执行过程中的激活脑区。

静息态fMRI被定义为受试者清醒但不执行特定任务或不对外部刺激做出反应时的大脑状态。静息态fMRI反映了大脑的自发性活动。常见的静息态fMRI指标包括:局部一致性(regional homogeneity,ReHo),低频振荡振幅(amplitude of low-frequency fluctuations,ALFF),以及基于种子点的功能连接(functional connectivity,FC)。此外,静息态fMRI中还有其他分析方法,如独立成分分析、图论分析等。

(五) BOLD-fMRI 成像方法

BOLD-fMRI成像过程分三步:实验设计(任务态fMRI所独有,静息态fMRI不需要此步骤)、数据采集和数据处理。

1. 实验设计　任务态fMRI成像前需根据研究目的进行周密的实验设计。fMRI的任务设计需要遵循两个原则:①一个实验要能够推翻一个假设;②能够使预期的效应最大化。目前,fMRI的任务呈现方式有两种基本设计,即组块设计(block design)和事件相关设计(event-related design)。

(1)组块设计:是指在每一个组块内重复或连续呈现同一种刺激。要求一次扫描中要有试验组块(experimental block)及基线条件组块(图10-24)。

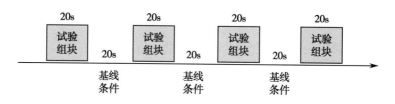

图 10-24　fMRI 组块设计

在试验组块中,受试者需要接受某种刺激或完成某种任务,如要求受试者双手进行握拳运动;在基线条件组块中,受试者接受的是控制刺激,如要求受试者双手放松。扫描结束后,将试验组块和基线条件组块的信号相减,则可得到受试者在两种状态之间的信号差(图10-25)。

组块设计的主要缺点是由于刺激不能随机化,可能会引起被试者的期待反应,无法根据同一组块内的刺激类型和被试者反应进行选择性处理,会失去许多有意义的信息。

(2)事件相关设计:与组块设计不同,事件相关设计中的每一个观察点并不是连续的相同刺激,而是单个独立的刺激(图10-26)。并且每一个独立刺激之间都要相隔足够长的时间,以保证血流动力学的反应信号全部来自所给的刺激。

1)事件相关设计有如下的特点:①可以提供单次刺激脑激活信息,为研究不同脑区对刺激的反应方式提供了可能;②可以做到刺激任务与刺激间隔的随机化,有效地排除组块设计的期待效应;③可以在混合设计的条件下根据任务类型和被试者反应进行选择性处理,这种选择性处理方法在组块设计中是无法实现的。

2)事件相关设计分为以下三种:①等长度实验设计;②变化长度实验设计;③交错实验设计。

2. 数据采集　BOLD-fMRI对运动非常敏感。在扫描过程中,应保证受试者头部保持不动。并在检查过程中平静呼吸,避免吞咽、咳嗽等容易引起头部运动的动作。

3. 数据处理　在BOLD-fMRI研究中,数据处理是一个非常重要的环节。可用一些成型的软件包,常用的有SPM,AFNI,FSL,Analyze等。

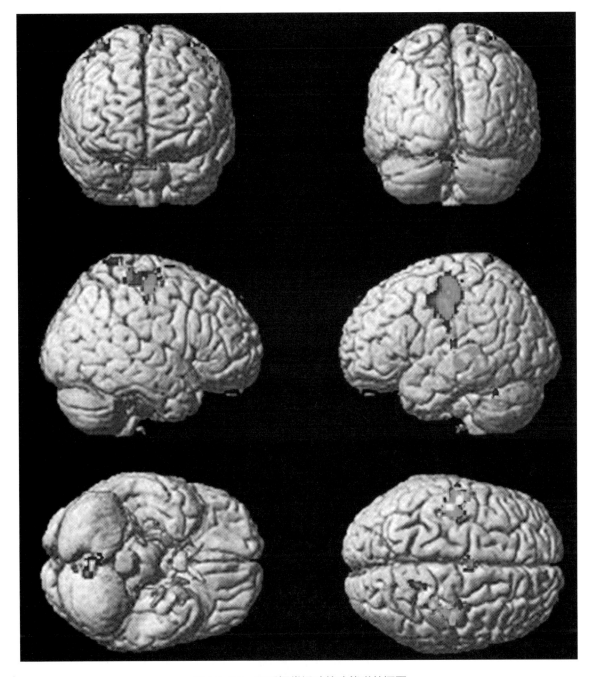

图 10-25　双手握拳运动的功能磁共振图

（六）BOLD-fMRI 的优缺点

1. 优点　BOLD-fMRI 有着如下优点：①可以无创地探测大脑的活动状态；②TE 时间约在 30~40ms，技术上容易实现；③相较于磁共振灌注成像，其噪声小，功能信息的对比度噪声比高；

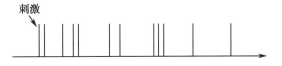

图 10-26　变化长度的事件相关设计

④容易实现全脑的覆盖扫描。当然，如果降低扫描层数，则可以将 TR 缩至更短，从而提高时间分辨力。

2. 缺点　包括：①BOLD-fMRI 产生的信号包括十分复杂的生理机制，如血流灌注、脑氧代谢率（cerebral metabolic rate of oxygen，$CMRO_2$）和血容量改变之间的相互作用，血管构型的不均匀性,在时间和空间上的神经-血管偶联机制,这些问题将影响 BOLD 信号的定位、强度、动态表达等;②EPI 序列可造成较重的磁敏感伪影,如在颅底等组织交界部位。

<h2 style="text-align:center">五、磁敏感加权成像</h2>

磁敏感加权成像(susceptibility weighted imaging,SWI)是一种可以用于检测组织磁场属性的新技术。利用不同组织间的磁敏感特性差异,选择合适的回波时间,结合相位信息,调整影像的对比。SWI 对于显示正常或异常的静脉非常有效,比常规梯度回波序列更敏感地显示铁质沉积、出血,甚至是微小出血等。

(一)基本原理

与传统的梯度回波成像序列只采集强度信息不同,SWI 序列同时采集了强度信息和相位信息。并对两种信息加以处理,将处理后的相位信息与强度信息相叠加,并通过最小信号强度投影,更加强调组织的磁敏感性差异,形成最终的 SWI 图像(图 10-27)。

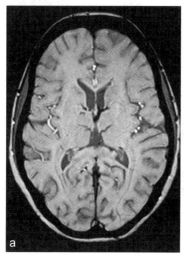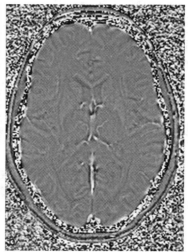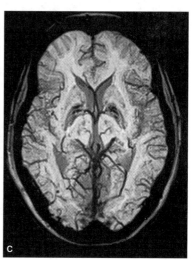

图 10-27　SWI 序列获得的强度图、相位图、SWI 融合图
a. 信号强度图;b. 相位图;c. 信号强度信息及相位信息叠加后得到的 SWI 图像。

SWI 所形成的影像对比也有别于传统的 T_1WI、T_2WI、PDWI,它主要是充分显示组织之间内在的磁敏感特性的差别。SWI 序列是以下特点的部分或全部的巧妙组合。

1. 高分辨力的三维梯度回波成像。
2. 在三个方向上(频率编码方向、相位编码方向、层间方向)施加完全流动补偿。
3. 可施加并行采集技术以减少扫描时间。
4. 生成相位图。
5. 相位图通过滤波减少不必要的场效应。
6. 利用相位图对强度图进行增强处理。
7. 图像重建方式选择最小信号强度投影。

(二)常见的体内磁敏感物质

1. 血红蛋白及其降解物　当血液的氧合程度不同时,其表现出的磁特性不同,这与血红蛋白的结构有关。

(1)氧合血红蛋白:血红蛋白含有 4 个亚铁(Fe^{2+})血红素分子,周围环以卟啉环为主。当 Fe^{2+} 与氧结合时,则没有多余的未成对电子存在。因此,氧合血红蛋白为反磁性物质。

(2)脱氧血红蛋白:当氧从血红蛋白上分离形成脱氧血红蛋白时,分子结构发生改变,周围

的水分子无法接近 Fe^{2+}。因此,脱氧血红蛋白带有 4 个不成对电子,表现出顺磁性效应,磁敏感性较强。

(3)高铁血红蛋白:当脱氧血红蛋白的 Fe^{2+} 被氧化成 Fe^{3+} 时,则含有 5 个不成对电子,形成高铁血红蛋白,具有较弱的磁敏感性,稳定性差,易于解体。

(4)含铁血黄素:血红蛋白降解的最终结果是被巨噬细胞所吞噬,生成含铁血黄素,具有高度顺磁性效应,磁敏感性较强。

2. 非血红蛋白及钙化 组织内另一种磁敏感的源物质是非血红素铁。它常以铁蛋白的形式存在,表现为反磁性。另外,组织内的钙化通常也呈现反磁性,能够产生可测量的磁敏感性变化。

(三) 静脉血的成像

SWI 对静脉结构有良好的显示,其成像原理与以下两种效应有关。

1. 静脉内脱氧血红蛋白引起的 T_2^* 弛豫时间缩短 由于静脉血内的脱氧血红蛋白含量较动脉血增加,其顺磁性效应使 T_2^* 弛豫时间缩短,静脉血信号强度降低。在梯度回波序列上,若延长 TE 时间,则可进一步使动脉血与静脉血的信号对比增高,脱氧血红蛋白成为一种使静脉显影的内源性对比剂。

2. 静脉与周围组织的相位差加大 静脉内的容积磁化率引起血管内质子的频移,使静脉血与周围组织之间形成相位差。选择适当的 TE,可使体素内静脉与周围组织的相位差恰好为 π,即失相位,进一步削弱静脉的信号,增强图像对比。

无论是顺磁性还是反磁性物质,均可导致局部磁场发生改变,引起质子的失相位,使质子自旋频率产生差别。此时,如果施加一个足够长的 TE,自旋频率不同的质子间将形成明显的相位差别。在 SWI 的相位图上,磁敏感度不同的组织可以被区别。

(四) SWI 的后处理

为了去除背景磁场的不均匀性所造成的低频相位干扰,进一步增强不同组织间的磁敏感对比度,更加清晰地显示解剖结构,需要对 SWI 的原始图像进行一系列的后处理。

1. 滤波 对原始相位图进行高通滤波,去除由于背景磁场不均匀造成的低频扰动,获得高通滤波图像,即校正后的相位图。

2. 相位信息与强度信息的融合 将校正后的相位图中不同组织的相位值进行标准化处理,建立相位蒙片;并将相位蒙片与强度图(磁矩图)进行多次相乘加权,得到最终的 SWI 图像。此时,静脉等顺磁性物质的负性相位信号得到最大抑制,呈现明显的低信号。

3. 使用最小信号强度投影进行重建 运用最小信号强度投影使分散在各个层面的静脉信号连续化,显示连续的静脉血管结构。

第五节 其他磁共振成像

一、^{133}Xe 肺部磁共振成像

与胸透(X 线)、CT 和 PET 等肺部影像手段不同,^{133}Xe 肺部磁共振成像技术是通过吸入无毒无害无电离辐射的超极化 Xe 气体,弥补观测对象肺部密度低的缺陷。

通 Xe 气体进入肺泡之后,像氧气一样穿过组织,进入血液与血红蛋白结合,实现气血交换过程。通过 Xe 气体在肺泡内的动力学过程能够可视化、定量地评估肺泡大小、肺部气血的交换速率和气血交换膜的厚度等一系列肺部微结构和气血交换功能参数,这些参数在肺部疾病的早期诊断中具有独特的优势。

（一）超极化 ^{133}Xe 气体的处理和收集

Xe 气体的超极化是成像的核心环节，因此超极化装置是非常重要的，其工作原理为：①在真空环境中将碱性金属（铷，Rb）加热气化；②根据自旋交换光泵（Spin-Exchange Optical Pump，SEOP）原理，通过施加外部磁场的手段，激光照射激发气态碱性金属原子跃迁至高能态；③均匀混合碱性金属气体与 ^{133}Xe 气体，通过气态分子碰撞过程进行能量交换，实现 ^{133}Xe 气体分子的超极化处理；④将超极化后的 Xe 气体置于永磁体中的冷却收集装置中，低温环境下固化和分离出 ^{133}Xe 气体。

（二）超极化 ^{133}Xe 气体的测量

超极化 Xe 气体在肺部有三个信号，即肺泡内的气态信号、溶于组织和血液的溶解态信号，通过这三个信号反映肺部的气血交换过程。测量超极化 Xe 气体在肺部气血交换功能的方式一般有两种：间接测量和直接测量。

间接测量，又称超极化 Xe 极化转移，是指利用一系列的射频脉冲选择性地饱和溶解在肺部组织和血液中的信号，通过测量溶解态 Xe 交换后的气态 Xe 信号的变化值来间接地测量溶解态 Xe 信号的改变。通过这种测量方法能够得到反映肺部的实质密度和气体交换的退极化图像，结合相应的气体交换模型得到肺部的气血交换功能信息。

直接测量是指直接测量超极化 Xe 气体溶解于肺部的三个信号，即通过化学位移成像或超短 TE 成像可视化溶解于肺泡、组织和血液中的超极化 Xe 气体的空间分布，通过这三个信号的比例进而定性地得到肺部气血交换的相关信息。除此之外，肺部的气血交换功能和结构等参数也可以通过肺部超极化 Xe 动力学谱与气血交换模型相结合的方法得到。

二、代谢磁共振成像

代谢磁共振成像包括多种，如通过磁共振波谱（MRS）成像可以对活体组织的代谢物进行定量测量，利用化学交换饱和转移（chemical exchange saturation transfer，CEST）技术可以量化葡萄糖或谷氨酸盐的代谢率，通过功能磁共振实现脑氧代谢成像。

（一）^{31}P-MRS 成像

磷是能量代谢的重要要素，人体内许多化合物都含有磷。^{31}P-MRS 成像技术是一种有效地、无损伤地研究组织的生物代谢和化合物变化的方法。通过该技术可检测以下几种不同的化合物，分别是：三磷酸腺苷（ATP），磷酸肌酸（PCr），无机磷（Pi），磷酸单酯（PME）和磷酸二酯（PDE）。

（二）CEST

CEST 成像的基本原理如图 10-28 所示：以酰胺质子转移（Amide Proton Transfer，APT）技术为例，可交换溶质中的质子（S）与水质子（W）共振频率不同，氨基质子的频率为 8.25ppm，水中质子的频率为 4.75ppm（图 10-28a）。当使用特定频率的

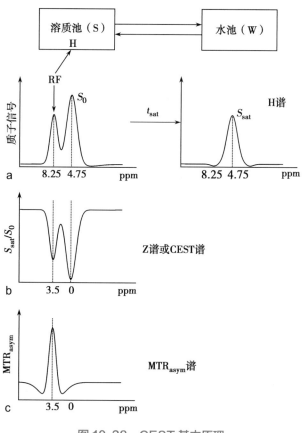

图 10-28　CEST 基本原理
a. 溶质池和水池；b. Z 谱；c. MTR_{asym} 谱。

RF 饱和脉冲对 S 中的可交换质子进行选择性饱和,由于水池(W)比饱和的溶质质子池(S)大得多,每个交换的饱和溶质质子被非饱和的水质子取代,然后再次饱和。如果溶质质子有足够高的交换速率,并且饱和时间(t_{sat})足够长,长时间的 RF 脉冲会导致这种饱和效应的大幅增强,最终在水信号上变得可见(图 10-28a),然后通过传统的 MRI 将低浓度溶质间接地成像。通过绘制饱和后水信号强度(S_{sat})与未饱和水信号强度(S_0)的归一化比值 S_{sat}/S_0,作为偏移频率的函数,就得到了 Z 谱或 CEST 谱(图 10-28b)。然而 Z 谱的特点是 CEST 效应在水频率的两侧呈现不对称性,而在水频率周围有对称的直接饱和效应,这种直接饱和效应可能会干扰 CEST 效应的检测。为了消除直接饱和效应,一般通过磁化传递比不对称分析(magnetization transfer ratio asymmetry analysis,MTR$_{asym}$),来分离干扰效应(图 10-28c)。磁化传递比不对称分析的实质是假设溶质和水质子相互独立,定义磁化传递比 MTR=$1-S_{sat}/S_0$,通过式 10-11 来实现的。

$$MTR_{asym}(\Delta\omega) = MTR(\Delta\omega) - MTR = S_{sat}(-\Delta\omega)/S_0 - S_{sat}(\Delta\omega)/S_0 \quad (10\text{-}11)$$

CEST MRI 技术已被证明能够检测生物组织中多种内源性分子,并可以量化葡萄糖或谷氨酸盐的代谢率。

(三)脑氧代谢磁共振成像

氧气对大脑正常生理功能的维持至关重要。氧摄取分数(oxygen extraction fraction,OEF)和脑氧代谢率($CMRO_2$)是衡量脑组织正常代谢功能的重要生物标志。

1. 脑氧代谢磁共振成像原理　当含氧的动脉血流经毛细血管时,它向周围组织释放氧气,组织摄取氧气的比率即为 OEF,通常定义如下。

$$OEF = \frac{Y_a - Y_v}{Y_a} \times 100\% \quad (10\text{-}12)$$

式 10-12 中,Y_v 是静脉血氧饱和度,Y_a 是动脉血氧饱和度。通常情况下动脉血氧饱和度取 100%,OEF=$1-Y_v$。我们可以通过手指式血氧仪测量 Y_a。因此,想要量化 OEF,挑战在于测量 Y_v。测量出 OEF 后,结合 CBF,根据菲克原理可计算出 $CMRO_2$。

2. 常用测量方法　当红细胞比容固定时,血氧与血液 T_2 值存在一对一的对应关系。因此,可以通过测量 T_2 值来计算 Y_v 和 OEF。T_2 弛豫自旋标记成像(T_2 relaxation under spin tagging,TRUST)技术可以测量上矢状窦纯静脉血的 T_2 弛豫时间,最后根据菲克原理,通过 Y_v 和 CBF 计算 OEF 和 $CMRO_2$。此外,利用 SWI 的相位差图像可以检测到静脉血管与周围脑组织间相位的差异,得到静脉与周围脑组织磁化率的差异($\Delta\chi$)的线性关系,再根据 $\Delta\chi$ 与脱氧血红蛋白浓度的线性关系,可以最终测得局部或全脑的 $CMRO_2$。

近年来兴起的定量磁化率图(quantitative susceptibility mapping,QSM)技术通过相位信号来定量组织磁化率,再根据脱氧血红蛋白的浓度与组织磁化率之间的线性关系测定 Y_v。此外,OEF 和 $CMRO_2$ 还可以通过 ^{17}O-MRS 测量。

三、超极化 ^{13}C 成像

超极化 ^{13}C 磁共振成像是一种新兴的分子成像技术。它通过在体内注射 ^{13}C 标记外源性生物探针,经 MRI 扫描可以实时无创地获得生物体内酶的活性。与 ^1H-MRS、FDG-PET 等代谢成像不同的是,超极化 ^{13}C-MRI 可以对以往无法显示的代谢途径和生理过程进行快速、非电离、实时成像。

人体需要的三大营养物质,即糖类、蛋白质、脂质及其分解产物等富含 C 分子,因此稳定的 ^{13}C 同位素在 MRS 成像中尤为重要。然而,MRS 在临床应用中的固有灵敏度较低。

超级化(hyperpolarization,HP),即动态核极化(dynamic nuclear polarization,DNP)是将高度极化的自由电子自旋转移到原子核自旋,进而短时间内提高室温下原子核的 MR 信号强度。溶

解性动态核极化（dissolution-DNP,d-DNP）技术，使富集后的固态超极化 ^{13}C 标记的外源性生物探针转移至生物体内，大幅增强体内 ^{13}C 原子核的 MR 信号强度，进而获取探针相关的代谢反应、代谢途径等信息。

（夏春潮　邱建峰）

第十一章　磁共振图像质量评价理论

磁共振成像质量参数主要包括两大类：设备质量参数和图像质量参数。设备质量参数直接影响图像质量参数，是图像质量的基础。但图像质量除了取决于设备质量参数外，还与受检者、序列参数设置等相关。另外，磁共振图像容易出现各种伪影从而导致误诊，因此也属于图像质量控制的范畴。

第一节　磁共振图像质量及客观评价

MR 图像质量参数主要有：信噪比、空间分辨力及对比度等。一幅具有较高诊断价值的磁共振图像，首先必须具有一定的信噪比，信噪比是所有图像的基础；在此基础上，如果具有一定的对比度，则可以区别不同的组织或者区别正常组织和病变组织，图像才具有临床诊断价值；如果图像还具有比较高的空间分辨力，则可以实现较小的病灶显示，具有早期诊断的优势。除了上面三个需要通过临床操作者控制的参数之外，还必须真实地体现组织结构，即图像不能有影响诊断的伪影出现。另外还有几何畸变率、均匀性等图像质量参数也需要由设备安装调试者负责解决。

一、信噪比及其决定因素

（一）信噪比（SNR）

SNR 为组织信号强度与随机背景噪声强度的比值。信号强度一般定义为感兴趣区（ROI）内像素信号强度平均值 S_a 减去背景像素信号强度平均值 S_b。噪声强度定义一般为 ROI 内像素信号强度的标准偏差 SD，即 $SNR = (S_a - S_b)/SD$。

提高信噪比是所有磁共振生产厂家的追求目标和开发重点。提高磁体场强、增加接收线圈灵敏度以及提高低噪声前置放大器性能是提高信噪比的三个主要方法，也是磁共振设备研发和生产成本最高的部分。高信噪比是硬件性能及整机制作水平的集中体现，是实现高级序列的基础，也是做出具有临床诊断价值图像的根本。

（二）影响 SNR 的因素

影响 SNR 的因素主要有下面几方面。

1. FOV 与信噪比　信噪比与 FOV 的平方成正比。如果矩阵大小不变，像素大小便由 FOV 决定。如图 11-1 所示，信号强度与单个体素的体积成正比，体积大的体素所含质子数多，信号强，信噪比高。因此，选择的层面厚度越厚，信噪比越高。如果 FOV 减半，信噪比会因体素减小而降低 75%。换言之，增大体素是提高信噪比的有效方法；但体素增大，会使图像的空间分辨力下降。

2. 层间距、层厚与信噪比　层间距的降低或无层间距，均会使层间交叉干扰增加。这是因为射频脉冲的发射功率，不可能严格地限定在规定频率范围以内。一旦超出选择层面，相邻组织就会受射频脉冲的影响，使无用信号叠加在邻近层面。层面间的干扰也是一种噪声来源，使图像质量下降。除此之外层厚与信噪比成正比关系，层厚增加则信噪比提高。

3. 平均次数与信噪比　平均次数是控制 MR 图像信噪比的最直接方法之一。其原理是重复数次 TR 周期，取信号平均值重建图像。有规律的磁共振信号叠加遵循线性规律，而随机噪声

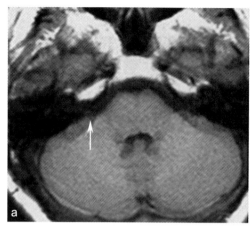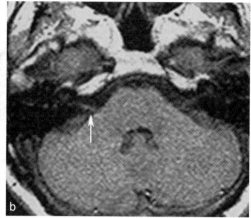

图 11-1 不同信噪比的图像表现

a. 高信噪比；b. 低信噪比。

则按照功率线性增加，即噪声幅值每叠加一次只增加 $\sqrt{2}$ 倍。信号每叠加平均一次，信噪比提高 $\sqrt{2}$ 倍。平均次数与信噪比，以及采集时间的关系如表 11-1。

表 11-1　平均次数与信噪比及采集时间的相互关系

平均次数	SNR（相对）	采集时间（相对）
1	1	1
2	1.414	2
4	2	4

从表 11-1 可知，平均次数与成像时间成线性关系。即平均次数增加，成像时间成倍增长，而 SNR 的增加仅与平均次数的平方根成正比。在成像过程中，成像时间增加，患者运动的概率增加，导致运动伪影的增加，影响图像质量。在相同的采集时间内，重复时间 TR 和 RF 激励次数也相互影响，激励次数的增加使回波信号强度逐次递减。

4. 重复时间（TR）与信噪比　序列重复时间是决定信号强度的主要因素。TR 延长时，各种组织的纵向磁化矢量弛豫充分，信号强度增加。当大多数组织均弛豫完成后，再延长 TR 对提高信噪比基本没有影响，反而会增加信号采集时间。

5. 回波时间（TE）与信噪比　回波信号幅值与 TE 之间遵循指数递减规律。TE 越长，信噪比越低。TE 还决定图像的 T_2 权重，因此，一般不把 TE 作为改善信噪比的参数。

6. 反转时间（TI）与信噪比　反转时间 TI 也影响信噪比。当施加 90° 脉冲时，如果 TI 短，纵向弛豫仍处于反转状态，产生强信号。当 TI 增加时，信号越来越弱，SNR 也越来越小。当 TI 继续增加，纵向磁化跨越零点，从负 Z 轴方向变为正 Z 轴方向时，随着 TI 的增加，SNR 也增大，但图像对比度低。

7. 磁场强度与信噪比　场强是影响信噪比的最重要因素。场强越高，处于低能级的小磁矩数量会增多，总的磁化矢量也会增加，图像的信噪比提高。理论上，信噪比与场强的 5/2 次方成正比。

8. 射频线圈性能与信噪比　噪声的大小与射频线圈包裹的组织体积，以及组织的摆放位置有关。因此，选择与扫描部位匹配的射频接收线圈是避免从患者身上接收大量噪声的最好方法。大多数成像系统都配备有头部线圈、体部线圈（体线圈）和一些表面线圈。体线圈一般具有发射和接收信号两种功能。因体线圈大，一般将扫描部位放在线圈中心，与线圈周围留有相等距离，但这种摆放方法不仅降低了从每个体元接收到的信号强度,而且使体线圈接收了较多的噪声,导致信噪比降低。同体线圈相比,头部线圈因更贴近成像组织,且成像体积较小,故 SNR 较高。扫描小部位时,一些小的表面线圈从组织接收到的噪声也小。在使用表面线圈时,如果靠近体表,便可采集到很强的信号。其缺点是成像范围内的信号强度不均匀,越靠近表面线圈处的组织信号越强。使用表面线圈获得高 SNR 的图像,为采用较小体素来提高图像的空间分辨力提供了可能。

9. 接收线圈的摆放方向与信噪比　由于接收线圈接收到的信号来源于质子弛豫过程中的横向磁化矢量,因此,线圈最佳的摆放方向是它的接收信号方向与主磁场垂直。常规全容积线圈或相控阵线圈的接收电磁场方向与主磁场方向都是垂直的,信噪比高。对于一些表面线圈,如肩关节线圈,当线圈放置成接收方向与主磁场平行时,信噪比几乎为零。

10. 接收带宽与信噪比　接收带宽是磁共振成像过程中在读出梯度方向上采样的信号频率范围(采样速率的倒数)。接收带宽小,伴随信号采样到的噪声也小,信噪比就会增加。一般情况下,接收带宽减小 1/2,信噪比可增加约 40%。但随着接收带宽的减小,会导致数据采样时间延长,因此使最短 TE 时间变长。同时接收带宽减小,化学位移伪影会更明显。接收带宽不能小于磁共振信号的频带范围,否则会产生卷褶伪影。

二、对比度及其决定因素

对比度为两种组织之间灰度的差异对比程度,具体为两种组织信号强度差与和的比值,即 $C = (S_1 - S_2)/(S_1 + S_2)$。$S_1$ 和 S_2 分别为两种组织(正常或病变组织)的信号强度。C 越大,两种组织对比越明显,否则对比度越小。图 11-2 为颅内肿瘤在未注射增强剂前后的图像,可见注射增强剂后,肿瘤信号增强,对比度增加,更容易观察到病灶。

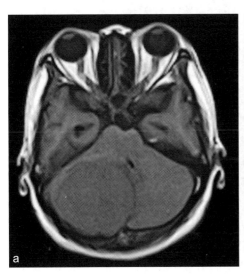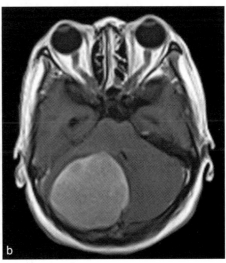

图 11-2　同一病灶不同对比度体现
a. 正常扫描,低对比度;b. 增强扫描,高对比度。

在考虑对比度时,也要注意噪声对图像质量的影响。信噪比与图像对比度密切相关,不考虑噪声,是不能评价对比度的。这种影响可用对比度噪声比(对比度/噪声,C/N)来定量描述。其关系为:

$$C/N = |S_1 - S_2| / (\sigma_1^2 + \sigma_2^2)^{1/2} \tag{11-1}$$

σ_1 与 σ_2 分别代表上述两个感兴趣区噪声的标准差。MRI 的对比度和对比度噪声比可用专用的体模进行测量,这些体模材料的 T_1、T_2 和质子密度值近似于生物组织。

除噪声外,序列参数对于对比度的影响也很关键。在 SE 序列家族中,TR 越长,T_1 对比度越小;TE 越长,T_2 对比度越大。GRE 序列中,TR 和 TE 对对比度的影响规律与 SE 序列相同,而增加翻转角度 α 与延长 TR 具有相同的效果。

层间距大小也影响图像对比度。层间距大,层间交叉激励的干扰小,噪声就小,图像对比度高。

三、空间分辨力及其决定因素

空间分辨力代表了图像对微小病灶或细节的显示能力,可以用单位像素所代表体素的大小表示,即受检视野 FOV 与像素矩阵大小的比值,R = FOV/Pixel。在相同视野 FOV 的情况下,图像矩阵越大,每个像素所包含的体素就越小,越能分辨出较小的病灶,分辨能力越高。但体素越小,会导致信噪比下降,扫描时间延长。图 11-3 为脑血管成像在不同空间分辨力下的体现。

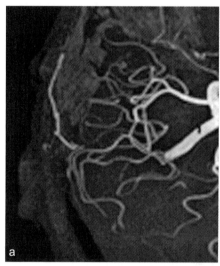
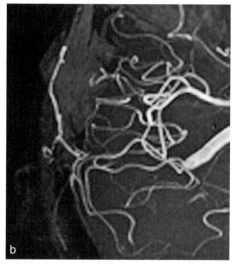

图 11-3 空间分辨力的体现
a. 低分辨力;b. 高分辨力。

矩阵大小是指受检视野被分割成体素矩阵的行和列的数目,由操作者选定。矩阵一定时,FOV 增加,体素面积增加,空间分辨力降低,信噪比提高,由此可见空间分辨力和 FOV 成反比。如果 FOV 小于检查部位,图像上会出现卷褶伪影。FOV 过大,则会受到 RF 线圈大小和特性的限制。选择层面厚度越厚,体素越大,空间分辨力会越低。MR 信号强度与体素的大小成正比,为了改善图像的细节对比而减小体素,会使信号强度减弱,同时使信噪比明显降低。

在二维磁共振成像的数据采集中,一次相位编码需要一个 T_R 时间。增加相位编码步数,就增加了分辨力,但延长了时间。频率编码方向仅依靠梯度磁场,增加该数值时,不会显著影响检查时间。无论增加哪种值,信噪比都会因体素的变小而下降。

四、均匀性及其决定因素

均匀性表示扫描层面完全相同的组织,其图像像素信号强度的均一性程度。均匀性差会影响病灶信号的强度,导致误诊。均匀性的检测方法一般为选取扫描组织 75% 以上面积作为 ROI,取出该 ROI 区域内像素中最大和最小的强度,分别记为 S_{max} 和 S_{min}。均匀性表示为:$U = [\,1 - (S_{max} - S_{min})/(S_{max} + S_{min})\,] \times 100\%$。图 11-4 所示为标准的均匀图像,以及分别由主磁场和射

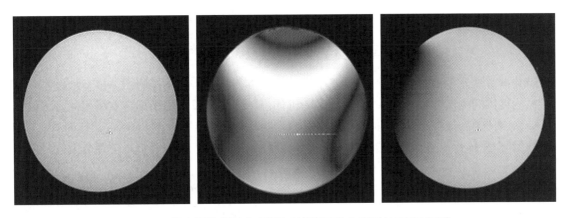

图 11-4 均匀图像以及主磁场和射频场不均匀导致的不均匀图像

频场不均匀造成的不均匀图像。

影响均匀性的因素主要是硬件,如主磁场和射频场的不均匀性(包括发射和接收),以及受检者身体上的磁性异物等。

五、几何畸变率及其决定因素

几何畸变率是指图像与实际受检体几何尺寸之间的失真程度。如果正圆形样品扫描出的图像成为椭圆形,则表示有几何畸变。几何畸变率的测量往往采用正圆形或正方形体模,扫描后计算正圆形样品图像的直径偏差率或正方形样品图像的长和宽的比例。如果出现严重几何畸变,会导致测量病灶大小的误差。在不同的扫描条件下,同一正圆形样品出现的几何畸变情况见图 11-5。

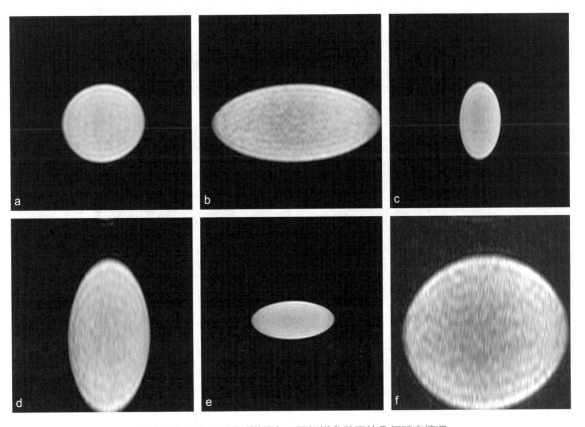

图 11-5 同一正圆形样品在不同扫描参数下的几何畸变情况

几何畸变主要是由于频率编码梯度场和相位编码梯度场的强度不协调导致的。

六、常规质量参数的测量和相关标准

磁共振常规质量参数的测量,主要基于测试体模进行。目前磁共振测试体模类型较多,包含专门机构提供的测试体模、商业体模和厂家随机体模。这些体模检测指标也不尽相同,但基本包含信噪比、对比度、分辨力、均匀度和几何畸变的测量。

测量时,将体模放置于磁场中心,关闭所有梯度场,通过调整频率使中心得到最大信号值,此时即为磁场的中心频率,一般厂家都提供可自动调整中心频率的序列或协议。中心频率的变化一般不超过 50ppm。

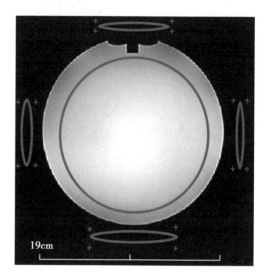

图 11-6　信噪比测试图

(一) 信噪比的测量

选择体模纯水层的扫描图像(如图 11-6),在均匀水模中心区选择较大(通常为不小于 75%)的区域作为 ROI,然后在体模图像 FOV 内的外背景区域选择四个较小区域作为背景 ROI,测量 ROI 内像素强度平均值 S_a 和背景像素强度平均值 S_b。选取体模外周背景区域信号的标准差(SD)作为图像的噪声,按照 $SNR = (S_a - S_b)/SD$ 计算可得信噪比。

(二) 对比度的测量

对比度使用测试体模中目标的可识别性来测量。扫描体模对应的对比度测试层,如图 11-7 所示,

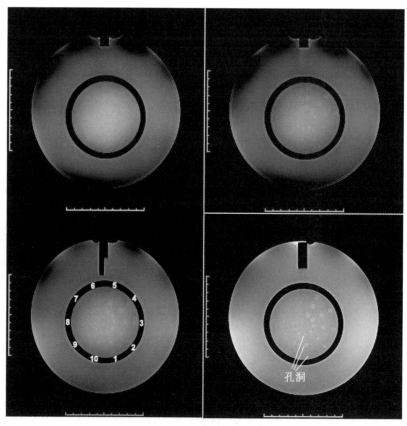

图 11-7　对比度测试图

图中每一层含有 10 个条辐,每个条辐有 3 个孔洞,孔洞直径按顺时针方向减小。分辨出每层的最小的条辐(3 个孔洞必须都能清楚分辨),然后计数 4 层中分辨出的总条辐数,即为该序列的对比度。

(三) 空间分辨力的测量

磁共振空间分辨力的实际测量中,常使用更简单的线对式空间分辨力测试组件。扫描体模的空间分辨力测试层,该层组件由 8 组槽式线对卡组成(图 11-8),空间分辨力单位为线对/厘米(LP/cm),其范围为 1~11LP/cm,每组槽数与间隔≥3。测试组件可以以矩形波线对的形式进行分辨力的测量,将图像对比度调至最高,肉眼能够将线对区分清晰的最高线对数,决定了空间分辨力的最高值。如图所示,体模设定最高极限空间分辨力为 11LP/cm,测定极限空间分辨力为 8LP/cm。

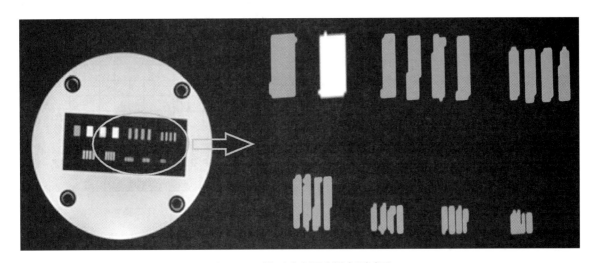

图 11-8 线对式空间分辨力测试图

另一种体模采用的是点状的线对卡设计,扫描对应层面(如图 11-9),将目标区域图像放大 2 至 4 倍,然后调整窗宽窗位,直至能分辨最小的行和列的孔洞为止,则此行或列的最小直径为该序列的空间分辨力。其中孔洞由左向右的直径分别为 1.1mm、1.0mm、0.9mm。

(四) 均匀性的测量

均匀性测量同样使用体模的纯水层,扫描纯水层图像(如图 11-10),在纯水层选取面积约

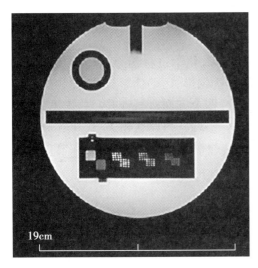

图 11-9 空间分辨力测试图

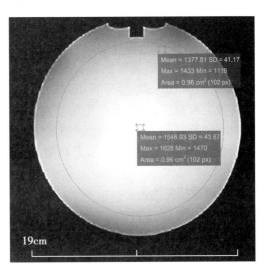

图 11-10 图像均匀性测量

为整个区域的 80% 的平均信号强度为信号 S_{mean}，调节该区域内窗宽窗位至信号为全亮区域，然后画一个面积约 1cm² 的圆，分别记录信号最亮区域 S_{high} 和信号最暗区域 S_{low}，则图像均匀性（percent integral uniformity，PIU）计算公式为：$PIU = [1-(S_{high}-S_{low})/(S_{high}+S_{low})] \times 100\%$。或按照理论计算方法，选择 ROI 区域内像素最大强度（S_{max}）和最小强度（S_{min}）。均匀性表示为：$PIU = [1-(S_{max}-S_{min})/(S_{max}+S_{min})] \times 100\%$。

（五）几何畸变率的测量

扫描体模对应的几何畸变率层面，如图 11-11 所示，计算图中结构的几何精度，测量各通过格栅中心的对角线长度，然后求其平均值，计算公式为：

$$几何畸变率 = \left(\frac{Mean_{measure}}{Actural}\right) \times 100\%。$$

（六）相关标准

磁共振的质量检测是一项常规测试和管理的工作，在部分国家被强制要求进行，并制定了国家或机构的工作规范和测试标准。我国质检部门于 20 世纪末制定标准，发布了磁共振成像测试标准和规范。中华人民共和国卫生部于 2006 年 11 月发布了 WS/T 263—2006《医用磁共振成像（MRI）设备影像质量检测与评价规范》，这也是我国第一个关于医用磁共振成像设备影像质量检测与评价的官方行业标准。国外相关协会和机构也发布了磁共振成像系列测试报告。

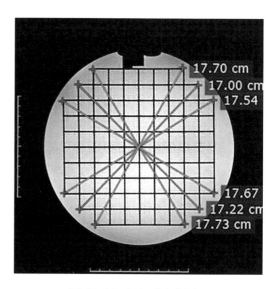

图 11-11　几何畸变率测量

第二节　磁共振图像伪影

一、伪影概述

磁共振伪影是指在磁共振扫描或信息处理过程中，由于某一种或几种原因出现了一些人体本身并不存在的、导致图像质量下降的虚假信息，也称假影。由于产生伪影的原因不同，伪影的形状和表现也各不相同，只有正确认识伪影的形成原因及图像特征，才能有效地限制、抑制，甚至消除伪影，提高图像质量，提高诊断价值。

临床中较常出现的伪影主要有截断伪影、卷褶伪影、化学位移伪影、非均匀性伪影、激励回波伪影、射频干扰伪影、部分容积效应伪影、层间干扰伪影、运动伪影、金属异物伪影等。尽管伪影的种类有很多，但从其产生的根源来说，主要有四个方面：设备的因素、患者的因素、操作者的因素和环境的因素。因此，本书对伪影进行以下分类：与原理相关（操作者操作不当或者参数设置不完善）伪影、与受检者自身相关的伪影、与设备硬件相关伪影、其他伪影。具体如下。

（一）与原理相关伪影

1. 截断伪影

2. 卷褶伪影（wrap around artifact）

3. 化学位移伪影

4. 部分容积效应伪影

(二) 与受检者相关的伪影

1. 运动伪影　包括:①非自主运动伪影;②随机自主运动伪影。

2. 磁化角度(魔角)伪影

3. 金属异物伪影

(三) 与设备硬件相关的伪影

1. 主磁场相关伪影

2. 射频场相关伪影　包括:①串扰伪影(cross-talk artifact);②层间交叉激励伪影(cross-slice excitation artifact);③RF 拉链伪影(zipper artifact);④RF 馈入伪影;⑤RF 噪声伪影。

3. 梯度场相关伪影　包括:①涡流;②非线性(几何畸变)。

(四) 其他伪影

其他伪影包括数据错误、数据丢失、数据外溢。

下面详细讨论这些伪影的表现形式、原因及解决方法。

二、与原理相关伪影

(一) 截断伪影

1. 截断伪影产生原理　从频率域来说,截断伪影(或称 Gibbs 伪影)是由高频部分信息被截断所致,对应着时间域信号采样来说,是因为采样时间太短,没有将全部信号采集完全,而将信号的尾部截断了,故称为截断伪影。图 11-12 显示了被截断 FID 信号及其傅里叶变换。上图 FID 信号尾部被截掉,其频谱出现边缘震荡。下图 FID 信号基本被采集完成,其频谱振荡很微小。

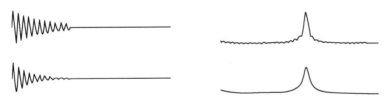

图 11-12　截断效应成因

截断伪影(truncated artifact)主要出现在有高对比度的两种组织的边界处,呈圆环状,也被称为"ring(环状)"伪影。产生原因是在高对比度的两组织锐利边界处,信号幅度变化很大,具有很高的空间频率差异,在 K 空间中处于高频傅里叶线附近。但如果在采样时采样频率(sampling frequency,SW)过低即欠采样,会产生高频信号,并被低通滤波器截断而出现环状伪影。图 11-13a、b 所示序列的环状伪影就是截断伪影,有时可能会被误认为病灶。图 11-13c 所示为体模形成的截断伪影。

2. 截断伪影解决方法有

(1) 增加信号采样时间:在采样频率(SW)不变的情况下,可以通过增加采样点数(TD)来延长采样时间 t(因为 $t = \text{TD/SW}$),从而减少截断伪影效应。

(2) 适当减小 FOV 尺寸:在梯度场强度 G 不变的情况下,减小 FOV 意味着 SW 要减小(因为 $\text{SW} = G \times \text{FOV}$),在 TD 保持不变的情况下,本质上还是延长了采样时间。

(3) 相位编码方向上的截断伪影:本质上与频率编码相同,可通过增加相位编码步数减小影响。

(二) 卷褶伪影

1. 卷褶伪影产生原理　图像采集过程中,如果 FOV 设置过小,未能包含全部受检区域,就会出现错位的卷褶伪影。图 11-14c 为一幅脑部矢状面出现卷褶伪影的图像。在图像上,患者的

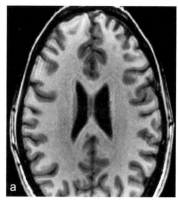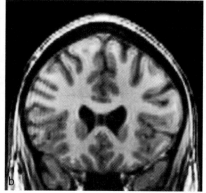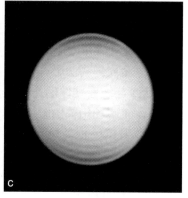

图 11-13　截断伪影

a 和 b 均为脑部截断伪影图像;c. 体模截断伪影。

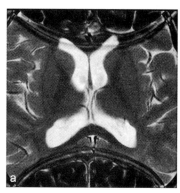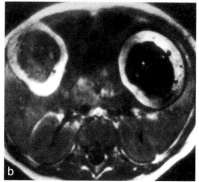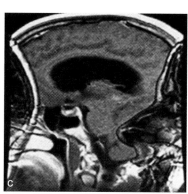

图 11-14　卷褶伪影

a. 卷褶伪影位于前后方向;b. 卷褶伪影位于左右方向;c. 卷褶伪影位于前后方向。

鼻部和颅脑枕部出现了错位。当 FOV 确定后,根据公式 SW=G×FOV,系统会自动确定一个信号采样频率 SW(采样带宽为其一半)。但 FOV 范围之外的氢质子也会产生信号,其信号频率超过采样带宽。按照奈奎斯特采样定理,以及数据离散化后导致的频谱周期延拓性可知,高于采样带宽的高频信号会被卷褶到低频部分,低于采样带宽的低频信号则会被卷褶到高频部分,从而出现如图 11-14 所示的图像表现(原理示意如图 11-15)。图 11-14a 中人脑的前面部分卷褶到了脑的后面,而后脑部则被卷褶到了前面。图 11-14b 中左右侧

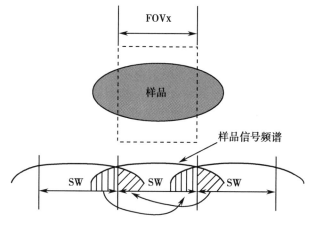

图 11-15　卷褶伪影成因示意图

的手腕被卷褶到胸腔部;图 11-14c 出现了相位编码方向的卷褶,前脑和后脑被对称卷褶了。

2. 消除卷褶伪影的方法

(1)增加 FOV:设置可以覆盖整个扫描部位的适当 FOV 即可完全消除卷褶伪影。

(2)使用过采样技术:采用比由 FOV 确定的 SW 高很多的采样频率进行采样,从而使图 11-15 中的频谱延拓周期变长,消除频率的卷褶。

（3）使用预饱和脉冲：可以使 FOV 外的组织饱和，饱和的组织几乎不产生信号。这样线圈在接收信号时，几乎接收不到 FOV 外的组织产生的信号，所以卷褶伪影减弱甚至消除。

（三）化学位移伪影

1. 化学位移伪影产生原理　化学位移伪影是由于不同分子内质子的化学位移差异而导致的。例如脂肪和水内的质子的化学位移差约为 3.5ppm，从而导致进动频率有轻微差别，水内质子比脂肪内质子进动快一些。在 1.5T 场强下，质子进动频率约为 64MHz，二者进动频率之差为：

$$(3.5 \times 11^{-6}) \times (64 \times 10^{6} \text{Hz}) \approx 224 \text{Hz}。$$

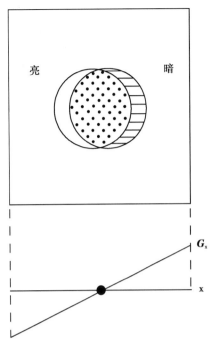

MRI 图像本质上是质子空间频率的分布。空间位置（比如 X 位置）相同的质子，应该处在相同的像素点上，但由于化学位移导致的频率差异，在定位时就会出现位置的偏移。如果以水的信号为基准，那么脂肪信号会整体往低频方向偏移（左移）；反之水的信号会整体往高频方向偏移。图像表现如图 11-16 所示，水内质子比脂肪内质子的进动频率高，水质子向右偏移（高频），脂肪内质子向左偏移（低频）。在 T_1WI 和质子密度加权像中，由于脂肪为高信号，因

图 11-16　化学位移伪影示意图

此低频方向是亮带（脂肪信号叠加），高频方向是黑带（脂肪信号缺失）。在 T_2WI 像上，由于水具有高信号，因此，高频方向出现亮带，低频方向出现暗带。

化学位移伪影随着主磁场强度增加而表现严重。如 1.5T 时，脂肪内质子与水内质子的进动频率相差 224Hz。如果采样带宽 SW=32kHz 时，图像矩阵 256×256 时，224Hz 的频率偏差会导致（256×224）Hz/32kHz=2 个像素的位置偏移。在 3T 场强下将产生 4 个像素的位置偏移，而在 0.5T 场强下，则只出现不到 1 个像素的位置偏移，几乎可以忽略。

2. 化学位移伪影解决的方法

（1）使用脂肪抑制方法除去脂肪信号：没有了脂肪信号，图像就没有脂肪与水之间的化学位移伪影。

（2）增加单个像素对应组织的尺寸，保持 FOV 不变，并降低频率编码步数 N_X，可减少化学位移伪影，但会导致空间分辨力降低。

（3）增加带宽可减少化学位移伪影，但是信噪比降低。

（4）使用长 TE：长 TE 可使脂肪信号产生更多的散相，从而降低脂肪信号，减少化学位移伪影，其本质与解决方法（1）类似。

（四）部分容积效应伪影

1. 部分容积效应伪影产生原理　部分容积伪影往往出现在一些小器官组织，如脑垂体、神经、交叉韧带等的成像中。层厚（ST）选得过大容易出现该伪影。如对脑垂体成像，层厚设定 20mm，成人脑垂体的大小仅 5mm×10mm×15mm，这样脑垂体就完全包裹在成像层其他组织内，脑垂体的信号与其他组织信号叠加在一起，显示在图像上的是叠加信号的平均值，如果其他组织信号较强，在图像上就体现不出脑垂体的影像。如图 11-17 是人脑几乎同一部位的横断面 T_1WI 像，其他参数完全相同，图 11-17a、b 的层厚分别为 10mm 和 3mm，很明显图 11-17a 比图 11-17b 的信噪比高，但是在图 11-17b 的箭头指向处可以看到Ⅶ和Ⅷ脑神经，而在图 11-17a 上的相同位置却看不到。

2. 解决部分容积效应伪影的方法　解决这种伪影的方法只有减小层厚，使其小于受检组织

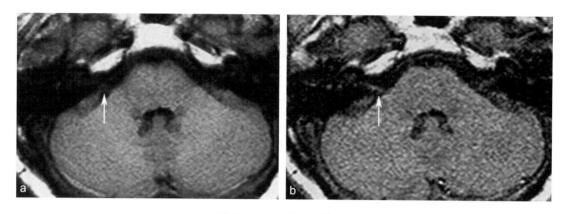

图 11-17　部分容积伪影
a. 10mm 层厚的图像；b. 3mm 层厚的图像。

的直径。但减小层厚，会导致噪声增高、信噪比降低，因此需要进一步增加信号采集次数或调整其他相关参数提高信噪比。

三、与受检者相关伪影

人体组织自主或不自主的运动如呼吸、心跳、血流、胃肠蠕动等都会导致运动伪影。在梯度场下，任何方向的运动都会导致相位变化的积聚，使图像产生模糊或者叠影。由于频率编码方向数据采集时间较快（一般在毫秒级），相位编码则需要多次（如 192 次或 256 次）编码，所经历的时间较长（秒级甚至是分钟量级）。因此，相比频率编码方向而言，相位编码方向上的运动伪影更严重。另外，受检者体内植入的或者随身携带进入检查区域的各种顺磁性金属物质会干扰扭曲局部磁场，从而形成金属异物伪影。

（一）非自主运动伪影

1. 非自主运动伪影　一种具有周期性的生理运动且受检者不能够自主控制的运动，如心跳、血管搏动、胃肠道蠕动、血流及脑脊液搏动造成的在影像上产生的不同形状的伪影。在图 11-18 中，体部横断面的大动脉，在相位编码方向大动脉出现等间距的 Ghost 伪影。图 11-19 所示即为血管搏动导致的伪影。

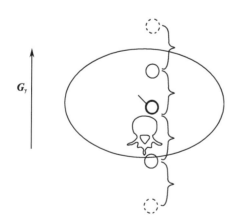

图 11-18　Ghost 伪影

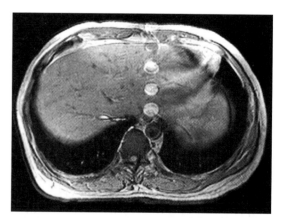

图 11-19　血管搏动导致的 Ghost 伪影

非自主运动形成的伪影间距（SEP）与运动周期和采集参数相关，一般遵循规律：SEP＝TR×Ny×NEX/T。T 是运动周期。例如，如果心动频率是 HR＝60 次/min，则运动周期是 1 秒。设

TR＝500 毫秒＝0.5 秒，NEX＝1，Ny＝256，则 SEP＝0.5 × 256/1 = 128/1 = 128 像素。这样，图像出现两个 Ghost 伪影。

非自主运动伪影的强度与运动振幅成正比，与场强和运动组织的信号强度均成正比。

2. 非自主运动产生伪影的解决方法

（1）通过调整 TR 和 NEX 使其满足 TR × NEX＝T。TR 的选择需要凭借经验，不易准确控制。

（2）使用心电门控技术，可用心动周期的 R 波作为扫描触发信号进行扫描。几个周期后停止采集 MRI 数据，等待下一个 R 波的触发，这样可以避免在心动剧烈期采集数据。在心动相对缓慢时期内扫描，可有效减少心脏周期性运动伪影。

（3）改变相位编码和频率编码方向，能改变伪影的方向，可用于区别病灶和伪影。

（4）使用流动补偿，减少血液流动产生的伪影。

（二）随机自主运动伪影

1. 随机自主运动伪影的产生　一种不具有周期性且受检者能够自主控制的运动。如吞咽、眼球转动、肢体运动等造成的在影像上产生的各种不同形状的伪影。随机自主运动产生模糊伪影，在相位编码方向可观察到平行条带。这种随机运动产生的伪影与截断伪影类似，但它们有差异，截断伪影产生衰减条带，随机自主运动产生的条带均匀。图 11-20 所示为呼吸运动导致的腹部图像伪影。

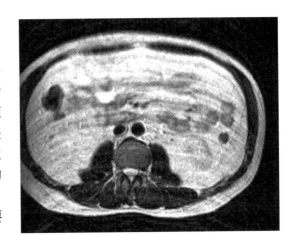

图 11-20　呼吸运动导致的腹部图像模糊

2. 随机自主运动产生伪影的解决方法主要有以下几种。

（1）使患者保持镇静，确保身体的稳定，减少扫描过程中的运动因素。

（2）采用呼吸补偿技术，减少呼吸运动产生的伪影。

（3）使用腹部扫描模式或使用相关药物减少肠蠕动伪影。

（4）必要时使用镇静剂，减少患者的运动。

（5）使用快速扫描序列（如 FSE，GRE，EPI 等），减少扫描时间。这些快速扫描序列对运动相对不敏感。

（三）磁化角度（魔角）伪影

在关节 T_1WI 像和质子密度成像中，如果肌腱与主磁场的夹角接近角度 55°（又称为魔角）（图 11-21a），肌腱是高亮的，但在 T_2WI 像中是正常的。在图像上，信号强度的改变可能会与病理组织的图像相混，难以区分（图 11-21b）。产生磁化角度伪影是由于肌腱的主要成分是胶原质，具有各向异性的特性。肌腱的 T_2 除了与所处场强有关外，还与磁场方向有关。当肌腱与主磁场之间夹角为魔角时，T_2 轻微延长。在 TE 较长时，信号变化可忽略。TE 较短时，信号出现明显增强。

（四）金属异物伪影

铁磁性物质有很大的磁化率，受磁场吸引很强。如果受检者身体表面或内部有铁磁性金属，则会导致局部磁场不均匀，使得图像上产生黑洞、明亮的划痕，或者组织扭曲变形等；在临床中，这种类型的伪影经常出现。临床常见的产生伪影的金属异物包括体外的发夹、胸针、胸罩钩、拉链等；包含铁磁性成分的饰品（如发胶、睫毛膏、眼影、唇膏）等；以及体内金属夹、骨钉、固定用钢板、手术设备残片以及节育环等。图 11-22 所示为几组金属异物伪影。

去除这种伪影的方法就是尽量让所有的金属异物，不管是体内的还是体外的，不带进扫描室，更不能进入磁体孔腔内。有些体内金属植入物是不能进行磁共振检查的，比如磁共振不兼容

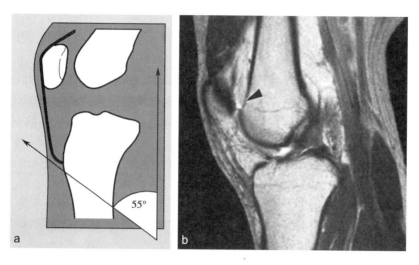

图 11-21 磁化角度伪影
a. 示意图;b. 磁化角度伪影。

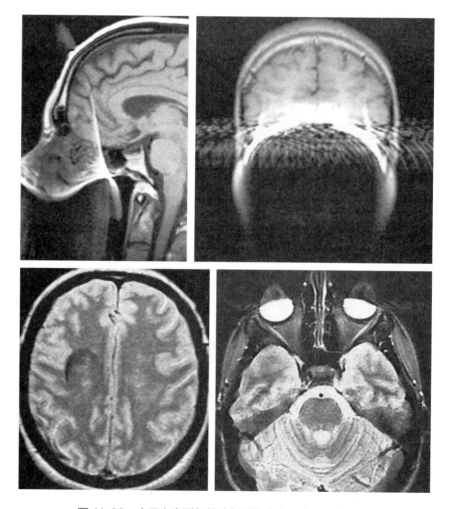

图 11-22 由于义齿引起的头部图像中出现金属异物伪影

的心脏起搏器、各种药泵等。在磁场中,这些铁磁性器械可能产生运动致使其失效,或对人体造成致命伤害。因此,在检查前对受检者要进行仔细的询问及检查。

四、与设备相关伪影

(一)主磁场伪影

与 B_0 场有关的伪影常常是由于磁场非均匀性引起的。装机时,磁场均匀性都会达到指标要求。在长期使用过程中,受到环境的变化(比如附近增加了大块铁磁性设备等),或者吸入受检者带入的一些细小金属,从而导致磁场均匀性破坏使得图像出现伪影。

在 GRE 序列中,小空间范围磁场非均匀性产生更多的边缘伪影(斑马纹状),覆盖了初始图像产生混淆覆盖。图 11-23 所示为斑马纹伪影。

解决方法:应用水模定期检查磁场均匀性,进行磁体维护保养,排除均匀性差的问题,从而消除伪影。

(二)射频场相关伪影

1. 层间串扰伪影(cross-talk artifact)

(1)射频层间串扰:因为 RF 脉冲的频带不是精确的矩形,而是有侧峰或波纹。由于频带的尾部展宽,使得选层时,适于某一个层面的选层脉冲的频率范围扩展到层面周边的范围,导致周边区域的质子被反复激发而出现部分饱和现象,使有效 TR 时间缩短,从而导致图像 T_1WI 增加而且信噪比降低(图 11-24)。

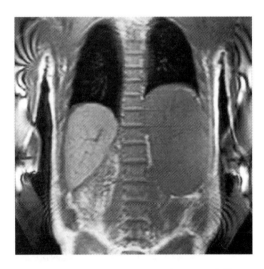

图 11-23　主磁场不均匀导致的斑马纹伪影

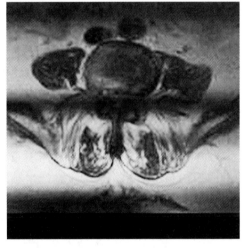

图 11-24　层间串扰导致图像 T_1WI 增加而且信噪比降低

解决此类伪影的方法如下。

1)使相邻层面间有间隔,即设置一定的层间距可减少串扰的程度。

2)采用隔层扫描形式,如按照 1、3、5、7、2、4、6、8 的顺序进行扫描。

3)改善 RF 脉冲使得其频谱接近于矩形,减少侧峰或波纹出现。

(2)层间交叉激励伪影:出现在多层成像过程中。此伪影一般出现在采取倾斜断面成像的过程中。比如对腰椎、颈椎的椎间盘进行成像时,为便于看到椎间盘全貌,往往以每个椎间盘横切面作为成像层面,这样不同的层面就会发生交叉。如果交叉点出现在成像区域内,在两个层面内的交叉区域,在上个层面刚刚完成信号采集后弛豫还很不充分,下个层面的射频信号就不能激发产生信号,于是就出现了一条信号空带,在图像上体现为一条黑影。如果相互发生交叉,则会

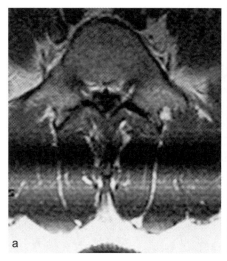
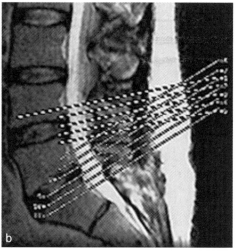

图 11-25　椎间盘检查时层间干扰伪影
a. 图像出现亮暗相间的条带；b. 定位像。

出现一系列的黑影。图 11-25a 就是一种典型的层间交叉干扰，它是在倾斜横断面的腰椎图像上出现，图中可见带状的黑影。图 11-25b 是图 11-25a 的矢状定位像，可以看见层面的相互交叉，而且交叉点在成像区域内。

解决此类伪影的方法就是尽量少采用倾斜断面成像，在必须采用的时候，可让交叉点不在成像区域内，尽量使其交叉在人体之外。

2. RF 拉链式伪影　表现为平行于频率编码轴方向的中央条带（0 相位）上出现离散的亮点和黑点。原因有以下两个方面。

（1）在自由感应衰减信号 FID 没有完全衰减前，180°RF 脉冲产生的回波信号与 FID 信号有重叠产生了 FID 伪影，如图 11-26 所示。这种重叠产生频率编码方向的拉链伪影。

解决方法：增加 TE 可使得 FID 信号与 180°RF 脉冲的间隔增加，减少了重叠程度，从而减少了拉链伪影。

（2）在图像上，受激回波产生的拉链伪影类似中央频率编码方向或窄或宽的噪声带。形成机理与 FID 信

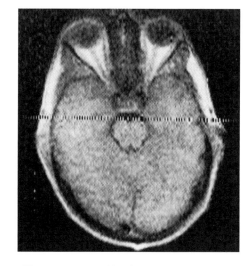

图 11-26　FID 信号与回波重叠产生伪影

号导致的伪影类似。原因是相邻层面 RF 脉冲的串扰或多回波序列的 90°-180°-180° 脉冲形成的受激回波进入了回波信号采样中，从而在频率编码方向的中央带出现伪影。

解决此类伪影的方法如下。

1）使用梯度破坏脉冲，破坏受激回波的形成。

2）调节传输器，减少伪影。

3. RF 馈入拉链伪影　当 RF 发射功率在数据采集期间没有完全隔离时，RF 脉冲会馈入接收线圈继而进入接收机。另一种可能性是 RF 脉冲通过空间电磁感应进入接收机，图像上出现在相位编码方向 0 频的拉链带。

解决此类伪影的方法如下。

（1）使连续采集 RF 激发脉冲的相位改变 180°。

（2）平均相位变化激发会在很大程度上减少 RF 馈入。

4. RF 噪声　由于屏蔽室屏蔽缺陷，外界其他的 RF 噪声（如电视频道，电台，荧光灯等）串扰到磁共振信号上，从而在图像上出现明显的雪花斑点（噪声）。与 RF 馈入类似，除了在 0 频外在其他特定频率也产生 RF 噪声。图 11-27 所示为 RF 噪声导致的伪影。

解决此类伪影的方法如下。

（1）提高 RF 屏蔽性能，减少外来 RF 干扰。

（2）尽量移走电子设备，减少周围电子设备对 MRI 设备的影响。

（3）关闭磁体室门，如果屏蔽室的门没有关严会导致设备受外界干扰严重。所以在安放好患者后，注意检查磁体室内各种注意事项是否达到要求。

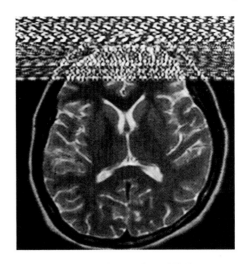

图 11-27　射频干扰形成的伪影

（三）与梯度场有关的伪影

1. 涡流　当梯度场快速切换时，在周围金属或其他线圈中感应出小的电流，这些电流产生磁场与主磁场 B_0 叠加会导致主磁场不均匀，从而产生涡流。另外由于变压器效应使梯度线圈电感增大。这些情况均会导致梯度波形的几何畸形（图 11-28）。

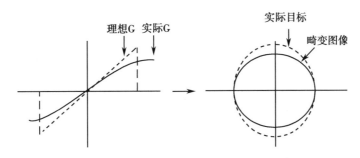

图 11-28　几何畸变形成示意图

2. 梯度场非线性　理想梯度场在整个成像区域应该是线性的。实际的梯度场在成像区域边缘，由于梯度线圈边缘效应都存在某种程度的非线性。梯度场非线性使局部磁场的线性遭到破坏产生图像畸变伪影，其结果导致图像发生几何畸变。几何畸变是梯度场非线性或梯度场能量下降的结果。

五、其他伪影

（一）数据错误或数据丢失引起的伪影

在数据采集过程中，K 空间数据中的任何一点数据出现错误（比如因为打火等）都可能影响整幅图像的重建，出现类似于灯芯绒一样的平行条纹伪影。条纹方向和条纹间距取决于错误数据点 K 空间的位置，如图 11-29 所示。这种情况仅出现在单一图像上而不会出现在其他图像上。K 空间某个位置的数据点丢失引起的伪影与数据错误类似，只是轻重程度有些差异。

解决方法如下。

1. 除去离散误差，与相邻数据平均，减少伪影。

2. 重复扫描序列，观察图像是否还有伪影以解决问题。

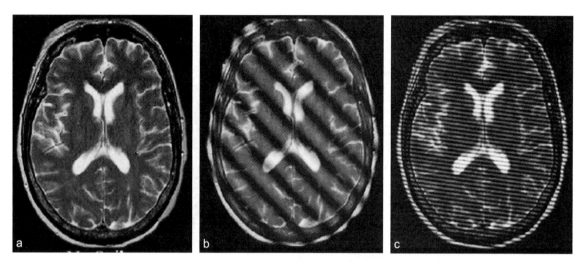

图 11-29　数据错误导致的伪影

a. 正常图像；b. 错误数据点位于 135,135 处时的图像；c. 错误数据点位于 135,185 处时的图像。

(二) 数据外溢引起的伪影

数据采集过程中，如果增益调整不当，导致 K 空间中心位置的信号幅值超过 ADC 采样的最高信号幅值，从而出现图像上的信号外溢伪影，如图 11-30 所示。这类伪影目前较少出现，因为系统一般均配置了自动增益调整功能。

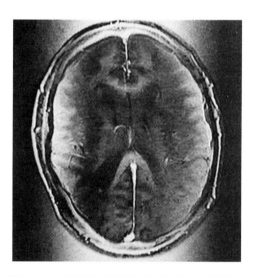

图 11-30　数据外溢导致的图像信号外溢伪影

（邱建峰　王欣宇）

第十二章　核医学成像基本理论

核医学成像又称为放射性核素显像,其基本原理是将具有放射性核素标记的放射性药物(即示踪剂)引入受检者体内后,被待检器官特异性吸收、聚集和排泄。在示踪剂代谢过程中,通过射线测量设备在体外对放射性核素发射的射线进行采集和处理并得到图像。核医学成像可选择不同作用机制的放射性药物示踪剂,不仅能显示脏器和病变的位置、形态、大小,还能提供相应脏器和病变部位的血流、功能、代谢等方面信息,达到分子水平的诊断。

第一节　核医学成像基础

一、放射性和放射性衰变

原子核分为稳定原子核和不稳定原子核。不稳定原子核会自发释放出粒子(如 α、β)和/或光子(如 γ),从而转变成稳定原子核,这一过程称为放射性核衰变,简称核衰变。具有这种特性的核素称为放射性核素。

(一) 核衰变

核衰变是放射性核素本身所具有的特性,与外界环境状态(如温度、压强、电磁场以及化学状态等)无关。如放射性核素 ^{131}I,其核衰变过程是在原子核内部发生的,不会影响其核外电子的结构,而决定元素化学性质的是核外最外层电子结构状态,所以 ^{131}I 的化学性质与其稳定的同位素 ^{127}I 是一样的。同样,不管 ^{131}I 以中性原子状态存在还是以离子($^{131}I^-$)状态存在,只要其核外最外层电子的结构不变,其核衰变的性质就不会发生变化。由于放射性核素衰变与其化学性质的独立性,人们可以制作放射性药物,即放射性示踪剂,以观测生物体组织或脏器对药物的吸收、排泄等代谢情况。

核衰变前的核称为母核,衰变后的核称为子核。核衰变的方式有:α 衰变、$β^-$ 衰变、$β^+$ 衰变、电子俘获(electron capture,EC)、内转换(internal conversion,IC)等。大多数放射性核素衰变都是几种衰变方式的组合,取决于原子核的物理特性。核医学成像中主要涉及 $β^+$ 衰变和 γ 衰变。

1. $β^+$ 衰变　又称为正电子衰变,即母核放出一个 $β^+$ 粒子($^{0}_{+1}e$,即正电子),可看作核内有一个质子转变为中子,因而子核的质子数 Z 减 1 而中子数 N 加 1,质量数 A 不变,其衰变方程如下:

$$^{A}_{Z}X \rightarrow ^{A}_{Z-1}Y + ^{0}_{+1}e + \nu + Q \tag{12-1}$$

式中 X 表示母核,Y 表示子核,ν 为中微子,Q 为衰变能。核素在衰变后,子核在元素周期表中的位置较母核前移一位。

1927 年德国理论物理学家狄拉克预言了正电子的存在,5 年后美国实验物理学家安德森观测到了第一个正电子。正电子放射性核素通常为丰质子的核素,它们衰变时会发射正电子,可认为是一个质子放出正电子后变成中子的过程,因此其衰变方程也可以写成:

$$p \rightarrow β^+ + n + \nu \tag{12-2}$$

其中 p 为质子,n 为中子,$β^+$ 为正电子,ν 为中微子。

正电子的质量与电子相等,带电荷量与电子的带电荷量相同,只是符号相反,其能量也是连续的,其最大能量为 1.02MeV。能够发生 β⁺ 衰变的核素都是人工放射性核素。中微子几乎不与周围的物质发生作用。正电子的射程仅 1~2mm,在失去动能的同时与邻近的电子产生湮灭反应,之后,正电子和电子的质量消失,转化为两个能量相同(皆为 511keV)、方向相反(互为 180°)的 γ 光子。正电子发射型断层成像(positron emission tomography,PET)就是通过探测这两个 γ 光子,进行正电子药物的显像。

2. γ 衰变 α 衰变、β⁻ 衰变、EC 衰变以及 β⁺ 衰变后,子核大部分处于激发态,并以 γ 射线的形式释放能量,跃迁到较低的能态或基态,这种跃迁叫 γ 衰变。由于 γ 射线是光子,是从原子核内发射出来的电磁波,它不带电,无静止质量,它的发射不改变原子核的电荷,对质量的影响亦极微小,所以又称为同质异能跃迁。如 $^{Am}_{Z}X$ 的 γ 衰变方程式可表示为:

$$^{Am}_{Z}X \rightarrow {}^{A}_{Z}X + \gamma \tag{12-3}$$

γ 衰变通常是伴随其他衰变产生的。有时一次核衰变要经过多次跃迁才回基态,因此就有多组能量不同的 γ 射线。各组 γ 射线的能量 E_γ 值差不多等于两个能级之差。

在某些情况下,来自同质异能转变的能量可以传递给原子内的电子。这种能量再加在电子的结合能上,使电子脱离原子。这个过程称为内转换,也是引起 γ 辐射的另一条途径。在许多核素中,同质异能跃迁产生 γ 光子和内转换电子。通过内转换,一个电子从原子内放出时,便产生一个空位。当较高能级的电子填充这个空位时,来自原子中的能量便以标识 X 线光子或俄歇电子的形式放射出来。

在核医学中使用的 ^{60}Co、^{99m}Tc 等放射源均有 β 和 γ 射线的放射。同时,γ 放射性核素在工农业生产及生物医学治疗中也是最主要的放射源。单光子发射型计算机断层成像(single photon emission computed tomography,SPECT)就是通过探测标记有 ^{99m}Tc 等放射性核素的药物衰变的 γ 光子进行显像的。

(二)半衰期

放射性衰变的快慢常用衰变常数 λ 来度量,其物理含义是单个放射性核素在单位时间内发生衰变的概率。还有一个常用来表示放射性核素衰变快慢的物理量是半衰期 $T_{1/2}$。如果经过一段时间 $T_{1/2}$,放射性核素的数目减少到原有数目的一半,则称 $T_{1/2}$ 为该放射性核素的半衰期。$T_{1/2}$ 与 λ 的关系为:

$$T_{1/2} = \frac{\ln 2}{\lambda} = \frac{0.693}{\lambda} \tag{12-4}$$

由此式可见,λ 越大,$T_{1/2}$ 越短。$T_{1/2}$ 的单位用秒(s),对半衰期长的核素可分别用分(min)、小时(h)、天(d)和年(y)。

在核医学中,当放射性核素引入人体内时,其原子核的数量除按前述的规律衰变而减少外,还应考虑通过生物代谢排出体外的部分,使得体内的放射性核素数量减少得比单纯的衰变要快。若用 λ 代表物理衰变常数,λ_b 代表单位时间内从体内排出的原子核数与当时存在的原子核数之比,即放射性核素的排出率,又称为生物衰变常数,于是 $\lambda + \lambda_b = \lambda_e$,$\lambda_e$ 称为有效衰变常数。三种衰变常数的半衰期分别为物理半衰期 $T_{1/2}$、生物半衰期 T_b 和有效半衰期 T_e,三者的关系为:

$$\frac{1}{T_e} = \frac{1}{T_{1/2}} + \frac{1}{T_b} \tag{12-5}$$

由此可得到:

$$T_e = \frac{TT_b}{T_{1/2} + T_b} \tag{12-6}$$

显然,有效半衰期 T_e 比物理半衰期 $T_{1/2}$ 和生物半衰期 T_b 都短。

二、放射性活度(强度)测量简要原理

(一) 放射性活度

常用单位时间内衰变的原子核数目来表示放射性活度,记为 A,则:

$$A = \frac{-\mathrm{d}N}{\mathrm{d}t} = \lambda N = \lambda N_0 \mathrm{e}^{-\lambda t} = A_0 \mathrm{e}^{-\lambda t} \tag{12-7}$$

其中 $A_0 = \lambda N_0$ 是放射性物质在 $t = 0$ 时刻的放射性活度。可见,若某时刻母核数为 N,则该时刻的放射性活度为 $A = \lambda N$。如果采用半衰期表示,则:

$$A = \lambda N_0 \left(\frac{1}{2}\right)^{t/T_{1/2}} = A_0 \left(\frac{1}{2}\right)^{t/T_{1/2}} \tag{12-8}$$

放射性活度的国际单位是贝克勒尔,简称贝克,符号 Bq。定义为:

1Bq = 1 次核衰变/秒

Bq 是一个较小的单位,通常应用千贝克(kBq)、兆贝克(MBq)等单位,且 $1\mathrm{kBq} = 10^3\mathrm{Bq}$,$1\mathrm{MBq} = 10^6\mathrm{Bq}$。常用放射性活度单位还有居里(Ci),与 Bq 的关系是:

$$1\mathrm{Ci} = 3.7 \times 10^{10}\mathrm{Bq}$$

居里是一个较大的单位,通常还用毫居里(mCi)或微居里(μCi)来计量:$1\mathrm{mCi} = 10^{-3}\mathrm{Ci}$,$1\mu\mathrm{Ci} = 10^{-6}\mathrm{Ci}$。

在实际应用中,常用到放射性比活度这个物理量。比活度是指单位质量放射源的放射性活度,即放射源的活度与其质量之比。放射性比活度的单位采用贝克/克($\mathrm{Bq} \cdot \mathrm{g}^{-1}$)或居里/克($\mathrm{Ci} \cdot \mathrm{g}^{-1}$)。比活度的重要性在于它的大小表明了放射性物质的纯度。如果放射性样品是溶液或气体,还常用放射性浓度来表示比活度,即单位体积放射源的活度,其单位有 $\mathrm{Bq} \cdot \mathrm{cm}^{-3}$ 或 $\mathrm{Ci} \cdot \mathrm{cm}^{-3}$。核医学成像中,活度与放射性药物在组织器官内的聚集浓度相关,因此一段时间内的活度测量结果反映的是放射性药物浓度。

射线对人体总存在危害,在满足测量要求的活度的前提下,引入放射性核素的数量越少越好,因此放射性药物中的标记核素都是一些短半衰期的放射性核素。核素发出的射线一般选择能量范围为 80~500keV(或者是湮灭光子 511keV)的 γ 射线,因为该能量范围的 γ 射线在人体中具有足够的穿透力,被人体组织吸收、衰减的程度很小,而 α、β 粒子由于其带有一定的电荷量和质量,在人体中的射程最多只有几厘米,所以除一些特殊的浅表组织成像和治疗外基本不采用。

(二) 放射性测量误差

放射性一般采用放射线测量系统进行测量。放射性衰变是随机性事件,因此放射线计数测量具有统计特性。放射性核素中的每一个原子核发生或不发生衰变是由原子核本身性质决定的、独立进行的。对于放射性活度一定的同一样品,尽管使用很精密的仪器在完全相同的条件下重复进行若干次测量,每次记录的计数结果也不尽相同。但也并非杂乱无章,而是围绕其真值(或连续多次测量结果的平均值)呈一定的分布,这就是放射性衰变的统计学特性,它进而决定了放射性计数测量的统计性。

在进行放射性计数测量时,测量的次数越多,其平均值越接近真值。但实际工作时在有限的时间内只能作一次或有限次数的测量,这时测量值与真值之间的统计误差用标准误差来表示。

单次测量计数值 N 较大时,标准误差 σ 可由以下近似式给出:

$$\sigma = \sqrt{N} \tag{12-9}$$

应当指出,虽然 σ 值随计数 N 的增加而增大,但不能认为,N 愈大,测量精度愈差。测量精度由相对标准误差 ν 来表示。相对误差是标准误差与测量计数之比,即:

$$\nu = \frac{\sigma}{N} = \frac{\sqrt{N}}{N} = \frac{1}{\sqrt{N}} \times 100\% \tag{12-10}$$

可见,N愈大,相对误差v愈小,测量精度愈高。例如,若测得计数$N=100$时,则$v=10\%$。若$N=1\,000$,则$v\approx3\%$。而当$N=10\,000$时,$v=1\%$。因此放射性测量中,欲使测量结果的精度较高,则总计数N不能太小。在放射性药物活度确定的情况下,延长采集时间可以增加总计数N,进而降低相对误差,使得图像信噪比提高。

三、核医学脏器功能检测原理

核医学诊断技术主要包括体内脏器显像、功能检测和体外放射免疫分析。体内脏器功能显像和脏器功能检测时,根据检查目的给受检者口服或静脉注射标记有某种放射性核素的药物,药物进入人体后参与特定组织器官的循环和代谢,并不断放出γ射线。在体外用专门的射线测量仪器进行计数测量,并将测量信息以图像或曲线的形式显示即可反映脏器的功能。

以甲状腺功能检测为例:碘是甲状腺合成甲状腺激素的原料之一,放射性的^{131}I能够被甲状腺摄取并参与甲状腺激素的合成,其被摄取的量和速度与甲状腺功能密切相关。将^{131}I引入受检者体内,利用体外探测仪器测定甲状腺部位放射性计数的变化,可以了解^{131}I被甲状腺摄取的情况,从而判断甲状腺的功能。

实际检测时,受检者先停用含碘量丰富的食物和药物以及其他可影响甲状腺吸碘功能的物质。空腹口服含^{131}I的邻碘马尿酸钠溶液,另取等量的含^{131}I溶液放入颈部模型中作为标准源。服药后于不同的时间间隔分别测量甲状腺部位、标准源以及本底的计数率。然后计算甲状腺摄碘率,具体计算公式为:

甲状腺摄碘率(%)=(甲状腺计数率-本底)/(标准源计数率-本底)×100%。

图12-1为甲状腺摄碘率曲线示意图。根据实际检测的摄碘率曲线形状,可以进行甲状腺功能的判定,比如,甲状腺功能亢进:摄碘率增高,部分可伴峰时前移;单纯性甲状腺肿:部分受检者摄碘率增高,但不出现高峰前移;甲状腺功能减退:摄碘率减低;亚急性甲状腺炎:摄碘率明显减低。

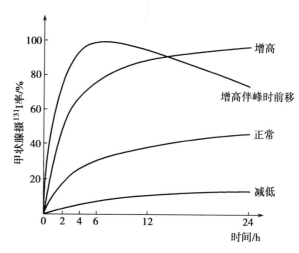

可见,核医学功能检测和功能显像的基本原理是相同的,只是显示的形式不同。功能检测显示的是射线测量计数随时间的变化曲线,反映的是脏器的整体功能。核医学成像显示的是某时间段射线测量计数的区域分布,反映的是脏器的局部功能情况。常用的核医学功能检测有甲状腺功能检测、脑功能检测、心功能检测、肾功能检测以及骨密度检测等,其基本原理相同,只是示踪剂不同。

图12-1 甲状腺摄^{131}I率曲线示意图

四、放射性标记药物

放射性药物是核医学成像的重要载体,核医学图像就是通过检测体内放射性药物释放出的γ光子而形成计数并成像的。现代核医学成像技术得以快速发展的原因主要有两个方面,一是核医学成像仪器的技术进步,二是放射性药物的高速发展,适用于生物体探测的放射性标记药物越来越多。放射性标记药物不同于临床药物,在常规示踪剂量下,通常不会产生药理作用与不良反应,但其配药、用药极其严格,必须达到一定的物理和化学指标,例如无菌、无热源,准确的剂量单位换算和严格的质量控制。

放射性药物根据使用方法不同或使用目的的不同可分为体内、体外或诊断、治疗等类型,体内诊断用药(即核医学成像用药)占主要部分。这些标记后的放射性药物都具有各自的受检器官或组织(靶器官或组织),参与受检器官或组织的生理生化及代谢过程。核医学正是利用了放射性药物的这一特点来进行各脏器功能的代谢显像。

理想的放射性显像药物,应该具有很好的理化性质,半衰期短,并且能被受检器官或组织(靶器官或组织)特异性吸收。这种吸收的特异性越强,靶与非靶的组织摄取比值越高,图像对比度越高。

(一) 放射性核素生产

SPECT药物标记核素主要是^{99m}Tc、^{131}I等。PET药物标记核素主要是^{18}F、^{11}C、^{13}N、^{15}O、^{68}Ga等。放射性核素的来源主要有核反应堆、加速器和放射性核素发生器这三种。

1. 核反应堆　核反应堆是一种可控的重核裂变链式反应的装置,其生产放射性核素的原理是利用反应堆提供的高通量中子流照射靶材料,靶核吸收中子后转变为不稳定的核素,即通过核反应获得放射性核素。核反应堆生产的放射性核素品种多,是目前医用放射性核素的主要来源。其生产的放射性核素大多是丰中子核素,它们主要通过(n,γ)、(n,p)、(n,α)、(2n,γ)、(n,nγ)、(n,f)(f表示核裂变碎片)等核反应得到。常用核反应堆生产的医用放射性核素见表12-1。

表12-1　核反应堆生产的医用放射性核素

放射性核素	半衰期($T_{1/2}$)	核反应
^{3}H	12.3y	^{6}Li(n,α)^{3}H
^{14}C	5 730y	^{14}N(n,p)^{14}C
^{32}P	14.3d	^{31}P(n,γ)^{32}P
^{89}Sr	50.5d	^{88}Sr(n,γ)^{89}Sr
^{99}Mo	2.75d	^{98}Mo(n,γ)^{99}Mo; ^{235}U(n,f)^{99}Mo
^{125}I	60.1d	^{124}Xe(n,γ)^{125}Xe→^{125}I
^{131}I	8.04d	^{130}Te(n,γ)^{131}Te→^{131}I
^{133}Xe	5.24d	^{235}U(n,f)^{133}Xe

2. 加速器　加速器分为直线加速器和回旋加速器,生产医用放射性核素的加速器一般为后者。回旋加速器是通过交流电流产生的交变磁场使带申粒子(如质子、氘核及α粒子)加速,并轰击靶核产生核反应来生产放射性核素,得到的产物一般为短寿命的丰质子核素,大多通过电子俘获或正电子发射的形式进行衰变。与PET配套使用的正电子核素(如^{11}C、^{13}N、^{15}O、^{18}F等)均由加速器产生。表12-2为临床常用的加速器生产的放射性核素。

表12-2　临床常用的加速器生产的放射性核素

放射性核素	半衰期($T_{1/2}$)	核反应过程
^{11}C	20.3m	^{14}N(p,α)^{11}C
^{13}N	10m	^{16}O(p,α)^{13}N
^{15}O	122s	^{14}N(d,n)^{15}O; ^{15}N(p,n)^{15}O
^{18}F	109.8m	^{18}O(p,n)^{18}F; ^{20}N(d,α)^{18}F
^{67}Ga	3.26d	^{65}Cu(α,2n)^{67}Ga
^{111}In	2.80d	^{109}Ag(α,2n)^{111}In; ^{111}Cd(p,n)^{111}In
^{123}I	13.2h	^{124}Te(p,2n)^{123}I
^{201}Tl	73.2h	^{203}Tl(p,3n)^{201}Pb→^{201}Tl

3. 放射性核素发生器 放射性核素发生器是一种从半衰期较长的放射性母核中分离出半衰期较短的子体放射性核素的一种装置。在发生器中随着母核的衰变,子核不断生成、衰变直至达到放射性平衡。用适当的手段分离母核与子体放射性核素就可以得到无载体的子体放射性核素。母体不断衰变,上述分离过程可多次进行。故发生器在一段时间内可重复使用,直到母核的放射性活度降到很低为止。这一现象如同母牛挤奶,因此放射性核素发生器常被人称为"核素母牛"。

目前提供商品化的医用核素发生器很多,如表 12-3 所示,其中 ^{99}Mo-^{99m}Tc 发生器应用最为普遍。^{99}Mo-^{99m}Tc 发生器的母体 ^{99}Mo 半衰期为 66 小时,经 β^- 衰变后产生子体 ^{99m}Tc。^{99m}Tc 以同质异能跃迁的方式衰变,发射出 140keV 的 γ 射线,其半衰期6.02h。^{99}Mo-^{99m}Tc 发生器中,随着 ^{99}Mo 的衰变,^{99m}Tc 的放射性活度不断增长,达到平衡峰值的时间约为 24 小时。因此,可每隔 24 小时用生理盐水洗脱一次,每次获得的 ^{99m}Tc 放射性活度约为前一次的 80%。^{99m}Tc 具有较为理想的物理半衰期,能够发射出几乎单一能量的 γ 射线,在洗脱液中以 $^{99m}TcO_4^-$ 的形式存在。当用还原剂将其还原成低氧化态,^{99m}Tc 具有活泼的化学性质,可以标记多种显像药物。

表 12-3　临床常用的放射性核素发生器

母体核素	母体半衰期	子体核素	子体半衰期	子体核素主要 γ 射线的能量/keV
^{99}Mo	66.02h	^{99m}Tc	6.02h	140
^{113}Sn	115d	^{113m}In	99.5min	392
^{68}Ce	271d	^{68}Ga	68min	511
^{62}Zn	9.3h	^{62}Cu	9.7min	511
^{81}Rb	4.6h	^{81m}Kr	13s	190
^{82}Sr	25.5d	^{82}Rb	75s	511
^{87}Y	80h	^{87m}Sr	2.8h	388
^{132}Tc	78h	^{132}I	2.28h	668
^{188}W	69.4d	^{188}Re	16.9h	155

(二) 放射性标记化合物制备

仅使用放射性核素的简单化合物,不能满足核医学成像对复杂有机体的研究,为此需要结构复杂的标记化合物。如采用 ^{131}I-玫瑰红显示肝脏多角细胞的功能。

化合物分子中的某原子被其同位素取代,化合物分子的性质不改变,即为同位素标记。使用放射性同位素标记的化合物,称为放射性核素标记物。在核医学中简称为标记化合物。标记化合物的制备方法如下。

1. 交换法 将需要标记的化合物 AX 和放射性化合物 BX* 在一定的条件下混合,按照

$$AX+BX^* \rightleftharpoons AX^*+BX \tag{12-11}$$

的交换反应,生成 AX*,式中的 X 和 X* 分别表示某核素的稳定同位素和放射性同位素。

2. 化学合成法 以简单的放射性化合物作为原料,通过一定的化学反应后,把放射性原子结合在指定的位置上,得到所需要的放射性化合物。

3. 生物合成法 将简单的放射性化合物置于动物、植物或微生物生长的环境中,利用生物体在代谢过程中对它的吸收利用而制成某种标记化合物。

4. 其他 还有反冲标记法、气体曝射法和金属络合法等。

第二节 γ 射线平面成像原理

以放射性核素示踪法为基础的核医学成像技术是核医学的重要内容。核医学成像的基本原理是将放射性核素或放射性核素标记的化合物(也称放射性药物)引入人体,由于放射性核素与稳定核素的化学性质是一样的,它们在生物体内所发生的生理、生化及代谢过程是相同的,或者说含有放射性核素与含有稳定性核素的食物、药物、激素在生物体内发生的化学、生物过程是完全相同的,而放射性核素发射的射线可透过人体在体外被测量到,由此通过体外探测器进行跟踪检测,获得反映放射性核素或放射性药物在人体器官或组织中的浓度分布及其随时间变化的图像。

核医学成像法不仅可用于人体器官或组织的显影与定位,还可根据放射性示踪剂在体内和细胞内的转移速度与数量的变化,提供判断脏器功能与血流量的动态测定指标。此外,研究代谢物质在体内和细胞内的吸收、分布、排泄、转移和转变,从而为临床诊断提供可靠依据。

核医学成像的目的是反映人体内放射性活度(或浓度)的分布情况,有二维分布和三维分布之分。二维分布成像也可称为平面成像,主要有两种方式:逐点扫描和一次成像,为本节要介绍的内容;三维分布成像也可称为断层成像,为下节要介绍的发射型计算机断层成像(emission computed tomography,ECT)。

一、γ 射线平面成像概述

放射性核素平面成像最简单的办法是用单个小探测器进行逐点(小区域)扫描,以获取人体表面各点的放射性强度,并形成扫描图,同位素核素扫描就属于这种工作方式,如图 12-2 所示。其扫描原理是利用一个 NaI(Tl)晶体闪烁探头和聚焦型准直器对准受检脏器缓慢地作"弓"字形匀速平面扫描运动,并逐点探测记录放射性核素在脏器内的分布情况,将各点的放射性活度以相应的打点密度或颜色等方式描绘成脏器中放射性核素浓度(或活度)的二维分布图像,即为扫描图,如图 12-3a 为正常的肾扫描图,图 12-3b 为肾积水病例扫描图。由于核医学肾显像一般采用后位采集,故 a 图中,左肾信号高于右肾,b 图中,左肾未显像,说明左肾功能严重受损。

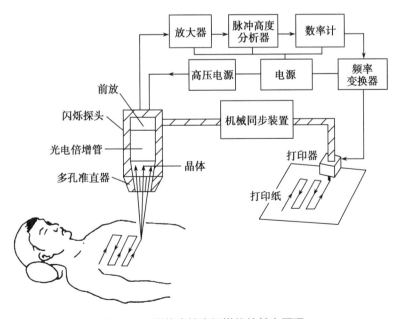

图 12-2 同位素核素扫描仪的基本原理

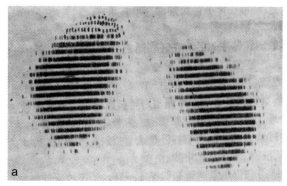
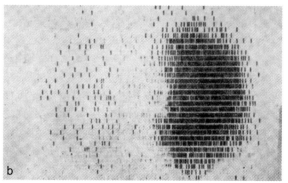

图 12-3 核素扫描仪的肾脏扫描图像
a. 正常肾扫描图；b. 肾占位性病变扫描图（左肾未显影）。

逐行逐点扫描成像的闪烁扫描机由美国加州大学的卡森（Cassen）于 1950 年研制成功，奠定了放射性核素脏器显像的基础。当时可以进行甲状腺、脑、肝、肾及骨扫描等，并在 20 世纪 60 年代得到普遍使用。由于扫描机的设备比较简单、价格低廉、使用方便、检查费用低以及扫描图具有功能成像的特点，其临床应用价值被充分肯定。扫描机的空间分辨力约为 10mm，与后来发展起来的 γ 相机相当，成像的大小与脏器实物相等（成像比为 1：1），但由于是通过"顺序定点"的逐行逐点扫描方式来获得人体器官的静态图像，故成像时间较长（一般要花十几到几十分钟），且不能使用太短半衰期的放射性核素，易形成运动伪影，不能做动态显像，此后逐渐被一次扫描成像的 γ 相机所取代。

二、γ 相机成像原理

与逐行逐点扫描成像方法不同，一次成像是一种快速的显像方法，它通过探头直接获得人体内射出 γ 射线的位置，不需要探头来回地扫描。因此，整个探头视野范围内 γ 射线强度的二维分布可通过一段时间的采集直接获得，类似于光学照相机经过一定曝光时间（采集时间）得到物体的影像，只不过这里采集的是 γ 光子，所以这类一次成像设备被称为 γ 相机。γ 相机由安格（Hal. O. Anger）于 1957 年首次研制成功，故又称为安格照相机。

γ 相机具有成像速度快的特点，能提供静态图像，也可以提供动态图像，使得核医学的显像由单纯的静态步入动态阶段，并于 20 世纪 60 年代初应用于临床，是一种用于诊断肿瘤和循环系统疾病的重要设备。γ 相机的探测器有多种材料，最为常用的是闪烁晶体，故也被称为闪烁照相机。下面以闪烁照相机为例说明一次成像的基本原理。

（一）γ 相机图像形成基本原理

图 12-4 显示了 γ 相机图像形成的基本原理，其主要结构包括准直器、大面积的 NaI（Tl）晶体探测器、光电倍增管阵列、位置计算电路、脉冲幅度分析电路以及显示装置。从人体内发射出的 γ 射线通过准直器投射到一块大面积的 NaI（Tl）晶体上，闪烁晶体吸收 γ 射线并将其转变成荧光，位于晶体背面、按照一定顺序排列的各个光电倍增管输出不同强度（与 γ 射线作用点的位置有关）的电脉冲信号，然后通过 X、Y 位置计算电路计算出 γ 射线的平面坐标位置信号：X 位置和 Y 位置，并作为示波器的 X、Y 偏转信号。由于各个光电倍增管输出信号之和代表 γ 射线的能量大小，故将各个光电倍增管的输出信号相加后得到的 Z 能量信号送入脉冲幅度分析电路，若射线的能量在预设的能量范围之内，则脉冲幅度分析输出示波器的起辉信号，将对应（X，Y）坐标的点显示，否则就舍弃（如噪声脉冲、散射线脉冲）。这样通过一段时间的测量，就可以形成一幅 γ 射线闪烁图像。闪烁图像可以通过光学相机对显示屏进行拍摄来记录保存。

现代 γ 相机将（X，Y）位置信号和 Z 能量信号直接送入计算机进行记录，并通过各种校正处

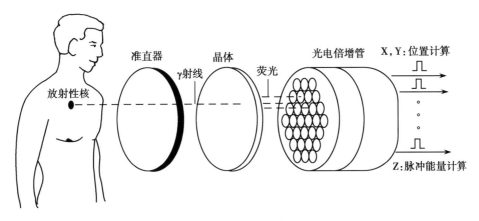

图 12-4 γ相机成像基本原理

理后在显示屏的相应位置上显示一个光点,从而获得闪烁图像。

(二) 准直器的作用

引入人体的放射性核素释放出的γ射线是各向异性的,如果直接使用平面闪烁晶体测量人体中各点γ射线,形成的将是模糊而混乱的影像。如图 12-5a 所示,A 点辐射出的 γ_1、γ_2、γ_3、γ_4 以及 B 点辐射出的 γ_5、γ_6 由于出射角度不同,与晶体的作用点就不同,致使晶体上的作用点不能与受检者中辐射出的射线之间产生一一对应的关系,也就是说 A 点辐射出的γ射线不能在晶体中产生一个清晰的影像,而是一个散乱的模糊影像。为此需要有一个准直器来限定人体中发射出的γ射线的方向,通过准直器孔的γ射线才能与晶体发生相互作用而产生影像,如图 12-5b 中的 γ_3 和 γ_6 可以产生 A 和 B 的影像,而 γ_1、γ_2、γ_4、γ_5 则不能通过准直器孔(被准直器吸收),对 A、B 影像的产生没有贡献。所以准直器的作用就是排除对成像起干扰作用的射线,只允许沿特定方向前进的γ射线到达闪烁晶体,把放射源的三维分布投影成二维平面图像。不符合方向要求的γ射线在到达晶体之前被准直器完全吸收掉,这也被称为"吸收投影"。由于绝大多数射线被准直器吸收阻挡掉,所以这种技术对γ射线的利用率很低(只有 1%~3%)。这也是核医学图像比 X 线图像质量差(粒子数少),成像(采集)时间长(计数率低)的主要原因,这是它的先天不足。

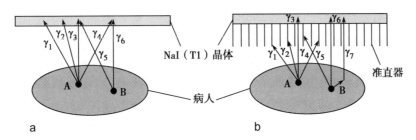

图 12-5 准直器的作用
a. 各向同性辐射使图像模糊;b. 准直器的定位作用。

γ相机准直器通常由一定厚度的铅、钨等金属板或薄膜制成。一台γ相机一般配有几个准直器。这些准直器在厚度,孔的直径、数目以及孔排列的方式或方向均有所不同。按准直孔的几何结构差异,准直器分为针孔型、平行孔型、扩散型和聚集型四种类型,如图 12-6 所示。

1. 针孔型准直器 如图 12-6a 所示,是一个厚度为 200~250mm 的中心圆锥体,顶端有一个直径为几个毫米的针孔光阑,允许γ射线通过。针孔由钨构成,周围由铅构成,可以更换。它与小孔成像照相机一样,利用光的直线传播原理,在闪烁晶体上成倒置的图像。当圆锥高度为 f(即像距),物距为 b 时,用 O 表示物体的大小,I 表示图像的大小,则成像的比例为:$I/O=f/b$。由此可

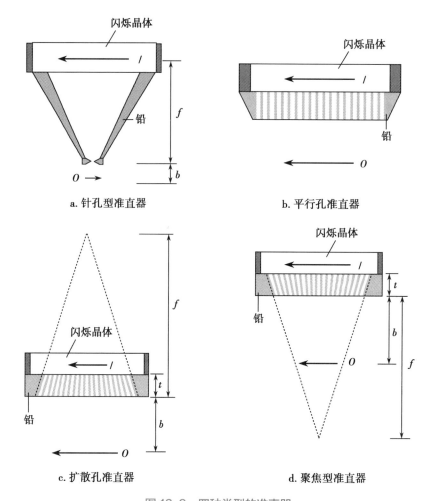

图 12-6　四种类型的准直器

见图像的大小可以通过改变物距 b 来调整,既可以投影成放大的图像,又可投影成缩小的图像。然而,对于厚度较大的脏器,由于不同物距的放大率不同,所成图像将发生变形。另外,随着物距的增加,针孔型准直器的视野加大,探测效率也急速下降。针孔型准直器主要用于小脏器(如心脏或甲状腺)的放大成像和小动物的成像。

2. 平行孔准直器　如图 12-6b 所示,它是临床上应用最广泛的准直器。铅板上有很多轴线互相平行的细长准直孔,如图 12-7 所示,可以在闪烁晶体上形成 1∶1 的投影图像。它的视野等于探头尺寸,在不同深度上的空间分辨力基本不变,实际上随着受检者远离准直器,分辨力逐渐变差,所以检查时尽可能地使准直器靠近受检者。平行孔准直器的孔径越小,分辨力越佳;孔径越大,准直器的隔栅厚度减少,即孔的面积与隔栅面积比值增加时,灵敏度增加。

3. 扩散型准直器　如图 12-6c 所示,它的准直孔轴线指向准直器后 400~500mm 处某一点。若准直器厚度为 t,焦距为 f,物距为 b,则所成图像大小 I 与物体大小 O 的比值为:$I/O=(f-t)/(f+b)$。可见,其形成的是一个缩小图像,适用于大脏器(两肺、肝脏肿大等)检查。其视野大于探头尺寸,并随脏器到准直器距离的增加而增大,也即图

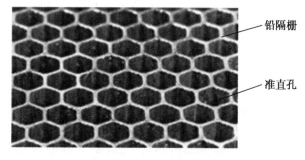

图 12-7　平行孔准直器的孔排列

像增益随物距改变,从而产生图像失真现象。扩散孔准直器的灵敏度与分辨力均较平行孔准直器差。

4. 聚焦型准直器 如图12-6d所示,它的准直孔轴线汇聚在准直器前400~500mm处某一点。若准直器厚度为t,焦距为f,物距为b,则所成图像大小 I 与物体大小 O 的比值为:$I/O=(f+t)/(f+t-b)$。可见,其形成的是一个放大图像。其视野小于探头尺寸,用于小脏器(如心脏)显像。由于物距的不同放大率不同,故与针孔型和扩散孔型准直器一样产生图像失真,但它与针孔型准直器相比有更高的灵敏度。

选择准直器时,还需考虑γ光子的能量。光子穿透给定材料的能力随着光子能量的增加而增大,即吸收高能光子比吸收低能光子所需的材料更厚。准直器隔栅的作用是防止光子从一个孔穿到另一个孔,其效果取决于光子能量和金属孔隔栅厚度的相对关系。隔栅厚度影响灵敏度,它们是一对矛盾关系。对低能光子,比较薄的隔栅就能够起到准直效果,获得高灵敏度。而对高能光子,必须使用较厚隔栅的准直器才能起到准直效果。如果将一个低能准直器用于高能光子,将会发生隔栅间的穿透,图像将异常地模糊。如果将高能准直器用于低能光子,得到的将是正常质量的图像,但照相机将在低于最佳灵敏度的情况下运行。所以准直器有高能、中能和低能之分,用于探测不同能量的γ光子。

(三)闪烁晶体

闪烁晶体由大而薄的单块NaI(Tl)圆形晶体构成,厚度6~12.5mm,直径25~50cm,也可采用40cm×60cm的长方形。如图12-8所示,晶体上表面是荧光出射方向,采用透射率高的玻璃作为窗口,晶体的另外三面包裹着由TiO_2等高反射率材料制成的反射层;反射层外面是密封铝箔,以防止NaI(Tl)晶体潮解。由于温度骤变可使晶体破裂,因此要求使用环境的温度保持在10~35℃之间,温度的变化率不应超过3℃/h。

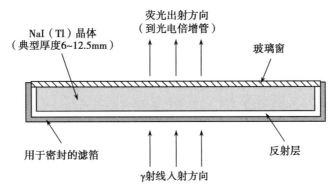

图12-8 闪烁晶体的剖面结构示意图

晶体厚度由探测的γ射线能量决定,能量越高所需晶体就越厚。一般测量要求采用9mm厚度的晶体,而对于^{99m}Tc和^{210}Tl这样的低能γ射线,6mm的晶体厚度就足够了。然而,晶体厚度决定着探测效率和空间分辨力,晶体越厚,探测效率越高,但空间分辨力变差,所以需要权衡考虑。

(四)光电倍增管阵列

在γ相机中,NaI(Tl)晶体的背面完全被光电倍增管阵列所覆盖。因为光电倍增管为圆柱形,为使间隙最小,通常按蜂房式排列,数目为19、37、61、75、91个或更多,如图12-9为19个光电倍增管排列的示意图。光电倍增管一般

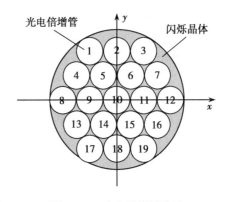

图12-9 光电倍增管阵列

通过光导与 NaI(Tl)晶体实现光耦合,有些 γ 相机不用光导。为了减少光损失,在各个界面上涂以硅油或硅橡胶。光电倍增管除了把微弱的闪烁光转变成电信号并加以放大以外,还与位置计算电路一起担负着入射 γ 光子的定位任务,这就是其独特之处。

(五)位置计算

当闪烁晶体的某一位置处发生荧光闪烁(即探测到入射 γ 射线)时,不同强度的光线照射到许多光电倍增管上。靠近闪烁点的光电倍增管得到较强的照射,远离闪烁点的光电倍增管则得到较弱的照射。根据各个光电倍增管输出大小的不同可以计算出发光点的位置。

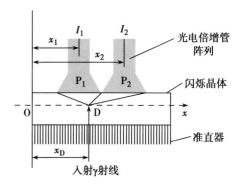

图 12-10　入射 γ 射线位置计算的原理

现以一维坐标上的 2 个光电倍增管为例说明入射 γ 射线位置计算的原理。如图 12-10 所示,2 个光电倍增管 P_1、P_2 距原点 O 的距离分别为 x_1、x_2,入射 γ 射线经准直器后与闪烁晶体发生相互作用,作用点为 D,即为发光中心点。假设 D 点产生的荧光是各向同性放出的,则可以由这 2 个光电倍增管输出信号强度 I_1 和 I_2 得到作用点 D 的坐标位置:

$$x_D = \frac{I_1 x_1 + I_2 x_2}{I_1 + I_2} = \frac{I_1}{I} x_1 + \frac{I_2}{I} x_2 \qquad (12\text{-}12)$$

其中 $I = I_1 + I_2$,它表示 2 个光电倍增管接收到发光点光强的和,与射线的能量成正比。此方法称为重心法。

根据图 12-9,推广到 19 个光电倍增管和二维坐标,我们可以得到发光点的坐标位置 (X,Y) 为:

$$X = \frac{\sum_{i=1}^{19} I_i x_i}{\sum_{i=1}^{19} I_i} = \frac{I_1}{I} x_1 + \frac{I_2}{I} x_2 + \cdots + \frac{I_{19}}{I} x_{19}$$

$$\qquad (12\text{-}13)$$

$$Y = \frac{\sum_{i=1}^{19} I_i y_i}{\sum_{i=1}^{19} I_i} = \frac{I_1}{I} y_1 + \frac{I_2}{I} y_2 + \cdots + \frac{I_{19}}{I} y_{19}$$

其中 $I = \sum_{i=1}^{19} I_i$,为发光总强度。

根据各光电倍增管的输出来决定荧光闪烁位置的方法,使整个系统的空间位置分辨力与光电倍增管的个数无直接关系。19 个光电倍增管组成的阵列可得到 1 000 个以上的分辨单元。这就解决了光电倍增管数量少而分辨力要求高的问题。当然,如果在同样大小的面积里安装更多的光电倍增管(每个光电倍增管的管径要求十分小),能够在一定程度上提高空间分辨力,但结构复杂,调试困难,造价高。

需要指出的是,这种位置计算要求每次只检测一个闪烁事件。如果在测量中同时有两个以上 γ 射线与闪烁体发生了作用,那么它们的位置就不能被确定。在核医学成像系统中使用的同位素的 γ 射线的发射速率都比较低,因此可以区分单个闪烁事件。

(六)图像显示记录

通过位置计算单元给出每个放射事件的二维位置信息,将探头输出的电脉冲个数作为对应位置像素的灰度值,通过足够时间的累加采集,即可得到图像。核医学图像一般采用 32 × 32,

$64 \times 64, 128 \times 128$ 或 256×256 像素点的矩阵图像。矩阵的像素点愈密集,图像的空间分辨力愈高。但是,由于给受检者使用的放射性药物的剂量不能很大,数据采集的时间也不能太长,所以每幅图像能包含的 γ 射线光子计数是有限的。如果采用像素点较多的矩阵,每个像素的 γ 射线光子计数就很少,其受统计涨落的影响就比较明显,图像的信噪比变差。一幅质量较好的 γ 相机图像,每个像素的平均计数应在 50 个以上。

三、γ 相机图像质量与影响因素

评价 γ 相机图像质量的主要技术指标有系统的空间分辨力、对比度、均匀性和信噪比等。为了获得高质量的图像,需要了解与上述指标相关联的各种因素,以便能在不同的应用场合得到尽可能清晰的图像。

(一)空间分辨力和模糊度

图 12-11 所示为空间分辨力和信号强度半高宽(full width at half maximum,FWHM)的关系,当两个像素的距离大于半高宽时,可以区分为两个像素点。当两个像素的距离等于半高宽时,两个像素就融合在一起了,连接处不再有可供分辨的低谷处,意味着两个像素不再能分辨出来,因此空间分辨力的极限就是信号半高宽。而信号的展宽程度又称为模糊度,半高宽越宽,说明模糊度越高,空间分辨能力就越低,因此本质上模糊度与空间分辨力描述的是一件事情。

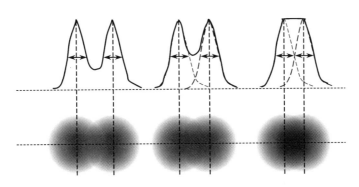

图 12-11　图像空间分辨力和信号强度半高宽的关系

要提高空间分辨力,就需要尽可能减小像素灰度的半高宽,即减小像素对应的信号展宽效应。在 γ 相机成像过程中,有许多环节会造成信号的展宽,导致图像模糊。例如,由于准直器小孔有一定的尺寸,因此体内一个点辐射源也会在晶体上引起一块圆斑形的照射,这就是系统点扩散函数的概念。因为在圆形斑块中强度的分布是从中心向两边逐渐变小,通常就用最大强度一半的圆直径(即半高宽)来表示系统的模糊度,单位是 mm。

不合适的准直器是图像模糊的主要因素,其影响主要有以下三个方面:①准直器小孔的大小;②准直器小孔的长度(即准直器的厚度);③γ 相机与成像物体间的距离。

对于单个准直器小孔而言,晶体上某一点通过小孔后所具有的视野的大小将直接影响图像的模糊度。小孔愈大,视野就愈大,分辨力也就愈差。减小小孔的直径或增加小孔的长度都可以缩小视野,从而降低系统的模糊度。但与此同时,探测器的效率和照相机的灵敏度也随之下降。可见,选择特定的准直器时,必须综合模糊度与灵敏度进行考虑。

准直器的模糊度还与成像时照相机与成像物体间的距离有关。距离愈大,模糊程度愈大。这就提示我们在成像时应尽量把探测器贴近受检者。

造成图像模糊的因素是多方面的,除了准直器因素外,检查过程中受检者的位置移动或脏器运动都会造成图像的模糊。

（二）对比度

核医学图像的对比度,取决于两个方面。一是受检脏器组织和其他组织对核素标记药物的特异性聚集和代谢差异;二是异常脏器(或局部异常脏器)和正常脏器对核素标记药物的特异性聚集和代谢差异。不同组织或脏器(特别是在病理状态下)对特定的药物有特殊的聚集能力,因此它们的生理、病理状态会直接影响系统的对比度,故药物被受检脏器的吸收特异性是药物研发的重要指标。异常脏器和正常脏器的对比度差异体现了核医学图像诊断价值的高低。

此外,由于宇宙辐射、建筑材料中存在天然放射性核素以及环境污染等原因,图像会产生明显的本底噪声。从成像系统分析的角度看,优化设定脉冲幅度分析器的能量阈值可以把真正的脏器辐射源与本底噪声区别开来,或者说是扩大了辐射源物体与本底间的对比度。

（三）均匀性

核医学图像均匀性是指图像区域内的像素信号强度与对应区域体内的核素放射性浓度之间具备相同的比例关系,即体内不同区域具有相同浓度的标记药物时,体现在图像上应该是相同的像素灰度。核医学图像的均匀性由 γ 相机的灵敏度决定,需要在整个成像区域中有相同的灵敏度和信号放大系数。

实际上,不同位置的光电倍增管的输出具有不均匀性,容易导致图像的不均匀性,因此 γ 相机需要严格校正系统固有的不均匀性影响因素。

（四）信噪比

放射性核素的衰变是无规则的。即使在相等的时间间隔里对放射源放出的光子数进行多次重复测量,测量结果也不会相同,而是围绕着某一个值(均值)上下涨落。这种现象被称为放射性的统计涨落,它构成了图像的噪声。图像的信噪比即为光子数均值和噪声的比值。

要提高核医学图像的信噪比,需要提高检测放射性粒子的数量,即均值。检测计数又取决于几个因素,一是核素标记药物的浓度,二是检测时间,三是检测灵敏度。在标记药物确定的情况下,增加检测时间可以提高信噪比。但检测时间增加,更容易出现受检者位置移动,导致图像模糊。

检测灵敏度与 γ 射线能量和探测晶体有关。在选择放射性核素时,应考虑其 γ 射线的能量。从衰减的角度考虑,由于核素成像希望得到放射性同位素在体内分布浓度的图像,因此不希望射线在人体中传播时有明显的衰减,这就要求所选择的放射性同位素在衰变中能放出高能量的 γ 射线。但是,从成像分辨力的角度考虑,如果射线具有较高的能量,它就相应地具有较强的穿透能力。为了能提高检测器对入射 γ 射线的俘获效率(这是为减小对受检者使用的剂量所必须关注的问题),就需要在检测器中选用较厚的闪烁晶体,但这样做必然会造成图像分辨力的降低。因此,对于核医学成像,仍然要兼顾信噪比与分辨力两方面的因素。

第三节　单光子发射型计算机断层成像原理

一、概述

γ 相机图像是放射性药物在三维人体组织中分布情况的二维投影,与 DR 图像类似,存在着前后组织的放射性分布重叠的不足。由于计算机断层成像技术在核医学中的应用,20 世纪 70 年代后期,核医学成像设备有了新的发展。1979 年,第一台实用的单光子发射型计算机断层成像设备研制成功,它继承了 γ 相机的优点和功能,同时实现了类似 X 线 CT 的断层成像。

核医学中利用受检者体内发射的 γ 射线进行计算机三维断层成像的技术,称为 ECT 成像技术。它与 X 线 CT 所采用的透射型计算机断层成像技术的差别在于:X 线 CT 是利用透过受检者身体的 X 线成像,得到的是人体组织吸收系数的三维分布图像,属于组织解剖结构成像。ECT则提供放射性药物在人体中的三维分布图像,反映受检者脏器和组织的代谢和生理状况,属于功能性成像,也带有一定的组织解剖结构信息。

ECT 根据 γ 光子的检测方式不同分为 SPECT 和 PET。SPECT 利用单光子检测法,直接采用射线探测器,从受检者外部各个不同角度对引入人体的放射性核素(如 ^{99m}Tc、^{123}I、^{67}Ga 等)发出的 γ 射线进行采集,经计算机重建处理后获得体内放射性核素的三维分布图像。PET 利用双光子符合测量法,其测量的是标记有正电子放射性核素(如 ^{18}F、^{11}C、^{13}N、^{15}O、^{68}Ga 等)的药物在人体内的三维分布图像。

ECT 图像消除了前后组织的放射性分布重叠,给出了一个或多个断层的图像。经过近 30 年的技术发展和经验积累,SPECT 和 PET 已在心脏核医学、肿瘤核医学、神经核医学、分子核医学等学科发挥重要的作用,已成为心脏显像、肿瘤显像、脑显像尤其是脑血流和功能显像不可缺少的重要方法。

二、SPECT 类型与探头特点

和 CT 类似,SPECT 的扫描方式大多采用横向断层方式扫描,然后利用横向断层数据进行横断面断层图像重建,通过计算机处理也可得到各种纵向断层的图像。

目前常用 SPECT 都是利用通用 γ 相机实现断层成像。探头的安装有固定型和旋转型两类。旋转型的 SPECT 又分为单探头和多探头。

(一) 探头固定型 SPECT

探头固定型 SPECT 由 4 台 γ 相机探头互成 90° 角固定安装而成。检测准直器采用多孔准直器或旋转斜孔准直器,采集不同角度的 γ 射线投影进行图像重建。由于角度有限,空间分辨力和均匀度都较差,容易产生伪影。

(二) 探头旋转型 SPECT

探头旋转型 SPECT 的 γ 相机探头围绕受检者身体旋转 360° 或 180° 进行完全角度或有限角度取样,所得到的投影数据丰富,可以重建各个方向的符合临床要求的断层影像。这种旋转的 γ 相机型的 SPECT,同时兼有平面显像、断层显像和全身显像的功能,是当今 SPECT 的主流。目前有单探头、双探头及三探头旋转型 SPECT,如图 12-12 所示。

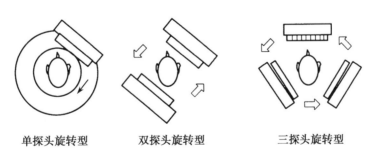

单探头旋转型　　　双探头旋转型　　　三探头旋转型

图 12-12　探头旋转型 SPECT 示意图

单探头旋转型 SPECT 信息量少,成像速度慢,断层成像的空间分辨力较平面成像的空间分辨力差。多探头 SPECT 系统的灵敏度随探头数目成比例地增加。

双探头的结构有三种形式:第一种形式是两个探头相对 180° 放置在探头支架的圆环内,探头间可做相对直线移动,即探头的旋转半径可以改变,但相对位置不能改变。第二种形式采用双臂斜挂探头,探头间可做任意位置和角度的变化。第三种形式的结构介于上述两者之间,两个探头相对 180° 放置,除了可做相对直线移动改变旋转半径外,每个探头还可以绕其支点转动,增加了采集方法。

三探头系统采用了三个独立探头旋转采集各个角度的射线信息,其旋转轨道为人体轮廓或非圆形轨道。三个探头沿人体旋转,提高了分辨力和成像质量。

目前有些多探头的 SPECT 使用滑环技术,SPECT 的探头可沿旋转中心做连续快速旋转。在有些三探头的 SPECT 中,其中一个探头对面放置一个已知强度的放射性线源,成像时线源随探头一同转动;线源的射线从各个采集角度穿过人体,到达它对面的探头;分析该探头所收集到的线源计数,计算出人体各部分的衰减系数;用此系数进行衰减补偿校正,从而获得更真实的重建图像。

一般来说双探头系统相对单探头系统可以使灵敏度提高 1 倍,三探头系统可以提高 2 倍。但应注意这是指在 360° 采集情况下(若是在 180° 采集则灵敏度减半)。使用多探头系统时,受检者对位方便,旋转中心和准直孔的误差减小,检查时间缩短,分辨力提高,成像快速、灵敏度高,分辨力可达 1cm 以下,且能动态成像。

三、SPECT 成像原理

各种类型的 SPECT 通常都是由检测器、机架、检查床、控制台、计算机以及外围设备构成,图像重建的关键在检测器以及软件处理方面。下面以 γ 相机型 SPECT 为例介绍基本成像原理。

(一) 基本成像原理

基于 γ 相机的 SPECT 成像,利用每个灵敏点探测沿一条投影线进来的 γ 光子,其测量值代表人体在该投影线上的放射性之和。在同一条直线上的灵敏点可探测人体一个断层上的放射性药物,它们的输出称作该断层的一维投影。由于平行孔准直器的存在,图中各条投影线都垂直于探测器并互相平行,与平行束 CT 扫描模式类似。探测器法线与 X 轴的交角 θ 称为观测角,和 CT 一样,获取了某个断层在所有观测角的一维投影,通过重建算法就能计算出该断层的图像。图 12-13 是 SPECT 的基本工作原理图,由于探头是二维矩阵,相当于多排探测器,探头旋转一周,每一排探测器获取的数据可以重建一个断层图像,整个探头获取的数据可以重建出多层图像。

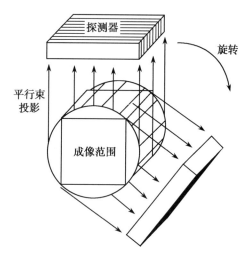

图 12-13　单探头 γ 相机型 SPECT 获取图像数据示意图

(二) 信号检测

SPECT 信号检测与 γ 相机信号检测原理相同,也包括准直器、闪烁晶体、光电倍增管以及位置计算等后续电路。选择合理的 SPECT 准直器很重要,如使用高分辨力准直器会丧失灵敏度,为了克服这个缺点,目前多探头的 SPECT 多使用扇形准直器、圆锥形准直器和发散形准直器。使用此类准直器可以同时提高分辨力和灵敏度,但视野范围减少。由人体发射的 γ 光子经准直器照射到闪烁晶体上,闪烁晶体将其转换为光电子,通过光电倍增管将该信号放大,送入探头的内部电路处理。

SPECT 是在 γ 相机的静态检测基础上结合探头旋转的断层成像模式。SPECT 的每次静态检测相当于是一次 γ 相机成像,因此 SPECT 也可以作为 γ 相机使用,获取多个角度的静态 γ 相机平面图像。二维闪烁晶体相当于多排探测器,因此 SPECT 探头旋转一周采集的静态图像数据,可以同时填充为多个正弦图,经过重建得到多个断层图像。

(三) 衰减校正

理想的 SPECT 成像理论把投影数据近似为受检者体内的放射性药物分布沿投影线的积分,

忽略了人体组织对 γ 射线的散射与吸收效应。然而,对于核医学所使用的能量在 60~511keV 的 γ 射线来说,人体组织的衰减对投影数据有相当大的影响,需要进行衰减校正。

衰减校正主要是利用 CT 成像获取的人体衰减系数图(μ map),对投影数据做衰减效应的校正,其校正效果取决于衰减系数图和校正算法。

(四) 图像重建

对探头旋转获取的多个正弦图,经过衰减校正后,图像重建与 CT 重建一致,主要有滤波反投影(filtered back projection,FBP)重建算法和迭代重建算法。

四、SPECT 图像质量评价

SPECT 是 γ 相机旋转后的断层成像,因此和 γ 相机图像质量评价指标相同。SPECT 图像质量评价指标主要包括空间分辨力、对比度、均匀性及信噪比。由于进行了断层重建,还存在着相关伪影。

1. **空间分辨力** SPECT 与 γ 相机的图像空间分辨力的影响因素相同。

2. **对比度** SPECT 与 γ 相机图像对比度的影响因素相同。

3. **均匀性** 与 γ 相机相比,SPECT 的探头旋转会使图像均匀性变差,另外图像重建过程也会使非均匀性放大。一种使用广泛的校正方法是把一个均匀泛源固定在 γ 相机探头上,对探头的不同角度位置分别采集一组泛源校正数据,将此校正数据在计算机上以像素矩阵的形式存储,然后用该均匀校正数据去校正各个方向的投影图,用以减小图像的非均匀性。

4. **信噪比** SPECT 与 γ 相机图像信噪比的影响因素相同。

5. **SPECT 的伪影** SPECT 存在着严重的伪影,因为 SPECT 的信息量比 CT、超声和 MRI 都低,所以噪声高,可能出现各种伪影。①同心环伪影:横断面图上出现的一圈一圈的亮环和暗环,这是探头的非均匀性造成的。在探头存在局部灵敏度过高和过低的区域,经 360° 数据采集和图像重建后形成的同心圆环。消除方法:调整探头经常做均匀性校正,必要时更换准直器。②雾状或蜂窝状(mottled)伪影:在断层图像上表现为类似雾状或蜂窝状,这是由于数据采集不足、平滑过度,以及滤波函数选择不当造成的。消除的方法是延长采集时间、选择小的矩阵、增加药物剂量和改用噪声低的滤波函数。在实际中除上述两种伪影外,还存在其他形状的伪影。为避免这些伪影,要做好 SPECT 的质控工作,包括视野的均匀性和灵敏度的调节,空间分辨力和线性的控制,以及能量分辨力和计数率效应的测试等。

虽然 SPECT 的空间分辨力、灵敏度相对 PET 都不够高,但由于 SPECT 设备简单、价格便宜,而且不需要配备回旋加速器,因此它仍然在临床上被广泛应用。

第四节　正电子发射型断层成像原理

PET 是医学影像领域中最先进的技术之一,代表了现代核医学影像技术的最高水平。该技术的主要特点是使影像技术从简单的解剖结构、吸收功能成像迈向新的分子显像、代谢显像和基因成像,不仅提供诊断信息,还将提供治疗信息,已在医学生物研究和临床诊断及处理中担任重要角色。

将含有正电子放射性的药物——^{18}F-氟代脱氧葡萄糖(^{18}F-fluorodeoxyglucose,^{18}F-FDG)注入人体,由于 FDG 的代谢情况与葡萄糖非常相似,可聚集在消耗葡萄糖的细胞内,尤其是生长迅速的肿瘤组织。^{18}F 衰变放出的正电子与组织中的负电子发生湮灭反应后,产生两个能量相等、方向相反的 γ 光子。通过环绕人体的探测器阵列,利用符合测量技术就可获得反映正电子事件的信息,再利用图像重建算法得到正电子在人体内的断层分布情况,即 PET 图像。由于 PET 可进行三维成像,有较高的灵敏度,可在短时间内获得清晰的三维图像,这就使得连续获取图像成为可能。以时间为轴采集一系列三维图像,经过数学处理,可从中分析出有用的功能信息——组织对某种物质的摄取比、生理参数(如代谢参数、血流)等。

1953 年 Brownell 等首先证实,由正电子衰变引起的湮灭辐射能通过符合线路检测技术显示图像;20 世纪 60 年代末出现了第一代商品化 PET 扫描仪,可进行断层显像,但分辨力和速度都不够理想;直到 1976 年由 Phelps 和 Hoffman 设计,并组装生产了第一台可真正用于临床的商品化 PET;20 世纪 80 年代更多公司投入了 PET 研制,同时由于新型探测器的研制成功、数字化处理技术的应用与计算机图像重建技术的发展,使得 PET 系统日趋成熟;到 90 年代中期,在发达国家,PET 已成为重要的影像学诊断工具。近年来,随着居民生活水平的提高,以及健康意识的提升,PET 在我国的应用也在快速发展中。

一、正电子湮灭效应

本章第一节简要说明了正电子是 β^+ 衰变的产物。正电子的质量与电子相等,电量与电子的电量相同,只是符号相反。β^+ 衰变出的正电子在物质中慢化(移动大约 1~3mm)后与周围的电子发生相互作用,产生湮灭反应,转化成能量相等(等于 511keV,即电子的静态质量能量)、方向相反(互为 180°)的两个 γ 光子,又称光子对,如图 12-14 所示。

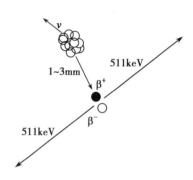

表 12-4 列出了临床上常用的几种正电子核素的物理特性。其中最常用的是 ^{18}F,可制成 ^{18}F-FDG 放射性药物。通常正电子衰变核素都通过人工方式产生,目前广泛使用的是回旋加速器,如将质子或氘核通过加速器到达一定的能量,轰击 ^{18}O 就会转化为 ^{18}F,然后通过放化标记设备合成 ^{18}F-FDG 药物。

图 12-14　正负电子湮灭事件

表 12-4　临床上常用的正电子核素的物理特性

放射性核素	半衰期/min	最大正电子能量/MeV	最大射程/mm	平均射程/mm
^{11}C	20.3	0.96	5.0	0.28
^{13}N	10.0	1.19	5.4	0.60
^{15}O	2.0	1.70	8.2	1.10
^{18}F	109.8	0.64	2.4	0.22
^{68}Ga	67.8	1.89	9.1	1.35
^{82}Rb	1.3	3.35	15.6	2.60

二、正电子符合测量

正电子测量采用符合测量法,如图 12-15 所示,利用相对的(互为 180°)的两个探测器,测量人体内正电子湮灭产生的能量相等、方向相反的 γ 光子对(如光子 1 与 4、2 与 5)。若单道分析器分析出 γ 光子的能量为 511keV,则输出脉冲(如脉冲 1 与 4、2 与 5),经符合电路输出两个脉冲,代表在探测器直线上有两个正电子湮灭事件,即此直线位置有两个正电子,这种测量方法称为符合测量法。显然,不在探测器直线范围内的正电子湮灭事件不可能同时被两个探测器同时测量到(如光子 3 和 6),也就不产生符合输出,这种测量方法实际上起到了准直器的作用,故称为电子准直。与 SPECT 相比,PET 不必使用铅准直器,因而提高了系统的灵敏度。

符合测量是探测同时发生的闪烁事件(如图中正电子事件 1,称之为真符合事件),但从电子

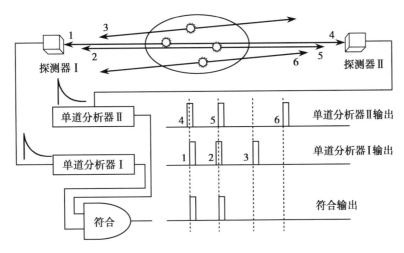

图 12-15　正电子的符合测量法

学角度看,两个探测器的触发总有一定的时间差异,这个时间差异称为符合测量的分辨时间,也就是探测器输出脉冲的宽度,也可称为符合时间窗。由此不在探测器直线位置上的两个 γ 光子,若在分辨时间内分别进入两个探测器,则也会被符合电路记录下来,这种不是由同一湮灭事件而产生的符合称为偶然符合(也称随机符合),如图 12-16 中两个正电子事件 5a 和 5b。

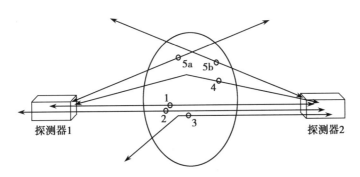

图 12-16　符合测量的误差示意图

1. 真符合事件;2. 因灵敏度或死事件丢失的真符合事件;3. 因光子衰减丢失的真符合事件;4. 散射符合事件;5a,5b. 随机符合事件。

另外 γ 光子在飞行过程中还会产生康普顿散射,使 γ 光子改变飞行方向,这样就有可能与其他直线飞行的 γ 光子同时进入两个相对的探测器,并发生符合探测,这种符合称为散射符合,如图 12-16 中的正电子事件 4。

还有因 γ 光子与人体发生相互作用而衰减(如图 12-16 中的正电子事件 3),以及 γ 光子与探测器不发生作用而丢失(如图 12-16 中的正电子事件 2)的测量事件。

偶然符合、散射符合、射线的衰减和丢失事件都会引起测量误差,进而降低图像分辨力和对比度,影响图像质量。由于偶然符合和散射符合所产生的误差随符合计数率的增加而增加,所以 PET 扫描不能一味地采用增加示踪剂的活度来提高图像质量。

三、PET 成像原理

(一) PET 符合测量和 TOF 效应

PET 的符合探测器由数百个探测器排列成环形组成,称为探测器环。环上的每一块晶体与对面一组晶体都有符合测量关系,形成一组扇形束的符合线(图 12-17)。理论上,探测器环上的

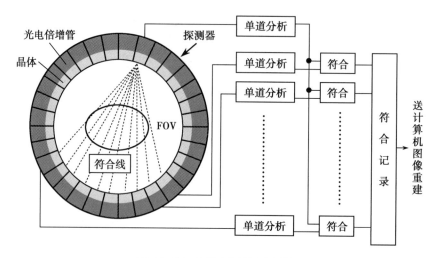

图 12-17　PET 中的符合测量

某个晶体与其他所有晶体之间都有符合线,但考虑到超过样品尺寸范围的符合线没有价值,同时还会造成硬件电路的浪费,因此在探测器环的直径确定时,扇形束的角度由 PET 受检范围的径向视野(FOV)大小决定。

当某符合线上的人体某位置出现正电子湮灭后,产生的 γ 光子对沿直线飞行至对应的两个探测器并被探测到。如图 12-18 所示,由于正电子湮灭位置不同,到达符合线两端的探测器的距离不同(图中 L_1 和 L_2),因此两探测器检测到 γ 光子的时间是不同的,二者之间存在微小时间差($\Delta t = (L_2 - L_1) / c$),$c$ 为光速(光子以光速飞行),这个现象被称为飞行时间(time of flight,TOF)效应。理论上,当某条符合线检测到 γ 光子对时,根据光的传输速度和检测时间差,可以准确确定正电子湮灭所处具体位置。但由于时间测量的精度问题,目前 PET 系统的时间测量精度约为 500ps,光速下其定位精度为 15cm,误差太大导致图像分辨力极低,因此无法通过 TOF 效应来实现正电子湮灭位置的精确定位,只能采用和 CT 类似的图像重建方法得到 PET 图像。随着技术进步,当系统的时间精度达到 10ps 时,定位精度可达 3mm,则可直接基于 TOF 效应进行 PET 图像的生成。

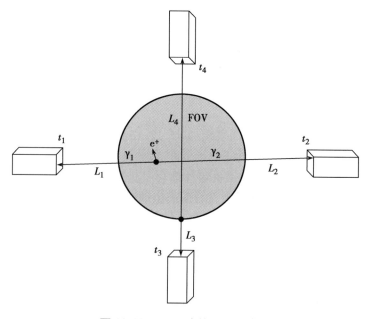

图 12-18　PET 中的 TOF 效应

由图 12-18 还可知,PET 系统符合测量的时间窗和视野 FOV 大小之间存在着制约关系,当 FOV 边缘处产生的光子对到达相对探测器的距离分别为 L_3 和 L_4,其距离差刚好为 FOV 大小,则时间窗 $\tau = L_4 - L_3 = \dfrac{FOV}{c}$。

(二) PET 原始数据采集和填充

在无法基于 TOF 效应进行正电子湮灭位置精确定位的现实下,PET 成像往往采用和 CT 成像类似的原始数据采集与图像重建来实现。当符合线上的两个探测器同时探测到(探测时间间隔在时间窗内)γ 光子对,则认为有一个正电子湮灭在这条符合线上的某个位置,因此符合线又称为响应线(line of response,LOR)。PET 的响应线和 CT 的投影线类似。

PET 原始数据的填充过程有多种描述方式,本质上都是相同的。为便于理解,本书采用与扇形束 CT 原始数据填充过程和填充空间类比的方式进行描述。如图 12-19 所示,将最左侧单个晶体(简称单侧晶体)与对侧覆盖 FOV 的所有晶体之间的响应线 LOR(类似于 CT 的扇形束投影线)与 CT 原始数据空间一样,填充为数据空间的第一列(单侧晶体在探测器环上的角度为 0 度,故填充为第一列)。紧挨着当前单侧晶体上方的晶体与对侧晶体之间的所有 LOR 线,填充为第二列(该单侧晶体在环上的角度为单个晶体对应的圆周角度),依次直至所有晶体的 LOR 线填充完整,即可得到 PET 原始数据空间。可见 PET 的原始数据空间的横轴是单侧晶体在探测器环上的角度 θ(与晶体绝对编号本质相同),纵轴是对侧探测器晶体的相对编号。其与扇形束 CT 的原始数据空间类似,单侧晶体相当于球管,对侧多个晶体相当于探测器,球管和探测器旋转 360 度,采集投影线并填充满 CT 原始数据空间。由于单个体素的原始数据显示为正弦图像,故和 CT 一样,PET 原始数据空间也称为正弦图,正弦图经重建后可得到 PET 断层图像。

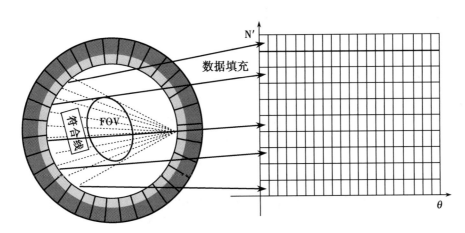

图 12-19　PET 的原始数据的采集和填充过程

上面介绍的是单个环内的探测器符合探测的信号可以填充为一个正弦图,重建得到一张断层图像。PET 往往有多个探测器环,因此每个环内都可以探测信号形成一个正弦图,故一次采集,可以同时获取多层 PET 断层图像,这一点与 SPECT 相同。

实际 PET 在数据采集时,除了只对同一环内的探测器进行符合测量外,不同环之间的探测器也可以进行符合测量并得到图像。根据符合探测器的距离关系,PET 数据采集分成 2D 和 3D 采集模式。只对同一环内或者相邻环内的晶体进行符合探测的模式称为 2D 采集模式,对所有环的晶体都进行 FOV 确定角度范围内的符合探测的模式称为 3D 采集模式,3D 模式效率更高,一次采集可以得到更多层的图像。

如图 12-20 所示,2D 和 3D 采集模式的区别在于是否取消了环和环之间放置的称为隔栅的隔离片。隔离片材料采用铅或钨等重金属,以减少散射对图像质量的影响以及防止错环符合事

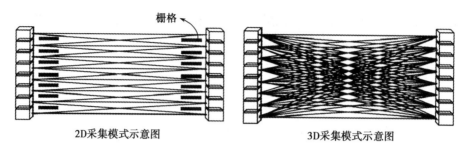

图 12-20　PET 的 2D 和 3D 数据采集模式

件发生,但邻近几个环还是不能被阻挡。2D 采集模式下,栅格片是伸出来的,除了环内的数据符合采集外,邻近几个环(一般 2~3 个环)的数据也将被符合采集,获得环与环之间(中间环)的符合数据,由此可以获得环数乘 2 加 1 个剖面采集数据。

3D 数据采集是回缩了隔栅,系统将获得探测器之间任何组合的符合射线事件。3D 采集明显提高计数率,采集的灵敏度也大大提高,从而减少受检者的射线剂量,但是数据重组时需要花费非常多的运算,且散射效应严重,图像的分辨力较低。

(三) PET 图像重建

与 CT 和 SPECT 重建类似,PET 图像采用迭代图像重建方法,迭代重建有许多算法和数学模型,序列子集最大期望值法是目前使用最广泛的算法之一。为了加速图像重建过程也可采用滤波反投影图像重建算法。

由于 PET 正弦图的填充方式和格式与 CT 正弦图类似,因此 PET 的 FBP 图像重建算法和 CT 的 FBP 重建算法基本一样,除了考虑不同的衰减校正。

四、TOF-PET 原理

近年来推出的 TOF-PET,将 PET 技术推上了新的台阶。TOF-PET 是在 FBP 重建算法中集成了 TOF 效应的 PET 重建技术,又称为 TOF-FBP 技术。

因为系统测量时间精度不够,导致定位误差太大,故传统的 FBP 重建,不考虑光子对符合探测的时间差效应,即完全忽视了 TOF 信息。重建时,数据无差别地反投到每条符合线上,即认为正电子可能湮灭在符合线上的任何位置。TOF-FBP 重建时,对每条响应线数据,根据 TOF 效应先确定出正电子湮灭大概位置范围(系统时间精度与光速的乘积即为湮灭位置的定位范围),反投影时,只需要将数据平均分配在符合线的定位范围内即可,其余位置为 0,这样的重建结果可将信噪比提高 5 倍左右,相同信噪比要求下可减少药物放射性浓度或者缩短采集时间。

如图 12-21 所示,给出了 TOF-FBP 比传统 FBP 算法提高信噪比的原理。图 a 所示为 FOV 中的某个集聚有放射性核素的单体素样品,分别沿 4 个角度探测到了 1 次符合测量信号。图 b 为采用传统 FBP 算法时,将信号按照投照角度平均反投回去的过程。经过四个角度的反投后的信号分布,其中实际体素处的信号叠加强度为 11/28,周围区域的信号(即为噪声)强度为 4−11/28＝101/28,则信号和噪声的比值为 11/101,约为 0.11。图 c 为采用传统 TOF-FBP 算法时,将信号按照投照角度反投回去的过程,但是只在时间精度确定的区域范围内(图中只有 3 个像素)进行平均反投。经过四个角度的反投后的信号分布,其中实际体素处的信号叠加强度为 4/3,周围区域的信号(即为噪声)强度为 4−4/3＝8/3,则信号和噪声的比值为 4/8,即为 0.5。可见 TOF-FBP 相比传统 FBP 重建方法,信噪比提升了约 5 倍。另外,信号将更加集中在原定区域,其扩展区域更小,图像清晰度更高,空间分辨力更高。

基于 TOF-FBP 重建的 TOF-PET 相比传统 PET,其图像空间分辨力和信噪比要优越很多,而且图像数据更真实、可靠,数据分析更准确。在相同信噪比要求下,可以减少符合测量计数,使

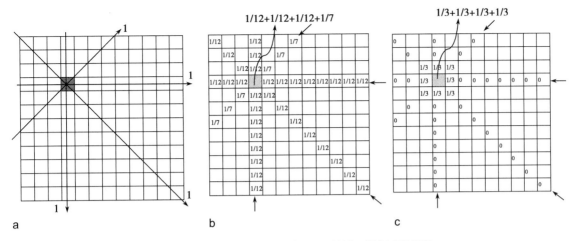

图 12-21 TOF-FBP 比传统 FBP 算法可以提高信噪比

注射药量大幅下降,采集时间缩短,进而降低受检者的运动伪影。

因此,虽然目前 TOF 技术还不能给出正电子湮灭的确切位置,但仍然能够大幅提升 PET 图像质量。目前 PET 技术发展的一个方向就是不断地提高时间分辨力,从 650ps 到 575ps 再到最新的 495ps,直接带来图像质量的变化,当然最终的极限目标是时间分辨力达到 10ps。

五、PET 图像质量评价及影响因素

由于 PET 探测原理及其探测技术的限制,PET 的灵敏度及分辨力都很低,致使影响 PET 图像质量的因素较多,如何精准评估 PET 图像质量一直是核医学的重点关注问题。PET 图像质量评价包括视觉主观评价、算法模型主客观评价及基于物理学定量性能指标的客观评价等方式。与 γ 相机和 SPECT 图像质量评价指标相同,常用的定量性能指标包括空间分辨力、对比度(对比度噪声比)、信噪比等。

美国电气制造商协会(National Electrical Manufacturers Association,NEMA)标准的各版本中,均将图像质量作为 PET 性能的一个评价指标。评价 PET 成像系统的图像质量时,采用临床使用的标准成像方法对模拟人体的图像质量模体(NEMA IEC 体模)成像。用不同大小热灶和冷灶的对比度百分比及背景的变异系数等指标描述图像质量。NEMA 标准体模有不同的版本,但基本评价原理相同。

(一) 空间分辨力

PET 图像的空间分辨力定义和 γ 相机图像相同。一般采用单体素尺寸的标准体模热灶,测量其信号的展宽效应(即半高宽值 FWHM),作为 PET 系统的空间分辨力指标。FWHM 越大,点源的扩展程度越大,则空间分辨力越差,小病灶检出率越低。PET 图像质量的空间分辨力评价在模拟临床成像条件下进行测试,既包括人体内的散射、吸收及背景噪声环境,也包括 PET 临床的数据采集和图像重建参数。但目前还未形成统一的临床空间分辨力测试标准。

(二) 对比度噪声比

NEMA 标准中,用不同大小的热灶和冷灶的信号对比度百分比及背景的噪声系数等指标描述 PET 图像对比度。在 NEMA 关于 PET 性能测试标准(NEMA NU2)2001、2007 及 2012 等三个版本中,6 个冷热灶包括 4 个热灶及 2 个较大的冷灶,热灶的放射性浓度为本底的 4 倍和 8 倍。但在最新发布的 NEMA NU2-2018 中,6 个球均为热灶,并且热灶的放射性浓度为本底的 4 倍。采用临床使用的标准成像方法对冷热灶进行成像,确定系统图像的对比度。

(三) 信噪比

NEMA NU2-2001、2007、2012 及 2018 的各版本中,均将噪声等效计数率(noise equivalent

321

count rate，NECR）作为描述 PET 图像噪声指标，NECR 为真符合计数的平方与总符合计数之比。NECR 与 PET 图像信噪比正相关，因此 NECR 的大小可以反映图像信噪比的高低。

第五节　核医学功能与结构影像融合技术

一、多模态图像融合

图像融合（image fusion）技术是指将多源信道所采集到的关于同一目标的图像数据经过图像处理和计算机技术应用等，最大限度地提取各自信道中的有利信息，最后综合成高质量的图像，以提高图像信息的利用率、改善计算机解释精度和可靠性、提升原始图像的空间分辨力，利于信息检测。在医学影像学中是指将解剖形态图像和功能代谢图像融合为一体的技术。图像融合是将不同类型的医学影像或同一类型采用不同方法获得的医学影像进行空间匹配融合，使两个或多个图像数据有机地组合到一幅图像上。

原始的图像融合是用肉眼分别观察不同的图像，然后在电脑内进行图像融合，随着电子计算机技术的飞速发展，可将不同设备采集的图像数据通过计算机软件进行图像融合，例如SPECT/CT、PET/CT、PET/MR 等。

（一）医学影像图像融合分类

随着技术的发展，医学影像图像融合经历了异机融合和同机融合等两个阶段。

1. 异机融合　在同机融合成像设备出现之前，医学影像图像融合主要是异机融合模式。异机融合是指将由两台不同设备分别采集的同一个目标的图像进行图像融合。图像融合主要涉及对不同模式的图像进行必要的几何变换、空间分辨力统一和空间位置匹配，进行叠加获得互补信息，增加信息量。随着图像处理技术的发展，图像融合也有各种新的应用技术，但总体而言属于图像处理领域，这里不再赘述。

2. 同机融合　随着相关工程技术的进步，逐步出现了一些将两种模态成像设备集成为一台设备从而实现同机扫描即可得到的医学影像融合图像。常见的比如 PET/CT 设备，PET/MRI 设备等。

按照被融合图像的特点，图像融合可分为以下几种。

1. 单模融合　是指将同一种影像的图像进行融合，被融合的两组图像是由同一设备获得。多用于治疗前后的对比、疾病的随访观察、生长监测、伪影校准等方面。

2. 多模融合　是指将不同影像技术的图像进行融合，融合的两组图像来源于不同类的成像设备。例如 PET 与 SPECT 融合，SPECT 与 CT 融合、PET 与 CT 融合等，其主要还是将能较好体现组织结构形态信息的 CT、MRI 等图像，与能较好体现组织代谢功能信息的 SPECT 或 PET 图像进行融合。

3. 模板融合　将受检者的图像与模板图像（正常图像、典型受检者图像、解剖或生理图像）融合称为模板融合。这种方式也适用于不同受检者之间的融合。例如将待诊断的 PET 图像与典型正常人的 PET 图像比较，以确定受检者是否正常。将怀疑患有某种疾病受检者的 PET 图像与该种疾病的典型 PET 图像比较，确定受检者是否患有同类疾病。

（二）图像配准

不管是异机融合还是同机融合，医学影像融合都涉及空间位置配准，配准过程包括图像的空间变换和定位。在二维图像融合中，首先要在两组图像的一系列层面中确定出对应的层面，然后对图像进行二维空间变换，将第一组图像映射到第二组图像。在三维图像融合中，同样需进行图像定位和空间变换处理。图像融合由配准、转换和融合三个过程组成。

1. 图像配准中图像空间定位 图像融合的定位方法可分为:使用外部定位装置或定位标志、使用人体或器官固有的标志或特征。

(1)外部定位标记:一种为立体框架,在外科手术中,这种刚性的框架被固定在受检者头部用于指导外科手术。在成像之前,在框架上安装标记,可为不同的影像提供参考系统,实现图像的高精度配准。

另一种为皮肤标记,该方法使用带有显像标记的装置,固定在被检部位。在进行功能成像时标记为放射源,在进行结构成像时标记为增强剂,在图像每个层面上有不同标记点,利用标记点实现同一受检者不同图像的配准。

采用外部定位标记的图像配准,定位相对准确,但要求采集过程中定位装置必须保持固定,定位标记操作的精密度要求高,部分受检者不能接受。

(2)人体或器官固有标志:体位特征包括解剖特征、表面轮廓、空间特征和坐标系等。使用人体或器官固有标志或特征进行图像之间的定位,要求两组图像要有相似的结构或共同的体位特征,否则难以配准。目前采用人体或器官固有标志或特征法进行图像融合多由计算机自动完成,是医学图像融合研究的发展方向。

2. 转换 包括图像的格式转换、映射转换、尺度转换等。其主要目的是使被融合图像的像素、体素表达的实际空间区域相同。多模图像融合使用不同影像设备的信息资料,因此,首先涉及图像数据的传送和图像格式的转换。计算机局域网络、标准通信协议、图像存储与通信系统的应用保证了各种医学成像系统之间数据传送和格式转换。医学图像映射变换有刚体映射变换、仿射变换、投影变换、非线性变换等。

如果一种变换应用于整幅图像,则此变换称为全局变换,应用于局部的称为局部变换。目前常见的刚体变换和仿射变换为全局变换,常见的非线性变换为局部变换。有些图像本身即是局部刚体性质,例如脊柱成像中的单个椎体,此时可将图像分为多个子图像进行刚体变换。投影变换常在二维和三维配准中使用。局部非线性变换要求提供精确的解剖信息,因而常应用于内部特征法中,尤其是用于受检者自体融合和图谱融合中,常需先完成刚体转换或仿射转换的配准。

3. 图像融合显示 图像配准过程实现两组图像共用一个坐标系。实际是将再切片图像变换到参考图像的坐标空间,为了避免像素插值造成的图像模糊,应选择体素的 3 个边长更相近的图像作为再切片图像。

广义上讲,图像融合技术包括能够提供多组配准图像中综合信息的所有技术。目前还有两种既精确又简单实用的交互式图像融合技术:一种是在两组图像间使用交换等高线;另一种是使用耦联光标,在两组图像上的两个光标同时指向同一个像素,当其中一个光标移动时,另一个随之移动。将耦联光标与三维光标联合使用具有突出意义,当某一断面图上的光标移动时,不仅另一组对应断面上光标会随之移动,而且两组图的其他两个正交断面图也会随之更新为光标点所在断面图。

二、SPECT/CT 成像

SPECT/CT 是 SPECT 和 CT 两种成像技术相结合形成新的成像,通过图像融合,实现了 SPECT 功能代谢影像和 CT 解剖形态学影像的同机融合。两种医学影像技术取长补短、优势互补,一次显像检查可分别获得 SPECT 图像、CT 图像及 SPECT/CT 融合图像。同时,可利用 X 线图像对 SPECT 图像进行衰减校正。

SPECT/CT 中,SPECT 与 CT 融合成像有如下两种设计方式。

(一)SPECT 与 CT 位于同一机架的同机融合 SPECT/CT

将 CT 的高压发生器、球管、探测器与 SPECT 安置在同一个滑环机架上。成像系统稳定性好,SPECT 图像与 CT 图像融合的精度高,但这种设计要求图像重建时 CT 旋转速度较低,减少 CT

旋转震动对 SPECT 探头的性能影响,因而限制 CT 图像质量的提高。

(二) SPECT 与 CT 位于不同机架的同机融合 SPECT/CT

选用高性能的 CT,并将其与 SPECT 设计在不同的机架上,一般多采用 SPECT 机架在前、CT 机架在后的设置,同时提高 SPECT 图像和 CT 图像的质量,有效提高融合图像的精度。

三、PET/CT 成像

PET/CT 是由 PET 和多排螺旋 CT 组合而成。同一机架设置 PET 探头、CT 探测器和 X 线球管,共用扫描床、图像采集和图像处理工作站。如果受检者成像过程中体位能保持不变,则 PET 图像与 CT 图像重建空间一致。

PET 主要用于功能代谢显像,CT 检查的优势是解剖结构显像。把两种不同的影像技术融合,实现 PET 与 CT 图像的同机融合成像。PET 与 CT 两种显像技术的优势融于一体,形成优势互补,一次成像可获得 PET 图像、相应部位的 CT 图像,以及 PET 与 CT 的融合图像;既能准确进行病变定性,又能获取结构信息进行准确定位;PET 与 CT 结果互相印证、互相补充,诊断性能和临床价值更高。用 CT 采集的数据代替原放射源透射扫描对 PET 图像进行衰减校正,可以大大缩短 PET 检查时间。

(一) PET/CT 的图像采集

PET/CT 的图像采集包括 CT 扫描和 PET 扫描,多数机器是先完成 CT 图像采集,再进行 PET 图像采集。CT 诊断扫描,采用标准毫安秒设置,优化 CT 扫描的空间分辨力。如果 CT 扫描用于衰减校正和解剖定位,可选用低毫安秒设置,以减少受检者辐射剂量。PET 图像采集与前述采集相同。如选择 CT 扫描替代放射源透射扫描,可不再进行 PET 透射扫描。

(二) PET/CT 的对比剂和呼吸方式

腹部和盆腔的扫描可口服对比剂以提高病变的检出。口服对比剂既可以是阳性对比剂(如碘剂)也可以是阴性对比剂(如水)。但要考虑到高浓度钡剂或碘剂的聚集可导致衰减校正伪影,出现相应部位显像剂浓聚的假阳性表现,应注意识别、避免。常规采用低浓度的阳性对比剂或阴性对比剂,不会产生衰减校正伪影,可提高 PET 图像的质量。

多排螺旋 CT 扫描的速度较快,常规 CT 扫描选择在吸气后屏气采集图像。而 PET 扫描时间较长,无法在受检者一次屏气过程中完成数据采集,呼吸运动可能会影响 PET 图像与 CT 图像的空间一致性。故 PET/CT 扫描时,要求 PET 图像上膈肌位置与 CT 图像上膈肌位置应尽可能空间匹配。因此,在 PET 和 CT 扫描过程中受检者多保持自然平静呼吸,有条件可进行运动校正或是呼吸门控采集。

(三) PET/CT 的衰减校正

PET/CT 是采用 CT 数据对 PET 图像进行衰减校正。为避免 CT 数据校正产生伪影,可将衰减校正和非衰减校正的数据存档重建。重建图像可采用水平面、冠状面和矢状面,也可采用最大强度投影 MIP 图像显示。

四、PET/MRI 成像

PET 是利用核素发出的射线而成像,是一种功能性成像,它提供了人体生理代谢信息。MR 是利用电磁场原理形成的人体解剖图像,具有较高分辨力的空间信息。两者具有根本性的区别,将两者图像数据有机组合到一幅图像上,可实现人体组织结构与代谢功能信息的最佳结合。

(一) PET/MRI 的数据采集

PET/MRI 联合成像系统中,MRI 和 PET 系统之间存在着相互干扰。潜在的相互干扰因素复杂多变,既有 PET 对 MRI 的影响,也有 MRI 对 PET 的影响,均影响二者的数据采集。

在传统 PET 和 PET/CT 联合系统中,γ 光子是由闪烁晶体检测并最终由光电倍增管记录。

因光电倍增管容易受到磁场的干扰,故传统γ光子探头不能在 PET/MRI 联合成像系统中使用。

目前,PET/MRI 系统采用了能够检测 511keV γ 光子且不受 MRI 系统的强磁场影响的硅酸镥晶体(lutetium oxyorthosilicate,LSO)检测器和雪崩光电二极管(avalanche photodiode,APD)。除了不受磁场影响,和光电倍增管 PMT 相比,LSO-APD 检测模块还有一个优势为体积小。构成 LSO-APD 模块的 LSO 晶体的体积大小为 2mm×2mm×20mm,是目前使用的最小晶体,很容易整合到 MRI 的腔体中。另外,PET 探头是非磁性且具有“梯度场穿透”性质,使快速变换梯度场的线性特性不受干扰。所有 PET 检测装置以及相应的电子器件都是非磁性的,对 RF 信号完全屏蔽,且可经过优化减少对涡流效应的敏感性。同时,MR 射频体线圈有“PET 信号穿透”性质,即受检者体内发出的 γ 光子不会因 MR 体线圈的存在而衰减。

通过新材料、屏蔽技术及电磁场原理减少相互干扰,从而实现 PET/MRI 一体融合的同步数据采集。

(二) PET/MRI 数据融合

PET/MRI 数据采集后的图像融合方法有加权法、多分辨塔式融合、小波变换法、彩色空间法、主成分分析法、人类视觉系统分析法等,各种方法的特点如表 12-5 所示。

表 12-5　PET/MRI 数据融合方法比较

融合方法	算法特点	优点	缺点
简单加权	使用加权平均	实时性好	信噪比较低、边缘模糊
多分辨塔式	多尺度、多分辨力	减少拼接的痕迹	效果不稳定
彩色空间	色彩空间的互换	色彩空间优势明显	颜色失真
主成分分析	降低维度	速度快	易丢失细小目标
小波变换	多尺度、多分辨力	适应性优良	算法较复杂
人类视觉系统	灰度敏感性	保持人眼的敏感性	噪声较大

(三) PET/MRI 的衰减校正

物体对 γ 射线的衰减严重影响 PET 的定量精度,衰减校正技术是支持 PET/MRI 融合成像中必不可少的环节。衰减校正重要的环节是获取物体对 511keV γ 光子的线性衰减系数。

衰减校正可以大致分为两种:设备相关衰减校正和组织相关衰减校正。

1. 设备相关衰减校正　设备相关衰减分为固定设备衰减和非固定设备衰减两类。固定设备引起的信号衰减可以通过直接的衰减进行校正。对于所有的固定设备衰减都可以获得衰减系数图,即“μ-map”。在实际的应用中,可以根据不同的要求选择不同的“μ-map”。对于非固定设备的衰减需要对非固定设备本身进行优化。

2. 组织相关衰减校正　由于器官组织密度持续变化、呼吸运动等原因,PET/MRI 的组织相关衰减校正较为复杂。目前,PET/MRI 中应用较广的是基于组织分割的衰减校正方法。该技术将超短回波序列(ultra short echo time,UTE)和 Dixon 序列结合起来,得到新的超短三回波序列,实现全身骨骼和软组织的快速分离。该方法具有速度快、个体之间解剖结构差异对其影响较小等优势。新的 MRI 序列和序列优化有可能使 PET 组织衰减校正量化方法产生飞跃,但也会延长 MRI 的采集时间。

(汪红志　李真林)

推 荐 阅 读

[1] 宋彬,李真林,吕粟. 医学影像图像后处理技术. 北京:人民卫生出版社,2019.

[2] 李真林,雷子乔,刘启榆. 医学影像设备与成像理论. 北京:科学出版社,2021.

[3] 童家明. 医学影像物理学. 5 版. 北京:人民卫生出版社,2022.

[4] 付海鸿,余建明,李真林. 医学影像设备(CT/MR/DSA)成像原理与临床应用. 2 版. 北京:人民卫生出版社,2022.

[5] 黄钢. 李亚明. 核医学与分子影像. 4 版. 北京:人民卫生出版社,2022.

[6] 李真林,马新武,唐鹤菡.CLARK 临床影像技术学. 北京:中国科学技术出版社,2024.

中英文名词对照索引